彩图升级版

42天坐月子大百科

中国优生科学协会学术部 ◎ 主编

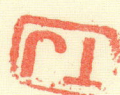

吉林科学技术出版社

图书在版编目（CIP）数据

42天坐月子大百科 / 中国优生科学协会学术部主编. ——长春：吉林科学技术出版社，2016.5
ISBN 978-7-5578-0671-2

Ⅰ. ①4… Ⅱ. ①中… Ⅲ. ①产褥期—妇幼保健—基本知识 Ⅳ. ①R714.6

中国版本图书馆CIP数据核字（2016）第104655号

42天坐月子大百科
42 Tian Zuoyuezi Da Baike

主　　编	中国优生科学协会学术部
出 版 人	李　梁
责任编辑	孟　波　端木金香　解春谊
封面设计	长春市一行平面设计有限公司
制　　版	长春市一行平面设计有限公司
开　　本	889mm×1194mm　1/16
字　　数	300千字
印　　张	15
印　　数	1—6500册
版　　次	2016年8月第1版
印　　次	2016年8月第1次印刷

出　　版　吉林科学技术出版社
发　　行　吉林科学技术出版社
地　　址　长春市人民大街4646号
邮　　编　130021
发行部电话/传真　0431-85635177　85651759　85651628
　　　　　　　　　85652585　85635176
储运部电话　0431-86059116
编辑部电话　0431-85635186
网　　址　www.jlstp.net
印　　刷　长春百花彩印有限公司

书　　号　ISBN 978-7-5578-0671-2
定　　价　39.90元

如有印装质量问题　可寄出版社调换
版权所有　翻印必究　举报电话：0431-85635186

前言
Qianyan

《42天坐月子大百科》以彩色图解形式，为即将临产的新妈妈提供了科学的指导和切实可行的操作方法，让每一位新妈妈在分娩坐月子这一特殊阶段都能够得到最贴心、最实用的帮助。

《42天坐月子大百科》按照分娩坐月子的时间顺序，先后讲述了产前准备、宫缩、分娩的最佳时机和上产床之前的身心准备以及宝宝的出生过程，按照产后的时间顺序，系统地介绍新妈妈和宝宝每一天、每一周的情况以及注意事项。理论结合实践，全面地介绍月子期的产后调理、体型恢复、饮食营养、月子病防治等与新妈妈息息相关的内容，可谓是新妈妈的实用宝典。

希望这本书能够伴随新妈妈安全、顺利地度过分娩期和月子期，也衷心地祝愿您的宝宝能健康成长！

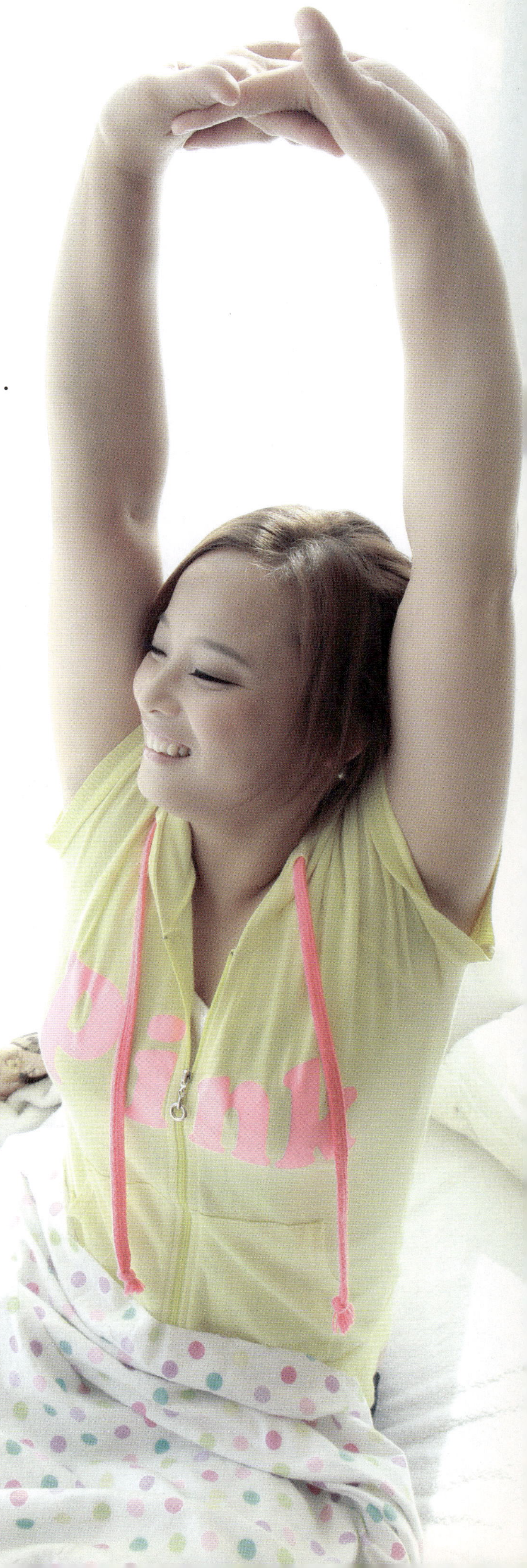

第一章

临产前的准备

- **20 临产前的知识准备**
  - 20 认识腹中宝宝的样子
  - 20 什么是预产期
  - 20 预产期到了必须立即分娩吗
  - 21 什么是足月期
  - 21 了解子宫口逐渐打开
- **22 临产前的入院准备**
  - 22 随身必备物品
  - 22 母子健康手册
  - 22 移动电话和备用电池
  - 22 紧急叫车时的零钱
  - 22 医疗保健卡
  - 22 入院必备物品
  - 22 孕妇所需物品
  - 22 婴儿所需物品
- **23 临产前的日常起居准备**
  - 23 饮食准备
  - 23 临产前的饮食准备
  - 23 临产前饮食选择的原则
  - 23 吃容易消化的食物
  - 23 起居准备
  - 23 进入浴缸洗澡或者是淋浴
  - 24 清扫房间
  - 24 疲劳时坐下来休息
- **24 临产前的应急准备**
  - 24 事先准备好医院的地址及电话
  - 24 什么时候必须联系医院
  - 24 确认产院的位置，联系出租车
  - 24 确定产院的紧急入口
  - 24 通知自己的家人和朋友
  - 24 突发情况的应急
  - 24 临近分娩身边没有亲人怎么办
  - 25 在外出时突然要分娩怎么办
  - 25 羊水大量流出时要马上去医院
  - 25 产前想去卫生间怎么办
  - 25 胎动异常时要马上去医院
- **26 心理准备**
  - 26 调整心态迎接宝宝
  - 26 分娩前的心态准备
  - 26 消除临产前的紧张不安

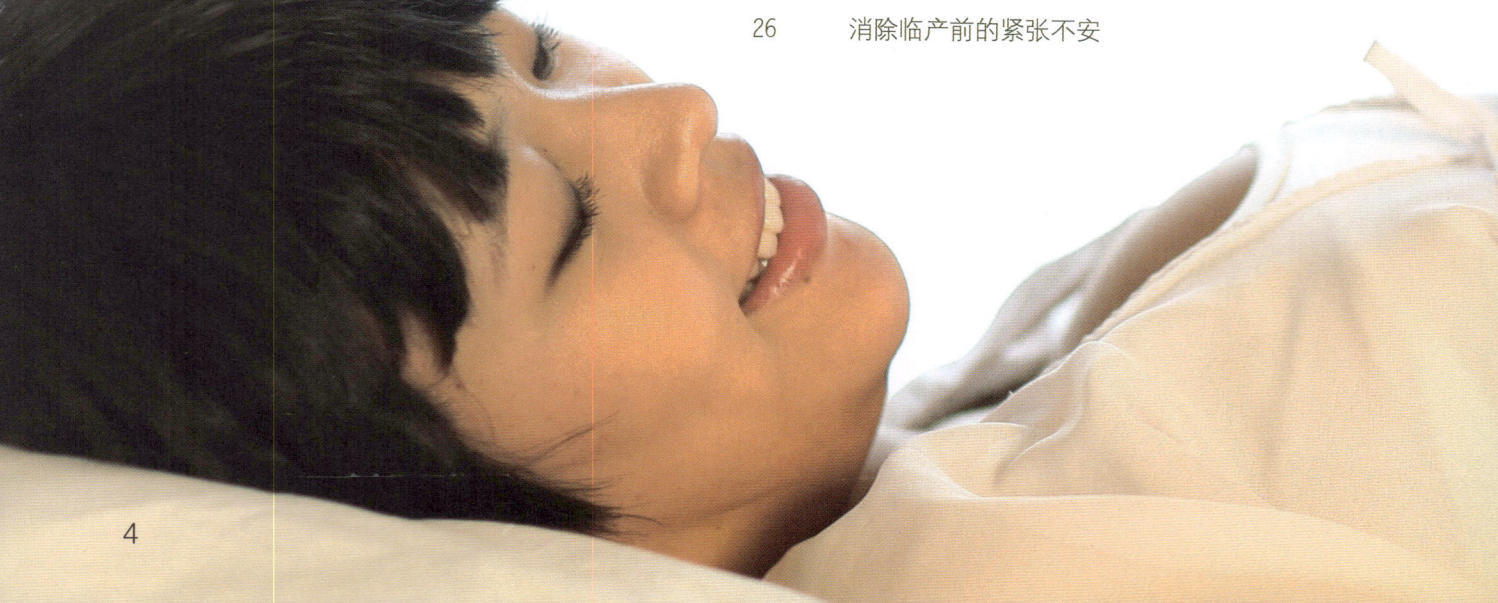

第二章

了解分娩知识

28 分娩的种类	31 胎头吸引分娩的缺点	33 臀位儿
28 自然分娩	31 无痛分娩	33 羊水
28 什么是自然分娩	31 什么是无痛分娩	33 胎盘早剥
28 什么是现代的自然分娩	31 无痛分娩的优点	33 胎头着冠
28 剖宫产	31 无痛分娩的缺点	33 宫缩剂
28 什么是剖宫产手术		33 宫颈内口关闭不全
28 何时必须进行剖宫产	**32 分娩常用语**	34 破水
28 剖宫产术需要做什么	32 导乐	34 脐带脱垂
29 水中分娩	32 拉梅兹法	34 胎儿头盆不称
29 什么是水中分娩	32 回旋异常	34 人工破水
29 水中分娩的优点	32 胎头吸引器分娩	34 拔露
30 水中分娩的缺点	32 产钳分娩	34 过度换气综合征
30 水中分娩的特点	32 骨产道	34 产后宫缩痛
30 胎头吸引分娩	32 静脉输液	34 宫缩乏力
30 什么是胎头吸引分娩	32 胎儿宫内窘迫	34 恶露
30 胎头吸引分娩的优点	33 硬膜外麻醉	34 会阴侧切
	33 软产道强韧	

第三章

分娩过程

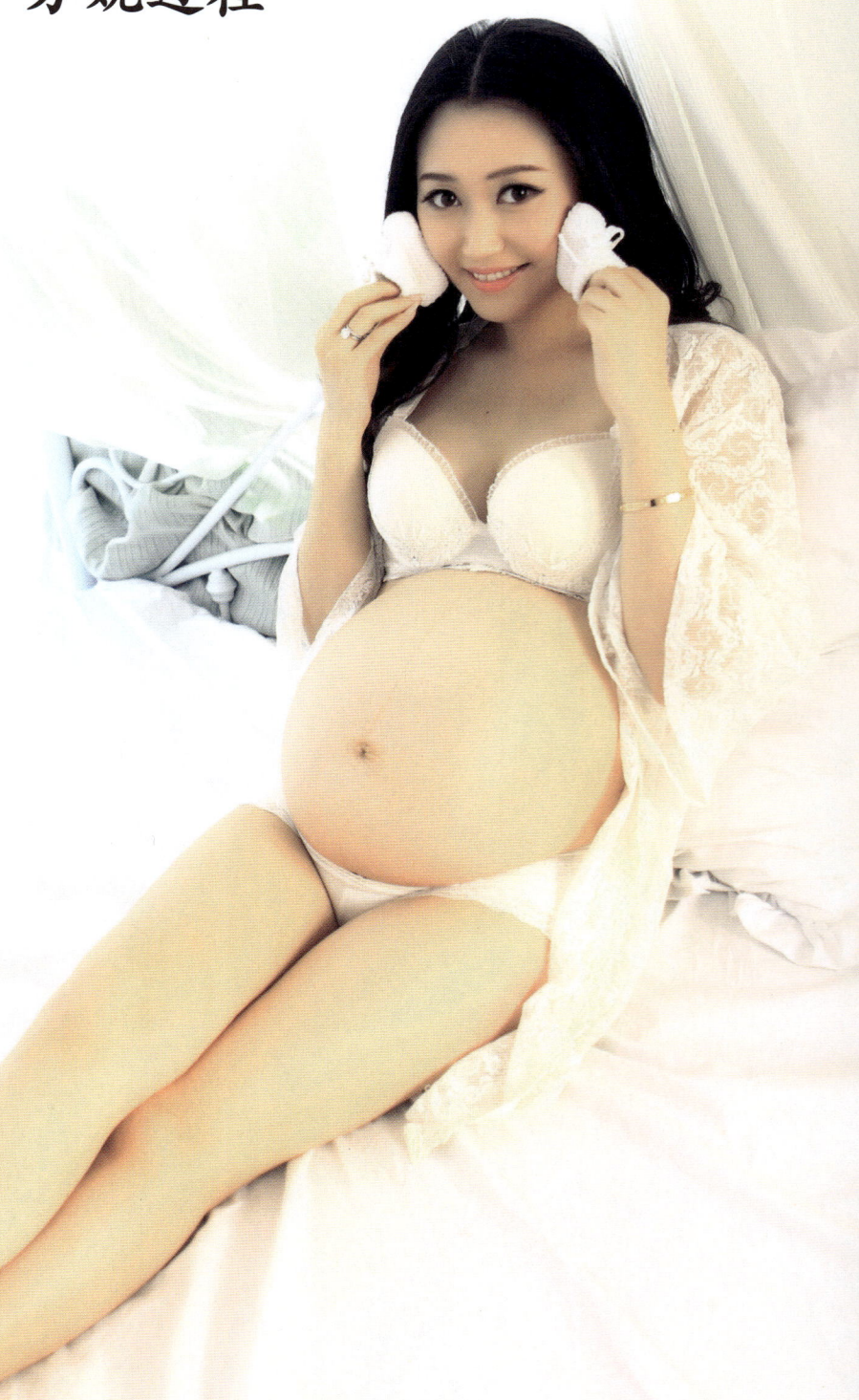

36　自然分娩全过程
36　即将分娩的三个信号
36　阵痛
40　见红
41　破水
43　分娩前需要做的检查
43　克服阵痛接受检查
43　检查之后确定是否临产
44　去待产室前接受检查
45　掌握正确的分娩呼吸法
45　深呼吸是最基本的方法
45　过度换气综合征
45　分娩的最佳用力时机
45　掌握最佳的用力时机
46　还不能用力的原因
46　控制用力时机和要领
48　分娩的具体流程
48　子宫颈开口情况
48　子宫口张开时的感觉
48　胎头下降
49　第一产程
49　第二产程
49　第三产程
49　发现异常由医生决定是否剖宫产

50　上产床前的身体和心情
50　趁着阵痛的间隙上产床
50　了解什么是产床
50　利用阵痛间隙去分娩室
50　借助助产士的帮助移动
50　还没躺稳时发生阵痛

51	**产前记住一些用力要领**	71	**剖宫产全过程**
51	有节奏地用力	71	剖宫产
51	向上用力	71	剖宫产的优势
53	横向用力	71	剖宫产的不足
54	侧卧位	72	剖宫产手术的步骤
54	其他的分娩姿势	72	按照医生的说明签手术同意书
55	**宝宝的出生**	72	采血、做心电图、胸透
55	宝宝出生的瞬间	72	术前麻醉
55	宝宝的动作	72	打点滴
56	宝宝的脸部	72	在尿道中插入导尿管
56	在助产士帮助下用力	73	剖宫产手术的切开方式
56	剖宫产手术开始之后	73	横向切开
56	手术开始胎儿的诞生	73	纵向切开
56	子宫和内部的缝合	73	剖宫产方式的选择
56	和新生儿面对面的时间	73	剖宫产前应及时联系医院
56	母子的状态决定见面时间	73	剖宫产前与医生沟通
56	给宝宝最好的关爱	73	硬膜外麻醉时，应及时与医生沟通
57	产后要在产床上度过的两小时	73	阵痛时应马上联系医院
57	产出胎盘	74	何时须进行剖宫产
58	该不该和早产宝宝亲热	74	必须进行剖宫产的情况
58	刚出生的宝宝	74	预定剖宫产的情况
59	刚分娩过的妈妈	74	剖宫产时可能出现的情况
59	产后妈妈的身体调节	74	正常的胎儿方向
59	乳腺的疏通和哺乳	74	旋转异常
60	产后妈妈会出现的变化	75	胎位不正
62	产后检查的必要	75	胎儿宫内窘迫
64	**自然分娩后如何护理**	75	剖宫产手术后的调养
64	新妈妈继续在产房观察两小时	76	及时大小便
64	新妈妈还需要做什么	76	尽早下床活动
65	产后妈妈的护理	77	饮食保持清淡
70	娩出宝宝的护理	77	密切观察恶露
		77	适当按摩子宫
		78	可以进行擦浴
		78	保持伤口清洁
		78	侧身进行喂奶

第四章

科学健康坐月子

80 建立科学的月子观
- 80 产后为什么要坐月子
- 80 如何正确坐月子
- 80 注意饮食调节
- 81 东西方坐月子的差别
- 82 传统中的不良观念及危害
- 82 新妈妈体内水分的排出
- 83 新妈妈洗澡

83 坐月子注意与禁忌
- 83 坐月子注意事项
- 83 禁止服用人参
- 83 季节对新妈妈进补的影响
- 83 坐月子的饮食一定要加酒吗
- 84 坐月子禁忌
- 84 勤清洁
- 84 调饮食
- 84 慎寒温
- 84 适劳逸

85 月子中的饮食调养
- 85 月子里应该怎么吃
- 85 新妈妈的饮食原则
- 85 三阶段月子餐各不同
- 87 献给新妈妈的"补"字号厨房
- 87 补血食物大搜索
- 89 产后进补别过火
- 89 别急着吃人参
- 90 新妈妈喝汤的学问
- 91 产后饮食的六大宝
- 91 养血之王——猪血
- 92 食疗的营养库——猪肝
- 94 荤素皆宜——黑木耳
- 95 天然维生素丸——红枣
- 96 完全蛋白质——鱼类
- 99 多种纤维素——蔬菜

100 营养食谱推荐
- 100 鲤鱼汁粥
- 100 鲈鱼粥
- 101 莱菔子粥
- 101 参味小米粥
- 102 香菇肉粥
- 102 榛子杞子粥
- 103 麻油蛋包面线
- 103 猪肉鲜虾饺
- 104 家乡蔬菜面
- 104 酸辣肚丝汤
- 105 咸鱼饭包
- 105 什锦豆瓣干拌饭
- 106 蛋皮饭包寿司卷
- 106 素花炒饭
- 107 香菇降脂汤
- 107 鲜笋嫩鸡汤泡饭
- 108 奶油白菜汤
- 108 南瓜豉汁蒸排骨
- 109 鸡丝拌银芽
- 109 黄豆炖排骨
- 110 豆干炒芹菜
- 110 鲫鱼炖蛋

第五章

月子第一天

112 新妈妈的身体变化
112　分娩后1小时
112　体重变化
112　子宫收缩
112　身体无力
112　最需要的就是安静
112　其他需要注意的细节

113 新妈妈如何照顾自己
113　产后第一次排尿
113　产后第一次排便
113　产后第一次下床
113　自然产的妈妈在产后练习坐起来后即可下床活动
114　自然产的妈妈可在床上坐起吃饭
114　营造良好、安静的环境
114　争取时间多休息
114　产后饮食
114　保证营养食物的摄入
115　产后饮食禁忌
115　养成良好的饮食习惯
116　适当轻微活动有助产后恢复
116　手指屈伸运动
116　深呼吸
116　转肩运动
116　颈部运动
117　背、腕伸展运动
117　脚部运动
117　个人卫生

117　产后第一天不宜洗澡
117　会阴部的清洗
117　会阴伤口的清洁
117　定时量体温避免产褥热
118　防止产后出血
118　分娩后正常出血量是多少
118　为什么会发生分娩后出血
118　发现出血后如何处理
118　11类哺乳期禁用药物
119　剖宫产的新妈妈需要特殊注意
119　剖宫产后常见疾病
119　医生和护士的帮助
119　缓解产后疼痛
120　剖宫产产后6小时
120　腹部放置沙袋
120　坚持补液
120　及时哺乳
121　如何母乳喂养
121　禁食
121　注意阴道出血
121　防止腹部伤口裂开
121　感觉恶心
121　伤口疼痛
121　止痛的办法
122　产后进食
122　尽早活动
122　产后排尿
123　预防伤口感染

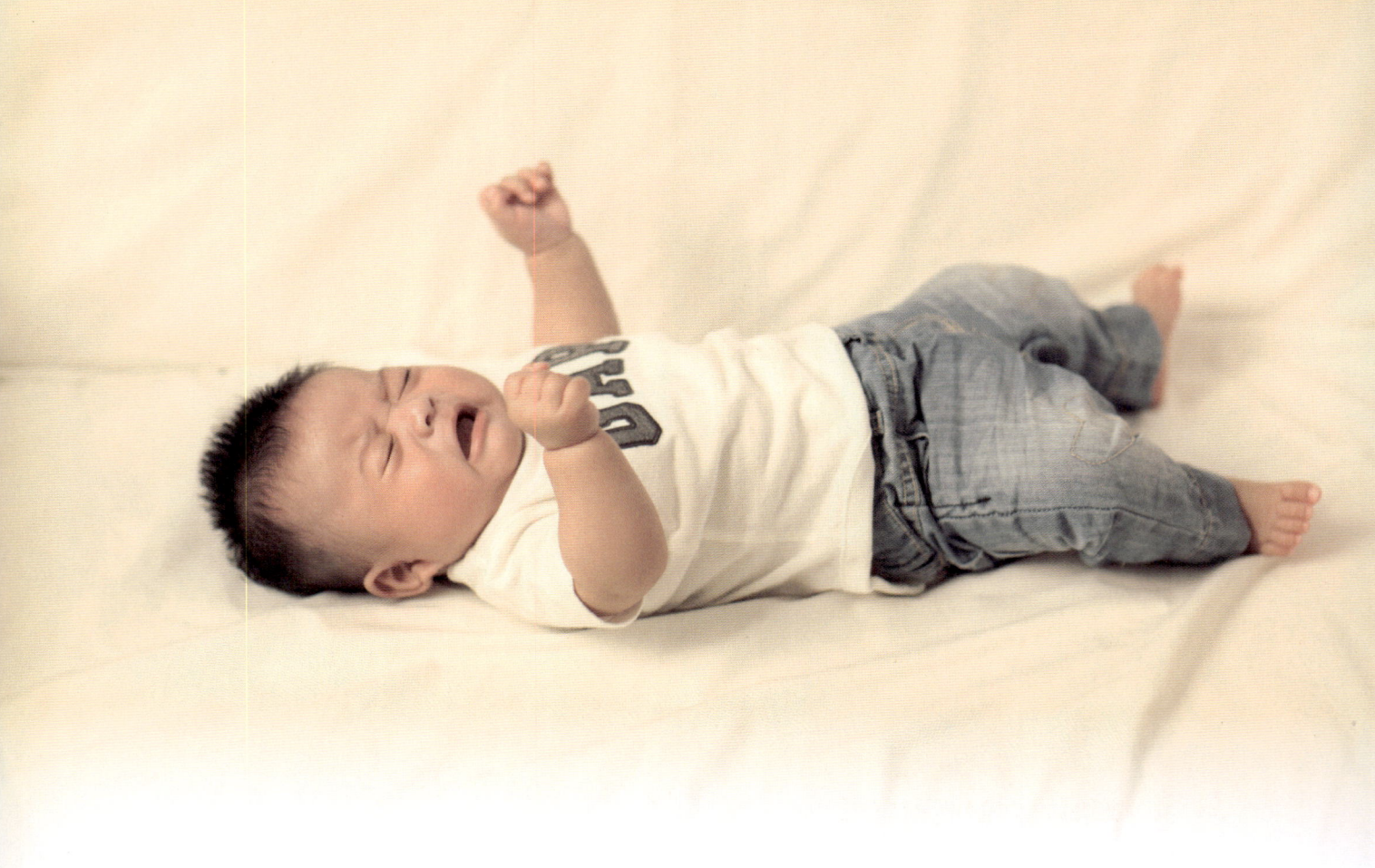

123	**宝宝的生长发育**	127	新生儿存在异样的性别特征
123	宝宝的第一声啼哭	127	新生宝宝也会脱皮
124	新生儿身体测试和检查	**128**	**新妈妈如何照顾宝宝**
124	认识新生儿的先天反射	128	如何喂养新生儿
124	觅食、吮吸和吞咽反射	128	喂奶的姿势
124	握持反射	128	初乳不可浪费
125	紧抱反射	129	宝宝吃奶的量如何掌握
125	行走反射	129	怎么判断乳房中的奶吃干净了
125	爬行反射	130	怎么判断奶水是否充足
125	新生儿的第一次排便	130	由观察宝宝是否吃饱判断
125	检查宝宝的各项指标是否正常	130	观察宝宝的大小便
126	头部	130	给宝宝称体重
126	体重、四肢	130	由哺乳时间长短判断
126	囟门	130	由乳房胀痛与否判断
126	眼睛	130	新生儿回奶
126	小脸	130	帮宝宝拍嗝
126	体温、呼吸	131	了解宝宝回奶
127	新生儿具有一定的生活规律	131	护理吐奶的宝宝
127	新生儿"生物钟"的形成	132	如何避免宝宝吐奶
		132	宝宝吐奶是否需要看医生

第六章

月子第二天

134 新妈妈的身体变化
- 134 乳房增大
- 134 出现产后口渴
- 134 产后感染
- 134 在分娩过程中所造成的感染
- 134 分娩后所造成的感染

135 新妈妈如何照顾自己
- 135 可以做轻微运动和简单的塑身操
- 135 腹式呼吸运动
- 135 躺着抬头运动
- 135 脚部运动
- 135 手指运动
- 136 处理恶露要卫生清洁
- 136 新妈妈的营养与饮食
- 136 剖宫产新妈妈需要注意
- 136 及时排尿
- 136 下床走动
- 137 停止输液

137 宝宝的生长发育
- 137 呼吸系统、循环系统的发育
- 137 视力发育
- 137 消化系统

138 新妈妈如何照顾宝宝
- 138 宝宝的身体需要安全感
- 138 人工喂养新生儿
- 138 不能母乳喂养怎么办
- 138 对新生儿的人工喂养
- 139 人工喂养注意事项
- 139 配方奶喂养
- 139 牛奶喂养
- 139 不同日龄儿所需牛奶的调配
- 140 多发现宝宝的优点
- 140 尝试自己给宝宝换尿布
- 140 新生儿黄疸症

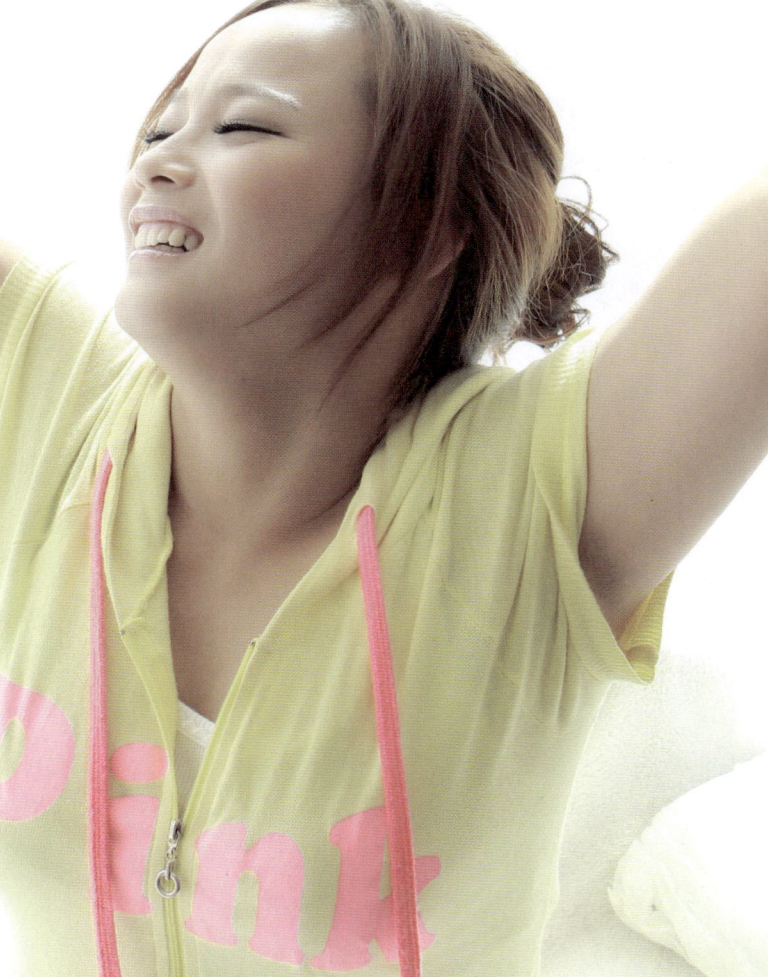

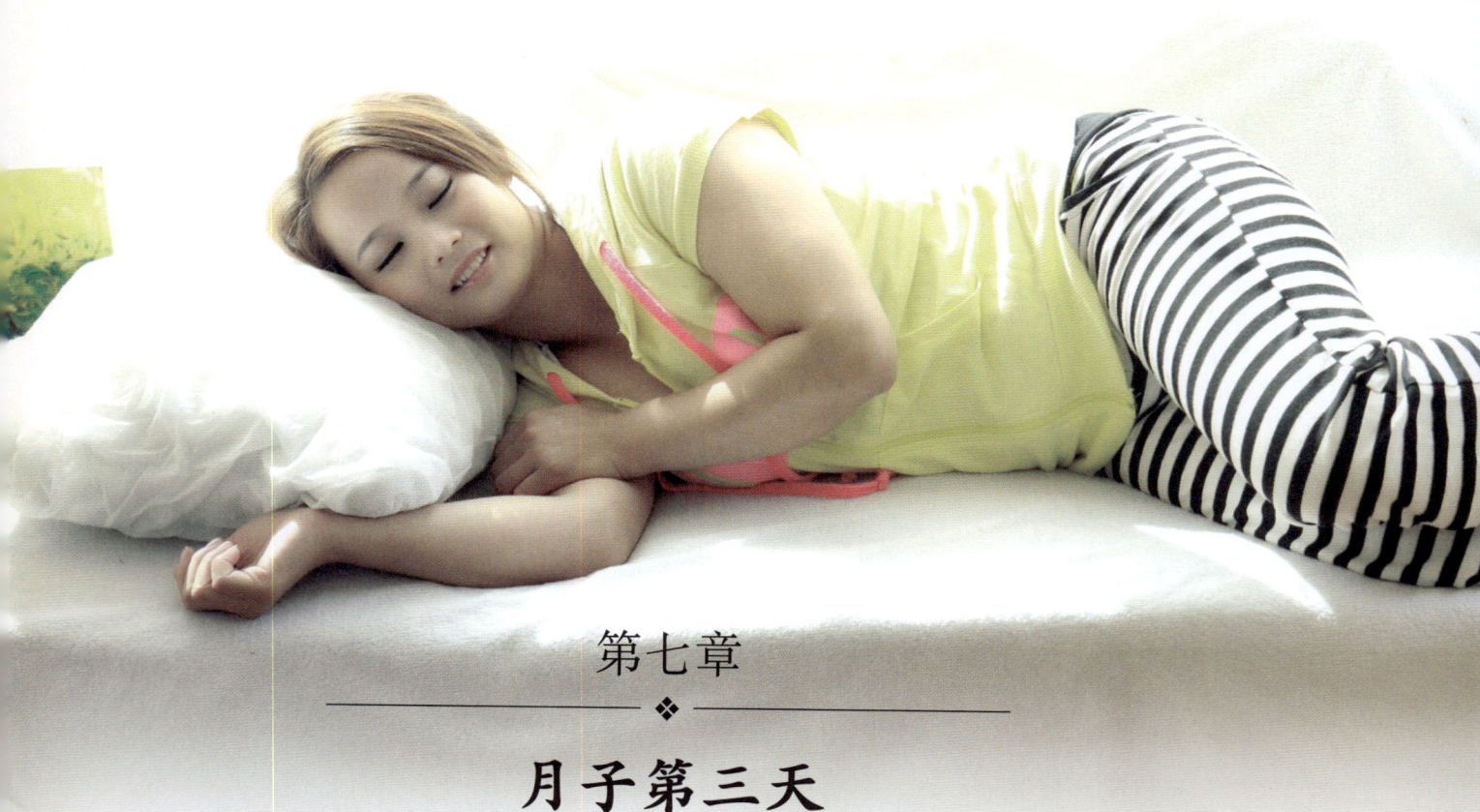

第七章

月子第三天

- 142 **新妈妈的身体变化**
  - 142 产后体温升高
  - 142 哺乳引起乳房的变化
- 143 **新妈妈如何照顾自己**
  - 143 对乳房的清洁护理
  - 143 选择胸罩
  - 143 退奶时的护理
  - 143 正确的排奶方法
  - 144 急性乳腺炎不需要停止母乳喂养
  - 144 胀奶的原因和对策
  - 144 热敷
  - 144 按摩
  - 144 借助吸奶器
  - 144 冲热水澡
  - 144 冷敷
  - 144 按摩乳房，预防乳腺炎
  - 144 乳房按摩的必要性
  - 145 正确的按摩手法
  - 145 三种错误的按摩方式
  - 145 注意个人卫生
  - 145 产后沐浴
  - 146 产后刷牙
  - 147 坚持做扩胸运动
  - 148 剖宫产新妈妈需要注意
  - 148 检查是否贫血
  - 148 饮食
  - 148 不宜憋尿憋便
  - 148 排便
  - 148 不宜平卧
  - 148 不宜过饱
  - 148 严防感冒
  - 148 不宜静卧
- 149 **宝宝的生长发育**
  - 149 身长、头围
  - 149 体重变化
- 149 **新妈妈如何照顾宝宝**
  - 149 宝宝的大小便是否正常
  - 149 正常大便
  - 150 异常大便
  - 150 小便
  - 150 怎样给新生儿洗澡

第八章

月子第一周

152 新妈妈的身体变化
- 152 检查后即可出院
- 152 新妈妈检查
- 152 新生儿检查
- 152 做好出院准备
- 152 办理出院手续
- 153 出院前的注意事项
- 153 出院后的注意事项

153 新妈妈如何照顾自己
- 153 从医院回到家后做的事
- 153 摒弃陋习
- 153 给宝宝起名、申报户口
- 153 按国家规定休产假
- 154 如何接待来访者
- 154 产后第一周须注意
- 155 产后第一周运动
- 155 举腿运动
- 155 骨盆运动
- 155 举落手臂的运动
- 155 按摩胳膊
- 155 预防恶露不净
- 155 剖宫产新妈妈需要特别注意
- 155 测量体温
- 156 当心晚期产后出血
- 156 疼痛消失
- 156 大量饮水
- 156 及时排便
- 156 请家人来帮忙
- 156 饮食
- 156 剖宫产后的心理恢复

157 宝宝的生长发育
- 157 出生后1周宝宝体重会增加
- 157 脐带自然脱落
- 157 新生儿的呼吸方式
- 157 新生儿的正常体温
- 157 新生儿的身体发育和内分泌
- 158 新生儿的大便
- 158 新生儿的睡姿
- 158 新生儿的感觉
- 158 听觉
- 158 视觉
- 159 触觉
- 159 味觉和嗅觉

159 新妈妈如何照顾宝宝
- 159 照顾新生儿吃奶
- 160 给宝宝穿衣裤的步骤
- 160 穿衣服的步骤
- 160 穿裤子的步骤
- 160 宝宝有眼屎怎么办

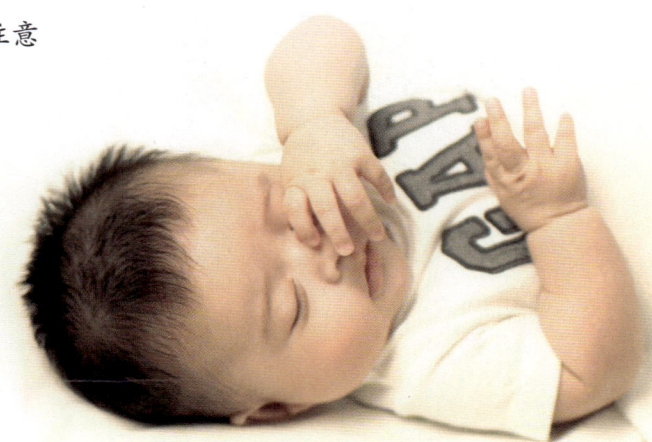

第九章

月子第二周

- **162 新妈妈的身体变化**
- 162　产后恶露
- 162　卧床休息促进子宫复位
- **162 新妈妈如何照顾自己**
- 162　勤绑腹带
- 163　腹带的使用
- 163　腹带的绑法及拆法
- 163　怎么才能让自己的乳汁增多
- 164　新妈妈做简单家务有助于减肥
- 165　对产后痛的了解与预防
- 165　肌肉酸痛
- 165　阴部疼痛
- 165　头痛
- 165　乳房疼痛
- 166　产后服药需谨慎
- **166 宝宝的生长发育**
- 166　宝宝的体重变化
- 166　在家测试新生儿的反射运动
- 166　拥抱反射
- 167　握持反射
- 167　哺乳反射
- **167 新妈妈如何照顾宝宝**
- 167　新生儿的喂养
- 167　按需哺乳好还是按时哺乳好
- 168　判断你的奶水是否真的不足
- 169　你只有一点点或者完全没有漏奶
- 169　新生儿贪睡
- 169　新生儿的保暖护理
- 170　宝宝的皮肤护理
- 170　皮肤面积与体重之比要比成人大得多
- 170　皮肤体温调节能力弱

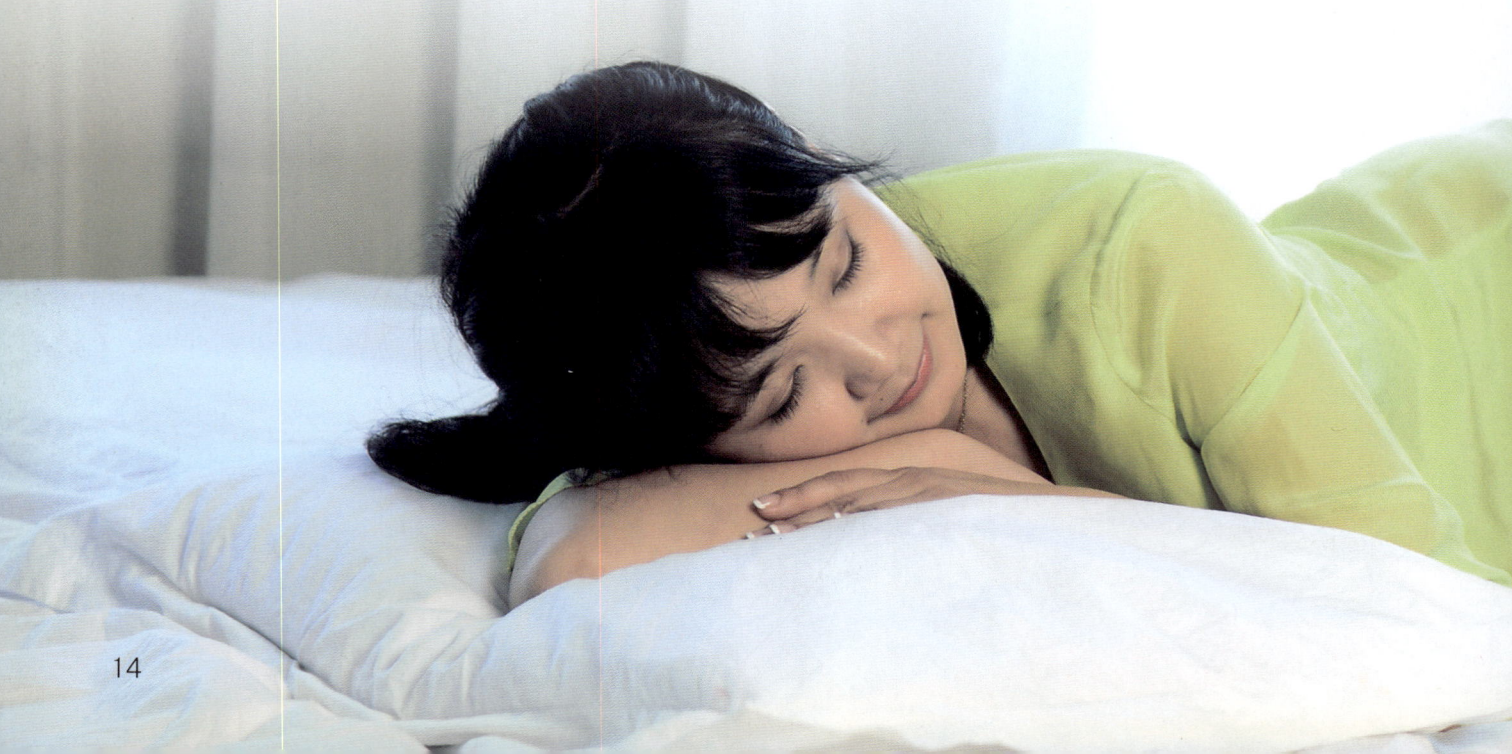

第十章

月子第三周

172 新妈妈的身体变化
172　产后伤口愈合
172　产后第三周可做些简单家务

172 新妈妈如何照顾自己
172　提高新妈妈的睡眠质量
172　改善失眠的方法
173　改善失眠的饮食
173　营养与饮食
173　阶段性进补
174　饮食细则

174 宝宝的生长发育
174　已经能够和你对视
174　消化机能发育

175 新妈妈如何照顾宝宝
175　新生儿呕吐后如何喂奶
175　宝宝喜欢你给他做按摩
175　如何给宝宝做按摩
175　为宝宝按摩的正确方法
176　为宝宝全身按摩的顺序

176　新生儿按摩好处多
176　促进生长
176　解除烦躁
176　安抚情绪
177　减轻疼痛
177　安然入睡
177　增进亲子感情
177　可以观察宝宝的身体状况
177　让宝宝熟悉身体各部位的名称
177　腹部按摩减轻吐奶
178　抱宝宝时的注意事项
178　不要摇晃宝宝
178　时常观察宝宝
178　端正抱宝宝的态度
178　预防肠绞痛和鹅口疮
178　肠绞痛
179　鹅口疮
180　预防黄疸
180　生理性黄疸
180　病理性黄疸
180　新生儿睡觉不需要枕头

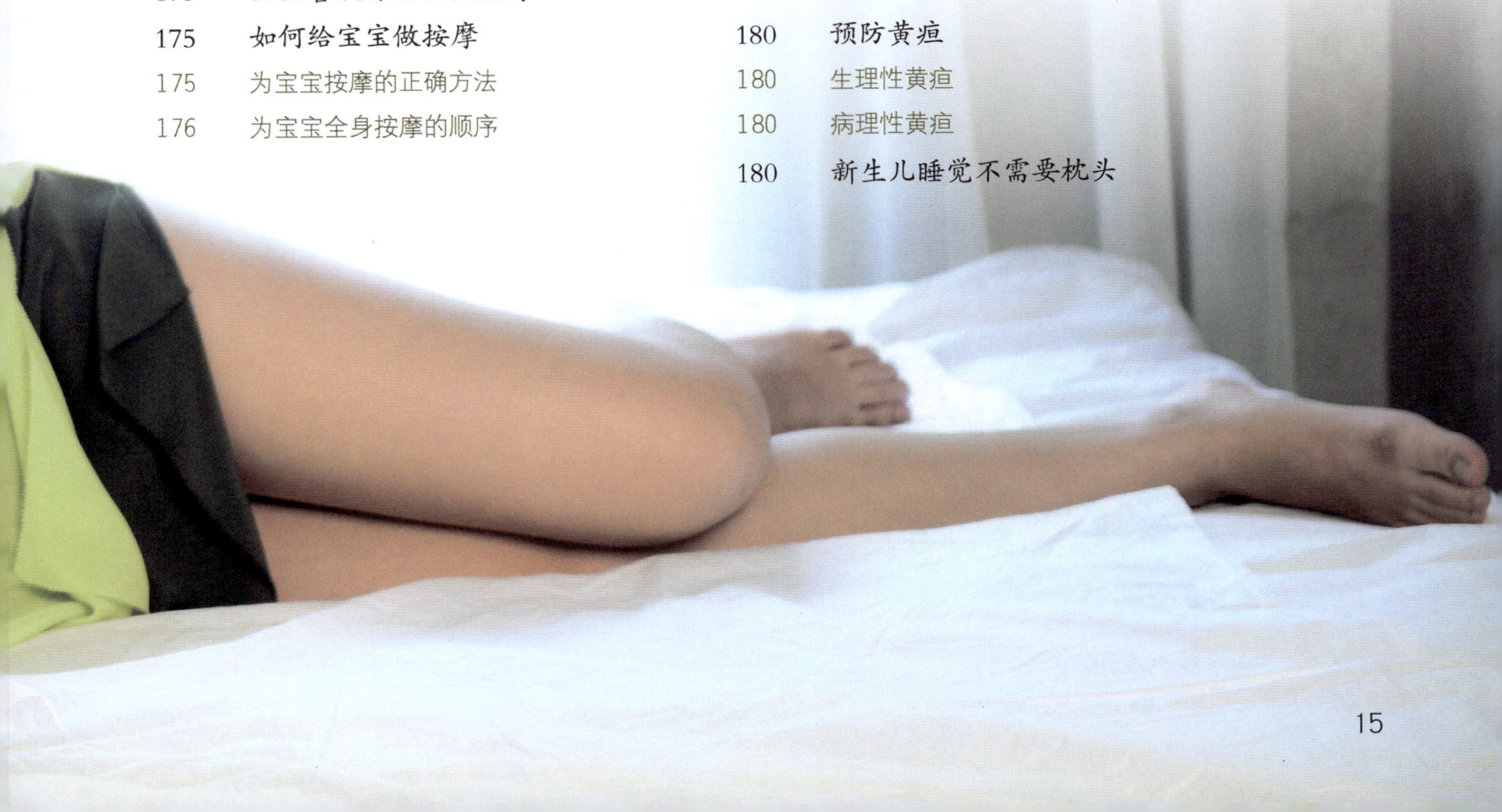

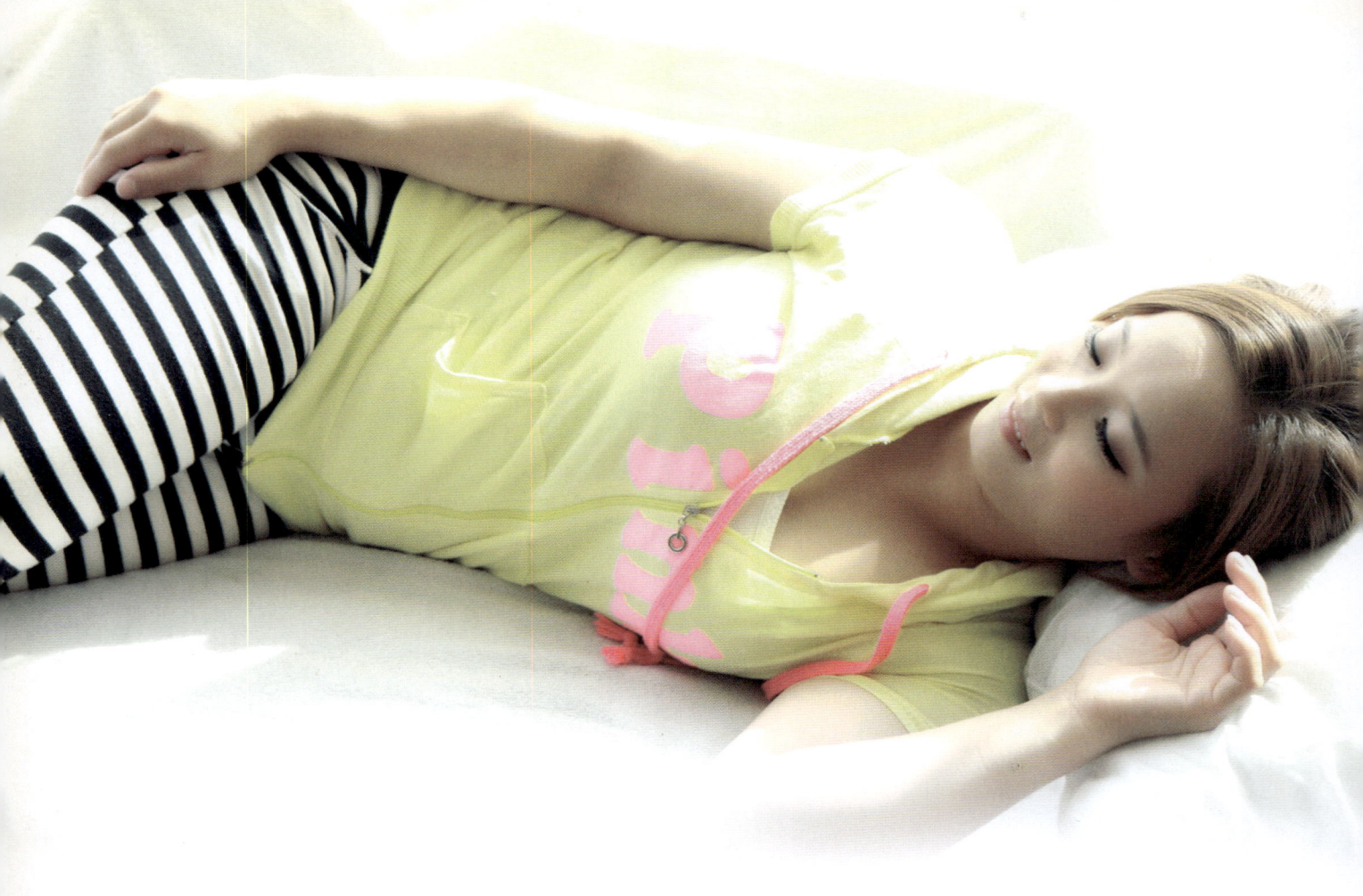

第十一章

月子第四周

182 新妈妈的身体变化
182 母乳分泌的奥秘
182 剖宫产的疤痕
182 剖宫产产后恶露

183 新妈妈如何照顾自己
183 母乳的分泌
184 促进乳汁分泌
184 营养饮食

185 宝宝的生长发育
185 睡眠、吃奶有规律了
185 能辨别妈妈的声音和气味
185 身型有了明显的变化

185 新陈代谢有规律了很多
185 动作活动逐渐协调

186 新妈妈如何照顾宝宝
186 掌握好宝宝的食量
186 如何抱宝宝
187 每天给宝宝洗澡
187 如何陪宝宝游戏
187 不要给宝宝剃满月头
187 坚持太阳浴和空气浴
188 多给宝宝做按摩
188 试着和宝宝沟通

第十二章

产后瘦身和美容

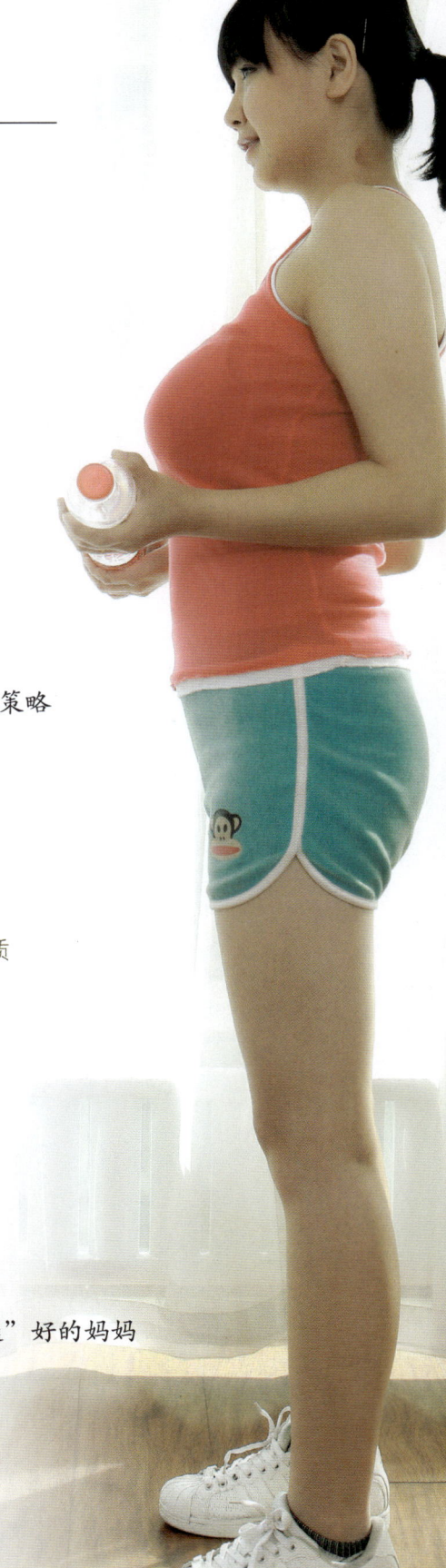

190 新妈妈的体重控制
190　新妈妈要控制热量的摄入与消耗
190　去掉产后"游泳圈"
191　紧急应对产后的"萝卜腿"
193　轻松恢复纤细玉臂
194　瘦身之计在于晨
195　给宝宝喂奶也能减肥
197　新妈妈的体重管理计划
197　产后肥胖的烦恼
198　抓住减肥的黄金期
198　适度运动帮助身体恢复
200　减肥是生活方式的调整
200　新妈妈瘦身饮食计划
200　吃吃喝喝也有顺序
201　吃好三餐，想胖都难
202　各种营养素，一个不能少
202　减肥的必要营养素
202　利用烹饪的方法减少食物热量
203　新妈妈瘦身运动计划
203　量身定制运动方案
204　产后瘦身操
205　新妈妈的有氧运动
205　新妈妈可进行有规律的运动
206　新妈妈的运动原则
206　精疲力竭的运动，危险
207　一点一点增加运动量
208　运动不能三天打鱼，两天晒网
209　运动前先热个身

210　新妈妈的美丽秘诀
210　新妈妈的烦恼
210　事关面子问题的痘痘
210　痘痘产生的几大元凶
211　新妈妈重获如玉肌肤的策略
212　新妈妈对付痘痘的招数
212　可恶的花纹——妊娠纹
213　产后脱发勿担忧
215　无尽烦恼：斑斑点点
217　产后护发三大妙方
217　头发最喜欢的养分：蛋白质
218　最呵护秀发的洗头方式
219　传统的灵丹妙药：按摩
220　产后乳房全救护
220　产后妈妈爱乳房
220　生活细节帮助美胸
221　喂奶，使乳房再发育
222　食补原则
223　推荐食疗方
223　生活习惯帮你成为"挺"好的妈妈
224　忌受强力挤压
224　忌过冷、过热水洗浴
224　忌不做锻炼
224　忌乳头、乳晕部位不清洁
224　忌过度节食

第十三章

新妈妈的性生活小贴士

226 产后的第一次亲密接触	**234 产后如何享受性爱大餐**
226 性生活何时能恢复	234 新妈妈做个"性"趣女人
227 产后性生活仍需小心翼翼	234 不妨有些性幻想
228 新妈妈性生活问题大解析	234 建立外部联系
228 产后缘何性冷淡	234 创造氛围和环境
228 过早开始性生活	234 穿性感的内衣
228 缺少性幻想	234 提高做爱的优先权
228 避孕措施不当	235 消除自卑
228 生活过于程式化	235 不要忽视丈夫
229 过度劳累	235 不要忽略装扮
229 生殖系统疾病	**235 产后性爱如何调试**
229 身体疾病	235 放弃"全套思想"
230 产后性爱难题：对自己缺乏信心	235 加强耻尾肌的锻炼
230 产后性爱难题：疼痛让我退却	**236 避孕要与性爱同行**
231 产后性爱难题：阴道松弛	236 产后避孕当及时
232 凯格尔练习	236 产后避孕方法
233 屏住小便	236 选择适合自己的避孕方法
233 提肛运动	238 靠不住的避孕方法
233 收缩运动	**239 哺乳期别用避孕药**
233 卧式锻炼	
233 配合腰腿锻炼法	
233 波浪式锻炼法	
233 其他运动	

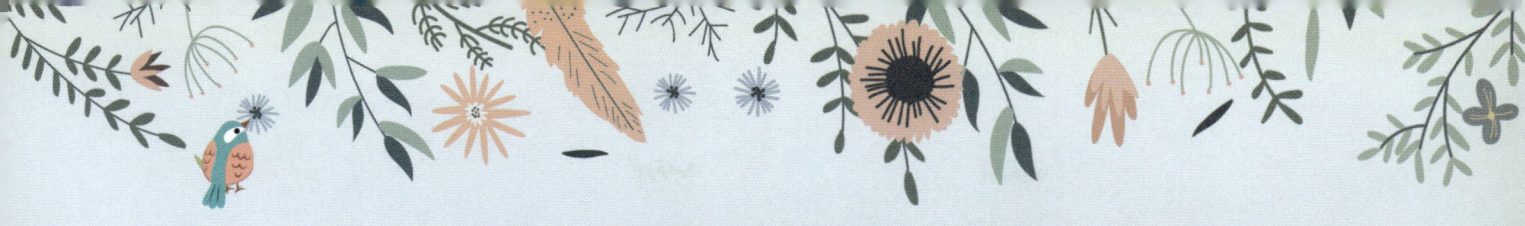

第一章

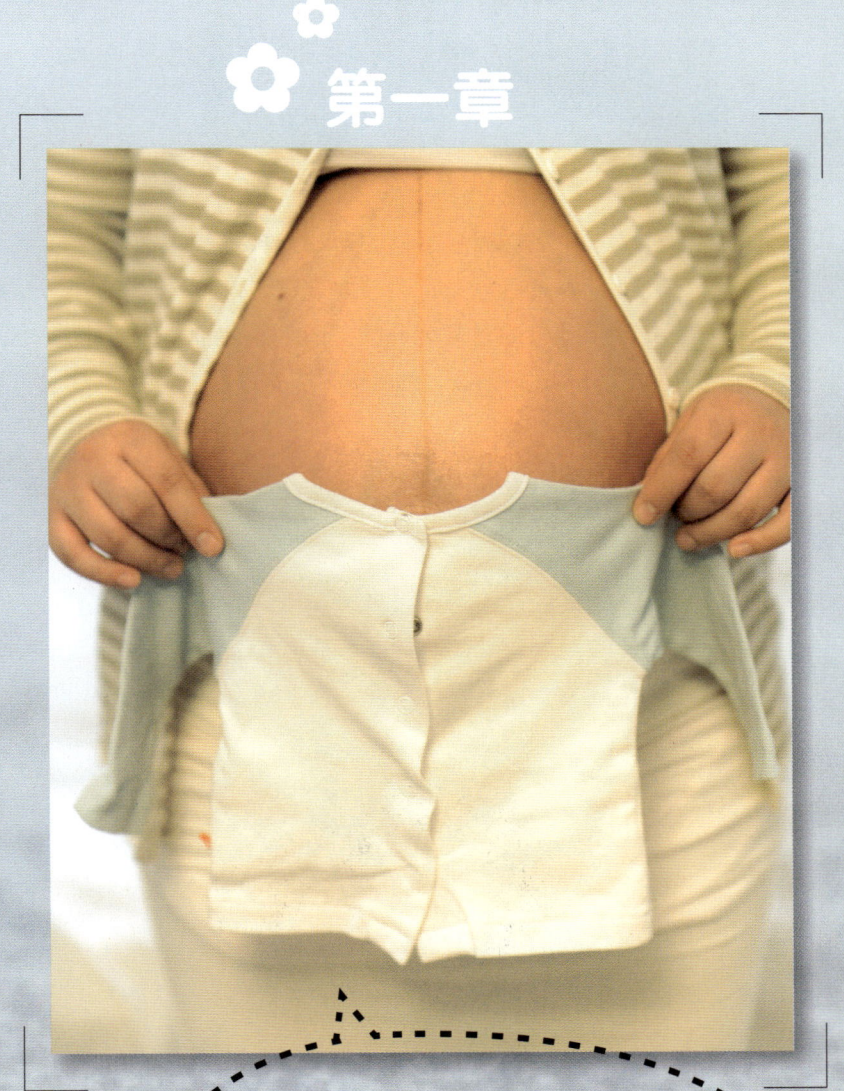

临产前的准备

临产前的知识准备

认识腹中宝宝的样子

宝宝在出生的时候,他的头部先从子宫口产出。随着足月期的到来,胎儿会用自己的力量逐渐地将自己的头降至妈妈的骨盆。

在胎儿将要脱离母体的时候,孕妇的产道会变得很柔软。

什么是预产期

预产期算法是最后一次月经月份数上加9或减3,日子加7。

如果用农历计算,月的计算方法相同,日子改为加15。

如果末次月经日期记不清,可以按子宫底高度大致估计预产期。预产期并不是说这个日子肯定生,只是大概的时间,预产期前后两周内出生都属正常范围。

计算好了自己的预产期,就要对自己正常分娩时期内每个阶段的变化做好心理准备,孕妇可以制作一个"正常分娩期的日程表",在上面记上哪周、哪天大概自己应该注意什么,这些天自己的宝宝和自己的身体会发生什么变化,"我"应该做些什么,等等。

还有很多细心的孕妇把自己的妊娠过程以日记的形式记录下来,闲下来的时候翻一翻,或是等宝宝长大后给他看,都会很有成就感。

预产期到了必须立即分娩吗

胎儿的生长发育除体重达到标准以外,还要求各个器官功能发育达到一定程度的成熟,胎儿一旦分娩,独立于母体外生活,必须要有完整的呼吸功能、消化功能、排泄功能等等。

同时孕妇的产道为分娩准备也随之达到成熟,俗话说"瓜熟蒂落",此时分娩的胎儿成熟、健康,孕妇体内各器官的功能,尤其生殖器官达到最佳状态,因分娩而带来的不良影响达到最低。

计算预产期的目的:一是为了避免早产儿的出生。二是为了让接近预产期的孕妇及家庭在分娩前有所准备。三是加强妊娠晚期监护,发现异常及时采取有效措施,挽救胎儿生命。四是对有妊娠并发症的孕妇,在自身相对安全的情况下,适当延长妊娠时间,以使胎儿更趋成熟。

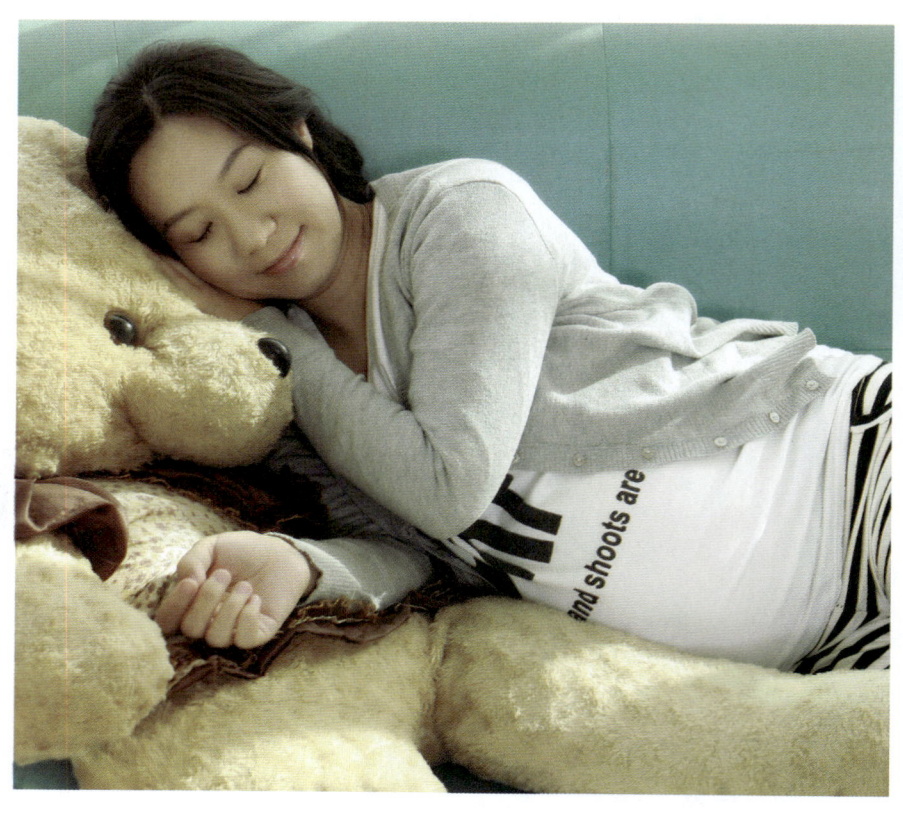

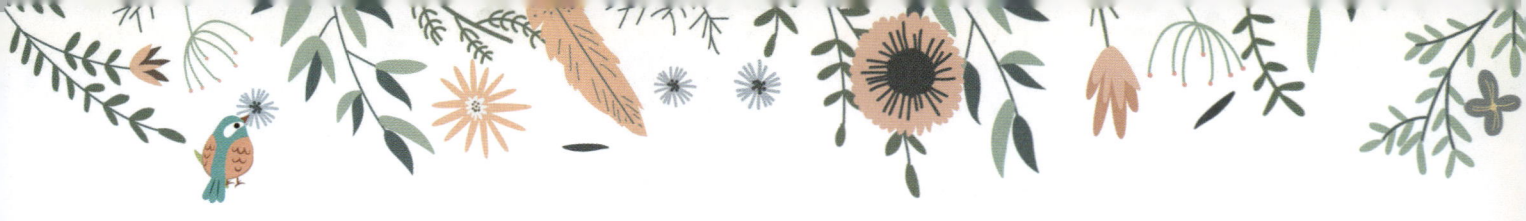

那么，到了预产期一定要及时分娩吗？过了预产期有危害吗？目前，预产期是按照末次月经的第一天计算，且平时月经周期有规律、排卵日期准确，方可在估计的预产期分娩。

对于大部分孕妇来说，由于自然受孕，无法确定自己的排卵时间，无法推出预计分娩的准确时间。所以按末次月经计算出来的预产期，往往并非是真正意义上的预产期。

统计发现，在人群中只有5%的孕妇是正好在预产期当天自然临产分娩的，60%以上的孕妇在预产期前后5天内分娩。对比她们的胎儿情况，发现在预产期前后两周内，胎儿的存活能力最强。

如果超过预产期14天或以上，达到临床所谓的过期妊娠时，部分孕妇的胎盘会出现老化，胎儿会出现缺氧窒息，对胎儿危害较大。因此，在妊娠晚期必须加强监护，及时发现异常，及时终止妊娠。

当你已经到了预产期或过了预产期，还没出现分娩征兆，你需要注意以下几点：

01 你需要继续每周进行一次产检。并把你在孕早期的检查（如B超、妊娠试验等）及胎动出现的时间、结果告诉医生，让医生给你再次核对孕周

02 自己不要过于紧张，研究发现即使孕周准确，预产期后两周内分娩对母婴影响不大，这段时间你需要注意胎动情况。胎动监护是妊娠晚期最好的自我监护手段，能反映宫内胎儿生存状况。一旦胎动每小时少于3次或在12小时内少于20次，或胎动减弱或自觉一段时间没有胎动，则需马上到医院做进一步检查，医生会根据情况决定分娩时机

03 加强产前检查，缩短检查间隔时间，随时与检查医生取得联系，告知宫内胎动情况，同时B超随访羊水量。如果无异常，可在密切监护下继续妊娠

总之，到了预产期不要过分紧张，但应该重视胎动的变化。

预祝所有的孕妇都能平安顺利地走完这十月怀胎的最后一季，都能生下一个既健康又可爱的宝宝。

什么是足月期

所谓的"足月期"，是指从妊娠期的第37周到第42周这一段时间。

胎儿没有满37周就出生的叫作早产。这个时候的宝宝身体机能没有完全发育成熟，从母体出生后不能保持一个良好的稳定状态。

胎儿在母体孕育42周之后出生的叫作过产。

足月期出生的宝宝一般体重在2.5千克，体长在48厘米。他的内脏、神经系统发育状况良好。一出生就会自主呼吸，会主动去吸吮妈妈的乳头，这些可以说明宝宝是非常健康的。

了解子宫口逐渐打开

随着产道逐渐变柔软，子宫口也慢慢变软，逐渐打开，胎盘的宽度渐渐增加。

一旦进入了临产期，因为胎儿的头已降至骨盆，孕妇的耻骨附近（肚子的下方）会有向外突出的感觉。如果按压自己的膀胱，会增加去卫生间的次数，由于胎儿压迫到了孕妇骨盆内的神经，脚跟也会有疼痛感。随着阴道和子宫的变软，白色的分泌物也随之增多。

当胎儿在子宫内活动的次数减少（胎动减少），孕妇自身也没有了疼痛感。但是过不了多久，到了分娩前2～3周，子宫就会有发紧的感觉，同时还会感觉到疼痛。

每天疼痛达3～4次之多。这种疼痛就是人们常说的"前驱阵痛"。这样的前驱阵痛，如果腰部同时出现压迫感，常常就是迫近临产了。

阵痛的程度因人而异，因孕妇的体质和胎儿的情况不同而不同。因此，就是专业医生也难以估计。当出现阵痛状况时，孕妇不必惊慌，听从医生的建议即可。

临产前的入院准备

随身必备物品

接近临产的时候,你应该随身带好以下物品,一旦分娩的话,这些东西随时会用到。

母子健康手册

母子健康手册是详细地记录整个怀孕过程的手册,不光是妊娠后期,整个怀孕阶段的心得你都可以写进母子健康手册中。

外出时记得要和病历一起随身携带。

移动电话和备用电池

随身携带移动电话,这一点并不需要格外提醒,现代人基本都养成了这种习惯,重点在于,同时也要随身备好充电器。

紧急叫车时的零钱

一旦紧急情况发生时,没有过多的时间可以耽误,你一定要事先把零钱准备好,避免因为找钱而耽误宝贵的时间。

医疗保健卡

医疗保健卡的具体使用方法,不同的医院规定也不同,但基本用法都比较接近,可以在临产前咨询你所预定的产院。

入院必备物品

进入临产期之后,分娩的日期眼看就要到了。什么时候分娩,在哪家医院分娩,以什么样的方式分娩,都要做到心中有数。还要对最不好的分娩状态做出心理准备和一定的物质准备。

进入临产期,要整理好入院用品,为住院做准备。最终检查物品的时候一定要和家里人一起进行,让家人知道你的备用品有哪些,以及放在什么地方。这样你如果是做复诊后直接入院,或者是从家外边直接入院,就可以很快地让家人将入院用品带到医院。

孕妇所需物品

全棉毛巾、两件开襟上衣、卫生纸、卫生巾、盆、软毛牙刷、下身专用毛巾、袜子两双(产后要立即穿上袜子,防止脚部着凉)、吸奶器,等等。

婴儿所需物品

一般医院都会提供一些婴儿物品,可以先咨询一下,看少什么。

必带的是:一个杯子、一个勺子(宝宝刚出生不要用奶瓶喂水或牛奶,因为宝宝容易对奶嘴产生依赖性,从而拒绝吸吮母乳)、新生儿湿巾(新生儿可以不用水清洗,湿巾足够了)、一包尿不湿。

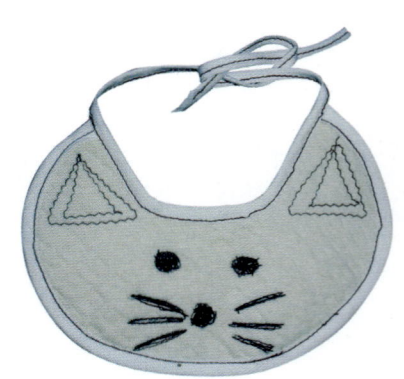

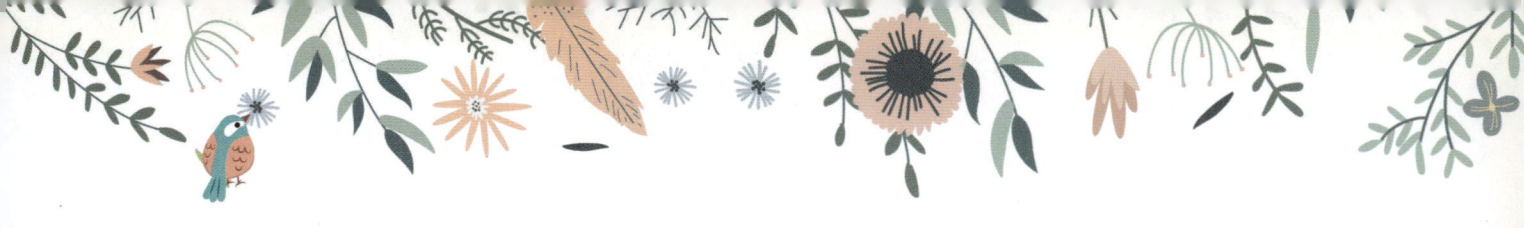

临产前的日常起居准备

饮食准备

临产前的饮食准备

临产前,由于子宫收缩给孕妇造成的疼痛和忙于做产前准备,往往在饮食方面容易忽视,有些孕妇甚至因心情焦虑而不愿进餐。而分娩要消耗很大的体力,故必须满足能量的供应,否则容易造成难产。临产前应该特别注意饮食保健,要把它当作临产前的一次必不可少的准备工作。

临产前饮食选择的原则

应该吃营养价值高、热量高、少渣、半流质、新鲜而且味道可口的食品。因为临产前,孕妇心情都比较紧张,不想吃东西,或吃得不多。所以,首先要求食品营养价值高和热量高,这类食品很多,常见的有:鸡蛋、牛奶、瘦肉、鱼虾和大豆制品等。同时,要求食物应少而精,防止胃肠道充盈过度或胀气,有碍于顺利分娩。再则,分娩过程中消耗水分较多,因此,临产前应吃含水分较多的半流质软食,如面条、大米粥等。民间习惯于临产前让孕妇吃白糖(或红糖)卧鸡蛋或吃碗肉丝面、鸡蛋羹等,这些都是临产前较为适宜的饮食。

应该注意的是,临产前不宜吃过于油腻的油炸、油煎食品。为满足孕妇对热量的需要,临产前如能吃一些巧克力(不宜过多)很有裨益。因巧克力脂肪和糖含量丰富,热量高,尤其对于那些吃不下东西的临孕妇女更为适宜。

吃容易消化的食物

分娩时要消耗很多的体力和精力,所以分娩前的临时能量补充非常重要,尽量多吃一些东西,但要注意吃容易消化的食物,不要吃油性大的食物。

起居准备

进入浴缸洗澡或者是淋浴

产前要记得洗一次澡,分娩时会排出很多汗,产后在身体恢复一段时间之后才可以用淋浴清洗。注意,破水以后是不可以洗浴的。

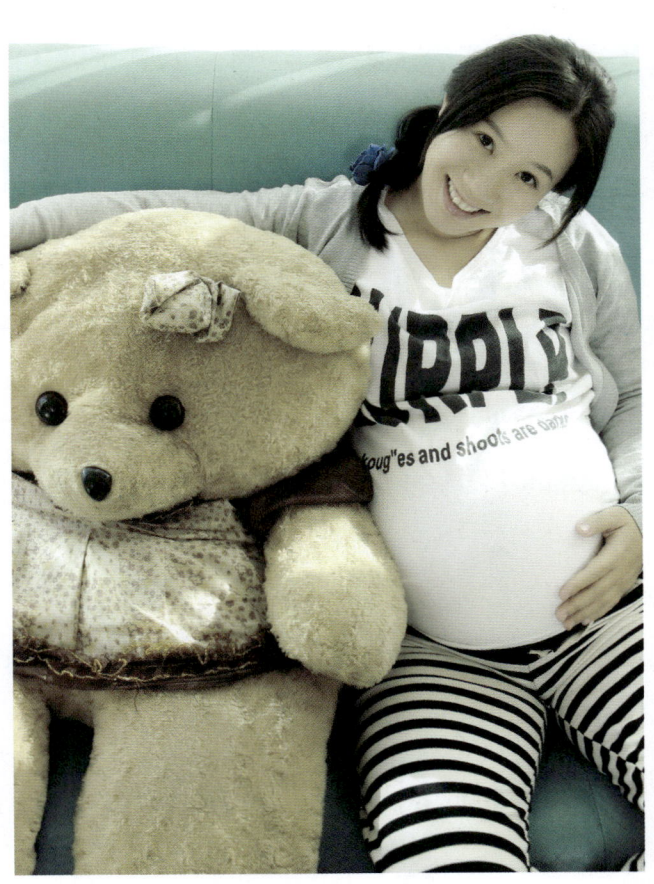

清扫房间

因为孕妇在回家的时候,应该是和刚出生的宝宝一起回来。出院后,宝宝要接触到的第一个新环境就是家,所以在去医院之前一定要打扫好家中的卫生。

疲劳时坐下来休息

阵痛的时间间隔会逐渐变长,孕妇可以利用这个时间间隙,在不疼痛的时候活动身体,比如干一些洗衣服、扫地等家务活。

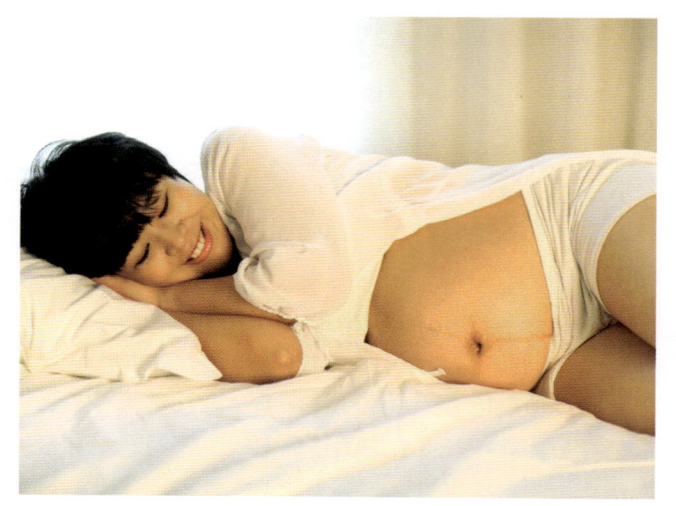

确定产院的紧急入口

很多人在慌乱的情况下会失去方向感,特别是在将要分娩的紧急时刻。

因此产前就要利用锻炼身体的机会,多到将要分娩的医院附近走一走,确定产院的紧急入口、急诊室、挂号室都在什么位置。

通知自己的家人和朋友

在第一时间告诉最惦记自己的人,比如老公、双方的父母、自己的好朋友。如果养有宠物,在入院之前要安顿好。

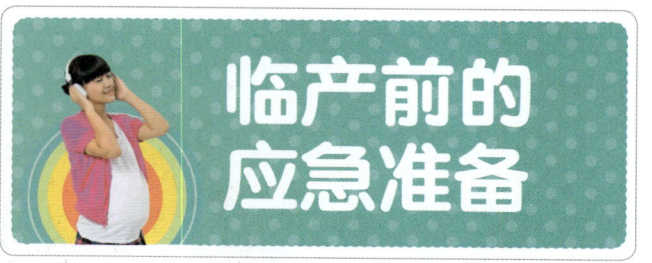

临产前的应急准备

事先准备好医院的地址及电话

什么时候必须联系医院

在不确定自己到底是否要分娩的情况下,先给医院打电话,让医生帮助判断情况后,再和家人、出租车联系,去往医院。在和产院联系的时候千万不要有"这个时候打电话会不会烦到医生""我的这些问题该不该向医生说明"等顾虑,只要有问题一定要向医生请教,特别是临产的关键时刻。

确认产院的位置,联系出租车

为了防止阵痛突然出现而身边没有家人的情况发生,在临产期就要确定在哪家医院进行分娩,细致地掌握医院的位置,建议将医院的具体位置(哪条街、哪条路)都记到小本子上。为防止紧急时刻打不到车,不要只记一位出租车司机的电话,要多记几位司机的电话。最好记住几家出租车公司的电话。

突发情况的应急

临近分娩身边没有亲人怎么办

如果临近分娩的时候身边没有家人的话,一定不要过于紧张。

可以事先自己模仿一遍自己一个人在家将要分娩时候的情景,将分娩顺序记录下来。

在外出时突然要分娩怎么办

即使进入了临产期，真正分娩的时间也是很难把握的，所以外出的时候必须带着自己的医疗保健卡、手纸、毛巾、医院的地址记录本等必备品。

羊水大量流出时要马上去医院

胎盘中包裹胎儿的羊膜破裂，就会流出羊水。当羊膜真正破裂的时候，羊水会"哗"的一下大量流出，这时应立刻与产院联系。

卫生巾是破水和出血时用的，因为不是整个妊娠期都用，所以买来放置的人也有。但是，它也用于处理产后的污血，所以尽量不要放置过长的时间。

产前想去卫生间怎么办

只要没有大量的出血或者破水，就可以去卫生间。但如果感觉宫缩特别频繁，这个时候有可能是胎儿的头部已经进入阴道里，是要分娩的表现，不能去卫生间。

不要把自己宝宝在阴道里刺激直肠误认为感觉要大便，这个时候不能去卫生间。如果去卫生间，会把宝宝生在卫生间里。

如果有阵痛的时候，医生告诉你宫口并不大，胎儿头的位置比较高，完全可以去卫生间，如宫口比较低了，开得比较大了，就不要去卫生间了。

胎动异常时要马上去医院

临产期过后就进入正常分娩期，阵痛是有间隔期的，其间会有周期性的间隔，接下来痛还是会延续下去。

阵痛时的主要感觉是肚子有张力。张力的间隔变得越来越短，阵痛也越来越强烈。疼痛的时间间隔是：第一次分娩的人会每隔10分钟阵痛一次，非初次分娩的孕妇每隔15分钟阵痛一次。

阵痛的间隔在10～15分钟时就要马上去医院，因为张力的间隔缩短了，分娩就要接近了，孕妇需要及时检查。如果阵痛发生仅有5～7分钟的间隔，这时候就要立刻把孕妇送往医院，因为孕妇马上要分娩了。

此外，还要观察是否有胎动。如果前一天胎动，而今天却突然静止了，要马上去医院就诊。

数着胎动次数，在阵痛紧急的时候，如果胎儿很安静，要马上去医院。

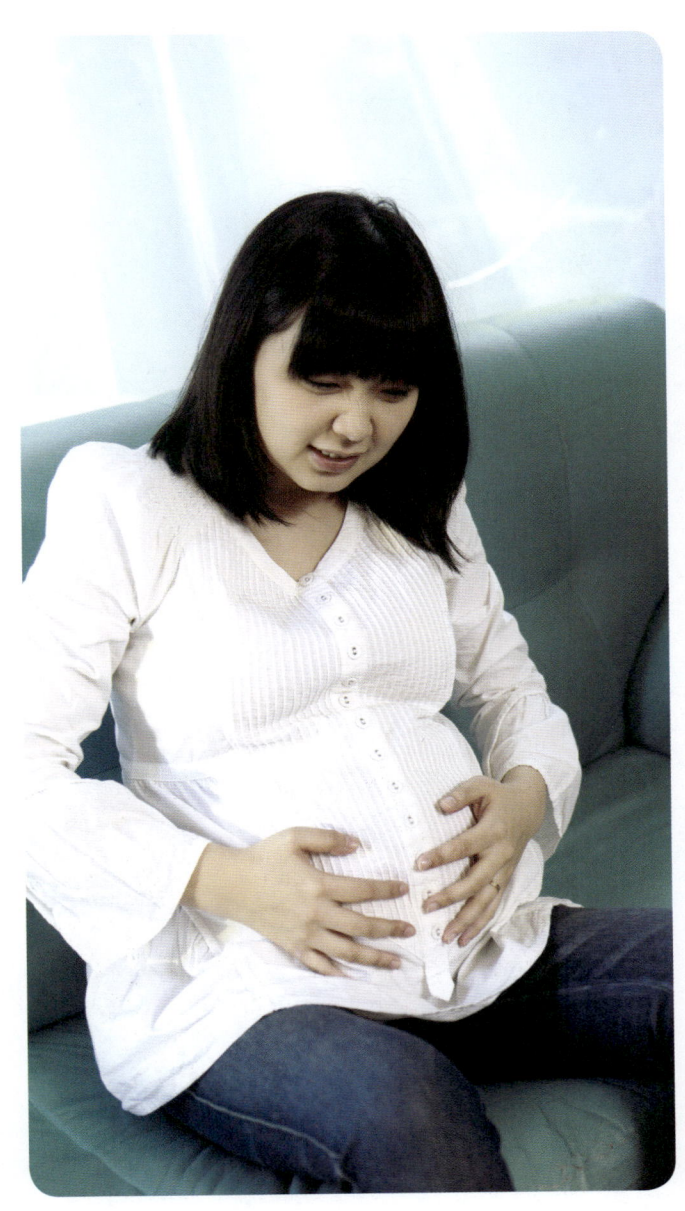

心理准备

调整心态迎接宝宝

要调整好迎接宝宝出生的心情，告诉自己："分娩的痛并不可怕，一定要坚强，我一定能行！"

经常做深呼吸，积极地让自己的身体动起来，这样有利于分娩。要保持"什么时候分娩都可以"的心态，做好随时入院的心理准备。还要保持分娩的体力，保证分娩的顺利进行。

分娩前的心态准备

其实，生育几乎是每位女性的本能，是一种十分正常的自然生理过程，是每位母亲终生难忘的幸福时刻。胎儿在母亲肚子里已9个多月了，由一个微小的细胞发育成3000多克重的成熟胎儿，他不可能永远生活在母亲的子宫内，他要勇敢地穿过产道投身到外面精彩的世界里。所谓"瓜熟蒂落"就是这个道理。

在分娩过程中，子宫一阵阵收缩，产道才能一点点地张开，胎儿才能由此生下来。

在这个过程中，母体产道产生的阻力和子宫收缩帮助胎儿前进的动力相互作用，给孕妇带来一些不适，这是十分自然的现象，不用害怕、紧张。

母亲的承受能力、勇敢心理，也会传递给胎儿，这就是胎儿性格形成的最早期的教育。

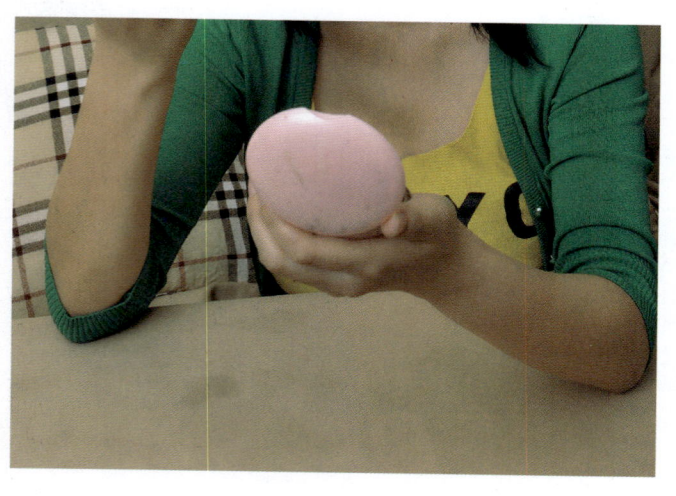

消除临产前的紧张不安

随着阵痛的开始，孕妇的心情也会不由得紧张起来，也会有些害怕和不安。为了消除这样的心情，要在分娩前熟悉、了解分娩流程，对自己将要经历的事情有一些心理准备。

比如和经验丰富的孕妇们聊天，从她们的经验中得到启发。为了分散自己的紧张情绪，孕妇还可以读有图片的图书，听节奏舒缓的音乐，将注意力集中在自己爱好的事情上去。

还有很多孕妇去拍自己怀孕时期的写真集，用这样的方法不仅可以缓解紧张情绪，还可以和自己的宝宝沟通情感。

防止临产前精神过度紧张的关键在于，孕妇自己要对分娩有正确的认识，消除心中的"怕"字。

首先，要明确分娩是一种自然的生理现象，是每一个健康的育龄女性完全能够承受得住的。分娩时子宫会一阵阵地收缩，孕妇就会感到腹部和腰部一阵阵的胀痛不适。如果精神紧张，对分娩恐惧，会使疼痛感加强。

如果从分娩开始就泰然处之，主动地去稳定自己的情绪，疼痛就不会那么严重了。

其次，孕妇应该相信现在的医疗技术，分娩的安全性比过去大大提高了。在医院里分娩，孕妇的生命危险接近于零。万一发生自然产困难的情况，在有危险时，医生会马上采取措施。而目前手术的成功率已接近100%。所以，孕妇的顾虑是不必要的，一定要满怀信心地分娩。

最后，为了让孕妇消除紧张心理，家属临产前的帮助和准备工作是很有必要的。

如果产前准备工作不充分，孕妇慌慌张张地进入医院，很容易引起精神紧张和恐惧感。相反，如果产前准备工作做得周到、细致，孕妇不慌不忙地进入医院，安心坦然地待产，则对稳定临产时的情绪，防止精神过度紧张十分有益。

当然，产前准备工作不仅仅是孕妇一个人的事，也需要家人的协助。

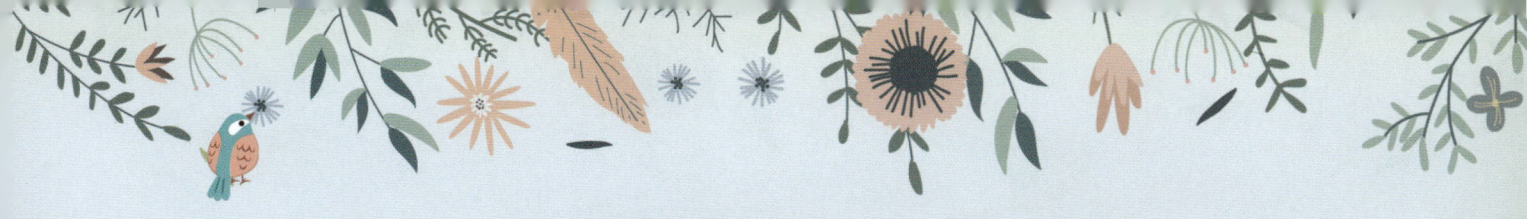

第二章

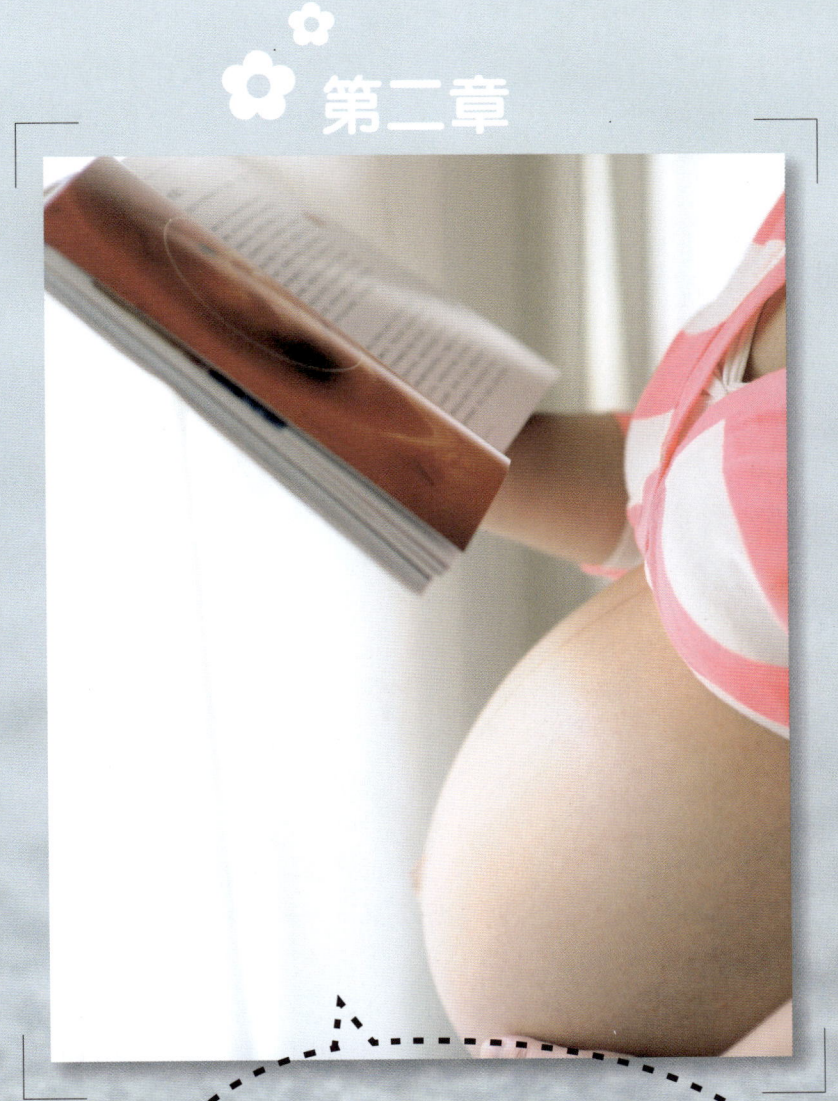

了解分娩知识

分娩的种类

自然分娩

什么是自然分娩

自然分娩是指在有安全保障的前提下，不加以人工干预手段，让胎儿经阴道娩出的分娩方式，也叫作顺产。

自然分娩最基本的条件是决定分娩的三因素：产力、产道及胎儿均正常且三者相适应。孕妇在决定自然分娩时，应先了解预产期及分娩的全过程。

什么是现代的自然分娩

"自然分娩"这个词被大众使用着。但实际上，在分娩过程中即使不用催产素，也会使用视频监视器，在复诊的时候也会使用超声波等医疗器械，都有医疗手段的参与，所以严格地说不能称作"自然分娩"。

在医院的分娩可以说都不是真正意义上的"自然分娩"，但自然分娩无疑是最好的分娩方式。例如，孕妇不希望进行会阴切开术，医生就会尽量向不开刀的方向努力。

如果子宫口顺利打开，就可以顺利产下胎儿；但如果出现特殊情况，如分娩时间过长，胎儿就会发生心跳降低等情况，甚至会出现危险，这时医生就会建议孕妇进行手术。

医疗设备是现代分娩中重要的一部分。以前在没有医疗设备的情况下，只有靠产婆的帮助分娩，那时母子的死亡率（围生期死亡率）很高。因此，自然分娩要看孕妇的身体和心理状态。只有了解自己和胎儿状态才能进行自然分娩。现在很多医院都需要借助于医疗器械，再根据孕妇自身的身体和心理状态产出健康的胎儿，这也可以说是现代的"自然分娩"。

剖宫产

什么是剖宫产手术

剖宫产是一种重要的助产手术。剖宫产就是剖开腹壁及子宫，取出胎儿。施术及时，不但可挽救母子生命，而且能使孕妇保持正常的产后体能和继续繁殖后代的能力。因此，剖宫产最大的优点是，在有风险的时候，能够确保新生儿和妈妈都平安。

何时必须进行剖宫产

很多人都想顺产，可是由于各种没有料想到的原因必须进行剖宫产。剖宫产和正常的外科手术差不多，要进行局部麻醉，分娩的过程中孕妇也是有意识的，能听到胎儿的哭声，看到胎儿的样子。手术的时间为30～60分钟。

另一方面，有时需要进行"紧急剖宫产"。在阵痛中或者进入分娩以后，如果出现必须产出胎儿的情况，而不能进行顺产，为了确保胎儿的安全，这时就只能进行剖宫产。此时必须要听医生的指导，冷静处理。

剖宫产术需要做什么

手术开始，胎儿的降生

在确定麻醉有效以后，开始手术。手术全过程要花费30～60分钟的时间。在手术开始的5分钟后，胎儿就会降生。对开始啼哭的胎儿，要进行必要的检查和沐浴，之后放到爸爸妈妈的面前。

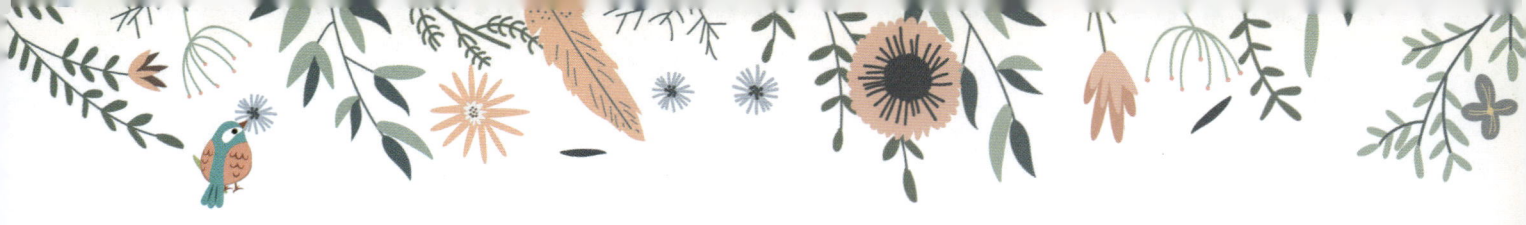

子宫和内部的缝合

缝合子宫时，要检查子宫和卵巢是否有异常，内部缝合以后，手术就结束了。子宫的缝合要使用可吸收的线，而腹部的皮肤一般用医疗缝合线即可。

水中分娩

什么是水中分娩

有些医院为了减轻孕妇的分娩疼痛，让孕妇在浴缸或按摩缸的温水中浸泡，至宫口基本开全时孕妇再回到产床上完成分娩，这种方式称为"水中待产"。

但需要防止在孕妇离开浴缸或放松池到产床的过程中发生危险，如孕妇滑倒，胎儿急产等；在国内，助产士仍然会对在水中待产的孕妇做会阴侧切。

有些医院把"水中待产"谬称为"水中分娩"，这是不正确的。

水中分娩只是顺产的一种方式，给孕妇多了一种自然分娩方式的选择。

分娩，是人类繁衍过程中的一个必经过程，生育方式多元化，让人类分娩回归自然，以减少医疗干预，已是一种共识。客观上说，水中分娩也起到了降低剖宫产率的作用。

水中分娩的优点

孕妇喜欢并选择"水中分娩"是有原因的，因为泡在温水里，人的身心一般会比较镇静放松，体内由于阵痛产生的引起血压升高、产程延长的应激激素分泌就会减少。

水的浮力使肌肉松弛，可以把更多的能量用于子宫收缩，这些都可加速产程，缩短生孩子的时间。

在水中活动也比在产床上自如，可以采取一些不同的姿势帮助骨盆松弛，盆底肌肉放松，促进宫颈扩张，让胎儿更容易通过产道。

对于胎儿来说，水中的状态与在母体内泡在羊水里的感觉很类似，可以形成感觉的过渡。另外水中分娩的时间较短，能减少对母亲的伤害和胎儿缺氧的危险。

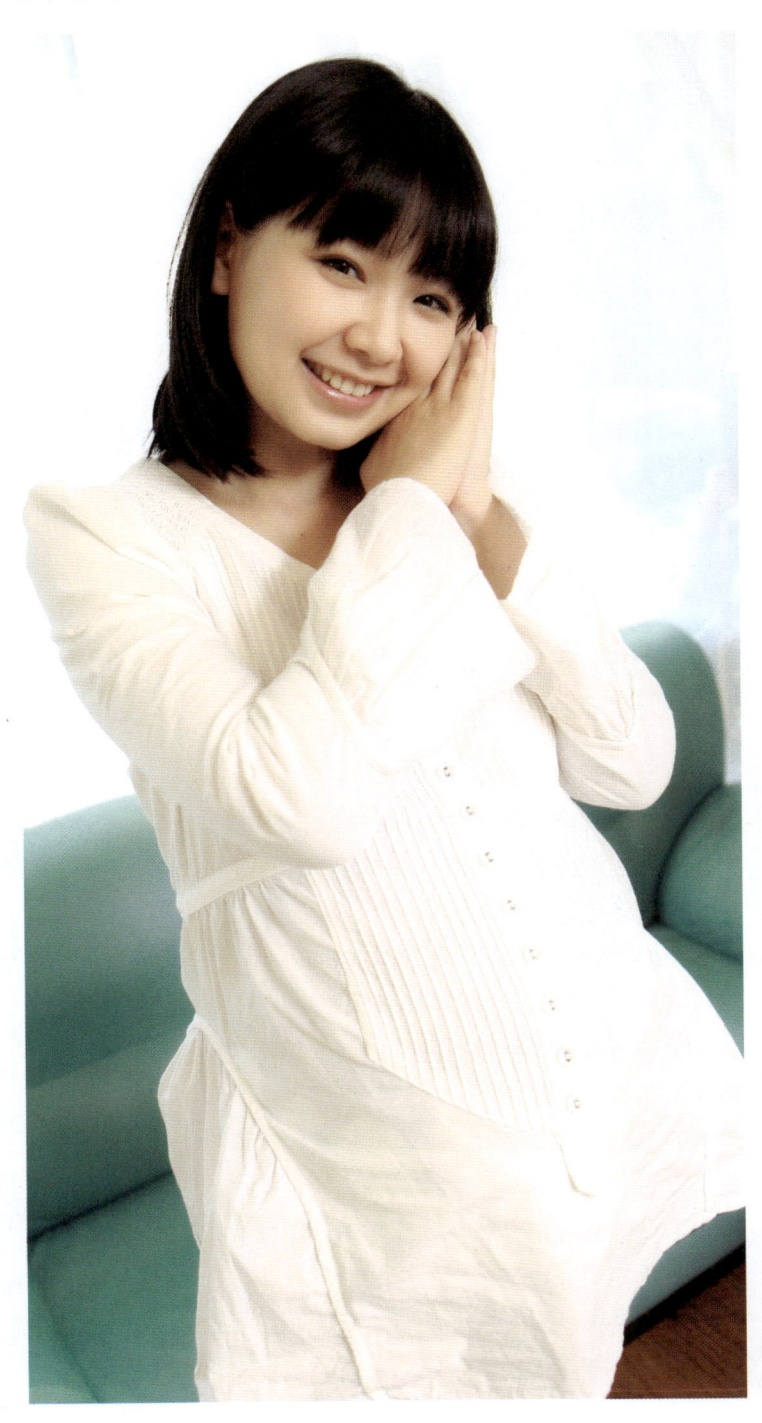

水中分娩的缺点

当然，水中分娩如果操作不规范，就有可能出现意外。国内有家医院在进行水中分娩时，竟然出现胎儿尚在水下，助产士就进行断脐这种低级错误。这说明规范操作是非常重要的。在胎儿娩出的时候，身体的一部分先露出水面，冷空气（一般比体温低10℃）就会刺激胎儿产生自主呼吸，胸腔的呼吸系统就开始工作，如果这个时候宝宝还在水中，可能将会带来严重后果。妇产科专家就曾发现，有胎儿在水中分娩时几乎被溺毙，出现中重度的呼吸问题，虽然经过抢救，没有造成永久性伤害，但仍然要引起重视。

一般来说，新生儿出生后在水中的停留时间不要超过1分钟。另外，从孕妇身体里流出的血液和分泌物可能导致细菌感染，这就要求分娩缸能在分娩的过程中进行水的置换，达到排放、稀释的目的，减少感染的机会。

水中分娩的特点

水中分娩是近来欧美比较流行的一种分娩技术，分娩池内的水温在孕妇分娩期间会自动保持在36～38℃，这个参数与母体内的羊水环境十分相似，因此，胎儿在离开母体以后，会很快适应新的外部环境，不会有呛水情况。

一般产程较短，能缩短分娩的时间，不仅水压能够减轻孕妇分娩时的痛苦，而且水可以缓解胎儿出生时重力对脑细胞的冲击，水下出生的宝宝比普通方式出生的宝宝的受伤概率要小。

不是所有的孕妇都能选择水中分娩，孕妇的身体条件必须合格，不能有任何并发症，同时胎儿的体重不能太大，最好在3000克，而且胎位要正，才具备水中分娩的条件。孕妇进行全面体检，羊水和胎心要正常。

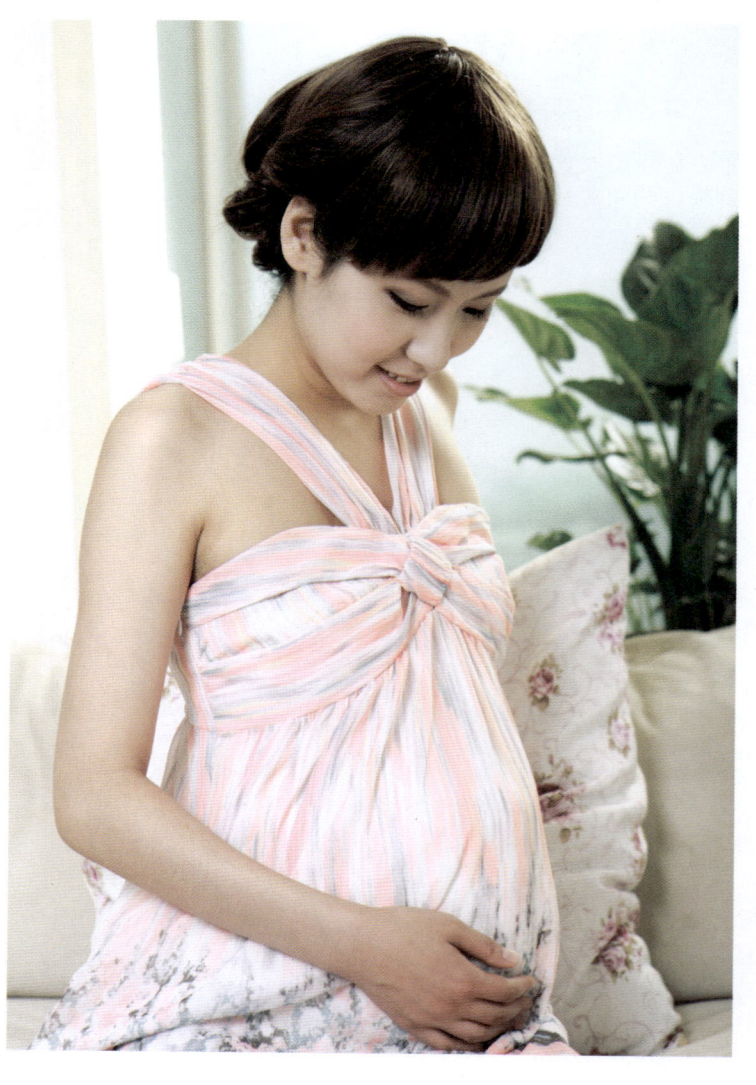

胎头吸引分娩

什么是胎头吸引分娩

胎头吸引术是将吸引器外口置于露出的胎头上，再用注射器将吸引器内空气吸出，形成负压区，利用负压吸引原理，吸住胎头，配合宫缩，娩出胎头。

胎头吸引分娩的优点

在胎儿宫内窘迫时，通过胎头吸引可尽快结束分娩。胎儿大、孕妇筋疲力尽时，可帮助胎儿产出。相对产钳而言，对软产道损伤机会少。对胎儿造成的产伤机会也少于产钳。操作简单，易于掌握。

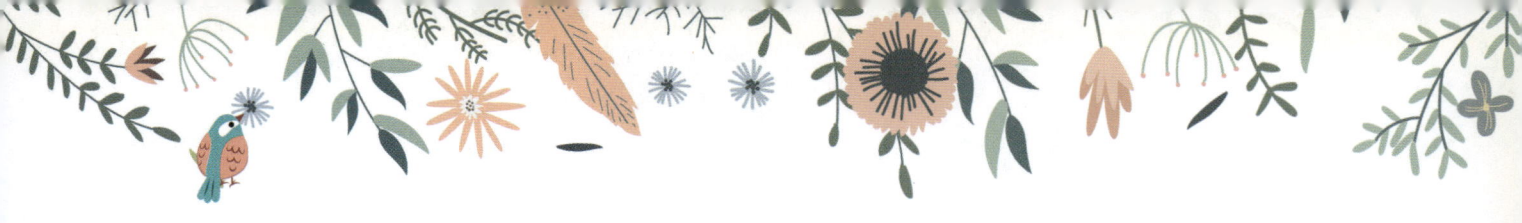

胎头吸引分娩的缺点

对孕妇产道有一定的损伤，有的时候会造成胎儿的产伤，还需要局部的侧切和麻醉。枕后位时，不能有效旋转胎头。吸引力小于产钳。可造成胎儿头皮损伤。使用不当可能造成胎儿颅内损伤。

无痛分娩

什么是无痛分娩

我们通常所说的"无痛分娩"，在医学上其实叫作"分娩镇痛"，是用各种方法使分娩时的疼痛减轻甚至消失。目前通常使用的分娩镇痛方法有两种：

一种方法是药物性的，是应用麻醉药或镇痛药来达到镇痛效果，这就是我们所说的无痛分娩。

另一种方法就是非药物性的，是通过产前训练、指导子宫收缩时的呼吸等来减轻产痛。

分娩时按摩疼痛部位或利用中医针灸等方法，也能在不同程度上缓解分娩时的疼痛，这也属于非药物性分娩镇痛。

无痛分娩的优点

无痛分娩在国外已经是常规分娩的方式，它让孕妇不再经历疼痛的折磨，从而减少分娩时的恐惧和产后的疲倦，让孕妇在时间最长的第一产程得到休息，当宫口开全需要用力时，因积攒了体力而有足够力量完成分娩。

无痛分娩的过程是医生和孕妇一起参与并共同制订计划，有利于医生和孕妇的沟通。

无痛分娩还能够使医生及护理人员更多关注孕妇的身体变化，如果母体或胎儿发生异常，就可以及早被发现而得到及时的治疗。

熟练的麻醉科医生只要5～10分钟即可完成麻醉操作。整个过程孕妇一直处于清醒的状态。

一些孕妇甚至能够下床走动，孕妇可以比较舒适、清晰地感受新生命到来的喜悦。

无痛分娩的缺点

后遗症因人而异，绝大部分孕妇都不会留下任何后遗症。无痛分娩一般采用的是硬膜外麻醉，这种麻醉总体来说是安全的。

有极少数孕妇可能会感觉腰疼、头疼或下肢感觉异常等，发生率很低，而且这些不适都不会很严重，短时间内就可以自然消失，并不会对身体造成太大的影响。

从理论上讲，更严重的并发症的可能性是存在的，比如低血压等，但发生概率都非常低，而且医生一定会在孕妇选择无痛分娩的时候就开始采取有效的措施来预防。所以，你大可放心。

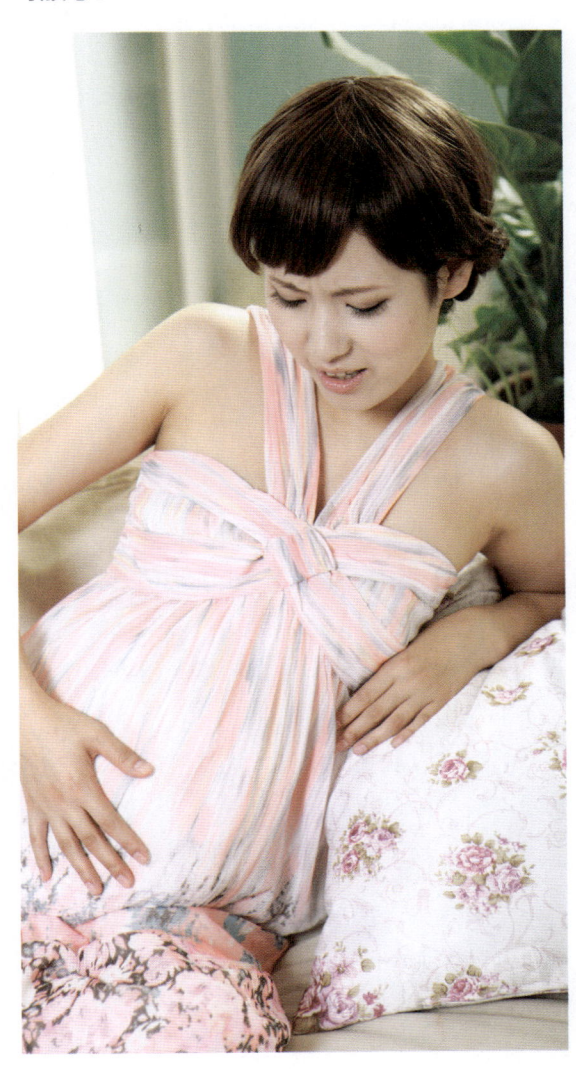

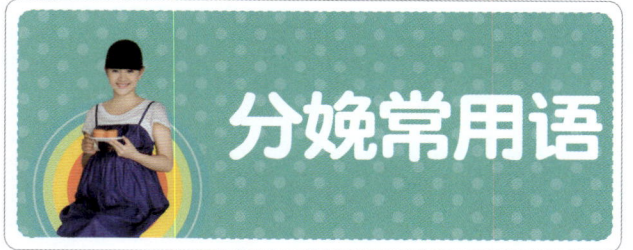

分娩常用语

导乐

"导乐"一词出自希腊文"Doula"。国外医学界通常将有过生育经历、富有奉献精神和接生经验的女性称为"导乐"，导乐专门指导孕妇进行顺利自然的分娩。在我国，导乐大多从有生育经历的优秀助产士中选拔，经过特殊的课程训练上岗，"一对一"地指导孕妇分娩，为孕妇打气鼓劲，还为孕妇进行心理疏导，帮助孕妇克服恐惧心理。胎儿出生后，导乐还要对新妈妈进行产后伤口修补、母乳喂养和科学育儿等方面的专业指导。

拉梅兹法

拉梅兹法是由法国的妇产科医生拉梅兹博士发明的新型精神预防性缓解疼痛的分娩方法。这种分娩呼吸方法，从怀孕早期开始一直到分娩，通过对神经肌肉控制、产前体操及呼吸技巧的培训，让孕妇在分娩时将注意力集中在对自己呼吸的控制上，从而转移疼痛，适度放松肌肉，能够充满信心地在分娩过程中出现产痛时保持镇定，以达到降低产痛、加快产程并让宝宝顺利出生的目的。

拉梅兹分娩呼吸法最大的优点就是丈夫可以积极地参与到分娩过程中，在分娩时，协助妻子随着不同的阶段来配合不同的呼吸法。同时因丈夫参与分娩过程，孕妇会在心理上得到安慰。

回旋异常

胎儿在子宫里的状态是下颌向里收缩，头横向躺着，回旋改变头的方向从骨盆中脱离出来。在分娩的过程中，胎儿不能回旋的状态叫作回旋异常。

胎头吸引器分娩

用胎头吸引器将胎儿吸引出来的方法。这个方法用于胎儿不能正常产出，而母子状态良好的情况。用胎头吸引器而出生的胎儿会有血肿，数天后会消失。

产钳分娩

从阴道口插入产钳，子宫口打开后用产钳帮助分娩的方法。这个方法用于胎儿回旋异常或者胎儿和脐带缠绕在一起，胎儿不能正常产出的情况。

骨产道

骨盆处，分娩的时候就叫作骨产道。软产道（子宫颈管，阴道部分）和骨产道一起被称为产道。骨产道有骨头，因此在分娩的时候不易扩张。根据骨盆的形状，内径的宽度，胎儿头的大小来判断是否需要剖宫产。

静脉输液

在分娩的过程中发生了紧急事故，要准备马上投入药剂，在分娩的初级阶段要确保血管路线，特别是没有异常的情况要输入与体液接近的电解质液体。

胎儿宫内窘迫

由于不能向胎儿输送氧气或其他原因导致胎儿心跳降低，应依情况进行紧急剖宫产，或在分娩过程中使用产钳分娩或胎头吸引器分娩。

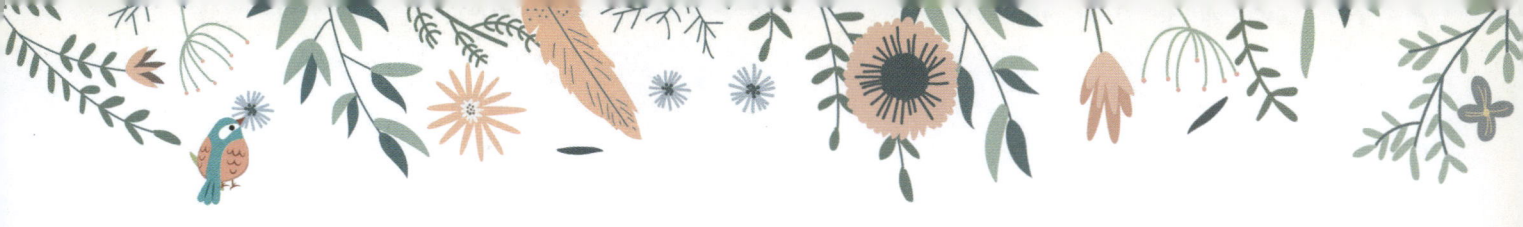

硬膜外麻醉

是局部麻醉的一种。从后背处插入一根管子，在后背和骨膜间的空洞（硬膜外腔）注入麻药，麻痹痛感神经，促进子宫收缩，消除阵痛。分娩的时候还是需要自己用力，所以多数用于无痛分娩。

软产道强韧

软产道是子宫颈管和阴道，如果软产道的肌肉很强劲，子宫口就不容易打开。分娩临近，随着阵痛变强，子宫口变软，如果子宫口还不能打开，胎儿就不能产下。

臀位儿

本来在肚子里的胎儿头是向下的，相反地，臀部或脚在下边就是臀位儿。在妊娠中期的时候有半数以上是臀位儿，分娩的时候有3%～5%是臀位儿。分娩方法要根据逆位的状态和孕妇的身体情况来决定。

羊　水

在妊娠的过程中，胎儿可以吸收肚子里的羊水，也是营养的源泉。分娩时羊水也起到了很大的作用，在子宫口完全打开，胎儿从阴道产出的时候，起到了润滑剂的作用。

胎盘早剥

胎儿出生后，通常胎盘会从子宫内壁脱落，可是也有胎儿还没有出生，胎盘就脱落的，这样不仅切断了胎儿的营养和氧气，还会引起大出血，母子都有危险，必须马上进行剖宫产。

胎头着冠

胎头双顶径已越过骨盆，如宫缩间歇时胎头不再回缩。

宫缩剂

这是增强子宫收缩的药。当阵痛一直不增强，导致分娩时间拉长；或者已经破水可是还迟迟不见临产；或者过了预产期还没有开始分娩，可是又担心过期后胎盘的功能降低，上述情况下可以使用阵痛促进剂。现在已有的子宫收缩药有催产素及前列腺素两个种类。

宫颈内口关闭不全

随着胎儿的逐渐变大，子宫颈内口支撑不了这个重量了，虽然还没有阵痛，可是子宫口已经打开，可能会造成早产。为此，如果在预先了解此病变时，可以接受束缚颈管的子宫颈缝缩手术。

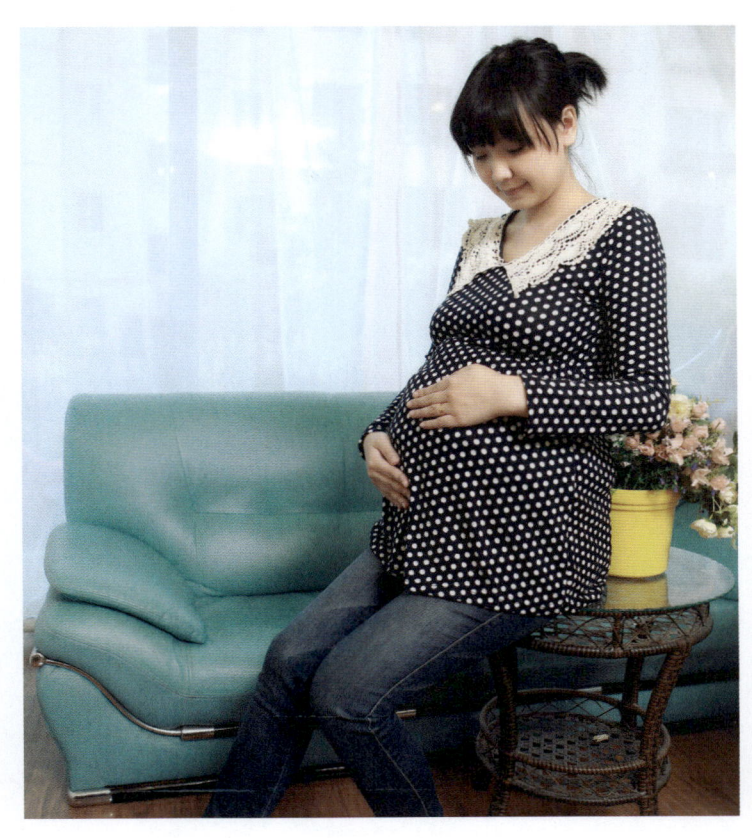

破 水

指包住胎儿的羊膜破开，羊水外流。一般是在阵痛最厉害的时候出现，可是在开始阵痛前就破水的情况也是有的，这个叫作"前期破水"。在前期破水后，不久阵痛就开始了，要马上送去医院。这时，不能洗澡。

脐带脱垂

逆位儿破水的时候，脐带比胎儿先出来。胎儿的身体压迫着脐带，为了给胎儿输送氧气，让胎儿早出生，医生可能会决定采用剖宫产。

胎儿头盆不称

在X光检查发现，与妈妈骨盆内侧（骨产道）的直径相比，胎儿的头偏大，不能通过产道。这种情况需要进行剖宫产。

人工破水

分娩临近，子宫口将要打开的时候，包裹胎儿的羊膜破裂，羊水出来（破水）。这时如不能自然破水，医生会用小镊子弄破羊膜，这叫人工破水。一破水就会引起阵痛，所以在有长时间微弱的阵痛时也可以使用这个方法。但是如果孕妇没有镇痛的情况就不能进行人工破水。

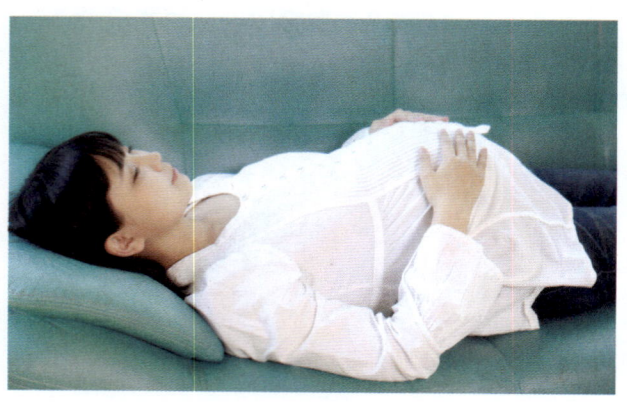

拔 露

能看见胎儿头的时候。

过度换气综合征

过度换气综合征会引起身体内的氧气量增加，导致头脑发木，手脚发麻，容易引起急促呼吸。

产后宫缩痛

产后子宫要恢复到原来的大小，会有轻微的阵痛，每个人的痛感是不相同的。

一般第一次分娩的孕妇要稍痛一些。产后一周内的子宫收缩是很辛苦的。

宫缩乏力

阵痛不够强，间隔也变小了，却还没有分娩，也许等一会儿就可以自然分娩。也可能是产道太长，孕妇的体力耗尽，胎儿的心跳降低等多种原因，此时可以使用阵痛催促剂促进分娩。

恶 露

分娩后子宫腔里残存的子宫内膜、胎盘剥离创面的血液、子宫分泌的黏液混在一起从阴道排出的混合物。

产后当天还会有大量的血流出，之后开始减少，颜色由茶褐色逐渐变黄变白，一个月后复诊就会没有了。

会阴侧切

会阴（从阴阜到肛门的皮肤和组织）如果出现裂伤或者胎儿的情况变坏的时候，需要尽早产出胎儿，这时可用剪刀将会阴部切开，产后缝合。

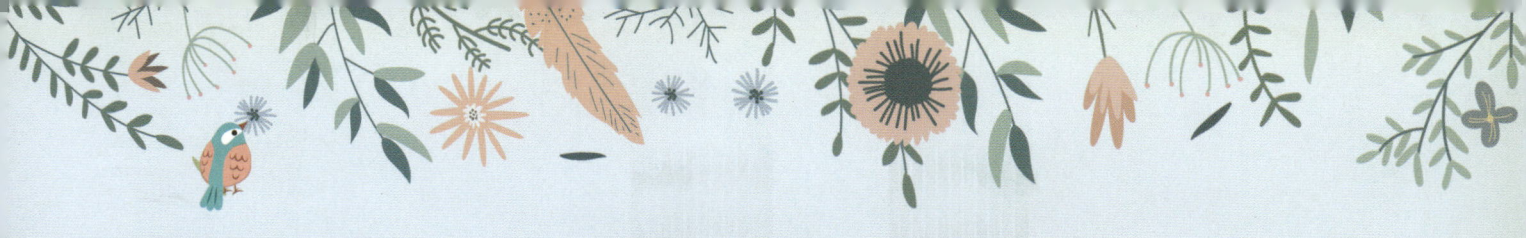

第三章

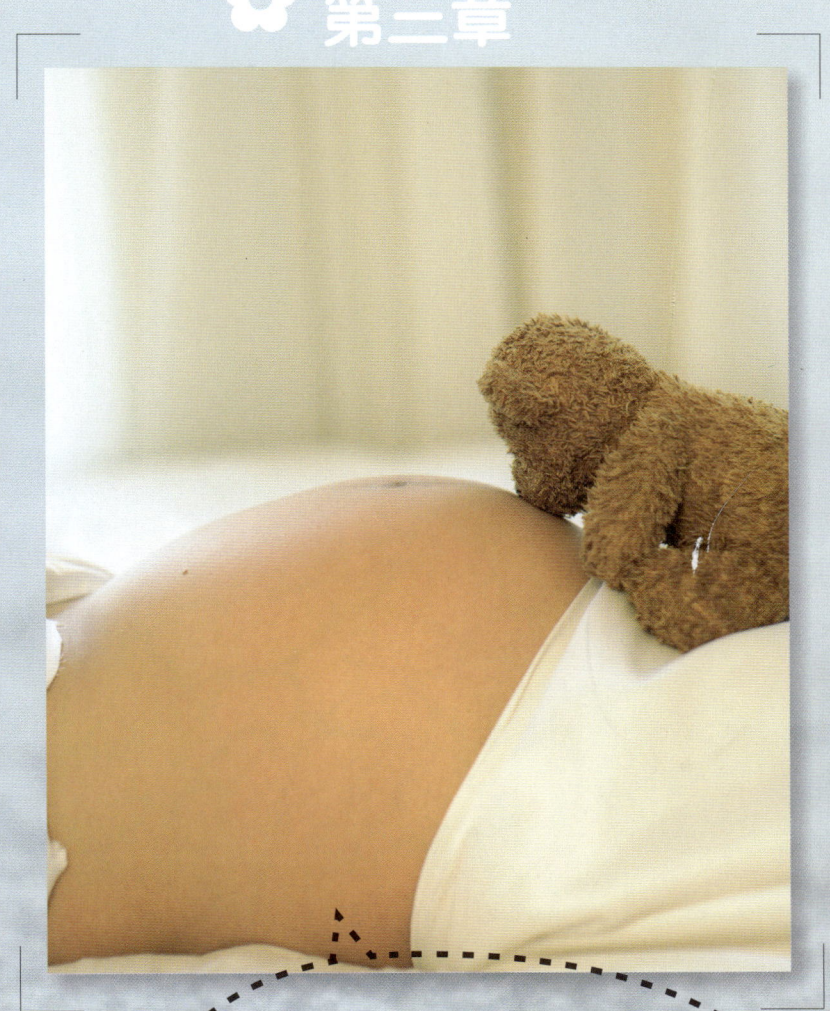

分娩过程

自然分娩全过程

即将分娩的三个信号

阵痛

什么原因引起了阵痛

1. 子宫的收缩。
2. 胎儿伸长压迫产道。
3. 骨盆神经、骨头被胎儿压迫。

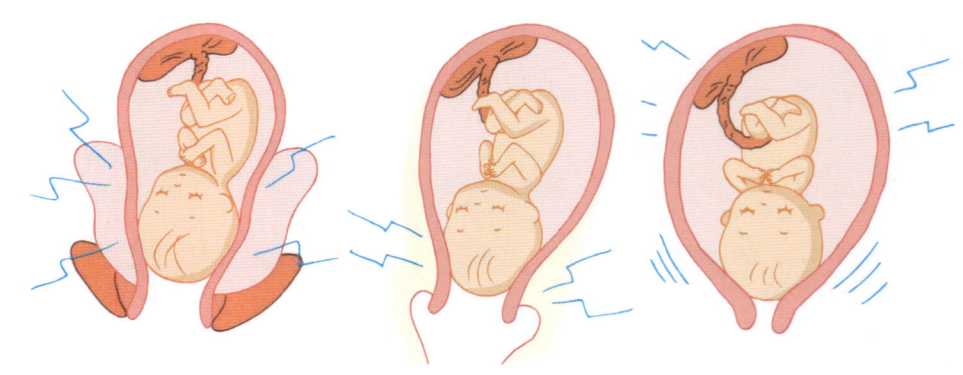

阵痛有什么规律

每个人阵痛时候的感觉都不同,所以要尽量地掌握自己的情况,阵痛的间隔应该是不规则的。

很多人在感到阵痛之后,慌慌张张地去了医院,但是到了医院阵痛就消失了。

这种情况经常发生,不必灰心丧气,认为在白忙活,完全可以把这当作一次产前的演习。

很多孕妇在产前会有紧张的感觉,从而引起生理上的不适,如果你在产前多与有分娩经验的孕妇交流,会知道产前大多数人都会有以下的感觉:

便秘:和平时一样,但是内心的感觉却很不一样,会有"怎么今天还没有反应",在如厕的时候会感觉到腹胀,从而引起便秘。

脚跟疼痛:一旦出现轻微的产前阵痛,请你马上洗澡,冲淋浴。随着阵痛的加剧,不仅仅会感到肚子疼,脚跟也被压迫着。很多孕妇产前是坐着被送到医院的。

身体疲倦:因为阵痛,没有心情再去想别的事情,所有注意力都集中在疼痛上了,总是感觉自己马上要生了,全身疲倦,不想进食。

阵痛到底什么样

全身疼痛:由于胎儿挤压使子宫收缩,全身都会感觉疼痛。

拉伸的疼痛:胎儿要出生的时候子宫肌肉、阴道和会阴处等软产道被拉伸,能够感觉组织和皮肤被拉伸的疼痛。

压迫的疼痛:骨盆的神经被胎儿的头压迫着。腰、臀部、脚后跟都非常疼。

孕妇要了解产生阵痛的原因,阵痛是由于子宫收缩引起,因此连带腰部、臀部、脚后跟都会有被拉伸的感觉,子宫口和阴道也会非常疼。

随着阵痛,会感觉到全身越来越疼,因此要尽量放松自己的身体。

利用阵痛间隙休息

无论多么疼痛也有暂时不疼的时候,这是阵痛最大的特征。"即使是很长的一分钟",也会过去。

在阵痛的间隙中,最大的感受就是不相信自己刚刚阵痛了,一点感觉都没有。要利用这个时间好好地休息。

分娩会持续很长时间,体力的消耗很大,但是也有休息的秘诀,那就是利用阵痛的间隙时间休息和恢复体力。一般疼痛的时间会在30~60秒,所以,你可以在开始疼痛和疼痛消失的时候查数,找到规律。

接近分娩期阵痛怎么办

临产期过后就要进入正常分娩期。阵痛是有间隔期的,其间会有周期性的间隔,接下来痛还是会延续下去。

阵痛时候的主要感觉是肚子有张力。张力的间隔变得越来越短,阵痛也越来越疼。疼痛的时间间隔是:第一次分娩的人会每隔10分钟阵痛,非初次分娩的孕妇每隔15分钟阵痛。

一旦阵痛的间隔在10分钟或者15分钟时就要马上去医院,因为张力的间隔缩短,就意味着分娩就要接近了,孕妇需要及时入院检查。

如果阵痛发生仅有5~7分钟的间隔,这时候就要立刻把孕妇送往医院,因为孕妇马上要分娩。

此外,还要观察是否有胎动。如果前一天胎动,而今天却突然静止了,要马上去医院就诊。

数着胎动次数,在阵痛紧急的时候,如果胎儿很安静要马上去医院。

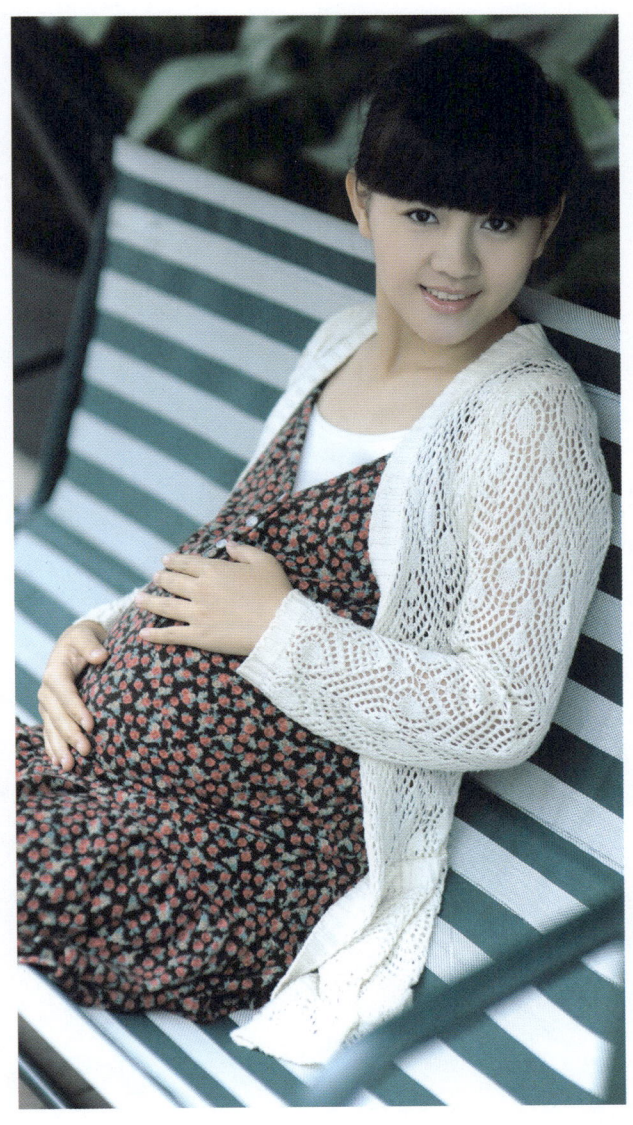

阵痛会变得越来越强

阵痛是有规律性的,这也是因人而异。所以,当孕妇开始有阵痛感觉的时候,要计算自己阵痛的时间间隔。最初的感觉是自己的肚子有一种缓慢、迟钝的疼痛,腰部感觉有不规则的疼痛。

接下来间隔变短了,疼痛也随之变强。在感觉疼痛的时候一定要留心,记录自己疼痛过程中收缩的时间间隔。

你会逐渐发现阵痛慢慢地变得有规律了。每隔10分钟,阵痛时间会延长30秒,阵痛的强度会逐渐加强,阵痛之间的间隙时间会逐渐缩短。

记录阵痛的时间

记录每一次阵痛持续的时间,以及两次阵痛之间间隔的时间,逐渐找到规律,继而推测出下一次阵痛的开始时间、持续时间和间隔时间。从本次开始收缩到下次开始收缩的时间要平静地去对待,保持冷静,想想接下来自己还需要做些什么,该如何应对。

非初次分娩的孕妇突然阵痛的时间间隔在5~7分钟的时候,就应该住进医院了。

缓解阵痛的其他方法

阵痛和普通疼痛的感觉不同，阵痛是逐渐变强的，疼痛增强就说明胎儿就要出生了，面对节奏越来越快的阵痛，不能恐慌，在这里为你介绍一些对付阵痛的方法。

除了按摩和呼吸法之外，还有很多可以度过阵痛期的方法。

你可以不断地尝试，采取最适合自己的方式。例如：

● **叫出声或大声说话**

很多有分娩经验的妈妈都告诉年轻的临产孕妇，在分娩的时候千万不能大声地喊"疼啊、疼啊"。因为这样会让医生觉得很烦。其实，不要怕打扰周围的人，发出声音会让自己感觉非常地舒服，而且大声叫出来之后会让自己变得非常地冷静。

● **抓住点儿什么**

有很多人在痛的时候想要抓住一些东西。手边可以选择放置毛巾、布偶、布袋、高尔夫球等一些容易握住的东西。

其实最好的就是能够握住自己丈夫的手，这样心里会感到非常地踏实，也会感到最亲近的人在为自己加油。

● **要润湿嗓子和嘴唇**

阵痛的时候会出很多汗，一拼命呼吸就会感到嗓子干，阵痛期间要常润嗓子。同时，为了不引起脱水症，不要忘记补充水分。

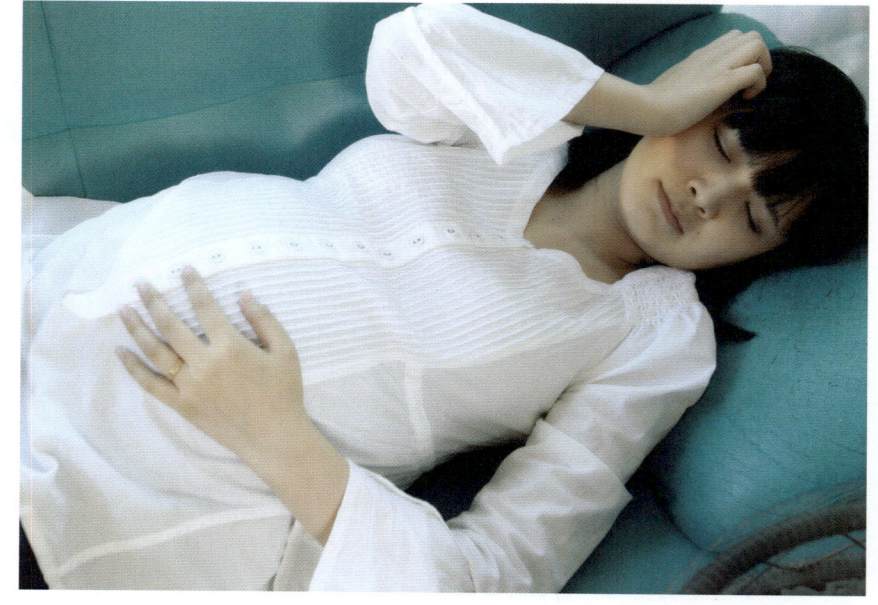

注意不要喝甜的东西，这样不仅不能解渴还会引起心情变坏，可以喝些白开水。

很多人为了防止嘴唇变干，在嘴唇上涂些唇膏，这也是可以的。

● **用香味使心情放松**

将自己喜欢的香水，滴在毛巾上或放在身边，可以舒缓心情。将拧干的毛巾滴几滴柠檬，会使心情放轻松。如果讨厌香味就不要用，那样反而会影响心情。总之，要选择自己喜欢的香味或者是精油来使自己的心情愉快。

● **准备自己的护身符**

1.胎儿的超声波照片：将腹中胎儿的超声波照片带在身边，看胎儿的超声波照片，会有一种期待感，就会产生巨大的动力使你坚持下去。

2.家人的照片：可把新婚旅行时的照片或者是和丈夫在一起的照片带在身上，疼痛的时候攥在手里，这样会让你有勇气。因为没有什么能比家人的安慰更能让你鼓起勇气了。

3.坚信自己，鼓励自己。比如："我一定能成功。"

不断地给自己打气，心中回忆和丈夫的甜蜜生活，想想丈夫对自己的好，下定决心一定要为他将孩子生下来。

不断地告诉自己，虽然很疼，但是阵痛最长的时间每次不过也就是1分钟而已，坚持就是胜利！

宝宝也在和自己一起努力啊，应该让他很有精神地出生，呼吸外边的新鲜空气。一这样想就会非常地有动力，一定要坚持住。

将阵痛变为分娩的动力

胎儿的产出要借助阵痛的力量，一动不动地躺着，是很被动的做法，可以动脑筋选择一些姿势来帮助推进分娩。

将阵痛很好地利用起来，更好地成为分娩的动力。

可以不断变换姿势：不要一直躺着，尝试自己最舒服的姿势，比如正坐、盘腿等。

动一动可以促进分娩，即使非常痛的时候也不要忘了动一下。

阵痛的间隙，不要动，这个时候是胎儿休息的时候，不要着急，自然等待阵痛变强。

利用重力对付阵痛

分娩是每一个健康的女人具备的自然能力，可以借助自然的力量帮助分娩。

比如借助重力就很有效果，等待分娩的过程中，站立、坐在椅子上、蹲着、挺起上身的姿势等都能推进子宫收缩和胎儿出生，孕妇的姿势在方向上如果和重力的方向相同，就会非常省力。

也可以在能活动的范围内走路、下蹲、扭腰等，横躺、仰卧等姿势不会压迫子宫血管，反而会增加血流量来促进阵痛。

走路有促进分娩的效果。在产院散步，试着唱歌，在待产室里来回走可以恢复精神。

所有这些比起一动不动的姿势都会更舒服。

阵痛加剧之后

为了顺利地产下宝宝，孕妇应该及时地让自己的身体动起来。

盘腿坐能帮助打开关节	两脚相对，双手放在膝盖上，不仅可以缓解阵痛，还可以打开骨关节，使胎儿顺利产下
抱住椅子的靠背坐着	像骑马一样坐在椅子上，两腿分开，双手抱住靠背，低头。如果医院有能摇晃的椅子，前后摇动，可以缓解疼痛
抱住丈夫	坐在自己的脚上，双手抱住丈夫的头，这样可以放松心情
反复蹲下	双脚打开可以使骨关节打开，重复站立和蹲下的动作，调节呼吸缓解阵痛。这个动作在阵痛不太强的时候进行。 和同伴一起做会很放心，还可以调节心情。对于肚子很大的孕妇来说，因为很疲劳，不要轻易做此动作，要在同伴的陪伴下慢慢起立、蹲下，或与同伴面对面站着，双手互相搭肩，一边支撑着对方一边起立蹲下。 膝盖一边向外开一边重复着下蹲、起立的动作。也可以扶着椅子的靠背做
扭腰动作	慢慢地扭腰可以促进分娩、缓解阵痛。另外阵痛变强之后，这个方法是度过阵痛的要领。两脚分开与肩同宽，一边深呼吸、闭上眼睛、一边唱歌，同时前后左右大幅度地慢慢扭腰
暖水泡脚	身体因为血液流通缓慢而变得冰凉，加剧了疼痛感。想办法使脚变暖，可以用温水泡脚或者穿上保暖的鞋子，促进血液流通，从而减轻疼痛
补充能量	忍受身体疼痛的时候会消耗一些体能，可以利用阵痛的间歇补充能量，但是切忌吃冷的或者油腻的食物，也不可过多地进食。可以吃些容易消化的食物，或者是喝一些能补充能量的饮料

你的冷静是成功分娩的关键

临产前孕妇都不知道将要发生什么，阵痛的痛苦会比想象中的难熬许多，身体也许会透支，为了避免慌乱紧张的情况发生，在妊娠期就应该多看一些书籍，学习一些减轻痛苦、顺利分娩的方法，并且经常练习分娩的流程。

见 红

见红到底是什么样

胎儿在腹部有了动静，想要挣扎着脱离母体，包裹着胎儿的羊膜摩擦着子宫的内壁（特别是胎儿头部的位置是很容易出血的区域），摩擦会导致子宫内壁破裂出血，这就是人们常说的"见红"。这个时候出的血是有黏性的，很容易和非正常出血区别出来。

血液的颜色一般是红色或者是桃红色。流一小段时间后会呈现出茶褐色和黑红色。附着在内裤上，与月经非常相近，但因人而异。在分娩过程中，阵痛和见红是不可避免的。

临产的孕妇看到血心跳马上就会加速，情绪也会很紧张。请尽量保持沉着，无论什么时候见红都会有阵痛伴随而来，所以要尽快地联系家里人或者附近医院。

见红是不是要分娩了

每个人的生理情况不同，见红只是阵痛将要开始的征兆。产前见红还没有来的人，外出的时候一定要准备好卫生巾。特别是第一次分娩的孕妇，见红后不会马上就分娩的，所以要耐心地等待。

很多孕妇认为见红了就会马上阵痛，因此精神紧张，把注意力完全地集中在这个上面，而导致失眠，由于睡眠不足而造成身体的疲劳会导致体力的下降，没有精神头儿，这样对于分娩是十分不利的。

要保持好的心情，积极地、耐心地等待，正常进食，保证睡眠，保持体力。

下面列出了简单的图示，向你解释分娩前由见红到破水的过程及注意事项：

● 见红时候的情况

01	与月经相似
02	少量的黏稠状
03	颜色像月经周期快要结束的时候
04	血液会分两次流出

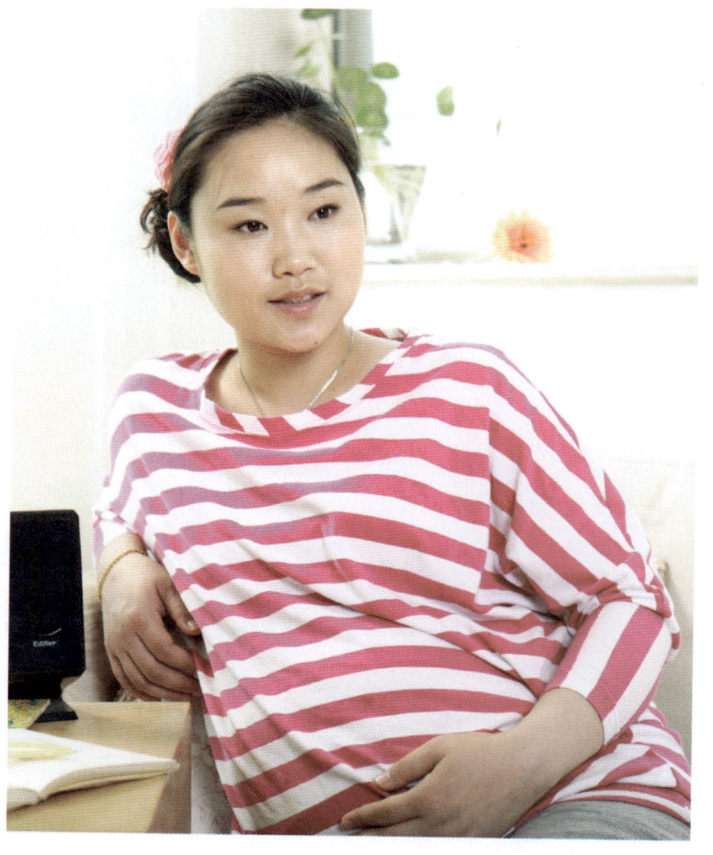

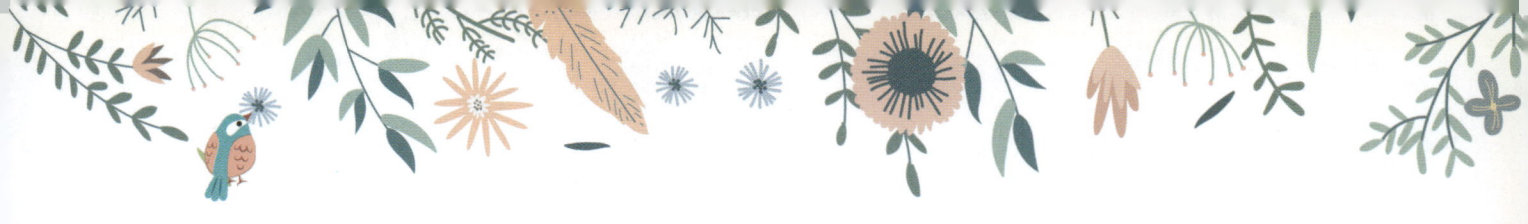

是否能马上止住	出血后1~2天内还没有停止，就要尽早去医院做检查，看是否是由于其他的原因引起的
出血量是否很多	如果出血量接近月经量，并且用卫生巾的量比平时多的话，就要马上和医院联系
是否是黏乎乎的状态	见红时流出的血混合着黏液，而出血不混合黏液
是否疼痛	如果疼痛十分强烈，可能有特殊情况，马上去医院检查，如果不能动要叫救护车

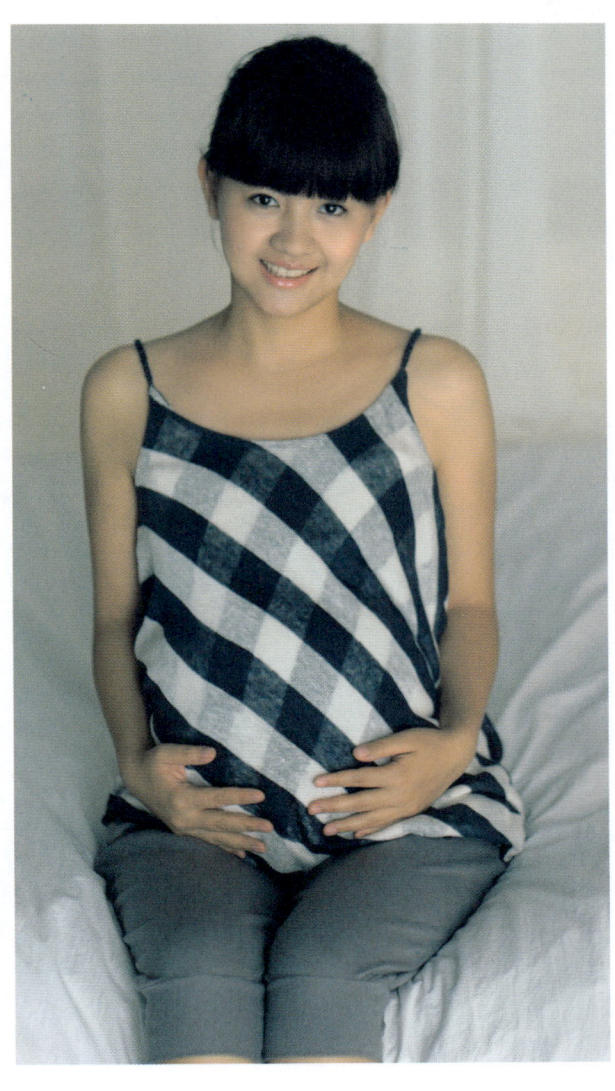

- 见红与破水

  破水发生在见红之后，"见红→破水→阵痛"是一个完整的过程。

- 见红与阵痛

  不是见红了马上就分娩了，见红之后要1~2天后才会分娩，有的人要4~5天。

出血和见红的区分方法

孕妇出血后，在1~2天内没有什么新的情况，就不用过分担心，这是不要紧的。

如果出血不能止住，并且在出血的时候伴随着疼痛，就不是见红。出血后如果自己不能判断，就要马上和医院联系。

破　水

破水的种类

破水就是包裹胎儿的子宫内羊膜破裂后，羊水从阴道流出。破水是引起分娩的必要条件。

"前期破水"是指没有任何预兆，羊水就像尿液一样流出来。前期破水的时候应预防发生下列并发症：脐带脱出、感染发炎、胎盘剖离、早产。其中脐带脱出最危险，但发生的概率只有0.3%~0.6%。

"高位破水"是指距子宫口较远的破水。由于破水羊膜的破裂位置高，出来的羊水量也少。

01	因为接近子宫底部的地方破了，只有少量的羊水流出，流出的一瞬间和尿液是很难区分的。和尿液不同的是孕妇无法自己控制羊水排出。如果感到"有什么东西"排出来了，就要尽早地诊察
02	子宫口处的羊膜破了，流出的羊水量会很多，但是并不会完全地流出，胎盘中的胎儿所在的环境也不会立刻变干，所以不需要紧张，保持冷静是最好的选择

区分羊水和尿液

压迫肛门	破水量多的时候很容易区分羊水和尿液，如果不能分辨，就用力地去压迫肛门附近，能够停止的就是尿液，不能够停止的就是羊水
身体动静	身体静止，羊水会停止流出；身体动起来，羊水也会流出，因此可以收缩阴道，收缩后停止的就是尿液
颜　色	羊水的颜色是透明的，混合着见红，呈现出粉色；羊水有时混合着绿色。产生绿色的原因是胎便（胎儿的大便）随着羊水一起流出，这说明胎儿很可能窒息，非常危险，必须马上与医院联系
味　道	尿液有一种氨水的臭味，羊水没有这种味道

破水后的清洗

了解了破水的概念之后，首先最应该做的就是用纸巾或者干净的毛巾来擦拭。为了防止感染，要尽快地去医院。同时，为了防止羊水的外露脐带脱垂，可以躺下来，用枕头将腰部垫高，家人要用车把孕妇送到医院。清洁羊水的方法如下：

● 用纸巾擦拭

可以用吸收量非常好的夜用型卫生巾擦拭，破水之前要多准备一些。

● 用毛巾擦拭

当身边没有纸巾的时候，可以选择用毛巾擦拭，但是为了防止感染，一定要用干净的毛巾。

● 用浴巾围住腰部

如果羊水量很大，身体稍微一动就流出好多，这时纸巾和卫生巾都不够用，要尽量静止下来，同时用浴巾裹住腰部。在身体移动的时候可以用毛巾。

破水后不要做的事情

破水之后的子宫位置非常低，容易受到细菌感染，从而影响胎儿。如果羊水很少，胎儿还很容易压迫到子宫，会非常疼。

● 不要洗澡

为了防止细菌感染胎儿，不要入浴，直接去医院。

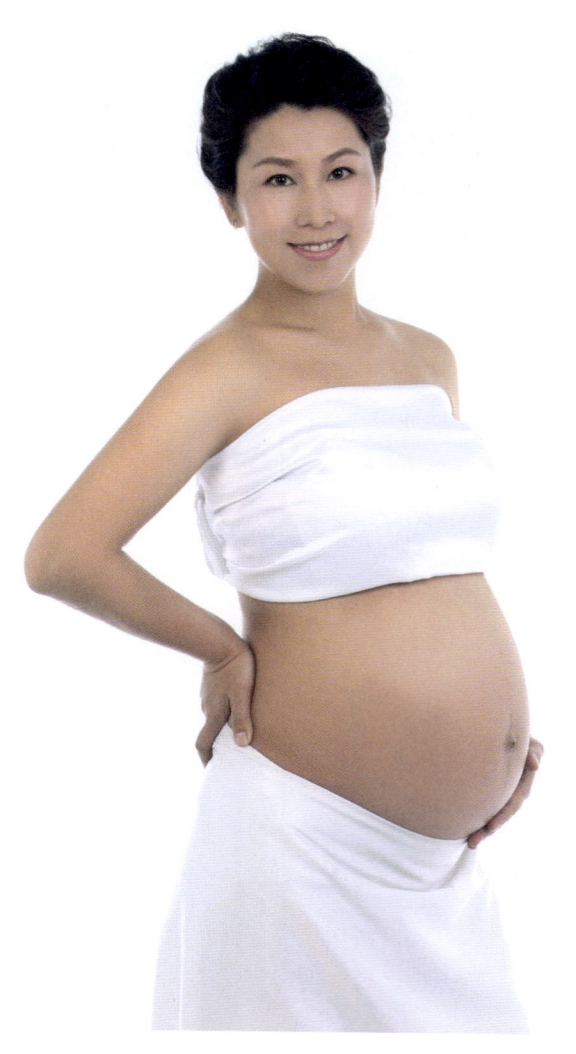

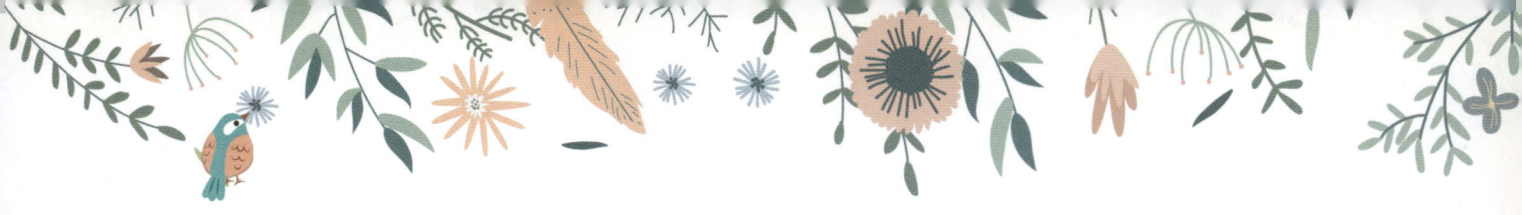

- **不要走动**

  身体的移动会使羊水不断地涌出，去产院的时候尽量不要走动，即使你所在的位置离产院非常近，也要用车送过去。

破水后要做的事情

- **保持清洁**

  用纸巾、干毛巾清洁流出来的羊水，量多的时候用浴巾缠住腰部，以免弄脏别的衣物。

- **联系医院**

  破水即使在夜间发生，也要及时地和医院取得联系，说明自己的情况之后，遵照医生的嘱咐，采取措施。当医生断定让自己去医院时，才可以在家人的帮助下去医院。

  在电话中要讲清楚的事情：妊娠的时间、有无阵痛、阵痛间隔、破水的情况、颜色有无血丝，并问医生这个时刻怎么做。

- **不要慌乱**

  乱中容易出错，一定要告诉自己："破水是分娩必须经历的过程之一，我一定能行。"每个人的情况是不一样的，在什么时间破水，因人而异，因此不用慌张。

分娩前需要做的检查

在经历过了阵痛、见红、破水之后，还需要再耐心地等待一段时间才能够分娩。如果是初次分娩的孕妇大概要经历10多个小时，非初次分娩的孕妇大概要经历5个小时左右。

克服阵痛接受检查

进入产院之后首先要办理入院手续，医院在白天、双休日、夜间办理手续的方法是不同的，

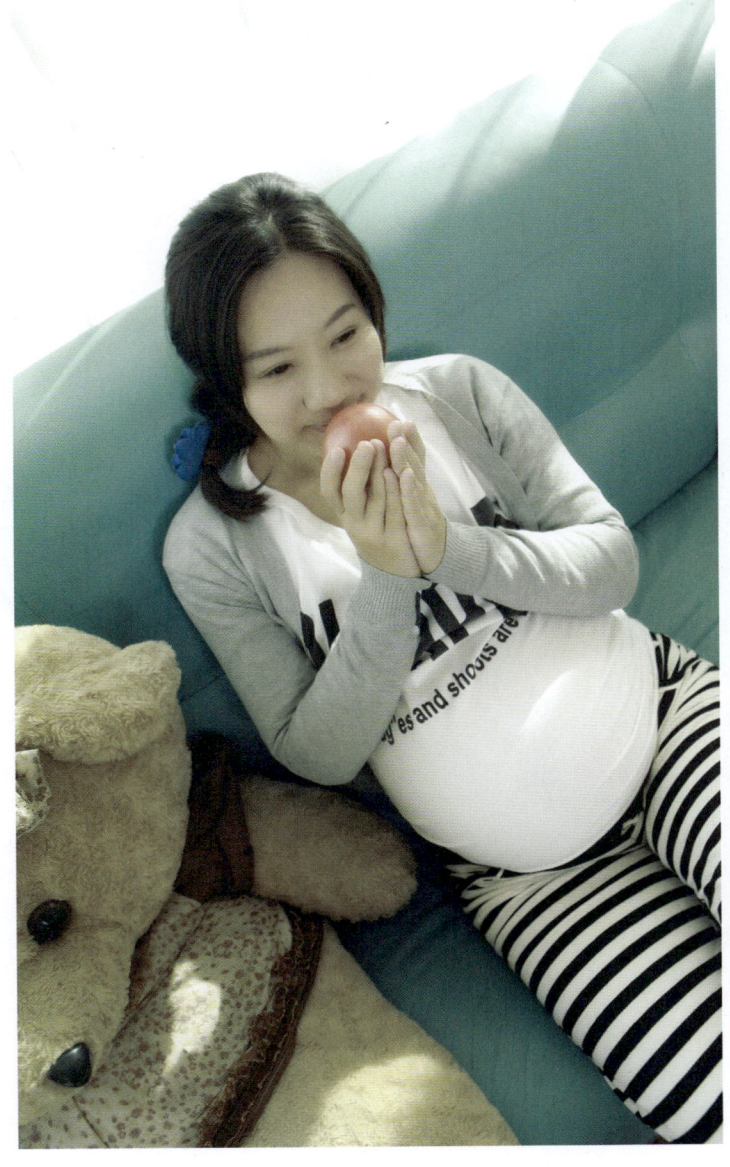

通常入院的手续要写入院申请书等必要的记录。在诊疗时间之外，如果阵痛十分强烈，可以先分娩后办手续，但是都要有孕妇家属签字，同意在医院分娩。

检查之后确定是否临产

入院后要做几项检查，是否有妊娠期高血压症、胎位不正等症状发生。

医生还会对孕妇的体温、血压、脉搏、体重、腰围，还有尿液、血糖、蛋白含量、子宫口开合情况进行检查。

医生还会问一些相关的问题，如"阵痛什么时候开始的""是否有见红和破水""胎动如何"，通过这些信息掌握孕妇将要分娩的进程。检查的顺序为：

问诊、内诊调查

确定子宫口开合情况，阵痛开始时孕妇的情况，是否有见红、破水。

体温、脉搏、血压检查

严格检查血压，确定是否有妊娠期高血压症。

胎儿监测仪监测胎儿的状态

利用胎儿监测仪可以监测到胎儿的心跳、分娩的进展情况。

尿液检查、体重测量

对尿液的检查可以得知体内糖类、蛋白质含量是否正常。此外还能查出是否有水肿等疾病。

去待产室前接受检查

阵痛可以分为两种，一种是宫缩强烈有规则，子宫口慢慢打开，直接进入待产室。

另一种是宫缩很微弱，子宫口打开又破水的情况，要在产院进行观察。

分娩进程很慢

如果子宫口还闭合得很紧，可以在家等待观察。如果子宫口打开，并且伴有破水的情况，要直接去医院。

分娩进程逐渐推进

直接进入待产室，一般宫缩会持续30～40秒钟，其间会有8～10分钟的间隔，当子宫口打开4～5厘米的时候，可以进入产房分娩。注意，如果阵痛开始，但是子宫口闭合很紧。应根据自己家和医院的距离判断，如果距离很近，而自己还没有破水，可以先回家休息。

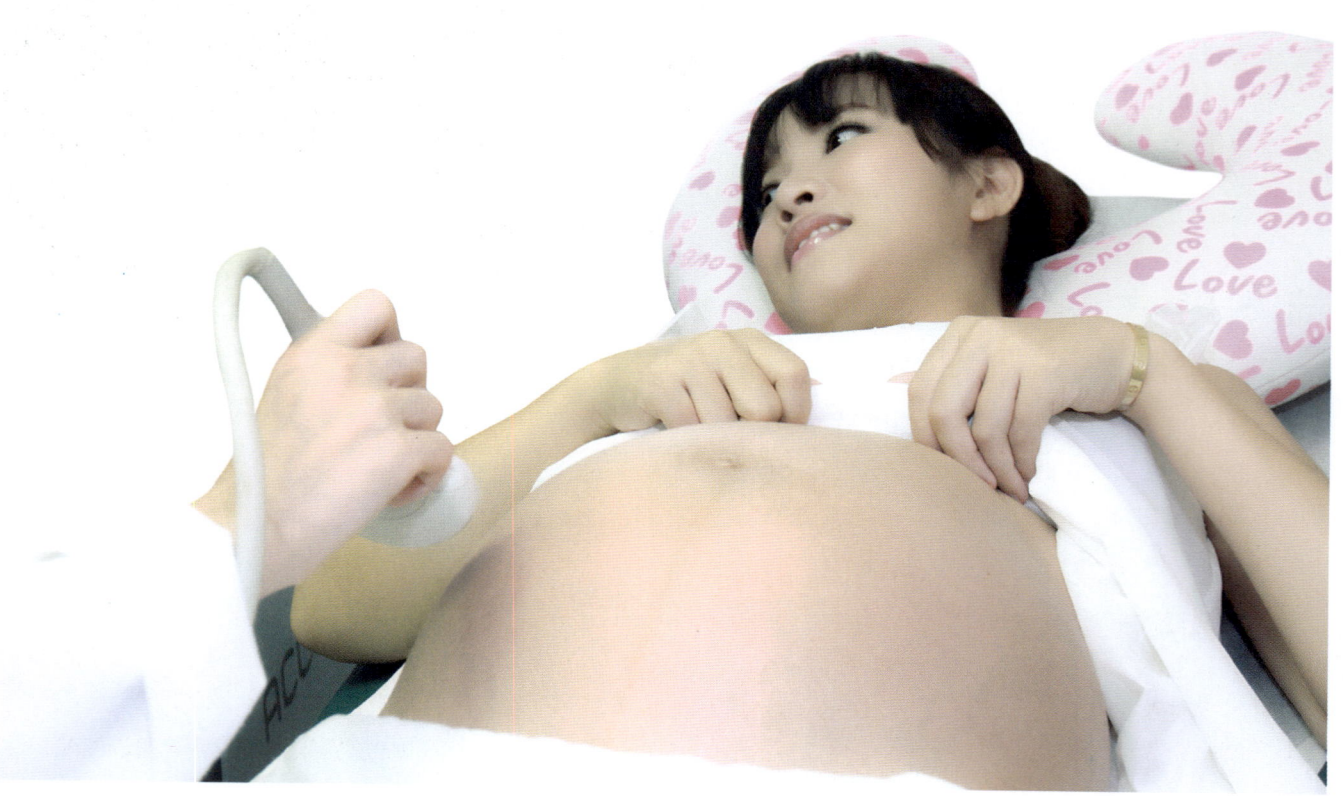

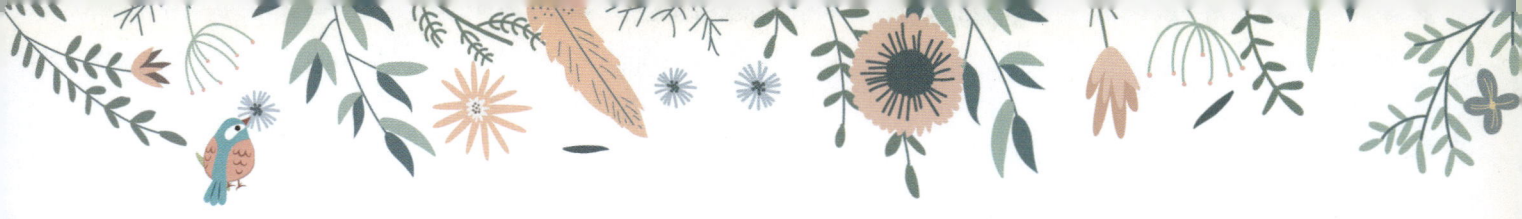

掌握正确的分娩呼吸法

深呼吸是最基本的方法

为了给胎儿输送新鲜空气，分娩的时候以吐气为中心，阵痛前后平均进行两次深呼吸。

分娩时的呼吸法有好几种。最基本的是"腹式呼吸"和"集中精力吐气"。

体育运动中呼吸的调节是很重要的，吸气的时候身体紧张，吐气的时候能让人放松。

体力耗竭的时候，可以通过慢慢的呼吸来放松身体。

分娩时吸气是没有意识的，但是可以在吐气的时候尽量地集中精力。

吸气的时候，可以不用肺呼吸，用肚子鼓起的腹式呼吸方法，体力耗竭的时候用嘴呼吸，慢慢地长长地吐气。

最好能够在妊娠的过程中反复地练习，在分娩过程中就会形成很自然的吐气条件反射。

长长地慢慢地呼吸

大口大口地呼气吸气，会非常快地消耗体力。所以分娩时的呼吸要注意慢慢地进行，要收拢嘴，慢慢地长长地呼气才可以节省体力。

肚子不用力

最能让自己舒服的做法是吐气的时候不用力。伸展的时候，一边呼吸，一边使身体变软。

练习的时候要试着体验那种感觉。可以将手放在胸和肚子上，尽量慢慢地进行深呼吸。

过度换气综合征

分娩的时候，阵痛给孕妇带来的痛苦、不安和紧张，会使有些孕妇在无意识的时候拼命地呼吸。

于是孕妇的手脚就会变麻，头脑就会嗡的一声，这种症状被称为"过度换气综合征"（呼吸过头）。

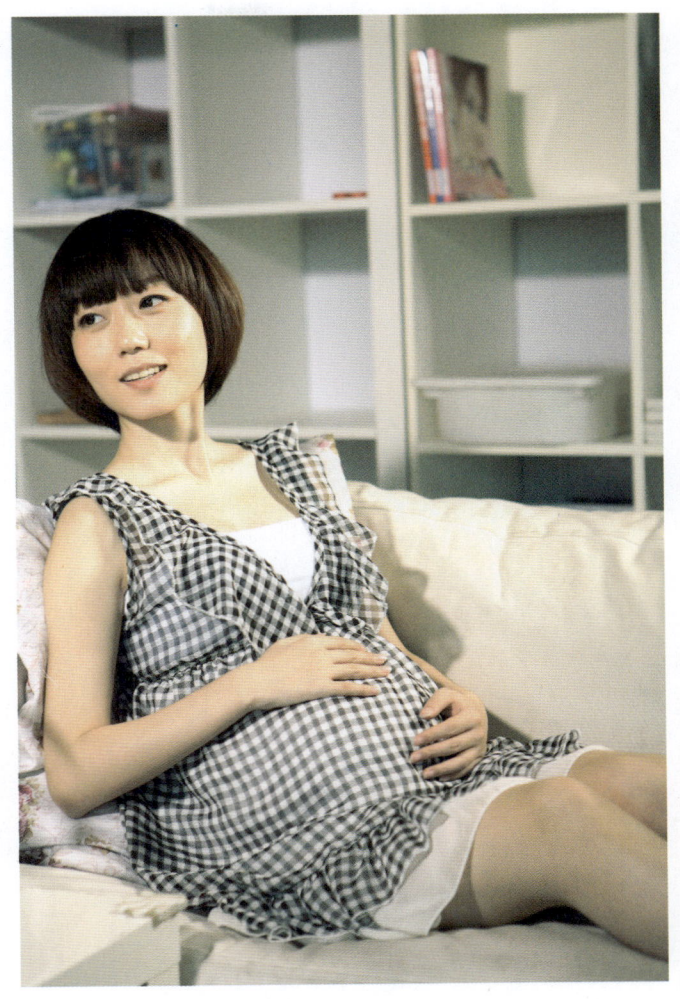

这是由于呼吸次数的增加，体内过于富集氧气，而二氧化碳减少，这会引起呼吸的停止。

不用担心胎儿会有危险，不要焦急。当自己的手脚发麻，就要告诉身边的助产士和护士，将塑料袋放在嘴边，增加吸入二氧化碳的量，自己调节呼吸，这之后感觉会好转许多。

分娩的最佳用力时机

掌握最佳的用力时机

随着分娩时间的推进，什么时候用力？什么时候不用力？怎么解决这个时期身体上和心理上的疑问呢？

其实最好的用力时机就是自己感觉舒服的时候。

自然地用力

子宫口打开6～8厘米的时候，就会产出胎儿的头。分娩时的用力和平常大便的时候相同。先产下胎儿的头，压迫子宫口的时候就会感觉要用力。

在子宫口完全打开之前，被强烈压迫的子宫口会水肿，子宫口的打开就会变得困难，被压迫的胎儿也会很痛苦。

在很短的时间内（1～2分钟）会有相当强的疼痛感，这个时候对孕妇来说是最辛苦的，直到子宫口完全打开的时候。

这个时候还不能够用力，用呼吸法和按摩法来让身体得到放松，努力地坚持。

还不能用力的原因

子宫口稍微被胎儿的头压迫，内子宫口和外子宫口之间长度变短，打开就缓慢。

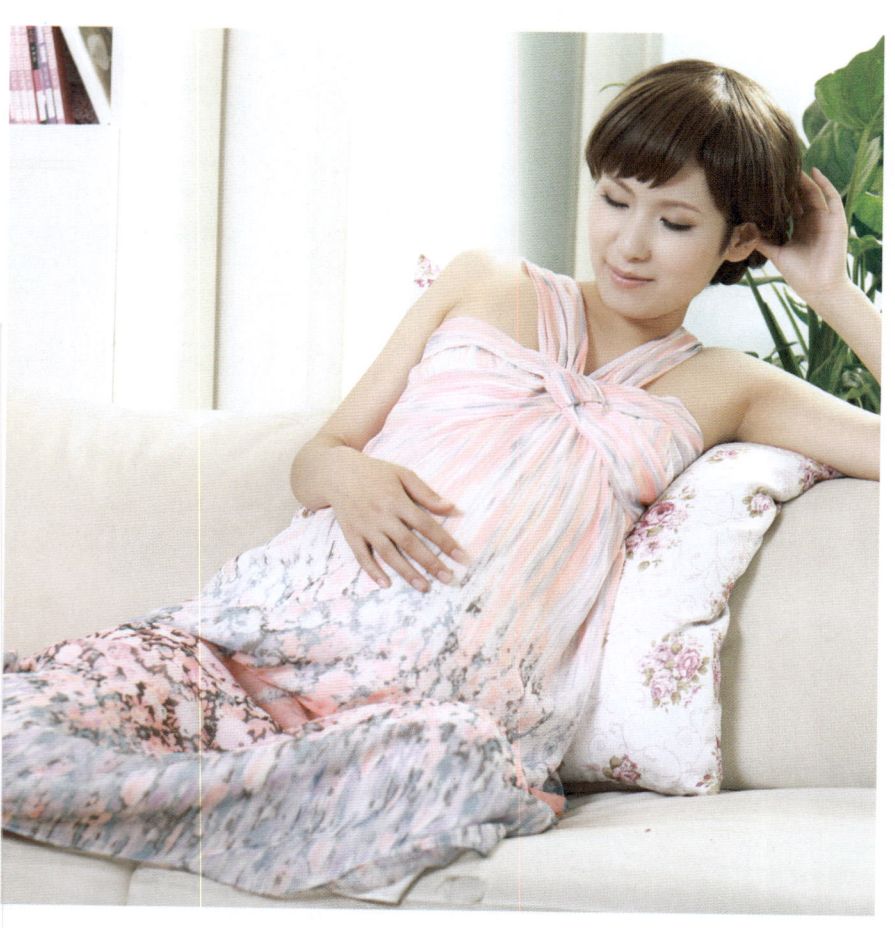

阻碍子宫口张开

当子宫口还没有全打开的时候用力，子宫口的入口部分被压迫而产生水肿，子宫口如果过于狭窄反而会难以打开。

如果这样，分娩的时间就会增长，胎儿和妈妈的负担都会很重。

导致会阴部分出血

胎儿的头出来得会很慢。当感到强烈阵痛的时候就用力，这时会阴部会变软，向前延伸，胎儿的头伸出来的时候会阴部会裂开。

这可能引起严重的会阴裂伤，产后的很长一段时间还是会感觉疼，很辛苦。

宝宝的头部会受到压力

胎儿在阵痛的时候会受到压力，子宫口没有完全打开的时候，妈妈如果用很强的力，压迫狭窄的产道，胎儿就会很痛苦。

所以子宫口还没有完全打开的时候，进行腹压，会增加子宫的负担，同时胎儿也得不到充足的氧气和营养。

所以这个时候为了自己的健康和宝宝的顺利产出，还不能用力。

控制用力时机和要领

想要用力，却不能用力，这个时候是很辛苦的，要明白用力的要领，才能更加轻松。

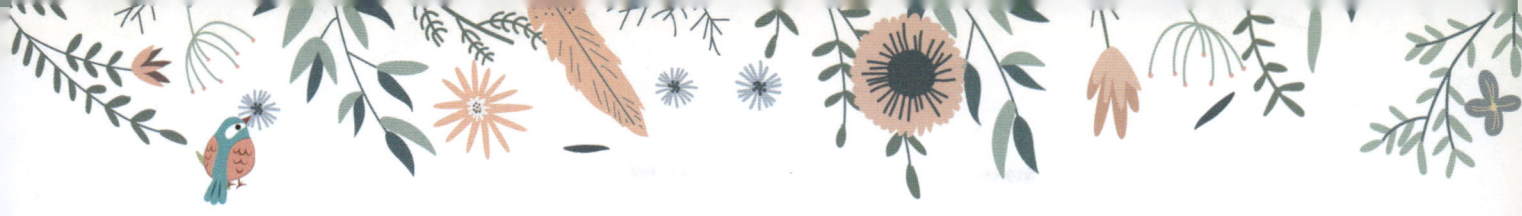

按压臀部以缓解疼痛

子宫口稍微被胎儿的头压迫，内子宫口和外子宫口之间的长度变短，打开就缓慢。

可是当子宫口还没有全打开的时候用力，子宫口的入口部分被压迫着而水肿，子宫口如果过于狭窄相反地会难以打开。

● 用自己的脚跟按压

在地板上铺上垫子，跪或者半跪在上面，用自己的脚跟按压肛门附近。

另外，也可以用自己的拳头按压臀部。

● 用网球按压

将网球按压在臀部下面，并坐在上面。臀部受到强烈的压迫会很舒服，容易用力。

有过分娩经验的妈妈们好多都说"网球是必需品"呢。

● 压迫肛门周围

缓解疼痛有效的方法是用工具按压肛门周围。

按压痛的部分再加上按摩会使孕妇心情变好，按压臀部周围的时候出现"好像要出来了可是还没有出来"的感觉。

护士也可能会使用手或者网球按压臀部。

● 借助外力强烈的按压

拜托助产士用拳头、手腕下部的力量按压臀部下面，这就不容易使孕妇感到疲劳。

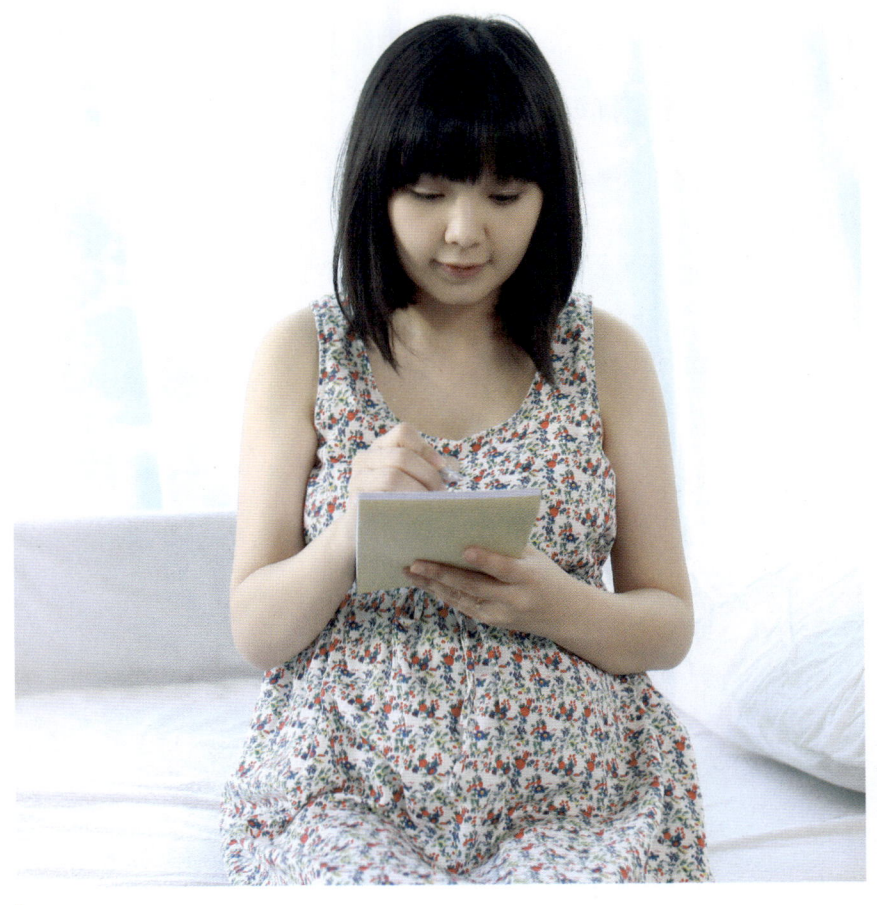

借助重力分娩

分娩的进行可以借助于重力。可以用站姿或者上半身起立的坐姿，利用和重力相同的方向有利于分娩。

● 分娩的姿势

分娩时能用上力气是很重要的，所以应该侧身躺着，一只腿前屈，中间夹着一个枕头或者靠背，这样就容易用力。

● 胸膝位

双腿分开跪在地板上，上半身前倾，臀部向上翘起，这样可以缓和阵痛。也可以缓缓地产下胎儿，防止会阴裂伤。

● 使用呼吸法，想方设法消除疼痛

推荐集中呼吸法。集中呼吸法不是强烈用力地呼吸，而是在一个瞬间用力，让自己很舒服地呼吸。

分娩的具体流程

子宫颈开口情况

孕妇在宫口开大2~3厘米时,由护士护送入产房,助产士接收孕妇后,检查宫口张开情况,听胎心率,做胎心监护。

如胎心监护正常,则在待产室待产,助产人员定时进行胎心率检查、检查了解宫颈口开大情况(一般情况宫口开大3厘米前每4小时检查一次,开大3厘米后每2小时检查一次,可根据情况适当调整)及胎头下降情况。

子宫口张开时的感觉

子宫口最大能够打开到10厘米左右,在这个过程中是因人而异的。

一般是刚开始的时候张开较慢,之后速度会加快。第一次分娩的时候,从阵痛算起,整个分娩过程需要8~10个小时。

子宫口在打开4厘米的时候已经打开一半了,这个时候是最需要时间的。

在这之后阵痛变强,到6厘米后会快速打开,特别是由8~10厘米时打开的时间很短。

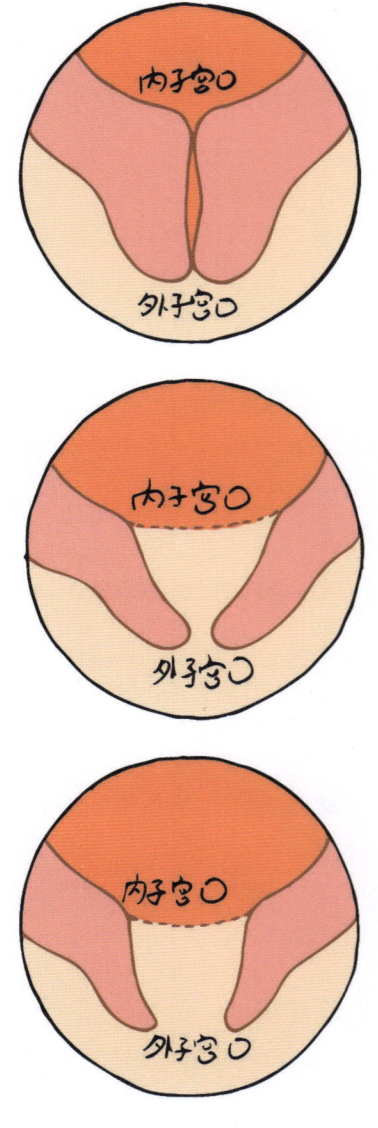

分娩开始

阵痛间隔为5~10分钟。

不会感觉到很疼,子宫有规则地收缩,子宫口稍微打开。

最需要时间的一段

阵痛间隔为4~5分钟。

强烈地感觉到子宫的收缩,也是最花费时间的时候,到这时子宫口打开一半。

想使劲却使不上劲

阵痛间隔为2~3分钟。

阵痛变得越来越强烈,这是最辛苦的时期,无论怎么使劲都感觉使不上,但是不能放弃,不管怎样都要坚持用力。

宝宝快要出生了

阵痛间隔为1分钟。

子宫口全部打开,从子宫口到阴道已经连成了一体,成为胎儿出生的通道,要保持用力,配合宝宝的出生,胜利就在眼前了。

胎头下降

正常从临产到子宫颈口开大3厘米平均需要8小时,从宫口开大3厘米到宫口开全需要4小

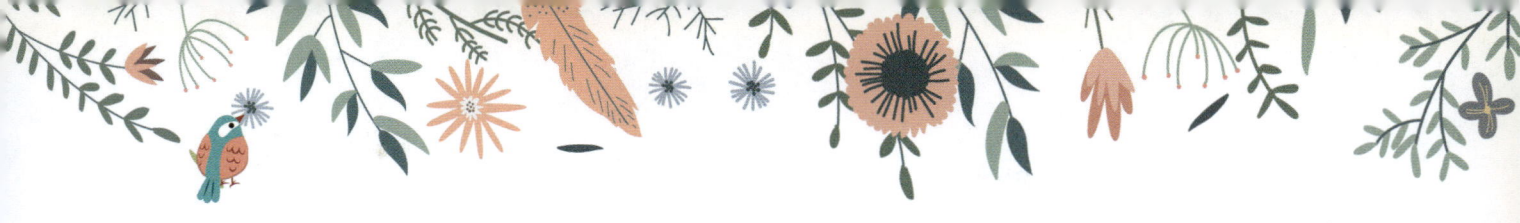

时，宫口开全到胎儿娩出需要12小时，所以，娩出胎儿需要4～12小时。胎头在这个过程中会不断地下降，平均每小时下降0.83厘米，如果通过观察超出以上界限，则为不正常，助产士就要报告医生，找到可能的原因，予以处理或观察，有时可能要改为剖宫产。

只要在此范畴内，孕妇不要太着急，调整好自己的情绪和呼吸，以利于顺产。因为精神心理因素也是导致难产的一个重要因素，长时间处于焦虑、不安和恐惧的精神心理状态，会导致宫缩乏力、胎儿窘迫等。

第一产程

是从有规律的子宫收缩起，至宫颈口完全扩张到10厘米，能使胎头娩出为止。这一过程对于孕妇来说需要4～12小时。

第一产程的配合

01 消除惧怕心理，保持镇静乐观

02 按时进食，补充足够的营养

03 按时排尿，每2～4小时排尿一次，使膀胱处于空的状态，以免阻碍胎头下降

04 如果胎膜未破，经医生同意，可在待产室内行走活动

05 宫缩时也可做一些辅助的减痛动作

第二产程

是从宫颈口完全扩张到胎儿娩出为止。初产妇需半个小时到1个小时的时间。

分娩的关键时刻到来，胎儿即将出生。胎头移动到接近阴道口处，外阴和肛门部位由于胎头压迫骨盆底而显得膨出。不久就会看见胎头，胎头随着每次宫缩向前移动，当宫缩消失时，可能又会稍向后滑进少许。

当胎头的顶部可以看见时，助产士会告诉孕妇不要太用力，因为如果胎头娩出太快，孕妇会阴处的皮肤可能会撕裂，所以孕妇要放松，用几秒钟的时间喘喘气。如有严重撕裂的危险，或者胎儿处于危难时，孕妇将要接受会阴切开术。

当胎头扩张至阴道口时，孕妇会有刺痛感，随之而来的是麻木感，这是因为阴道组织扩张得很薄时，阻滞了神经的传导。

头部娩出时，新生儿的面部朝下。助产士可能要检查一下脐带，以确保新生儿的颈部没有被脐带缠住（当新生儿身体娩出时，脐带常会套住头部）。

然后，将新生儿头部转向一侧，使得头与两肩保持在一条线上。助产士清洁新生儿的两眼、鼻以及口腔，如果需要，要把宝宝呼吸道中的液体吸出。在接下来两次宫缩期间，宝宝的身体就会滑出母体。通常助产士会将自己的手放在宝宝的腋窝下将他扶出并放在妈妈的腹部，这时宝宝还连着脐带。起初宝宝看起来有点儿发青，皮肤上覆盖着胎脂并有血液的条纹，会哭。此外，助产士会再次清洁宝宝的呼吸道，必要时会给予氧气。

第三产程

是从胎儿娩出后到胎盘娩出为止。初产妇需10分钟到1个半小时。

胎儿娩出后，仍会有宫缩促使胎盘娩出，只是这时的宫缩相对来说是无疼痛的。随后，医生会替孕妇收拾整洁，如外阴有裂口，则会做局部的缝合。

发现异常由医生决定是否剖宫产

在分娩过程中，出现胎心监护异常或羊水异常时，助产士也需要报告医生，医生经全面检查、综合考虑后，做出继续分娩或是改为剖宫产的决定。另外，在观察产程过程中，每4～6小时测血压1次，每2～4小时让产妇排尿1次。当初产妇子宫口开全（开大10厘米），经孕妇开大4厘米时，产妇从待产室进入产房，在产床上分娩，这时产妇可以用力使用腹压，有助于胎儿娩出。

上产床前的身体和心情

趁着阵痛的间隙上产床

一进入分娩室首先看到的是产床，有些孕妇也许会感觉恐慌和紧张。其实大可不必，因为产床其实是为方便分娩、减轻产妇疼痛和增加分娩安全而建造的医疗设备。况且十月怀胎，一朝分娩，胜利就在眼前，为了宝宝也应该要勇敢起来。

了解什么是产床

在大部分个人产院和综合医院，产妇子宫口完全打开后就要上产床分娩。产床是类似于斜椅式的床，靠背可以自动升降。产床的高度可以调节。

斜 椅

产床不光能平躺，还能让产妇以半坐的姿势靠在产床上，根据分娩时的需要随时调整姿势，自动调节角度，也让产妇本身没有负担。

握 紧

产妇要用力的时候可以抓产床两侧的把手，产床两侧的把手就是为了方便产妇用力设计的，牢牢抓住把手能增强腹部的力量，增加产力。

足蹬处

用力的时候有个脚蹬的台子是十分必要的。把脚蹬在台子上用力，可以增加腹部的力量，增加产力。

利用阵痛间隙去分娩室

子宫口完全打开的时候，从待产室向分娩室移动，这个时候会有阵痛，阵痛的时候就停留在原地不要走动，待阵痛过去再向分娩室移动。

借助助产士的帮助移动

产妇在从待产室到分娩室移动的过程中，不能自己一个人，需要在护士或者家人的帮助下进行，如果在移动的途中发生阵痛，不要惊慌，要听从护士的指导。

还没躺稳时发生阵痛

刚躺在产床上还没躺好的时候，如果阵痛来临，可采用与分娩相同的呼吸法，以缓解阵痛。一般30~60秒阵痛就会过去，产妇切忌惊慌。

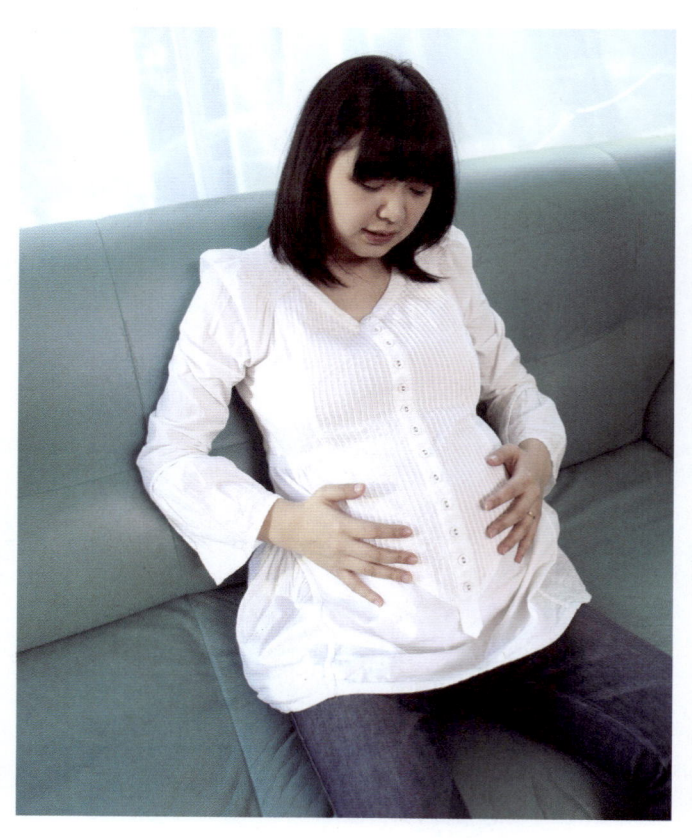

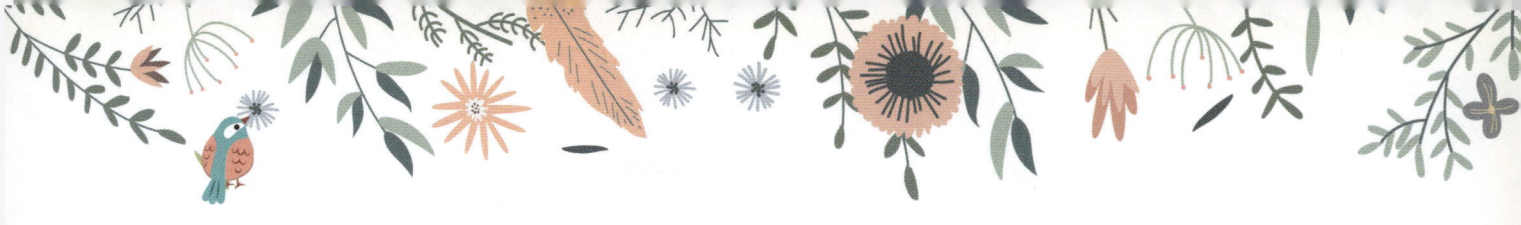

产前记住一些用力要领

胎儿出生得借助妈妈的分娩力。产妇切记不要惊慌，在分娩前记住用力要领，分娩的时候听从医生的指导。

有节奏地用力

阵痛期间的呼吸要有节奏、慢慢地进行，这样对缓解疼痛有一定的作用。

在阵痛消失的时候用力是没有什么作用的，应该在阵痛的高峰期，顺着那个劲用力，这样胎儿比较容易产出。这个时候的阵痛持续50~60秒，在那之间的20~30秒用力是最理想的。即便在开始的时候不知道怎么用力也是不要紧的，要保持冷静，听从医生指导，在医生的帮助下分娩。

分娩时自然地用力

子宫口完全打开的时候，就会很自然地有种要用力的感觉，这时在医生的指导下用力，宝宝很自然地就产出了。用力的要领是：用力的时候两脚要岔开，下颚要紧收，后背和腰要贴近床，用力的方式和大便的时候差不多。

保持冷静

虽然有强烈的阵痛，这个时候不要恐慌，按照医生的指示来做。即使这个时候丈夫在身边，还是要靠自己调节呼吸的方法来使自己冷静，要靠自己的力量来分娩。

向上用力

用容易用力的角度用力

分娩姿势有多种，现在大部分医院采用的是躺在产床上，向上用力的"仰卧位"。

这种姿势便于监视分娩的进程，紧急的时候方便进行会阴切开术和吸引分娩术等处置。但仰卧位会导致子宫压迫大静脉，引起妈妈和胎儿的血液不通畅。克服这个缺点的是"半仰卧位"。

脚可以弯曲，背部仰起20~30度。肚子能用上力，不会影响血液流通，还可以观察会阴部的状态，半仰卧位被作为新的分娩姿势。

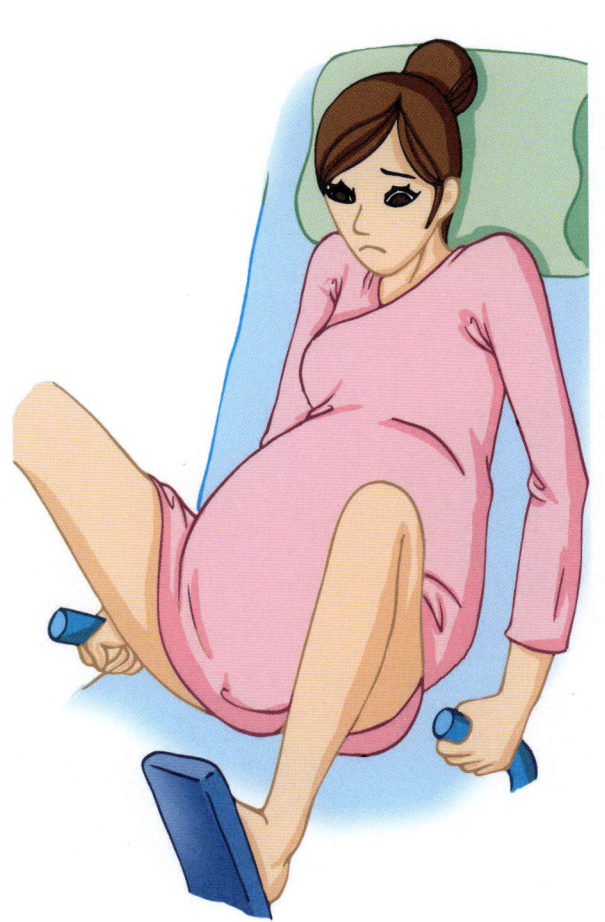

手和脚

用力的时候，双手要握紧把手，两腿岔开。大腿一旦合并，产道就会关闭，这时膝盖应向外侧倾斜。

视　线

不要看着天花板，扬起下巴也不好，要收起下巴。视线要放在肚脐周围。用力时不要闭上眼睛，这样会用不上力。

臀　部

腹部用力的时候，阴道周围也有按压的感觉，类似于排便的感觉。

从后背到腰

在疼痛的时候用力，后背很容易弯曲，这样不容易用上力气。因此，即使很痛，后背和腰也要躺在产床上，不要弯曲。

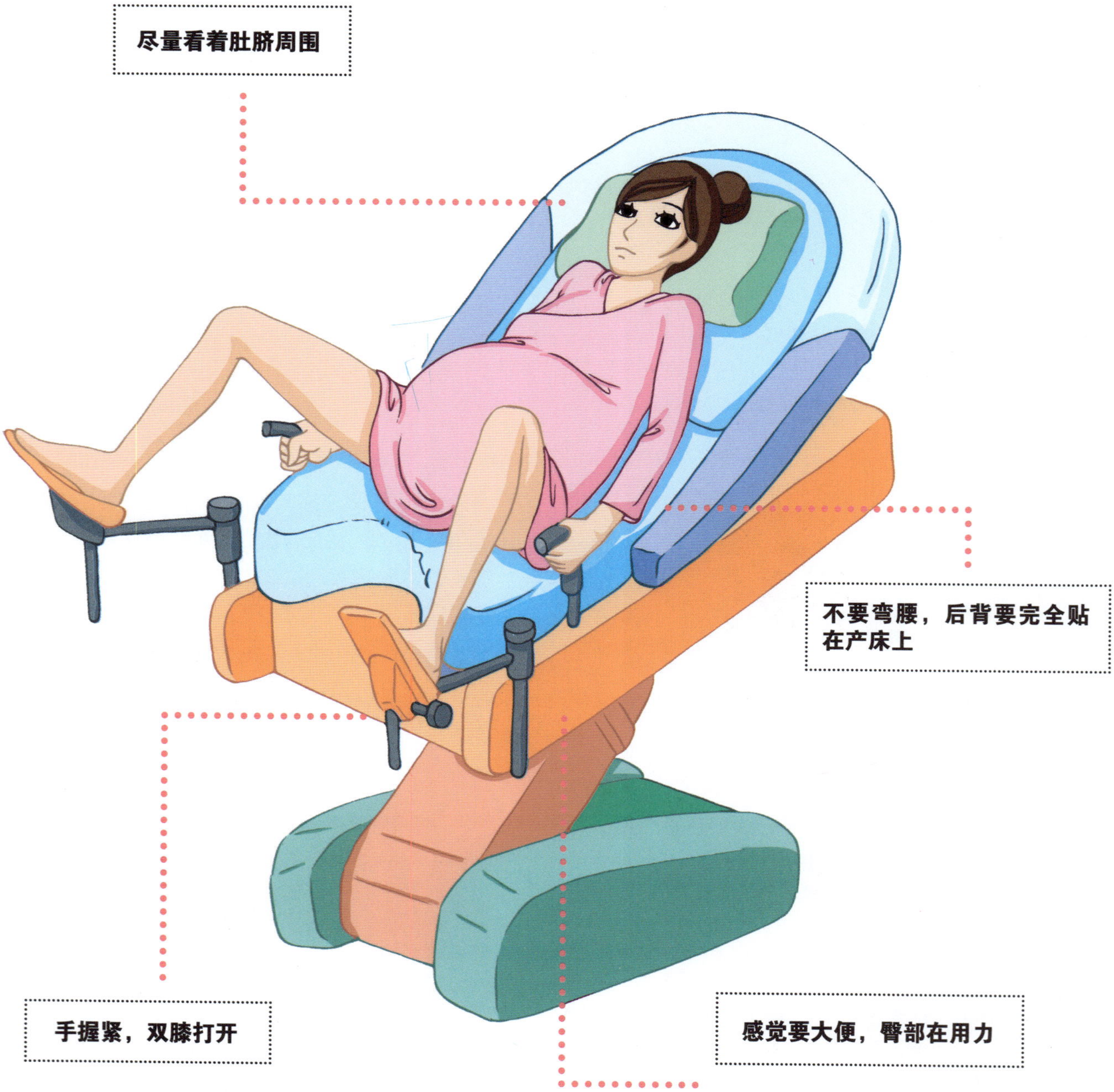

尽量看着肚脐周围

不要弯腰，后背要完全贴在产床上

手握紧，双膝打开

感觉要大便，臀部在用力

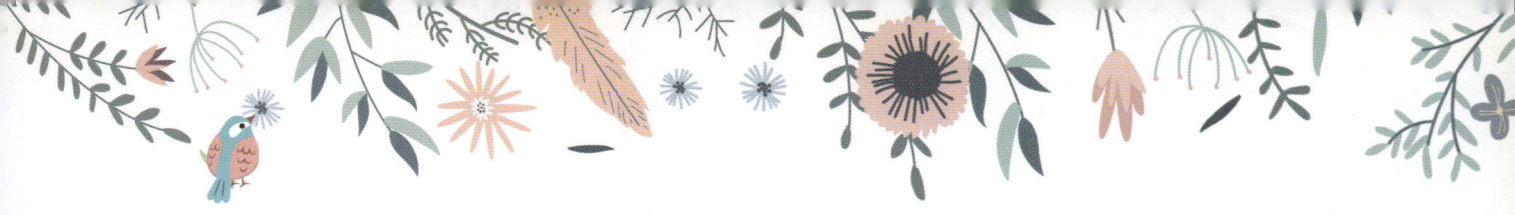

横向用力

脚用力蹬是很必要的

侧卧位的时候，不像半卧位的时候方便用脚蹬住使劲，所以要蹬在墙壁或者其他坚硬的地方，才能用上力。

感觉后背变成圆形

侧卧位的时候，后背弯成圆形可以缓解疼痛。另外如果能让陪护的丈夫或者护士进行按摩，也可缓解疼痛。

攥紧把手

和"半仰卧位"相同，握紧产床上的把手。握紧后支撑身体，容易用力。

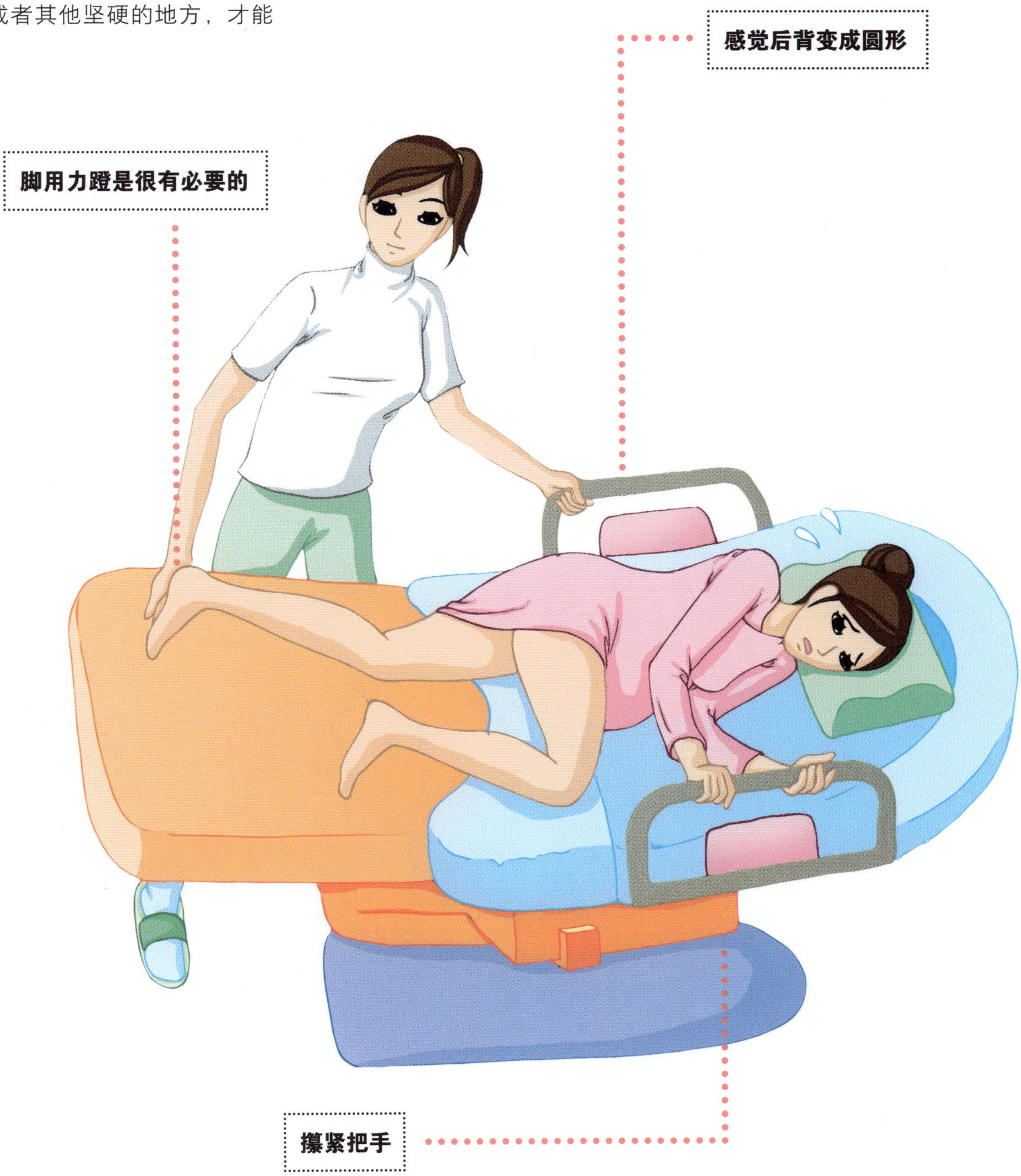

> 脚用力蹬是很有必要的

> 感觉后背变成圆形

> 攥紧把手

侧卧位

"侧卧位"一般的是卧在左侧,子宫不会压迫大静脉,也不会引起母体血压下降,能给胎儿输送足够的营养和氧气。还能让会阴部放松,防止会阴部裂伤,向上用力呼吸都很舒服,也能减轻长时间阵痛带来的疲劳。缺点是胎儿头出来的时候必须支撑起一条腿。

向上举起一只脚

会阴部打开后必须向上举起一只脚。举起的膝盖弯曲,拉到胸前附近。这时要听从助产士的指导,才会有很舒服的姿势。

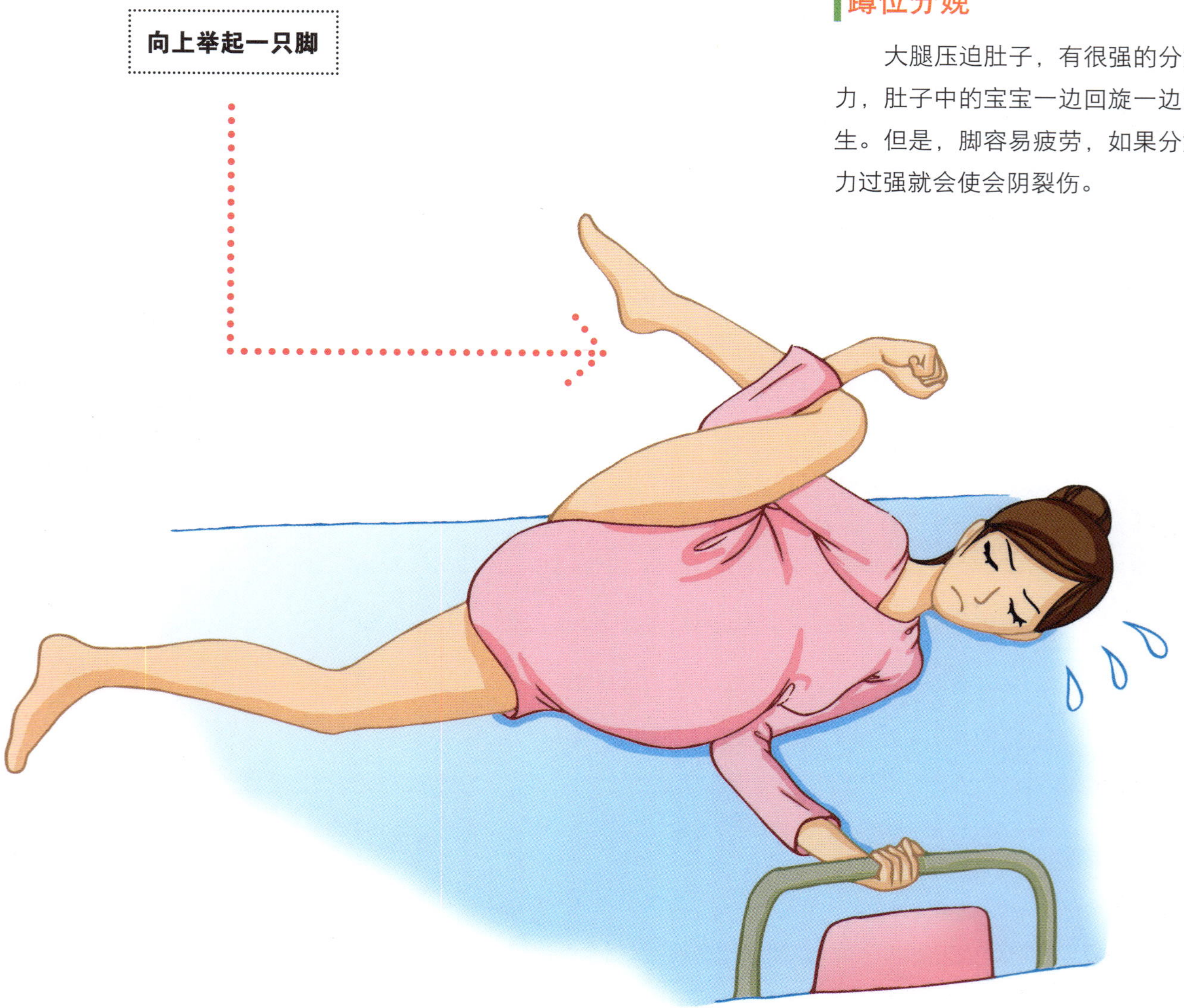

向上举起一只脚

其他的分娩姿势

分娩姿势除了半仰卧位和仰卧,还有膝盖跪地式、坐位式、蹲式等多种姿势。

坐位分娩

支起上半身,产道沿着重力的方向,容易用力,不会压迫大动脉,确保宝宝的血液流通,用坐位时,用产床支持后背是很重要的。

蹲位分娩

大腿压迫肚子,有很强的分娩力,肚子中的宝宝一边回旋一边出生。但是,脚容易疲劳,如果分娩力过强就会使会阴裂伤。

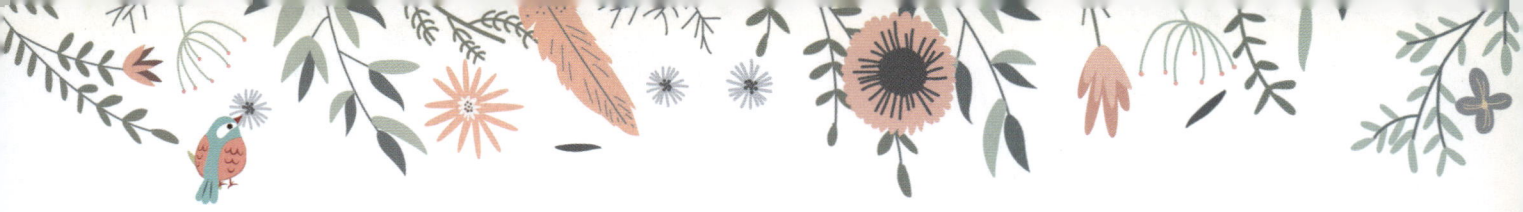

跪位分娩

双膝跪地，两腿分开的姿势，这种姿势分娩出的宝宝可以从后边直接接住。让丈夫抱住自己的后背，不仅能给自己安全感还能从精神上放松。

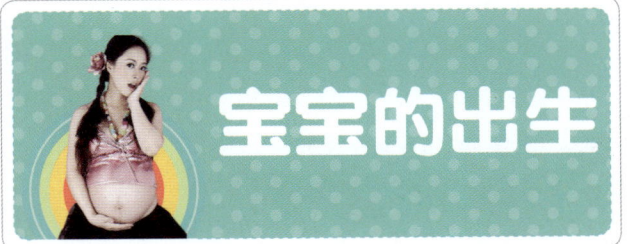

宝宝的出生

宝宝出生的瞬间

子宫口最大程度地张开，这是最后的冲刺。胎儿在寻找着最容易通过的途径，终于就要出来了。这时，胎儿和孕妇都在做着最后的努力。

宝宝的动作

为了通过狭窄的产道，胎儿时而蜷缩身体，时而伸展开来，时而回转身体，努力地改变着头部和身体的方向。

为了见到妈妈，宝宝在努力地尝试着通过产道。

这个时候，妈妈也一定在和胎儿一起做着最后的努力。

子宫口在张开到最大程度的同时，阵痛也不断袭来。这时，孕妇要上到分娩用的床上，准备就绪后，助产士会做出"开始分娩"的指示。

虽然在助产士的指导下分娩会进行得很顺利，这时一定要注意控制好情绪，不要有逃避的心态，要勇敢面对。

伴随着阵痛，孕妇一定要掌握好用力的节奏，因为在这期间胎儿很难接触到空气，所以妈妈即使停下来稍做休息，也是没有问题的。

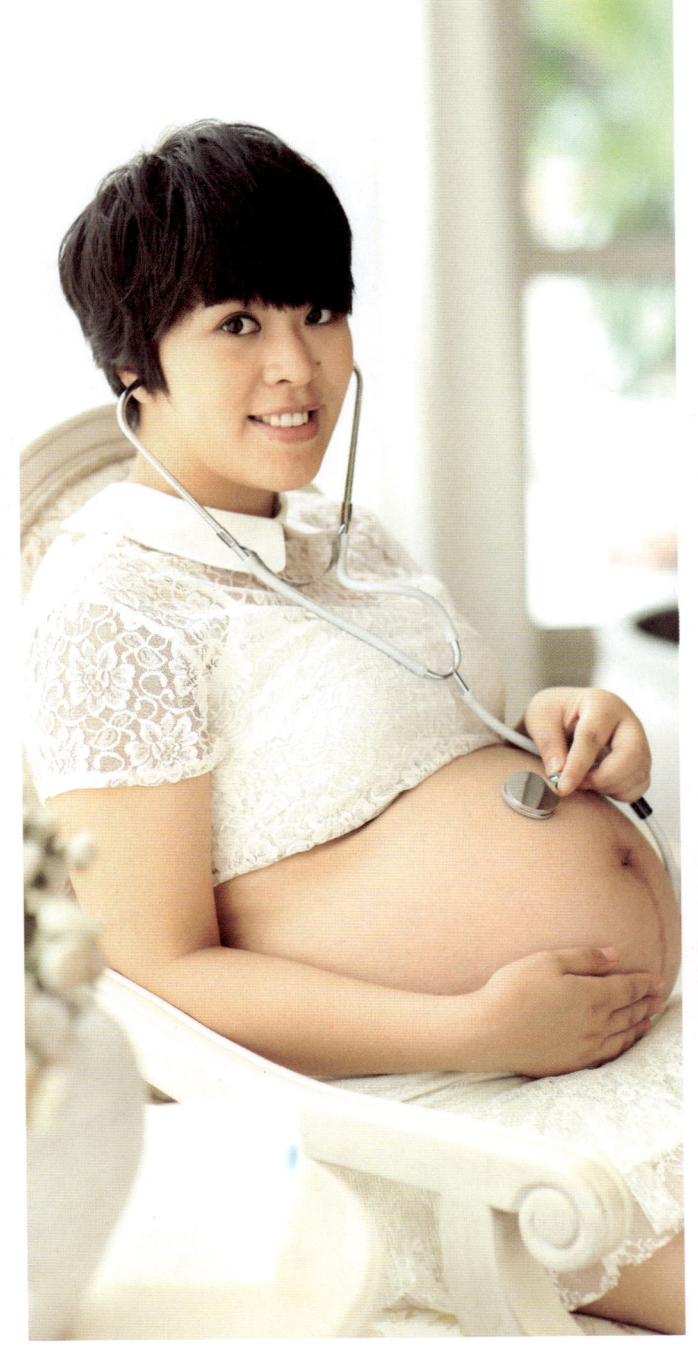

孕妇开始用力的同时，胎儿也将骨盆完全撑开。

从产道口便可以看见胎儿的头部了。这时即使孕妇不用力，也能清楚地看到胎儿的头部，分娩很快就会完成了。

胎儿的肩部如果出来了，身体和脚也会随之出来。这样，属于你的宝宝终于诞生了。当你忍受着疼痛煎熬的时候，要记住，你的宝宝也在和你一起努力着。

宝宝的脸部

在胎儿头初露以后，不久就能见到整个脸部了。这个时候胎儿还是面向母亲的背部，要再次地转动身体，露出肩膀，这样你的小宝宝就出生了。

在助产士帮助下用力

之后，助产士就会说"用力！"这时产妇就要"啊"的用力。脸部不需要用力，收起下巴看到脐带，可以按压着子宫口让腹部用力。

看到胎儿的头部以后，按照助产士的引导，调动全身的力量，进行"哈，哈"样的短促呼吸。如果胎儿的头部、双肩都已经出来，即便不用力也没有关系了。因为在那之后，仅仅是子宫的收缩力就足以将胎儿的身体和脚娩出来了。最后在用力的时候，会阴部会有张裂的感觉，所以，务必要听从医生的指导。

剖宫产手术开始之后

手术开始胎儿的诞生

在确定麻醉有效以后，开始手术。手术全过程要花费30～60分钟的时间。在手术开始的5分钟后，宝宝就会诞生。对开始啼哭的宝宝，要进行必要的检查和沐浴，之后放到爸爸妈妈的面前。

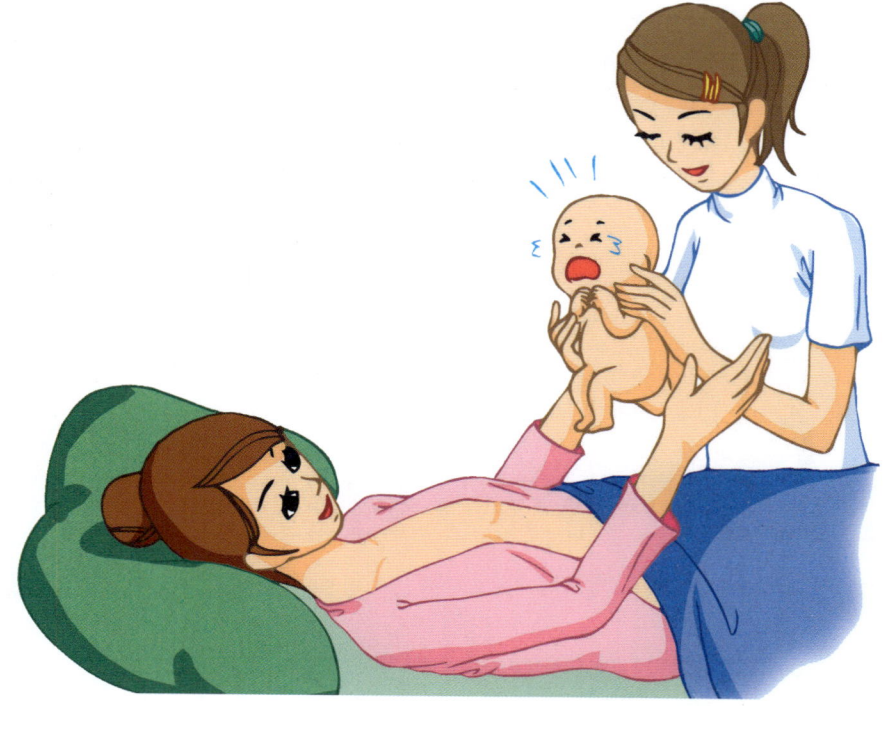

子宫和内部的缝合

缝合子宫时，要检查子宫和卵巢是否有异常，内部缝合以后，手术就结束了。

子宫的缝合要使用可吸收的线，而腹部的皮肤一般用医疗缝合线即可。

和新生儿面对面的时间

母子的状态决定见面时间

宝宝出生以后，用最好的状态和宝宝面对面，加深母子的感情，这是最理想的状态。但是，在有些时候，产院需要对新生儿进行各种各样的检查，一定要在数小时之后才能进行初次哺乳，所谓的亲吻也很少。

如果产妇和新生儿的身体状况不允许，要在母子的情况都稳定了之后才能见面。

如果是剖宫产，妈妈也需要进行产后的处理，虽然也会有产后的拥抱，但是不会一直让母婴待在一起。如果产后妈妈不能马上和宝宝待在一起，在母子双方的状况都变好的情况下，还是可以进行亲切的拥抱作为弥补。

给宝宝最好的关爱

克服了剧烈的阵痛，终于和宝宝见面了，这是很激动人心的瞬间。第一次的拥抱，妈妈和宝宝的肌肤紧紧贴在一起，多么温馨的场面啊。

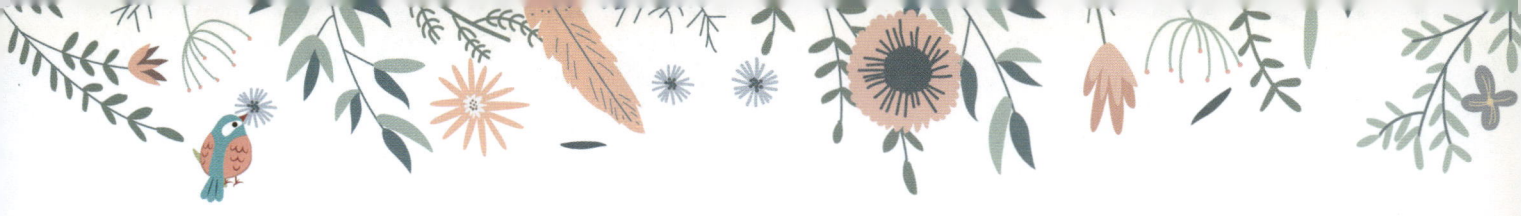

和宝宝的肌肤接触

刚刚出生的宝宝，因为突然来到了与之前完全不同的世界，非常胆怯，情绪很不安稳，所以在出生后不久进行肌肤的接触是很必要的，这就是给宝宝的最好的关爱。而用毛巾和衣服隔着进行触摸的作用就远远不如上述的方式。

无论脐带是连着还是被剪断以后进行触摸，都没有关系。

当抱起宝宝的时候，进行着体温的传递，妈妈亲切地注视着宝宝的眼睛，仅仅这样，也能够传递妈妈的爱。让宝宝吮吸乳头，初乳即便不多也没有关系。要让宝宝嗅到妈妈的体味，用舌头舔食乳头，让他记住妈妈乳汁的味道。

擦去胎儿身上的水滴

新生儿的身上如果有水分，在水分蒸发时，会导致体温下降。要将新生儿身上的水滴擦干后再抱入怀中。

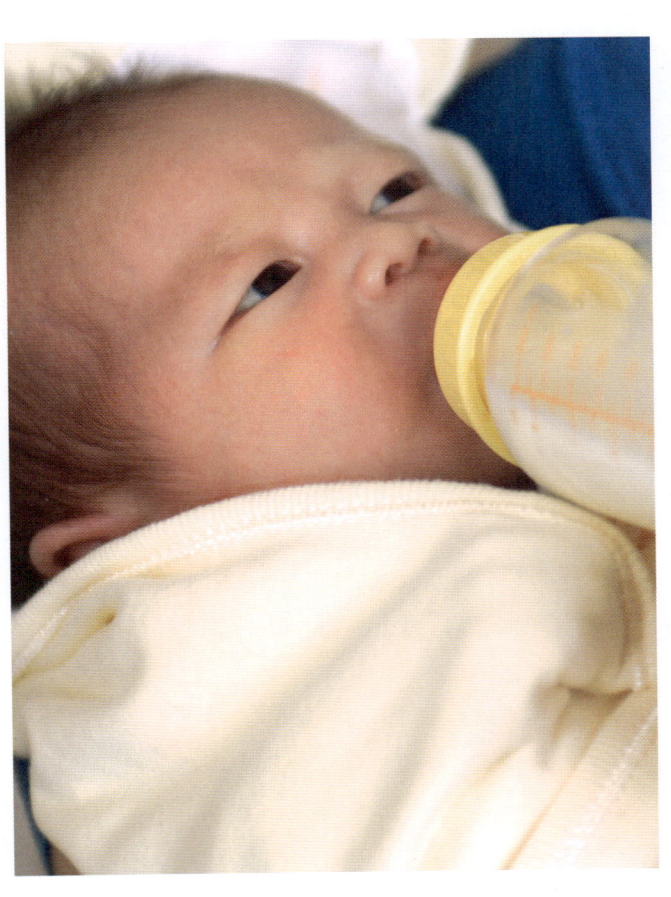

30分钟之内能够自然地哺乳

新生儿吮吸妈妈的乳头，有利于记住妈妈的气味，而对于妈妈而言，也能促进母乳的分泌，使得产后不久就可以进行哺乳。

用妈妈的体温维持宝宝的体温

分娩刚刚完成的妈妈，身体会散发热量，与宝宝的肌肤的接触可以防止宝宝的体温下降。

产后要在产床上度过的两小时

产出胎盘

宝宝诞生了，但是分娩并没有就此结束。因为残留在子宫中的胎盘也必须要分娩出来。

一般说来，在宝宝诞生后的一段时间，终止作用的胎盘就会分娩出来，因此，要再一次地进行子宫收缩。此时的疼痛较分娩之前要轻得多，大多数人感觉不到有痛感。

由于子宫的再次收缩，胎盘和卵巢膜从子宫内部脱离出来，胎盘一脱离，就可以检查在子宫内是否有胎盘和卵巢膜的残留，以及子宫颈是否有破裂等。如果是会阴部切开或者破裂的情况，要在此时进行缝合，至此，分娩过程全部结束。

宝宝诞生，一般说来，在产后的15~20分钟之内胎盘和卵巢膜就会自行脱落。但是，也有过了1个小时以上胎盘也不脱落的情况发生。

如果脐带被切断之后，脐带向子宫中回缩困难的话，就说明存在未完全剥落的情况。

另外一方面，也可以通过在腹部上方做超声波进行检测。

如果胎盘脱落，为了促进子宫的收缩，要边按摩子宫底部，边牵引出脐带。

如果有胎盘部分残留在子宫中，医生就会把手伸到子宫中去把它牵拉出来，这就是胎盘的用手剥离法。这种残留胎盘的剥离会伴随着疼痛。

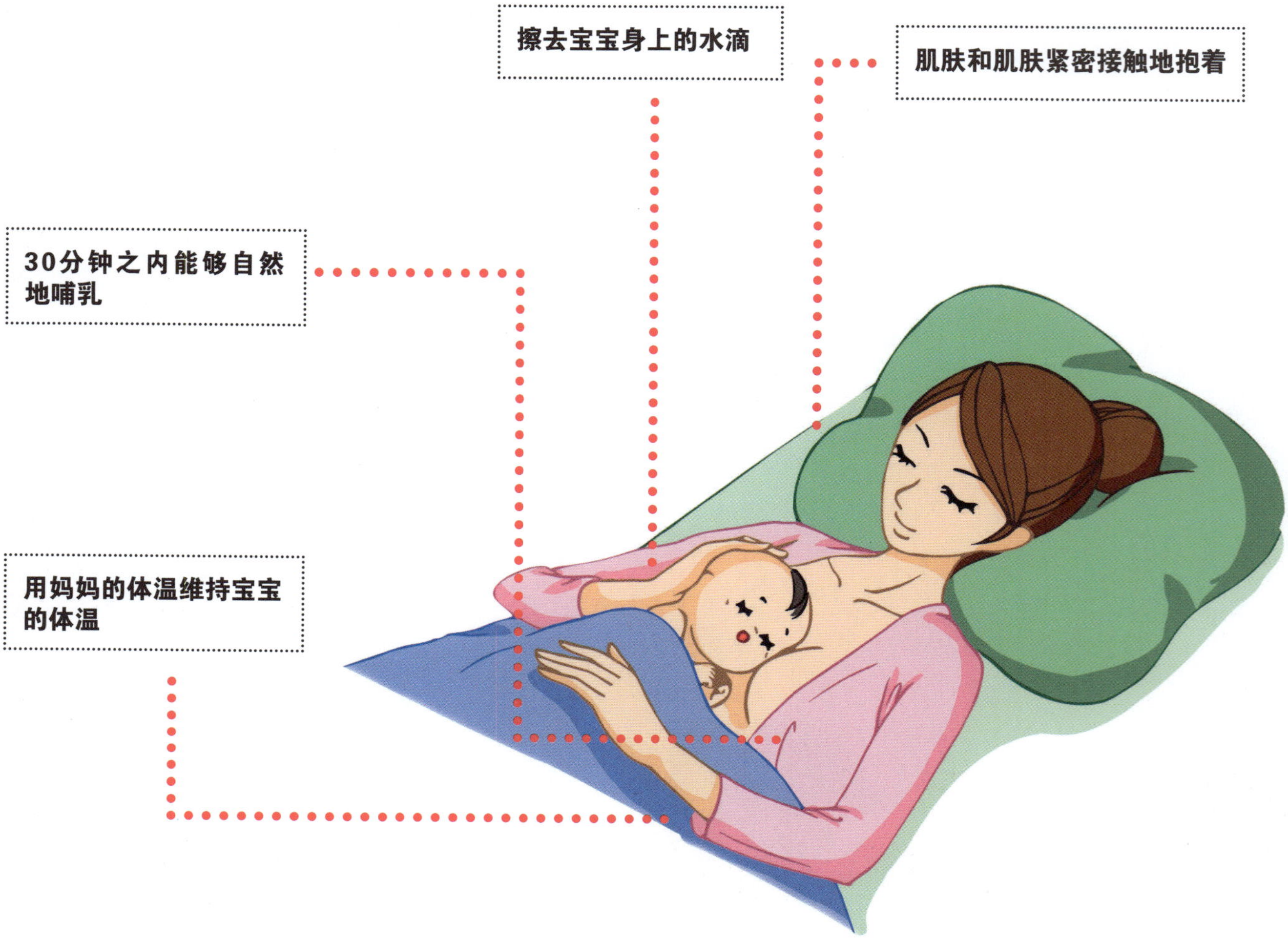

- 擦去宝宝身上的水滴
- 肌肤和肌肤紧密接触地抱着
- 30分钟之内能够自然地哺乳
- 用妈妈的体温维持宝宝的体温

该不该和早产宝宝亲热

对于不足月出生的宝宝，由于体温调节能力差，容易出现体温低的情况。

早产儿的呼吸运动也比较弱，也较容易引起细菌感染，所以出生以后要马上放入到保育器里面。这样，即便是宝宝出生了，多数情况是不能抱的，与宝宝互相接触的时间就会变得很少。

尽管如此，也不要失望，可以尽量多地去宝宝所在的房间，并且在无菌处理后，来触摸宝宝的头、手、脚、肚子等，各个部位都要尽量地抚摸到。

最近，即便是放在保育器里面的宝宝，也被允许抱起来，这样的产院在渐渐地增多。在保育器中抚养，与宝宝接触的时间很少，抱着的时候要跟宝宝多说话，一定要用饱含爱的语言来呼喊宝宝。

刚出生的宝宝

为了不让刚出生的宝宝体温下降，应当让他躺在婴儿床上（一种保温的床），在床上对宝宝进行处置、检查、测试等。

宝宝诞生以后首先要进行体液和血液的取样，完成检查和测试。然后穿上漂亮的婴儿服装，最后再进行详细的检查。

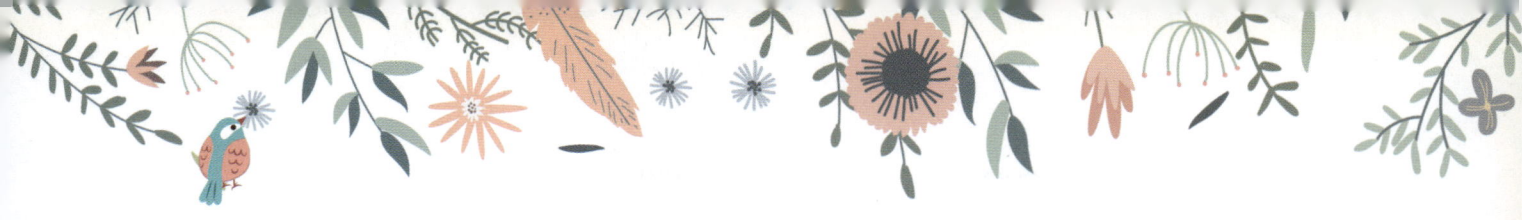

沐浴

婴儿的身体被一层类似奶油的"胎脂"包着,在擦拭的时候可能会伤到身体,因此不要盲目地擦拭。刚刚出生后,不要马上进行沐浴,只是把婴儿身体上残留的血液等污物轻轻地清除掉即可。

羊水的吸出

刚出生的婴儿的鼻子和口中会残留羊水。出生以后,婴儿将会用肺呼吸,所以,要用导管将其鼻腔和咽喉部的羊水和血液及黏液等吸得干干净净。

刚分娩过的妈妈

首先要和婴儿面对面。根据产院的要求,一搬将出生的宝宝放到妈妈的胸上或对面。也要掌握哺乳的时间。如果可能,要在30分钟之内让宝宝吮吸乳头,进行哺乳。由于大部分的孕妇在产后会出大量的汗水,因此首先要将汗水擦拭干净,并且更换新的睡衣。紧接着进行血压、脉搏、呼吸频率,以及出血量的测定、会阴部缝合的处理。另外,产后子宫会收缩恢复到原来状态,如果收缩不完全或者胎盘脱落后伤口不能很好地愈合,就会引起大出血。为此,有必要使用促子宫收缩的药剂以及用来冷却腹部的保冷剂等来促进子宫的收缩。

产后妈妈的身体调节

出血的情况

因为会有突然异常出血的情况发生,因此全程注意观察是非常必要的。

无论是切开的还是撕裂的会阴部,在产后要进行缝合。一定要定期对会阴部进行消毒处理。

何为"冰镇关爱"

在产后,为了令松懈的子宫能够收缩回去,通常会在腹部放置保冷剂。腹部的温度下降,有利于子宫的收缩,这样就能防止持续出血。

乳腺的疏通和哺乳

在产后不久,就要让宝宝吮吸乳头,给予他"初乳"。即便是开始的时候量不多也没有关系,让宝宝吮吸才是最重要的,由于吮吸的刺激,会促进产生激素,让乳汁的分泌活跃起来,产生更多的乳汁。

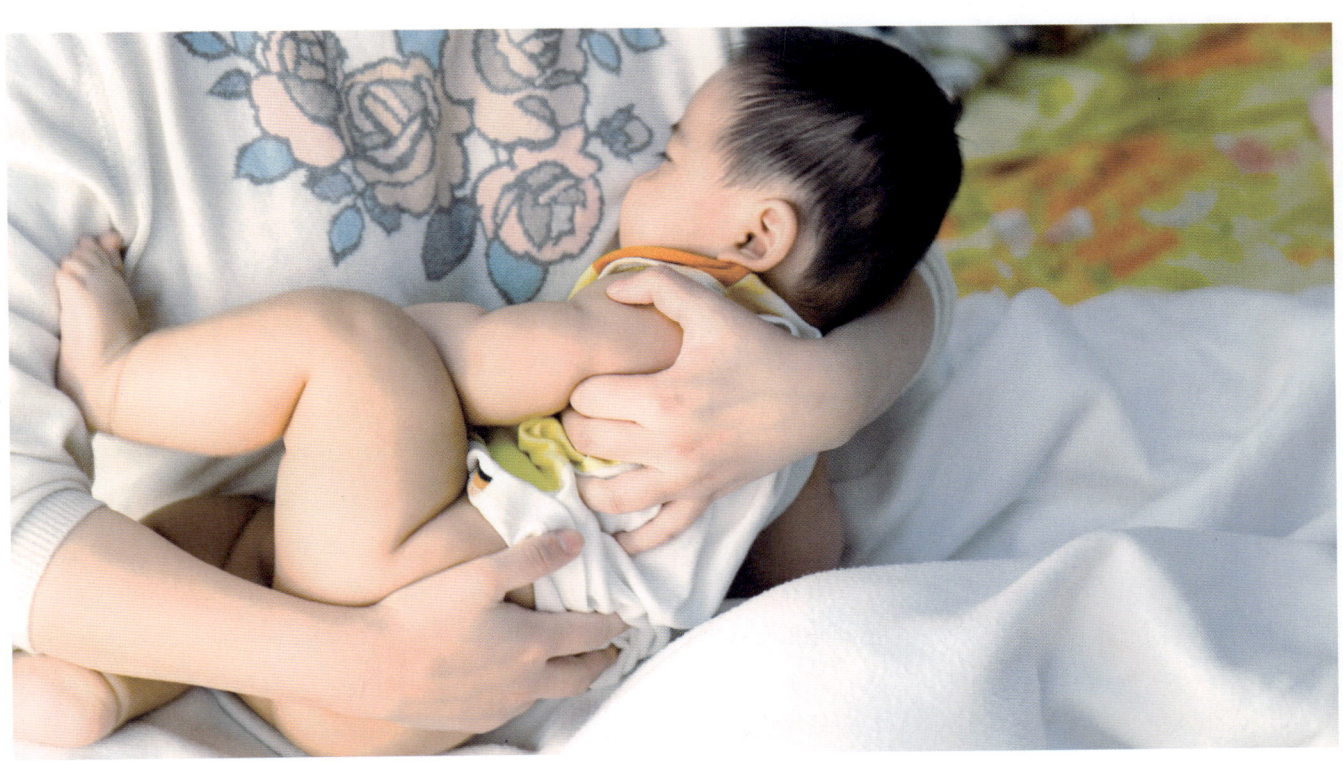

产后妈妈会出现的变化

身体的变化

宝宝诞生之后,新妈妈自己身体的各个器官也有了一定的变化,同时会出现一些临床症状,比如疲劳、出汗增多、阴道排出大量的分泌物、便秘、排泄异常等,此时,新妈妈要勇敢接受自己产后身体的变化。

血液系统的变化

在产后的两周之内,新妈妈的血容量会比平时减少30%。

如果是在平常生活中出现这种现象,会让你觉得筋疲力尽。但在产后,很多女性却在血容量减少时感到神经兴奋。

所以,如果产后新妈妈感觉到明显的疲乏无力,可能是患有贫血,需要接受细致的检查,并通过食物补血或遵医嘱服用补血制剂。

产后恶露

子宫组织破裂脱落时排出的分泌物我们称之为恶露,和日常生活中量很多的月经非常地相似,这种现象会在产后持续4～6周。因为在产后的一段时间内很容易引起感染,请一定及时地留意自己身体出现的各种迹象。

如果出血量较大、停止后又出血、恶露气味不好、身体发热,这些很可能是阴道感染的迹象,所以要及时向医生、护士或有过分娩经验的人询问。

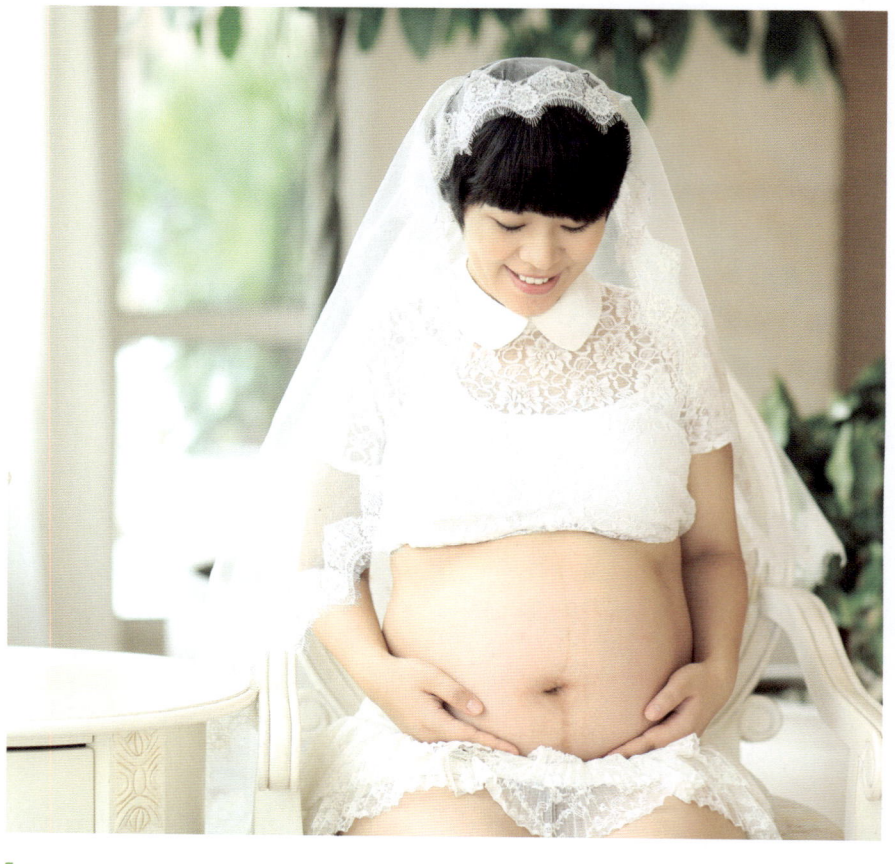

腰腿痛

许多新妈妈在分娩后或多或少都会感到腰腿痛。在妊娠期间,胎儿的发育、子宫的增大使腹部变大,重量增加。变大的腹部向前凸起,为适应这种生理改变,身体的重心就必然随之发生改变,腰背部的负重加大,所以孕妇的腰背部和腿部常常感到酸痛。

到了分娩的时候,产后多采用仰卧位,产妇分娩的大部分时间都是躺在产床上,并且不能自由活动,伴随分娩时消耗掉大量的体能和热量,腰部和腿部的酸痛感会加剧。其实,新妈妈在产后感到腰腿痛一般属于生理性的变化。

坐月子的时候,新妈妈要避免长时间抱宝宝和弯腰,适当卧床休息。如果疼痛没有减轻,反而加重,就要及时请医生医治。

内分泌变化

随着宝宝产出体外,新妈妈身体内分泌的雌激素和孕激素水平下降,阴道皱襞减少。

同时,各种腺体的功能,比如外阴腺体的分泌功能和抵抗力也开始减弱。

这时,需要调节内分泌,改善产道不适的感觉。

内分泌疾病不仅会表现在女性面部长黄褐斑、乳房肿块和子宫肌瘤,还可能引起免疫系统疾病、骨质疏松症、高脂血症等病症。治疗时应着重从调理气血、化淤散结等方面着手。

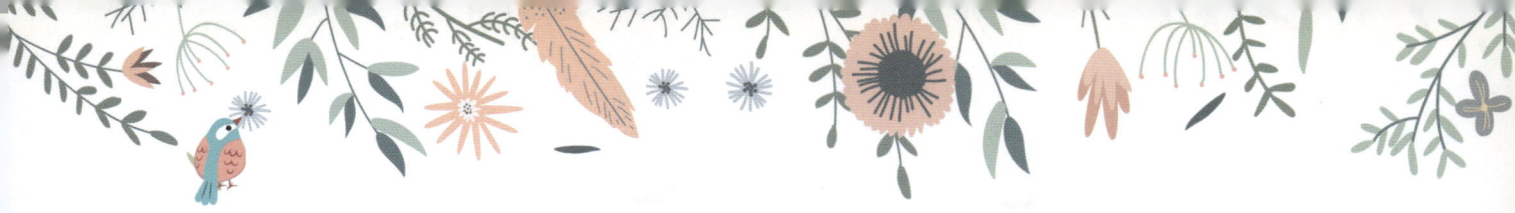

阴道松弛

曾有数字显示，20%～50%的女性有阴道松弛方面的困扰，但实际只有不足5%的人到医院检查。一般人都会以为阴道松弛是一种自然老化的现象，不予理会。产后阴道松弛有很多原因，如分娩过程中期引产造成的阴道损伤、多次分娩、产后缺乏运动、产褥期盲目减肥、不注意营养或者过于劳累，进而导致盆腔肌肉群恢复不良等。阴道本身有一定的修复功能，产后出现的扩张现象3个月后即可恢复。

但经过挤压撕裂，阴道中的肌肉受到损伤，其恢复需要更长的时间。另外，产后需要通过一些锻炼来及时加强弹性的恢复，促进阴道紧实。很多人误认为只有自然分娩会导致阴道松弛，其实剖宫产也会有阴道松弛的现象出现。所以新妈妈应到医院妇科做定期的检查，科学地听取医生的意见，保养自己的身体。对于考虑行阴道紧缩术者，应慎重选择。

乳房变化

乳腺疾病是产后女性的高发疾病。产后乳腺炎通常发生在产后第10～14天。

急性乳腺炎产生的原因主要有两个：一是乳汁淤积很可能导致入侵细菌的繁殖生长。另外，细菌也由乳头破损、皲裂处感染，沿淋巴管入侵。其治疗一般采取卧床休息、热敷、水分摄取及抗生素治疗。

如症状非常严重，已有明显的发热、疲惫症状，或是乳头有破皮、皲裂的状况等，不要羞于说出口，需要及时到医院就诊。

产后乳房的变化会衍生出一系列的问题，所以新妈妈一定要提高警惕，科学地坐月子，从而保护好自己的身体。

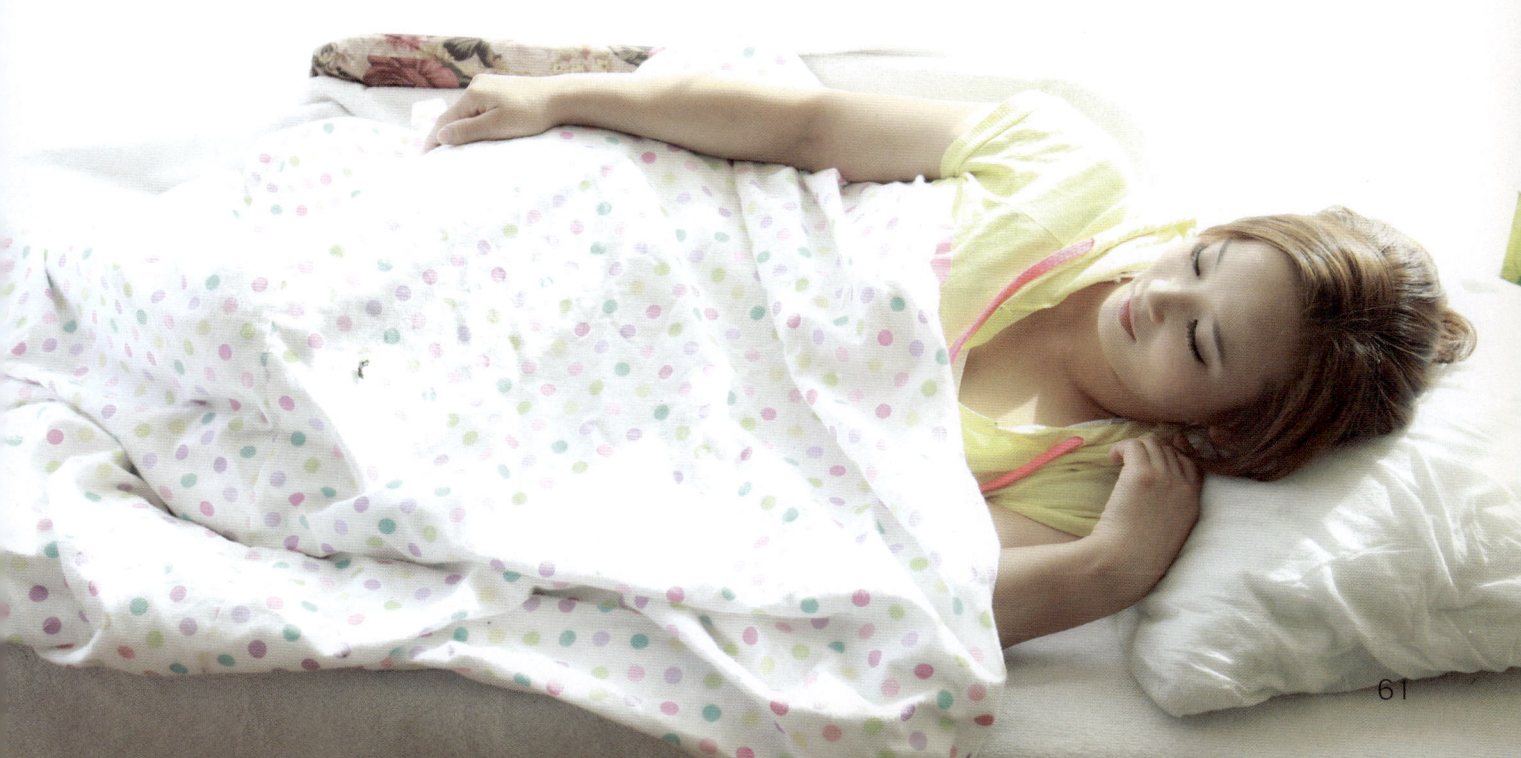

排尿问题

尿失禁是产后新妈妈的常见问题。导致尿失禁的原因首先是女性尿道相对比较短，其次是分娩时胎儿通过产道，使得膀胱、子宫等组织的肌膜受伤、弹性受损、尿道松弛而失去应有的功能。为了避免出现尿失禁的现象，新妈妈应避免过早劳动，注意预防便秘，还要有意识地经常做提肛运动，慢慢恢复盆底肌肉的收缩力，一段时间后失禁便会自行缓解消失。如果情况仍没有好转，要及时去医院就诊。

子宫内膜炎

子宫内膜炎是产褥期最常见的疾病之一，其发病率约为3.8%，主要发生在产后两周内，其治疗以抗生素为主。

另外，对于剖宫产后的伤口发炎也应该特别地予以注意，伤口发炎多发生在剖宫产手术后的1~2周内。主要由于剖宫产的伤口比自然产要大，出血量也会随之增多。

一般而言，手术时间越久，出血量越多，伤口感染的机会就会越大，这是自然分娩较少发生的并发症。

很多女性没有对此引起足够的重视，不及时治疗或治疗不当，致使慢性妇科病困扰自己的一生。

产后检查的必要

从医院的产房回到家中，伴随着新生命带给家庭的欢乐，初为人母的你心思全放在宝宝上，可是，新妈妈可别忘记了医生的叮嘱，应该再去医院做一次细致的产后检查，以便了解自己身体的恢复情况。

专家建议，产后检查最好是在产后42~56天之间完成。

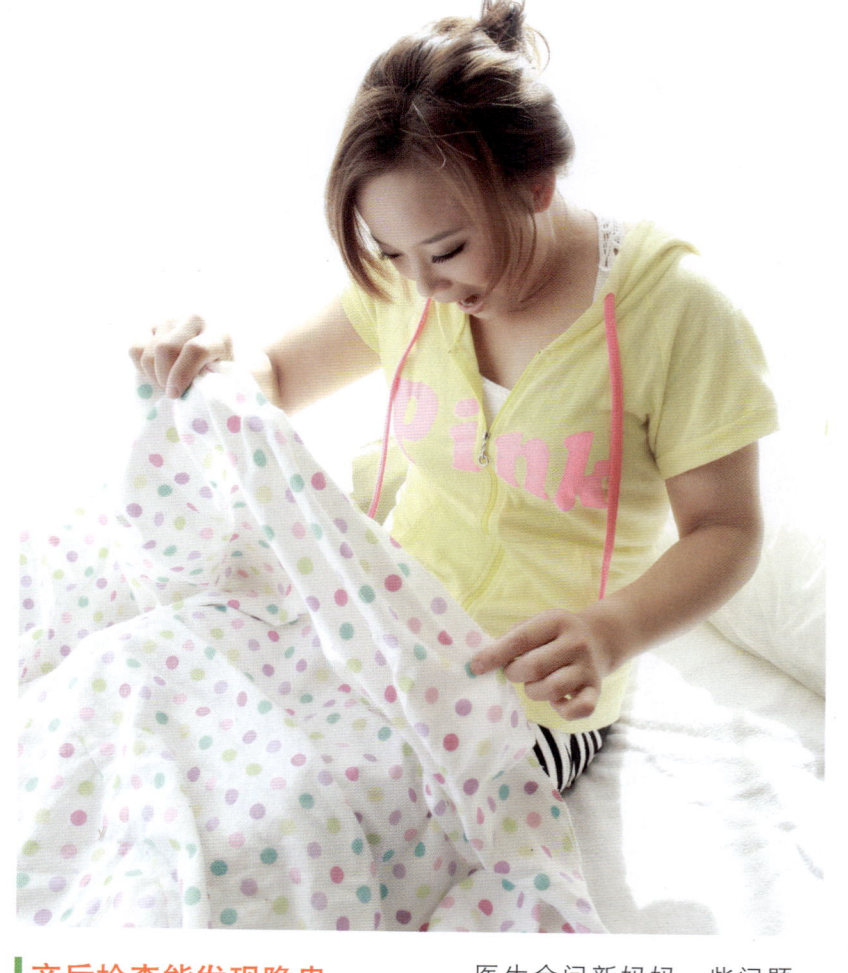

产后检查能发现隐患

很多女性能够对自己的产前检查、孕前检查给予足够的重视，而往往忽视产后检查。

不少新妈妈认为，只要宝宝顺利生下来就没事了，其实不然，产后检查也十分重要。

产后检查能及时发现新妈妈的多种疾病，还能避免患病新妈妈对新生儿健康造成的影响，同时还能帮助新妈妈及时采取合适的避孕措施，对怀孕期间有严重并发症的新妈妈更为重要。无论新妈妈是在家里，还是在医院，产后检查都必须请专业人员来做。

医生会问新妈妈一些问题，结合新妈妈的实际情况给她们做检查，以确定新妈妈产后的恢复状况，是否有感染（比如：乳房或子宫是否有感染症状）、情绪如何等。有关人员还会把这些情况记录下来，如分娩时是否使用产钳或吸引器，分娩方式是剖宫产，还是自然分娩，或者是否患有某种疾病，医生都会在查房时检查新妈妈的康复状况。经过42天的产褥期休息和调养，如果新妈妈感到自己身体基本恢复了，那也就是接近坐月子的结束时间了。

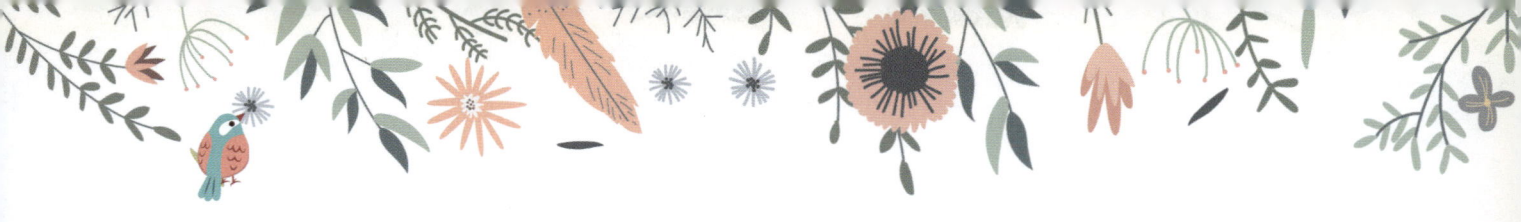

检查项目缺一不可

产后检查的具体项目有很多，除了"全身一般情况检查"外，还有专业的妇产科检查。

首先是测量体重。如果发现体重增加过快，就应适当调整饮食，减少主食和糖类，增加含蛋白质和维生素较丰富的食物。同时，体重增加过快的产妇应该坚持锻炼，体重较产前偏低的则应加强营养。不要一味地补充营养，这样会不科学地堆积脂肪。

其次是测量血压。如果血压尚未恢复正常，应该及时查明原因，对症治疗。

对于有产后并发症的新妈妈，比如患有肝病、心脏病、肾炎等症状的妈妈，应该到内科检查。

对于怀孕期间有妊娠高血压综合征的新妈妈，则需要检查血和尿是否异常，检查血压是否仍在继续升高；如有异常，应积极治疗，以防转为慢性高血压。

另外，对于产后无奶或奶少的新妈妈，应请医生进行饮食指导，不能自己乱吃下奶食物，以防过补造成危害。

而在妇产科检查方面，则需要检查盆腔器官，看子宫是否恢复正常、阴道分泌物的量和颜色是否正常、是否有子宫颈糜烂、会阴和阴道的裂伤或检查缝合口愈合情况，等等。

新生儿更需要产后检查

你可能阅读了大量的读物，已经知道了分娩之后要接受哪些治疗和检查。宝宝在出生后的48小时里也要接受一系列检查。宝宝的情况是否正常，都必须经过产后检查才能够明确知道。所以，宝宝的产后检查更不是可有可无的，更不能用自我感觉是否良好来判断。

为了宝宝的正常生长和体格健壮，在满月后就要给胎儿进行保健检查。检查项目包括测量身长和体重在内的全身体格检查、脐部的愈合情况、新生儿的营养状况和智力发育等方面。同时，根据是采用母乳喂养、人工喂养，还是混合喂养等具体情况，请医生确定是否需要补充维生素或其他营养成分。

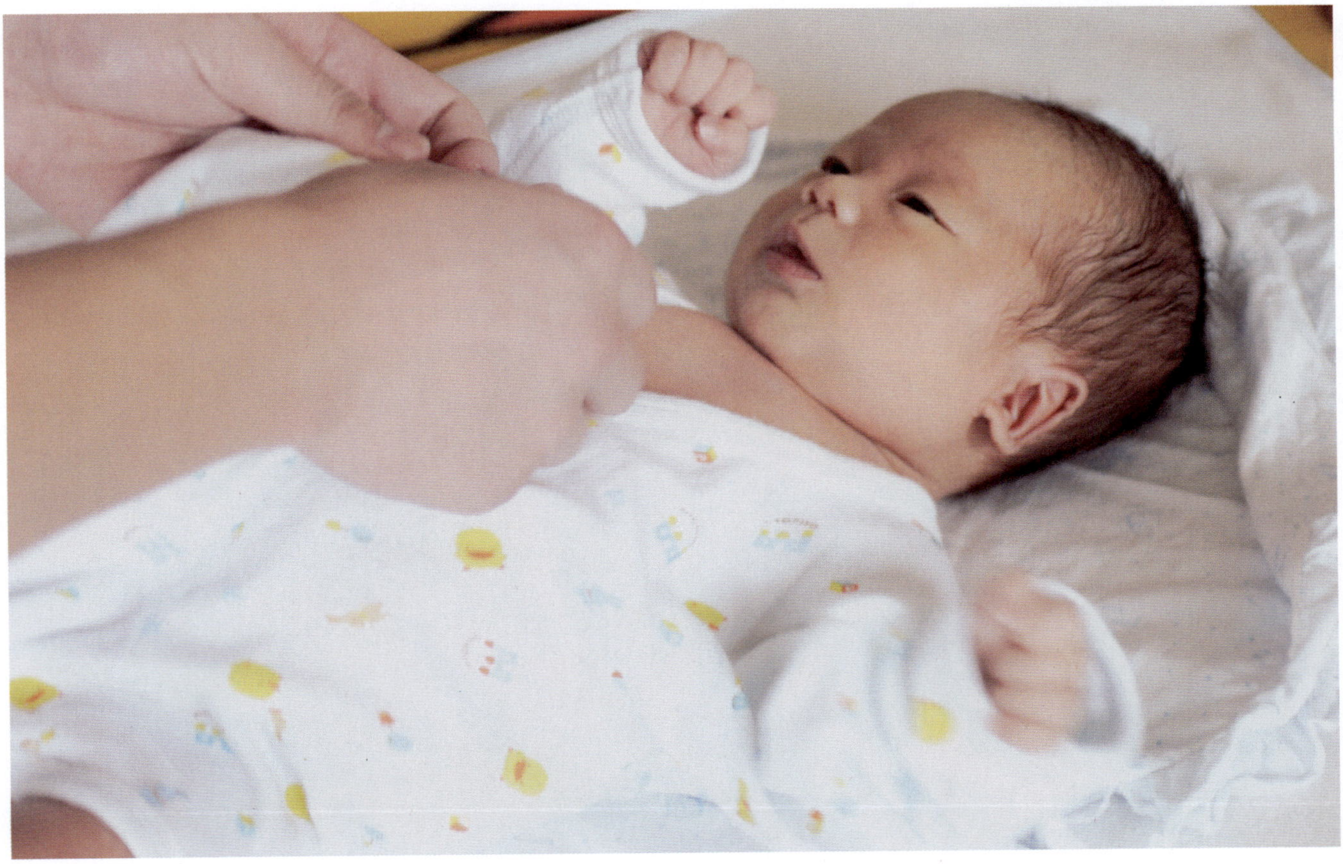

自然分娩后如何护理

新妈妈继续在产房观察两小时

胎儿娩出后，助产士要给新生儿处理脐带、测量身长及头的各径线、称体重、在新生儿病历上打母亲拇指印和新生儿足印。分娩后，新妈妈要在产房内观察两小时，观察其是否会出血。每半小时按压子宫1次，以促进子宫收缩和观察出血情况。并且让宝宝与母亲皮肤接触半小时以上，吸吮乳头。然后新妈妈才出产房，回病房休养。

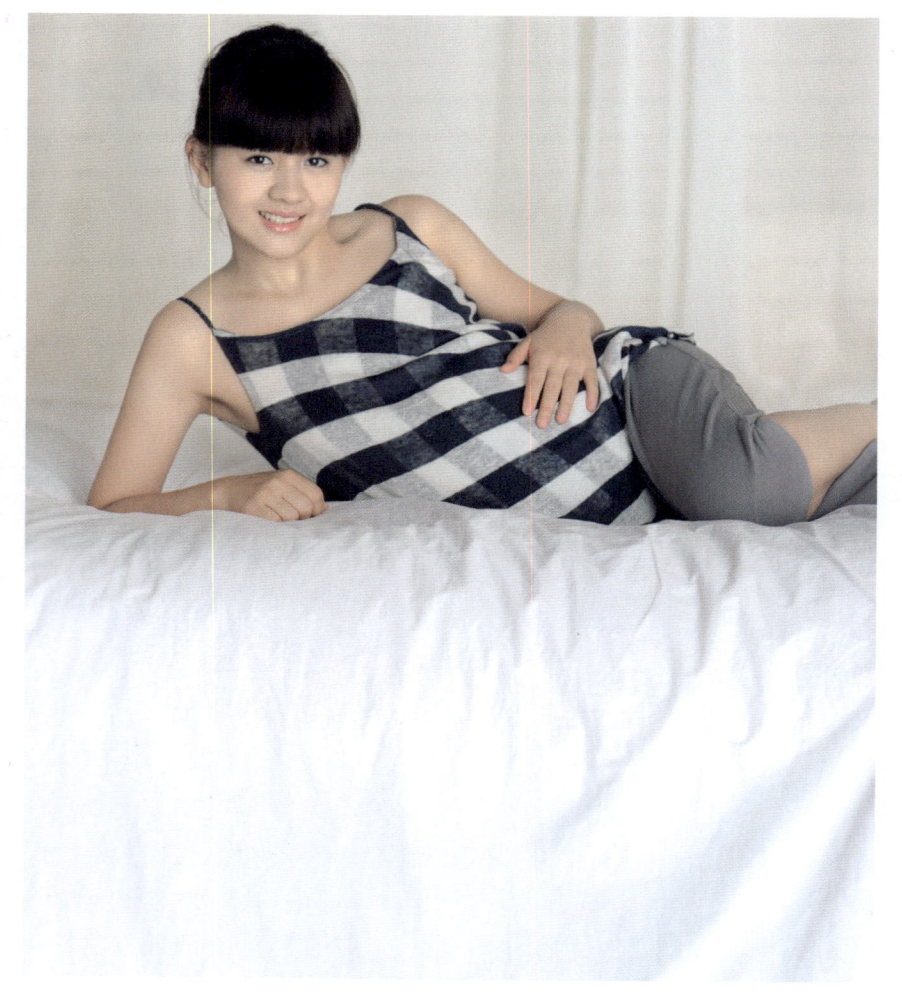

新妈妈还需要做什么

当胎儿娩出后，新妈妈可略休息3～5分钟，再轻微用力，使胎盘、脐带等全部娩出。分娩后仍需要在产房观察，并注意以下几点。

首先，要调整好自己的心态。有些新妈妈看到自己的宝宝会心花怒放，情绪高涨；还有一些新妈妈因宝宝性别或宝宝有不好的情况情绪低落，甚至沮丧，这都会影响子宫收缩，引起产后出血。

其次，要好好休息。分娩是体力消耗较大的过程，孕妇会感到疲倦，会不知不觉地睡意袭来，这时要抓紧时间休息，可闭目养神或打个盹儿，但不要熟睡，因为你还要照顾宝宝，要给宝宝喂第一次奶。

再次，要进行母乳喂养。宝宝出生后半小时内就要给宝宝喂第一次母乳，同时跟宝宝进行皮肤接触。这有利于刺激乳腺分泌，对母亲子宫的恢复也很有好处。

第四，注意观察出血情况。分娩后两小时内在分娩室观察，此期间最易出血，所以特别要注意，分娩后2～24小时在病房观察，仍有出血可能，你可自己按摩子宫，能减少出血。分娩当天会阴部的伤口和子宫收缩会引起疼痛，可采取仰卧位休息。

第五，注意饮食。分娩过后会感到饥肠辘辘，可吃些不刺激又容易消化的食物。如红糖小米粥、红枣大米粥、鸡汤面条、鲫鱼汤面条、煮鸡蛋等。吃过食物后，可美美地睡上一觉。

第六，要及时大小便。顺产的孕妇，分娩后4小时就要排尿，产后6小时要再次排尿，24～48小时后排大便。

第七，尽早下床活动。产后就要在床上活动，如翻身、抬腿、收腹、提肛等，顺产后8～12小时即可下床活动。

总之，上述是一个正常分娩的完整过程，但其在实际中仅占少部分。因为孕妇中有约60%有高危因素，40%有正常头位，其中还有1/3的人存在头位不正，所以分娩中异常产程较多见。同时，以目前的医学水平，产程中不可预料的变化太多、太快，且难以解释，例如对胎儿是否有宫内缺氧情况，目前还没有很好的手段诊断，有时只能通过观察来诊断；又

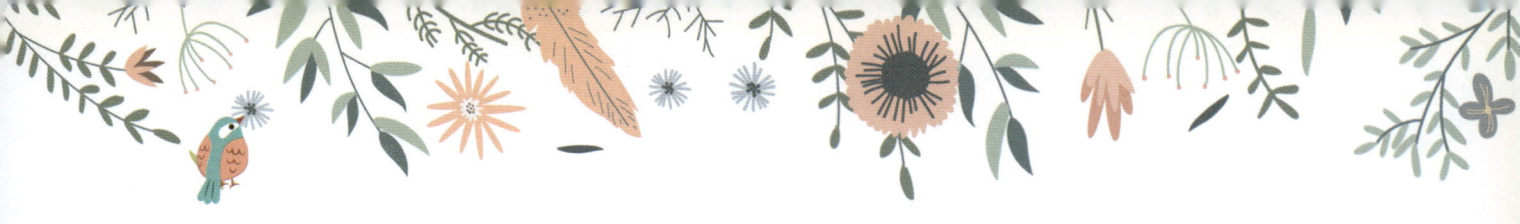

如头位不正在产程中是可变的，医生只能尽可能帮助其转变为顺产，因此，多与医生沟通，随时了解产程进展十分重要。

产后妈妈的护理

虽然分娩后住院期间有专业的医师、护理人员提供舒适而安全的照顾，但是如果妈妈们能够了解自己的生理状况，掌握一些自我照顾或配合医护人员的小技巧，就可以省去许多医疗人力，同时也能让产后调理的效果更好。

分娩的过程几乎耗尽身体所有的能量，加上随之而来的生理改变，使得疲劳而虚脱的妈妈需要更细心的调养才能恢复元气。

由于产后的调养是从分娩后的那一刻开始，因此，住院期间的生理照顾便显得格外重要。产后的生理变化有很多，在自然分娩方面，需要特别关注的情况有恶露、排便、感染、乳房胀痛、产后痛与下床眩晕等。

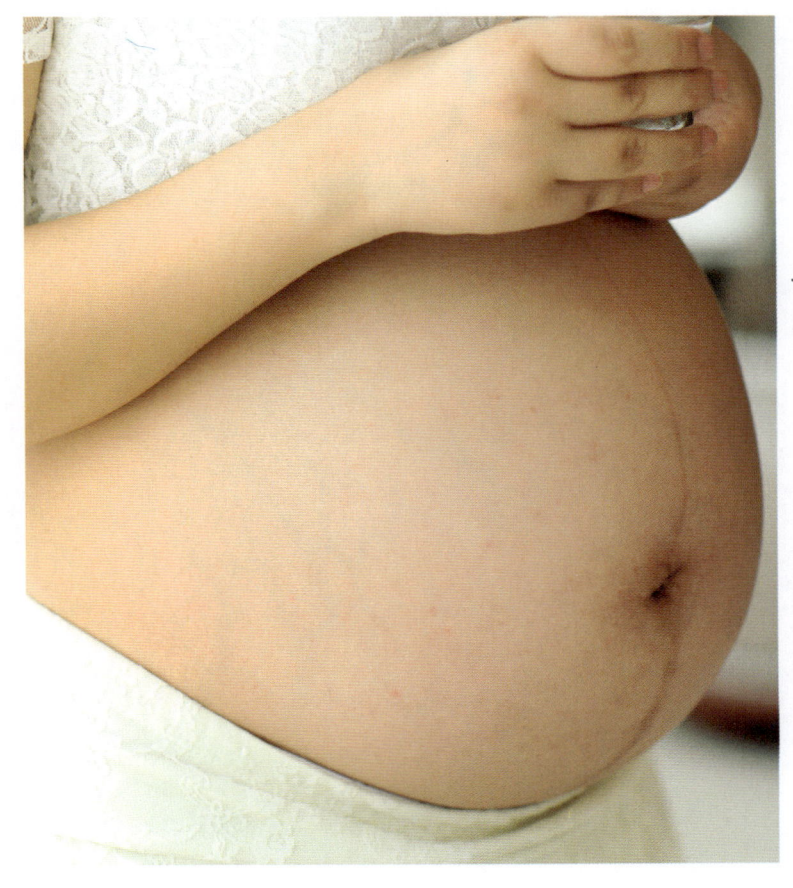

● 家人护理的要点

01	环形方向按摩腹部子宫位置，让恶露能够顺利排出
02	大、小便后用温水冲洗会阴，擦拭时务必记住由前往后擦拭或直接按压拭干，勿来回擦拭
03	冲洗时水流不可太强或过于用力冲洗，建议采用卫生护垫，不宜用棉球，刚开始约1小时更换一次，之后2～3小时更换即可。更换卫生护垫时，由前往后拿掉，以防细菌污染阴道
04	手不要直接碰触会阴部位，以免感染

产后恶露

它是胎盘的内膜组织，属于产后正常的现象，持续4～6周。因时间的不同，恶露的量和成分也会改变，医护人员往往会观察恶露的性质、气味、量及持续时间。

若量多或恶露持续时间长且为脓性、有臭味，就表明子宫腔内受到感染；如果伴有大量出血，子宫大而软，则显示子宫可能恢复不良。

此外，恶露量也会因用力过猛或是服用大量的生化汤，造成大出血所致。如果孕妇有恶露量太多（半个小时浸湿两片卫生巾）、血块太大或流血不止等症状，就必须告诉医护人员，以免发生危险。

产后排尿

正常情况下，孕妇在分娩后2～4小时会排尿。另外，由于利尿作用，在产后12～24小时排尿量会大为增加。如果产后4小时仍没有排尿，就必须请医护人员协助解决，因为尿液滞留会增加

尿道感染的机会，且胀满的膀胱也可能使子宫移位，影响子宫收缩，甚至造成子宫出血。产后排尿不顺的原因主要有两种：一是因为膀胱和尿道因分娩而受伤、水肿，孕妇无法感觉到膀胱已满；另一个原因则是会阴部的伤口疼痛及腹内压减少，造成小便困难或有解不干净的感觉。

● 家人护理的要点

- **01** 为了刺激排尿以及避免使用导尿管，让新妈妈每15～20分钟收缩和放松骨盆肌肉5次
- **02** 下床排尿前，要先吃点东西才能恢复体力，以免晕倒在厕所
- **03** 上完厕所站起来的时候动作要慢，不要突然站起来
- **04** 如果使用导尿管，会阴垫要经常更换，3～4小时更换一次，同时清洗会阴部
- **05** 多喝水

产后排便

新妈妈应该在产后2～3天内排便，但是由于黄体素影响肠肌松弛，或是腹内压力减小，很多新妈妈产后第一次排便的时间往往会延后，尤其是因为准备分娩而没有正常饮食时，更容易造成排便不顺。

● 家人护理的要点

- **01** 为了避免排便时用力过度，应多喝水、多吃新鲜水果，有条件的话，吃全麦或糙米食品
- **02** 常下床行走可帮助肠胃蠕动，促进排便
- **03** 避免忍便，或延迟排便的时间，以免导致便秘
- **04** 避免咖啡、茶、辣椒、酒等刺激性食物
- **05** 避免油腻的食物
- **06** 如果有便秘情况，可根据医生指导使用口服泻药或软便药
- **07** 排便之后，用清水由前往后清洗干净

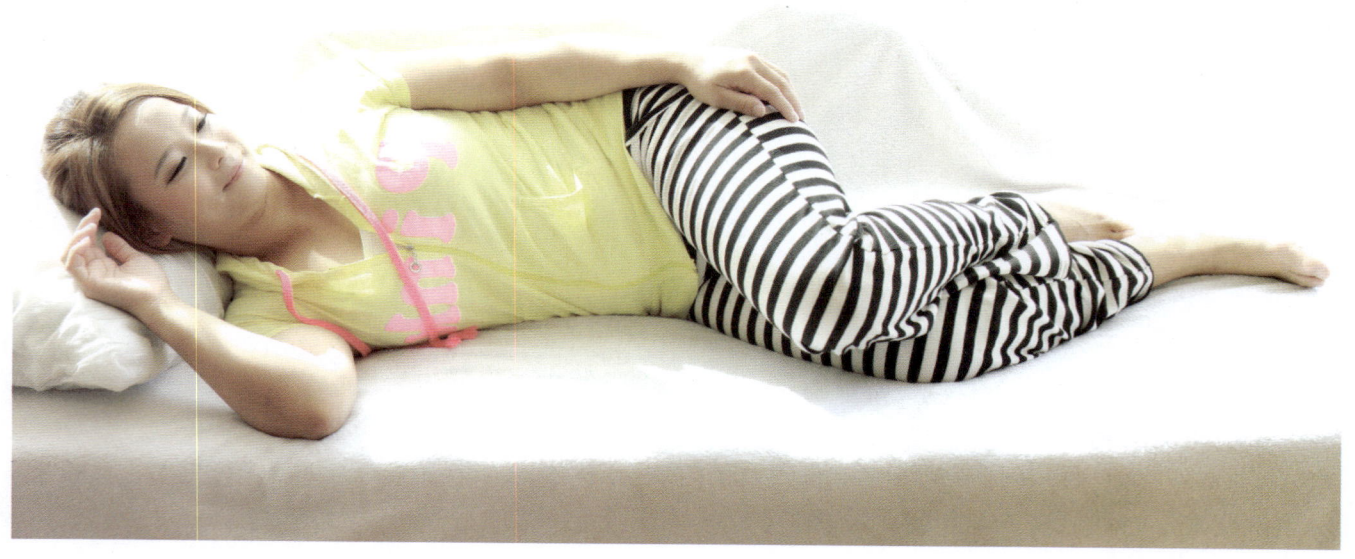

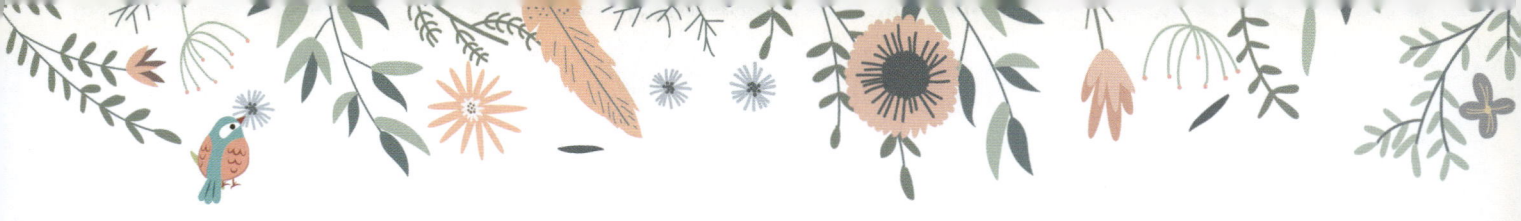

产后感染

产后感染的原因除了母体产前贫血，主要还是因为在分娩过程中，产道、会阴伤口受到感染以及失血所导致，也有可能因为泌尿道或乳腺发炎等造成发热感染。如果是会阴、阴道感染，患者除了发热之外，患初有红肿、热痛，会阴缝合处可能出现脓性分泌物。如果是子宫内膜炎，患者除了会有子宫压痛感外，还会持续出现血性恶露和分泌物。如果是盆腔蜂窝组织炎，病人除了在下腹与阴道处有压痛外，阴道内侧会有肿块，子宫会因附近的韧带、组织发炎而肿胀；孕妇若有乳腺炎，会产生乳房胀痛、发热的情况。

如果孕妇感染泌尿道炎、肾盂肾炎，常会因为伤口疼痛而不敢小便而引起小便疼痛、频尿、血尿等不适。

● **家人护理的要点**

01	注意伤口清洁，清洗会阴部时，可以在水中加碘
02	常下床行走可帮助肠胃蠕动，促进排便
03	产后24小时即可用热水坐浴，帮助血液循环。方法是准备一个澡盆，放半盆水，坐泡在水中，每天3～4次，一次10～15分钟，泡至伤口愈合为止。浸泡前后要先清洗会阴
04	如果有感染的情况，要以淋浴的方式洗澡
05	有尿意就立刻排出，以免憋尿加重感染

乳房胀痛

从怀孕5～6个月开始，孕妇的乳腺细胞已完成增生，许多孕妇的乳头上开始出现乳痂，那是乳汁溢出残留在乳头上的结果。孕妇会在产后第三天左右开始分泌乳汁，乳房在分泌乳汁之前，会比较肿胀饱满而有沉重下垂的感觉，如果宝宝吸吮乳头或对乳房稍加挤压，乳汁即会流出。如果一开始就哺喂母乳，很少会有乳胀。

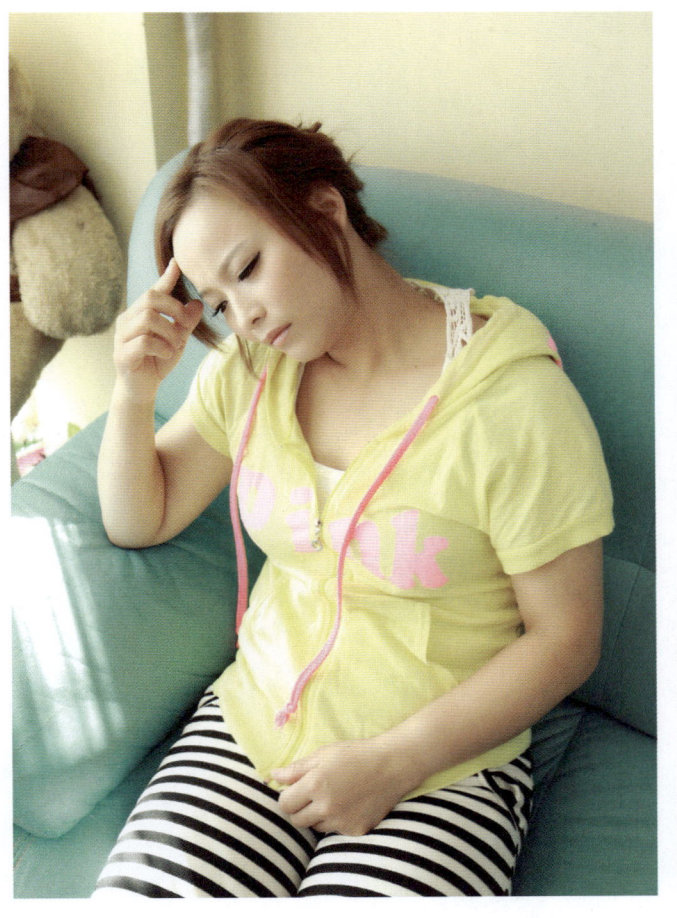

● **家人护理的要点**

01	如果乳胀严重，乳头变硬，每次喂奶前应先热敷、按摩乳头，挤出一些奶水，使乳晕周围变软，方便宝宝吸吮
02	宝宝如果吃奶情况不理想，很可能是因为妈妈哺喂的姿势不当，应该让他含住整个乳晕，而不是只含乳头的部分
03	如果哺喂母乳后，仍感觉乳房胀痛，非常不适，可以使用吸奶器挤出过多的乳汁，防止乳房过度肿胀
04	在两餐喂奶间隔时间，可以通过冷敷或冰敷来减轻疼痛
05	如果无法直接哺喂宝宝，应该将奶水挤出，维持泌乳功能

06 如果发现有乳头破皮或起水疱,可在伤口涂抹乳汁,保持干燥并调整喂乳姿势,以免再受伤;如破皮严重,可停喂1~2两餐,但要挤出乳汁

07 如果宝宝吃的较频繁且又暂时不在妈妈身边,挤奶的次数就要更多,才不会乳胀,挤奶的间隔时间最好不要超过4小时

08 要退奶的妈妈应少吃鱼、汤汁,减少水分摄取,并可穿紧一点的胸罩,以免乳胀

09 若不能母乳喂养,可以用冰敷乳房,并服用医师嘱咐的止痛药,或服用韭菜、麦芽水,不可再按摩、刺激乳房泌乳

产后痛

分娩后第一天子宫维持在脐部高度,然后每天下降一横指,10~14天后子宫会恢复到骨盆腔内的位置,4~6周后子宫会恢复到正常体积。

产后腹部像抽筋般的疼痛(尤其是喂哺宝宝母乳的时候),这是"产后痛",主要是因为子宫收缩,使子宫能正常下降至骨盆腔内所引起的。

经产妇比初产妇更容易有产后痛,子宫被过度膨胀,如羊水过多、多胞胎等也会加重产后痛。

喂哺母乳者因宝宝吸吮会使体内释出缩宫素,刺激子宫收缩就会加重产后痛,不过4~7天后这种疼痛会自然消失。

● **家人护理的要点**

01 目前孕妇住院期间所开的药物,大多已包括子宫收缩剂在内,因此,不宜同时服用生化汤,免得子宫收缩过强造成产后痛

02 采用侧睡,避免长时间站立或久坐,以减少腹部的疼痛,坐时臀部垫个坐垫也有帮助

03 如果是自然分娩,可以在肚脐下方触摸到一个硬块,这是子宫的位置,最好在产后前10天,用手掌稍微施力做环形按摩,并用俯卧姿势来减轻疼痛

04 若是仍然感觉疼痛不舒服,影响到休息及睡眠,应通知医护人员,必要时可以用温和的镇静药止痛

下床眩晕

刚分娩后应该尽量卧床休息,除了极少数初产妇,可能会因为产道严重裂伤而必须卧床24小时外,自然分娩的妈妈在产后即可下床活动,但一定要注意安全。

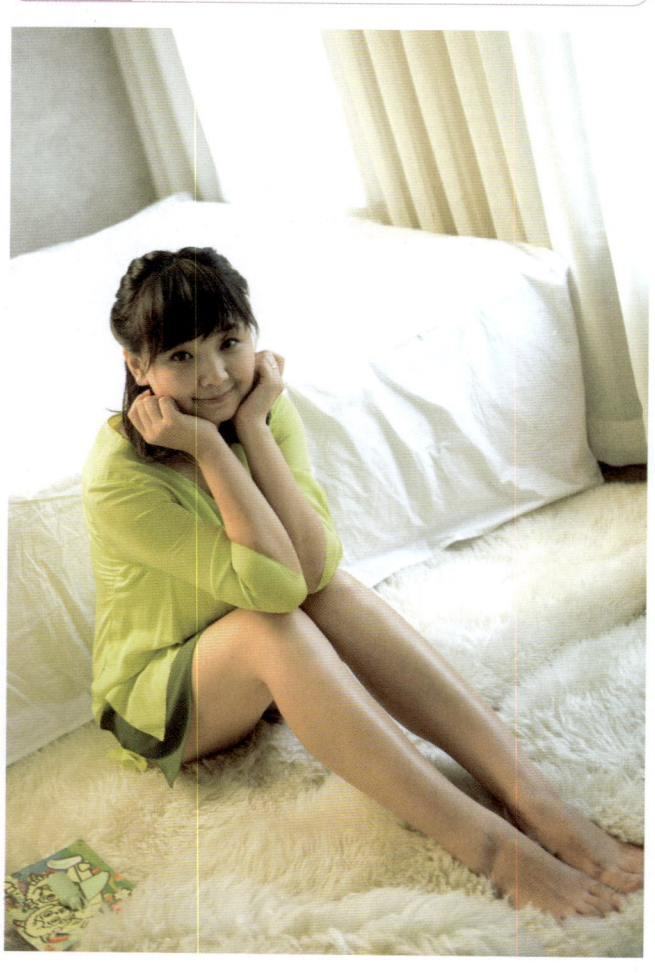

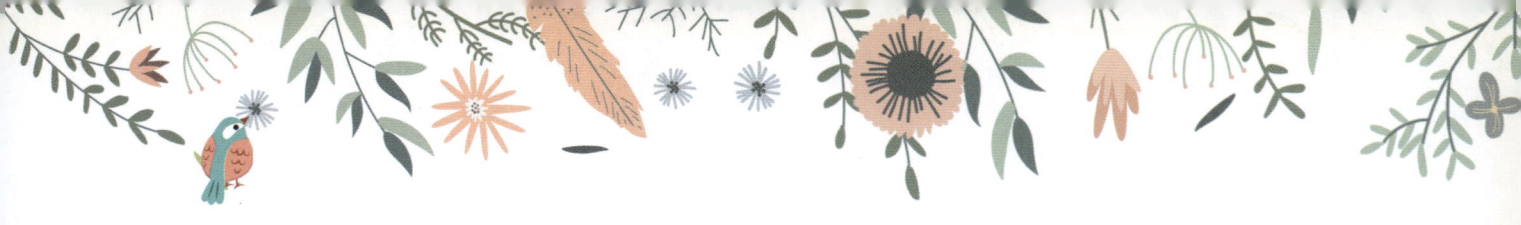

● 家人护理的要点

01 为安全起见，新妈妈第一次下床，应由家属或护理人员陪伴协助，下床前先在床头坐5分钟，确定没有不舒服再起身

02 下床排便前，要先吃点东西恢复体力，以免晕倒在厕所

03 上厕所的时间如果较久，站起来动作要慢，不要突然站起来

04 如果新妈妈有头晕现象，要让她立刻坐下来，把头向前放低，在原地休息

05 给新妈妈喝点儿热水，观察她的脸色，等到血色恢复了，再回到床上

06 厕所内有紧急呼唤灯或摁铃，如果有异常情况要立刻通知医护人员

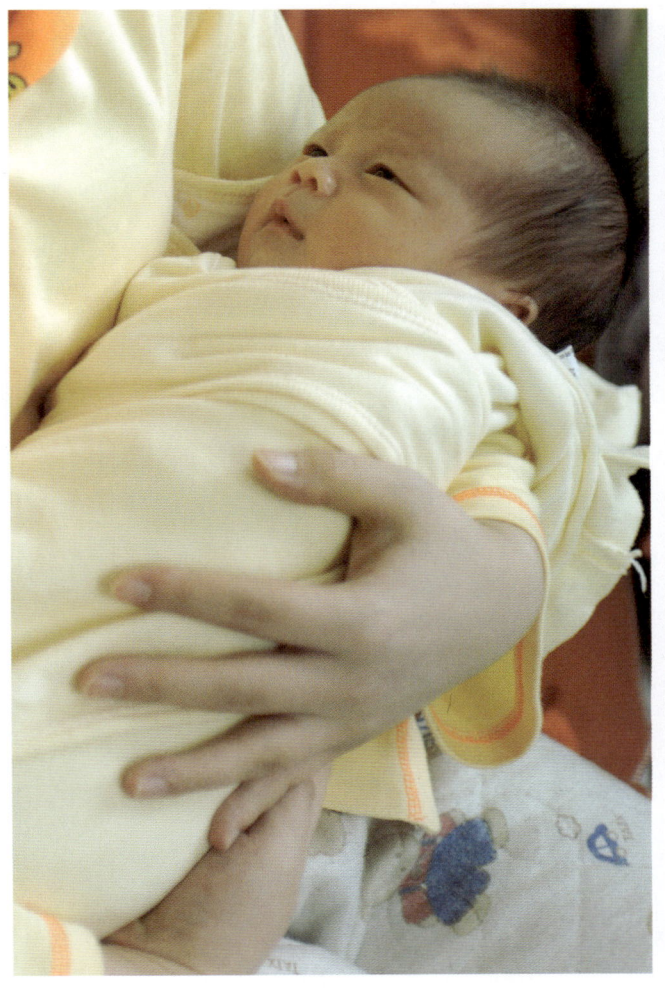

产后腰痛

妊娠期间，胎儿的发育使子宫增大，同时腹部也变大，重量增加，变大的腹部向前突起，为适应这种生理改变，身体的重心就必然发生改变，腰背部的负重加大，所以孕妇的腰背部和腿部常常感到酸痛。

到了分娩的时候，现在产妇分娩多采用仰卧截石位，新妈妈在产床上时间较长，且不能自由活动，分娩时要消耗掉许多的体力和热量，致使腰部和腿部酸痛加剧。

在产褥期和坐月子期间，有的新妈妈不注意科学的休养方法，活动锻炼不得法；有的新妈妈过早地参与劳动；还有的新妈妈产后睡弹簧床，这样也不利于腰腿部的恢复。这些情况都可以引起新妈妈在产后感到腰腿部疼痛。

该病的预防措施主要是注意休息和增加营养，不要过早长久站立和端坐，更不要负重。

避风寒，慎起居，每天坚持做产后操，能有效地预防产后腰痛。

产后腹痛

以新妈妈分娩后下腹部疼痛为主要症状的产科常见病症。又称儿枕痛。

多因产时失血过多或受寒，或产后触犯生冷、寒凝血瘀而致。治疗以调理气血为主。

产后腹痛的最早记载见于汉代《金匮要略》，分别用当归生姜羊肉治血虚内寒，用枳实芍药散治气血淤滞之产后腹痛等。

宋代《妇人良方大全》指出，本病可因外感内伤，并称产后瘀血阻腹痛为儿枕痛。

产后腹痛可因血虚体质，或产时失血过多，冲任空虚，胞脉失养，或气血虚弱，运血无力，血流不畅，迟滞而痛；亦可因产后起居不慎，寒邪乘虚而入，或饮食生冷，血为寒凝，或产后情怀不畅，肝气郁结气滞血瘀，或产后恶露排泄不畅而致。

娩出宝宝的护理

刚出生的宝宝，在鼻子和口中会残留羊水。

娩出胎儿，吸出羊水

出生以后，婴儿将会用肺呼吸，所以，要用导管将婴儿鼻腔和咽喉部的羊水、血液及黏液等吸干净。

沐浴

婴儿的身体被一层类似奶油的"胎脂"包着，在擦拭的时候可能会伤到身体，因此不要盲目擦拭。刚刚出生后，不要马上给婴儿进行沐浴，只需把身体上残留的血液等污物轻轻地清除即可。

剪断脐带

胎儿产出后，要将连接在妈妈和胎儿之间的脐带剪断。在怀孕的过程中，妈妈通过脐带，把血液中丰富的氧气和营养物质从胎盘传送给胎儿。因此在其间分布着粗的血管。切断的时候，在靠近胎儿的一侧要留出适当的长度，之后用剪子剪断。

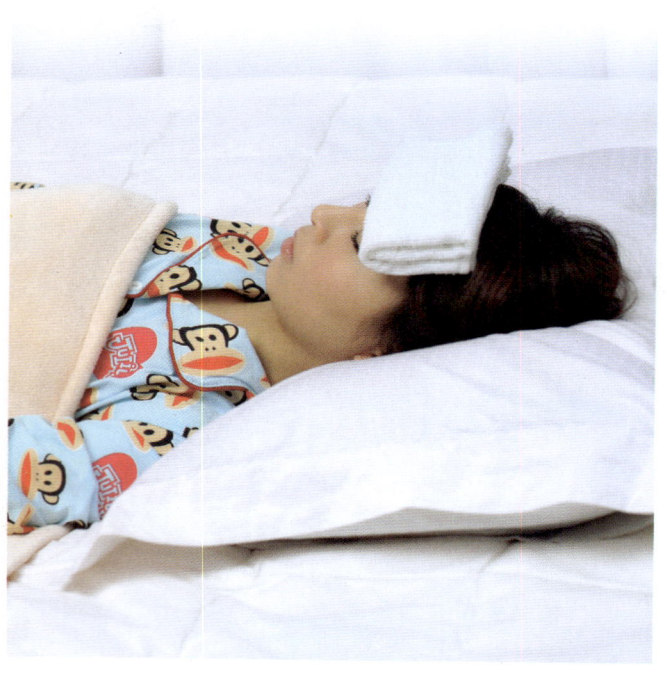

因为在脐带中没有神经分布，所以无论是妈妈还是胎儿，都不会感觉到疼痛。脐带一剪断，从妈妈胎盘流向胎儿的血流也就终止了。

不久后，妈妈会感到轻微的阵痛（子宫的收缩），那是因为胎盘的脱出造成的。脱出的胎盘叫做胎衣。

刚分娩过的妈妈

首先要和婴儿面对面。根据产院的要求，一边将出生的婴儿放到妈妈的胸上和妈妈面对面，同时也要掌握哺乳的时间。如果可能，要在30分钟之内让婴儿吮吸乳头，进行哺乳。

由于大部分的孕妇在产后会出大量的汗水，因此首先要将汗水擦拭干净，并且重新更换睡衣。紧接着进行血压、脉搏、呼吸频率，以及出血量的测定、会阴部缝合的处理。

另外，产后的子宫会收缩、恢复到原来状态，如果收缩不完全或者胎盘脱落后伤口不能很好地愈合，就会引起大出血。

为此，有必要使用促进子宫收缩的药剂以及用来冷却腹部的保冷剂等，促进子宫的收缩。

产后宫缩痛及会阴部的缝合

在胎儿被娩出之后，变大了的子宫要恢复到之前的大小，就开始了自然的收缩动作。这被称为"后续阵痛"，这个动作也引起了胎盘的外露。这种后续阵痛存在着个体的差异，既有人感觉"跟分娩时的疼痛相比这根本不算什么"，也会有人说"真是出乎意料的疼痛！没想到产后还会有这么剧烈的疼痛"。无论怎么样，后续阵痛在大多数的产妇中都有体现。

对于会阴切开的产妇以及分娩时会阴撕裂的产妇，伤口需要进行缝合。虽然进行了麻醉处理，但还是有人会感觉到丝丝的疼痛。

会阴部切开或者会阴裂开，要进行局部麻醉的伤口缝合。缝合以后，伤口会快速恢复。

在会阴切开的情况下，由于伤口是直线的，能够缝合得很漂亮；而撑裂的情况下，伤口参差不齐，所以需要更加细致地缝合。

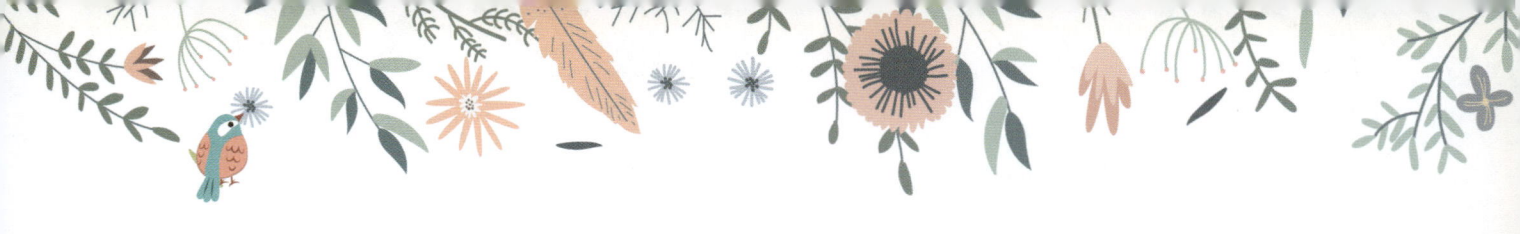

剖宫产全过程

剖宫产

经腹部切开子宫，将胎儿取出来的分娩方式，称为剖宫产。近年来剖宫产率一直居高不下。其实，剖宫产只是处理难产的主要手段，并非是最理想的分娩方式。

剖宫产的优势

现在的剖宫产技术越来越先进，刀口越来越小，并发症也越来越少，所以，当孕妇、胎儿甚至是产力等出现异常，不宜进行自然分娩时，剖宫产不失为一种很好的选择。当出现以下情况时，为了妈妈和宝宝的健康，就需要进行剖宫产手术。

分娩前的原因：

胎儿过大造成头盆不称，产妇的骨盆无法容纳胎头。

胎儿受到拮抗体的影响。

超过预产期2周仍未分娩。

胎位异常，如胎儿臀位、横位。

胎盘早剥或前置、脐带脱垂。

孕妇的健康状况不佳，如骨盆狭窄或畸形，分娩时可能出现危险情况；患有严重的妊娠高血压综合征等疾病，无法自然分娩；高龄产妇初产、有过多次流产史或不良产史及其他因素。

分娩时的原因：

胎儿的腿先娩出。

分娩过程中，胎儿出现缺氧，短时间内无法通过阴道顺利分娩。

分娩停滞：宫缩异常或停止，又无法用宫缩药物排出。

下降停滞：胎儿的头部或者臀部没有进入产道。

胎儿窘迫：临产时胎心音发生病态改变，或者血液化验显示过度酸化，胎儿严重缺氧，无法以自然方法进行快速分娩。

胎膜破裂延迟：已超过48小时，分娩仍未开始。

剖宫产的不足

剖宫产可以避免孕妇疼痛和劳累，但手术后的疼痛绝不亚于分娩时的疼痛，而且手术后的恢复比较缓慢，让准妈妈在分娩后的几天变成真正的病人，由此带来的精神损伤也需要一段时间来恢复。

此外，根据产妇的体质不同，剖宫产手术后，有可能出现后遗症。剖宫产对新生儿也不

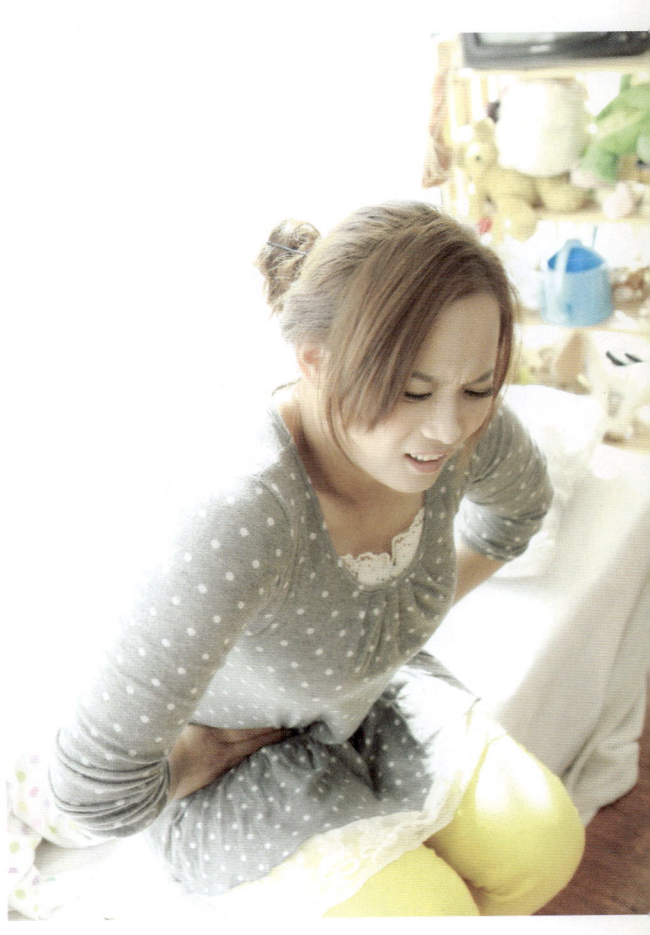

利。虽然手术分娩可以保护胎儿，但没经过一路"闯关"的历练，婴儿的生存能力也有所削弱。产道的压力和强烈的宫缩可将胎儿肺内和呼吸道中的羊水挤出来，而剖宫产的婴儿缺少这种自然压缩能力，出生后容易导致新生儿肺炎，可能会出现呼吸障碍。剖宫产的婴儿缺乏产道对感觉器官的挤压刺激，会出现感觉器官失调。如果部分麻醉剂进入婴儿的体内，这种疾患则更容易出现。

剖宫产手术的步骤

剖宫产是一种重要的助产手术。剖宫产就是剖开腹壁及子宫，取出胎儿。施术及时，不但可挽救母子生命，而且能使孕妇保持正常的产后体能和继续繁殖后代的能力。因此，剖宫产最大的优点是，在有风险的时候，能够帮助宝宝和妈妈都平安。

按照医生的说明签手术同意书

剖宫产的名称虽然已为大众熟知，但是在施术以前必须要接受医生的说明，它是在孕妇和胎儿有危险时才用，如果有疑虑和不放心的地方，务必要请教医生，之后在同意书上签字。根据医院的不同，签字者的人选也会不同，但是大多数签字者应该是本人或丈夫。

采血、做心电图、胸透

为了确保手术的安全性，进行剖宫产前要给孕妇进行全身性的检查。采血是检查孕妇是否贫血；检查肝功能是否正常；确定孕妇的血型；是否有其他血液疾病。

做心电图是为了检查孕妇是否患有妊娠合并心脏疾病，临床上这种病的患者并不少见。胸透的辐射对孕早期胎儿是有影响的，但是对孕晚期的胎儿基本没有影响，而且医生会用防辐射的罩子罩住孕妇的肚子。

术前麻醉

根据孕妇情况的不同，医生会对孕妇采取硬膜外麻醉，偶尔应用全身麻醉，麻醉由专门的麻醉医师来进行。

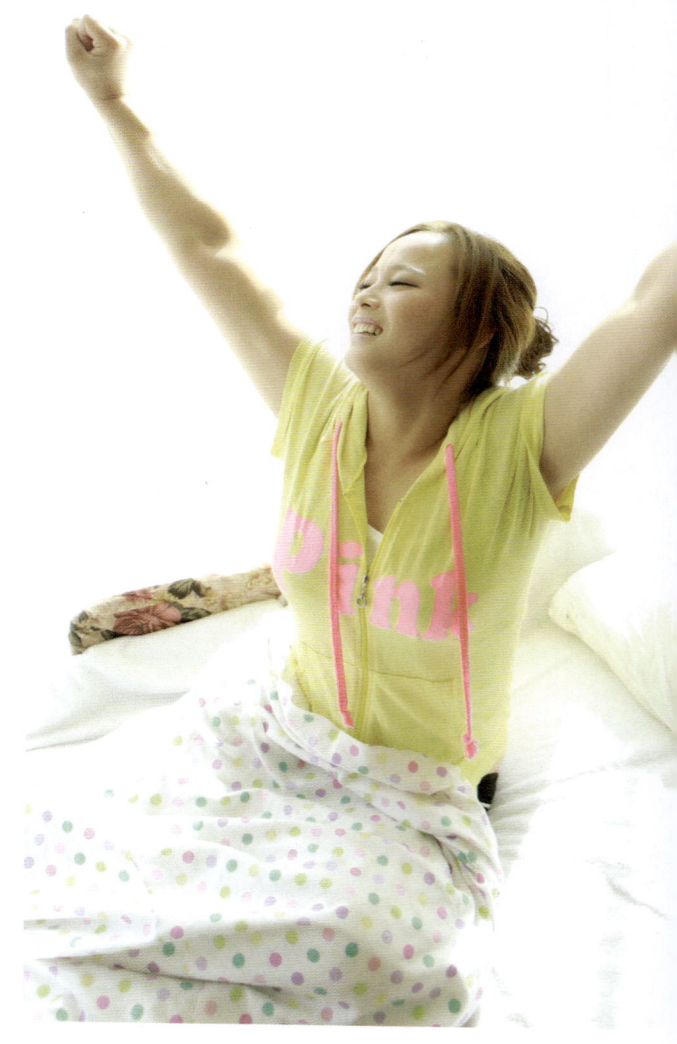

打点滴

打点滴是手术前必需的程序，这样可以避免血糖突然降低导致孕妇昏迷。

在尿道中插入导尿管

手术前的准备全部完毕后，孕妇会被送进手术室。在手术过程中不能去厕所，所以要插入导尿管导尿。

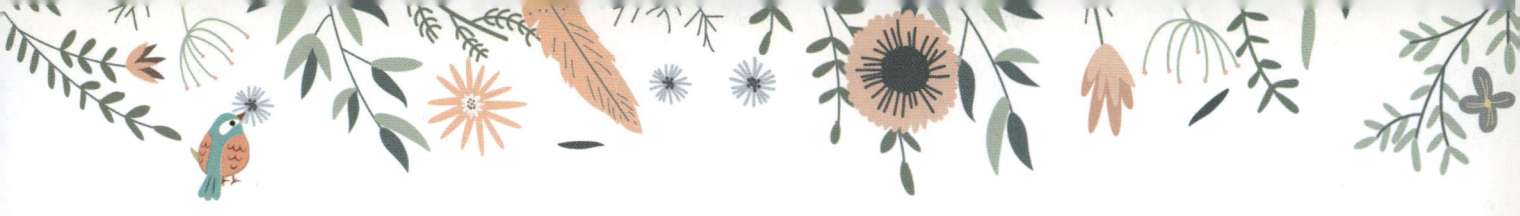

剖宫产手术的切开方式

横向切开

因为沿着皮肤细胞横向切开，日后伤口不会很明显，但是由于医生的视野变得狭窄，所以需要较高水平的技术。

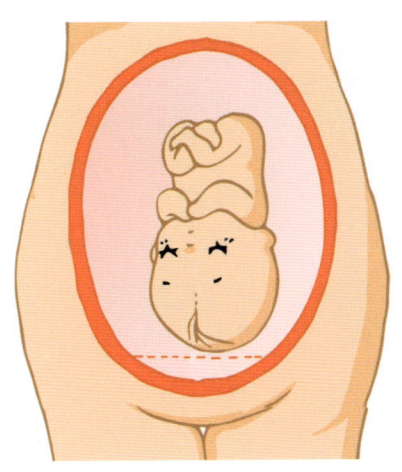

纵向切开

纵向的切开虽然日后的伤口会比较明显，但是因为医生的视野比较宽阔，所以在紧急剖宫产等争取时间的情况下较多地采用。

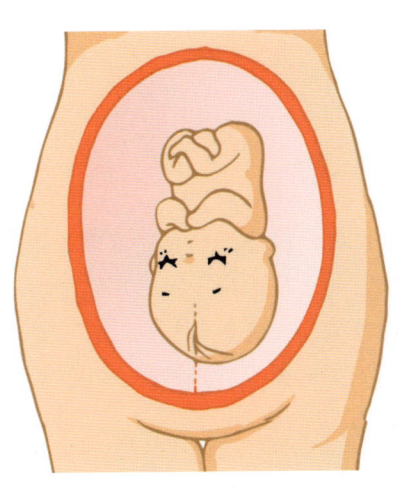

剖宫产方式的选择

在医院里，也有不是自己决定剖开方式的情况，可能因为母子的状况，只能选择纵向切开。之前采用剖宫产的孕妇，通常采用与以往切开方向相同的切开方法。

剖宫产前应及时联系医院

剖宫产前与医生沟通

当有什么不明白的地方一定要去问医生，即使是很小的事情也要消除自己的疑虑。

这样不但可以和医生沟通自己的情况，还可稳定自己的情绪，安心接受手术。

硬膜外麻醉时，应及时与医生沟通

如果产妇身体状况一切正常，只需要接受局部麻醉就可以了。局部麻醉分为基准麻醉和硬膜外麻醉。接受麻醉的时候让自己的身体侧卧蜷腿，医生会在你的腰部注射麻醉药。但是产妇这个时候的意识还是很清醒的，完全明白自己将要进行剖宫产，而且剖宫产的过程中，产妇的听觉、味觉都没有失去。麻醉后产妇的心情可能会受到影响，所以不要把话都憋在心里，要及时和医生护士们沟通。

阵痛时应马上联系医院

临产期过后就要进入正常分娩期，阵痛是有间隔期的，其间会有周期性的间隔，接下来痛还是会延续的。一旦阵痛的间隔在10分钟或者15分钟时就要马上去医院，因为张力的间隔缩短了，分娩就要接近了，孕妇需要及时检查。如果阵痛发生间隔仅有5～7分钟，这时就要立刻把孕妇送往医院，因为孕妇马上要分娩了。

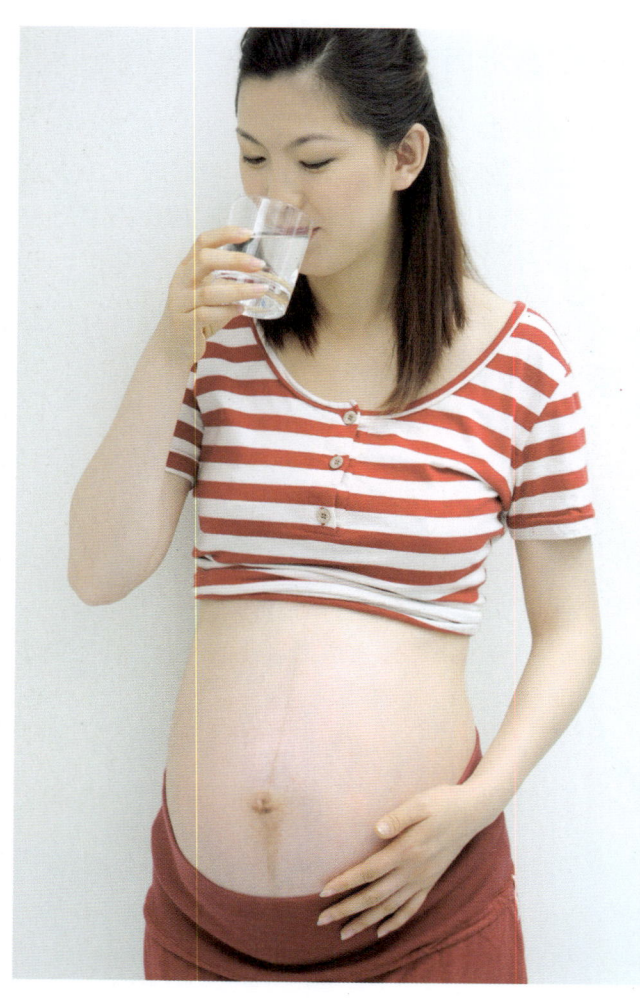

预定剖宫产的情况

01 多胞胎、胎儿过大或是胎儿的胎位不正，不能顺产的情况

02 头盆不称。胎儿头的直径大于孕妇骨盆内侧的直径（骨产道），这个现象叫作"头盆不称"。这个时候胎儿不能顺产，必须进行剖宫产。在怀孕37～38周的时候，可以用超声波检查判断胎儿头的大小和孕妇骨盆内侧的直径，如果怀疑胎儿头和骨盆不适合，还可以借助X射线检查分娩前的状态

03 胎盘前置：即胎盘覆盖了子宫口，或者胎盘附着在子宫口的情况

04 母子的健康状况都欠佳的情况

05 上次分娩也是剖宫产的情况

剖宫产时可能出现的情况

正常的胎儿方向

最初胎儿的下巴向胸前收，头横躺在骨盆里。为了迎合骨盆的方向，头的方向会改变，骨盆一打开，胎儿只需扭转头的方向就能出来。

旋转异常

胎儿不能旋转降生的状态。分娩开始的时候，在狭小的产道里，胎儿下巴向里收，在胎盘里蜷成圆形，自己能很好地调整、改变头的方向，进行旋转。

可是由于某种原因胎儿不能进行回旋，就叫作"回旋异常"。

孕妇这个时候就要学猫等动物的爬行姿势，让胎儿进行方向修正，让其产出。分娩时间过长或者是分娩无法进行的状态叫作"滞产"，应该进行剖宫产。

何时须进行剖宫产

有可能会发生没有预料到的事情，一旦发生这样的情况，就需要考虑进行剖宫产。

必须进行剖宫产的情况

很多人都想顺产，但由于各种没有料想到的原因，必须进行剖宫产。剖宫产和正常的外科手术差不多，要进行局部麻醉，分娩过程中产妇有意识，能听到宝宝的哭声，看到宝宝的样子。手术的时间为30～60分钟。

另一方面，有时需要进行"紧急剖宫产"。在阵痛中或者进入分娩以后，如果出现必须产出胎儿的情况，而不能进行顺产，这时就只能进行剖宫产。遇到这个情况产妇会很焦急，为了确保胎儿的安全而进行手术，此时必须听医生的指导，冷静处理。

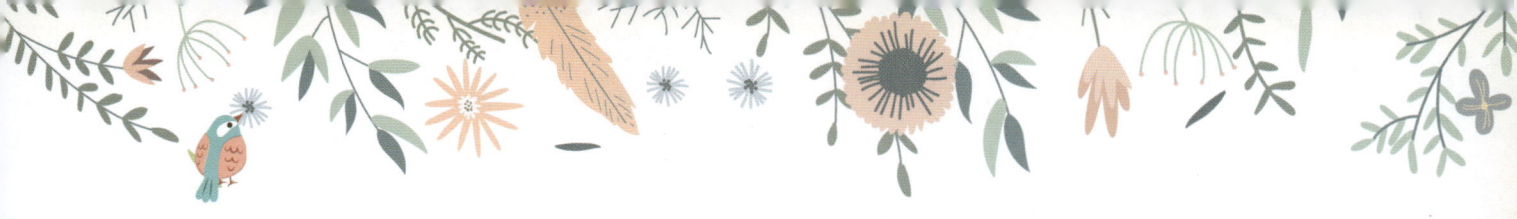

胎位不正

在骨盆中胎儿不能自行改变头的方向。

胎儿宫内窘迫

由一些原因引起胎儿的心跳急剧降低。例如：长时间反复收缩子宫使胎儿的体力下降，脐带被压迫导致胎儿缺少氧气和营养，各种原因导致的胎儿"假死"、心跳降低等，这时应尽早让胎儿出生。

产钳分娩

产钳是一种金属制的由两个压片组成的像夹子一样的器具，长20～30厘米，重1千克。用产钳夹着胎儿头部的两侧，掌握好宝宝头部出来的时机，就可以把宝宝取出来了，现在常常与吸引分娩合用。

胎头吸引术

用胎头吸引器将胎儿吸出的方法叫作"胎头吸引术"。胎头吸引术是头位分娩时的阴道助产技术之一，是根据负压吸引的原理，通过正常的牵引协助胎儿娩出的手术，它有替代产钳牵引和回转胎头的作用。

顺产如果花费了太长时间，可以施行紧急剖宫产。

剖宫产手术后的调养

由于剖宫产手术伤口大，创面广，很容易产生术后并发症，所以，做好术后护理是孕妇顺利康复的关键。剖宫产后可以从以下几个方面进行护理：

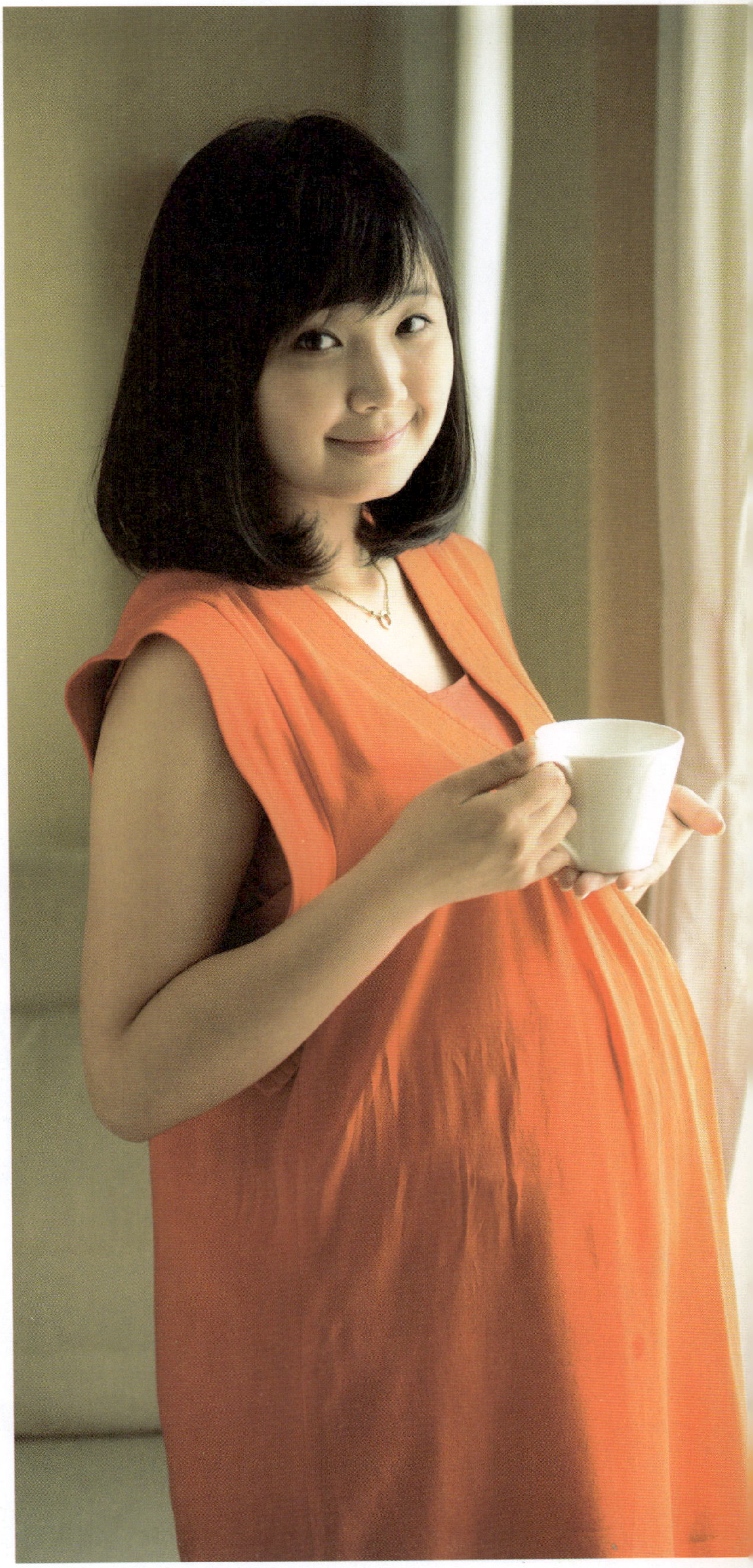

及时大小便

预防尿路感染、便秘等。一般术后第二天静脉滴注结束，会拔除留置导尿管，拔除后3~4小时应排尿，以达到自然冲洗尿路的目的。如果不习惯卧床小便，可下床去厕所。如果再解不出来，应请医生进行处置，直至能畅通排尿为止，否则易引起尿路感染。

剖宫产后，由于伤口疼痛，使腹部不敢用力，大小便不能顺利排泄，易造成尿潴留和便秘，若有痔疮，情况将会变得更加严重，故术后孕妇应按平时习惯，及时大小便。

尽早下床活动

孕晚期和产后比较容易出现下肢深静脉血栓，剖宫产的患者更容易发生。引起此病的危险因素包括肥胖、未早日下床活动、年龄较大、多胎经产妇等。

临床表现为下肢疼痛、压痛、水肿，心跳及呼吸会加速。

为预防血栓性静脉炎，剖宫产术后双脚恢复知觉后，就应该进行肢体活动，24小时后应该练习翻身、坐起，并下床慢慢活动。

当导尿管拔除后应多走动，这样不仅能促进胃肠蠕动，还可预防肠粘连及静脉血栓形成等。

下床活动前可用束腹带绑住腹部，这样就会减少走动时因为震动的关系碰到伤口而引起疼痛。

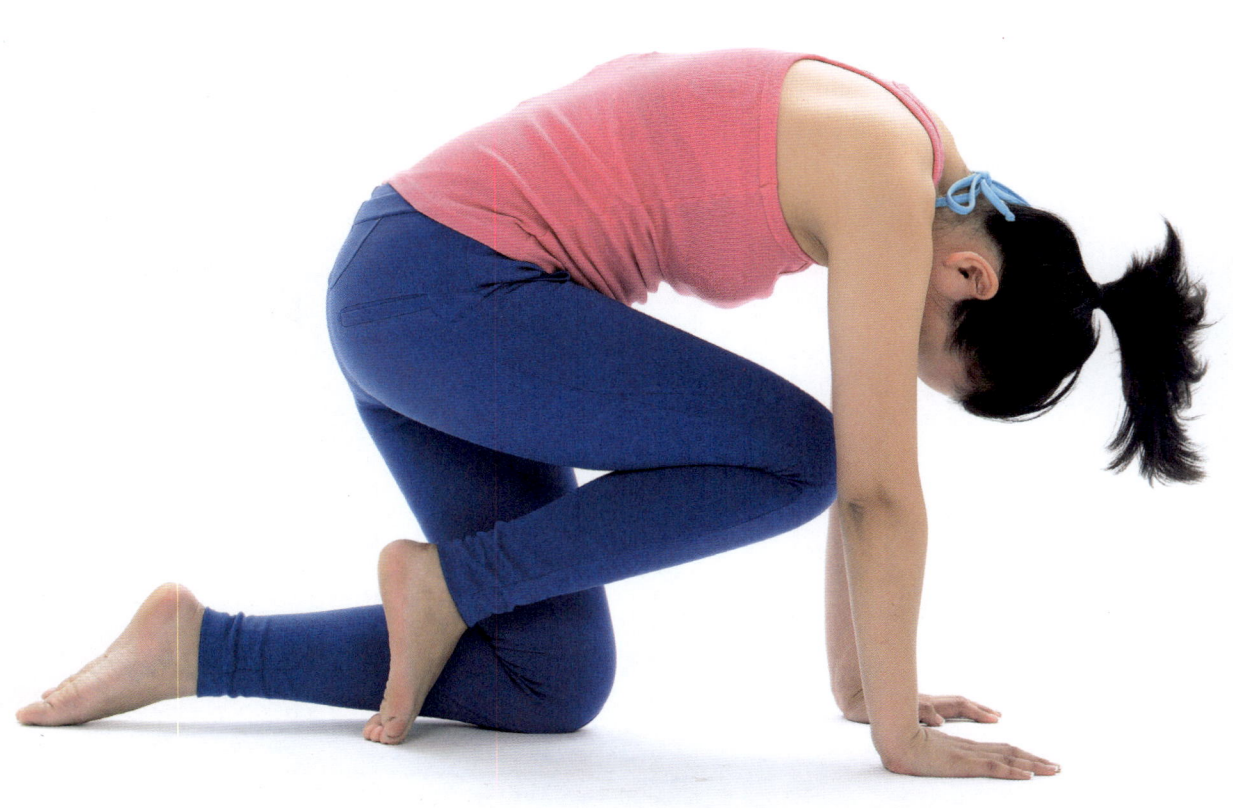

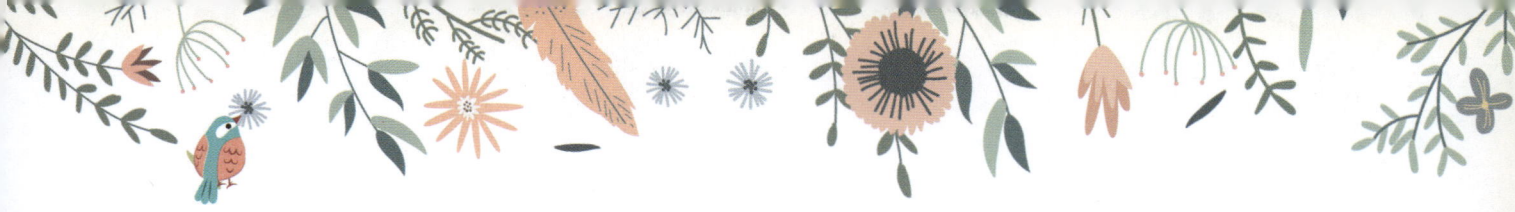

饮食保持清淡

剖宫产手术后6小时内因麻醉药效尚未消失，全身反应低下，为避免引起呛咳、呕吐等，应暂时禁食，若新妈妈确实口渴，可间隔一定时间饮少量温水。术后6小时，可进食流食，如熬得很浓的鸡、鸭、鱼、骨头汤等。进食之前可用少量温水润喉，每次大约50毫升，若有腹胀或呕吐的感觉，应多下床活动，或用薄荷油涂抹肚脐周围。第一餐以清淡简单为宜，例如稀饭、清汤，并要适量。若无任何肠胃不适，则可在下一餐恢复正常食量，哺喂母乳的妈妈可多食用鱼汤及多喝水。

术后尽量避免摄取容易产气的食物，其他则依个人喜好适量摄取。应避免油腻和刺激性的食物，多摄取高蛋白（如鱼、鸡肉）、维生素和矿物质，以帮助组织修复。此外，应多摄取纤维素，以促进肠道蠕动，预防便秘。

密切观察恶露

无论是顺产还是剖宫产，产后都应密切观察恶露。剖宫产时，子宫出血较多，应注意阴道出血量，如发现阴道大量出血或卫生巾2小时内就湿透，且超过月经量很多时，应及时通知医护人员。

正常情况下，恶露10天内会从暗红色变为淡黄色，分娩后两周变为白色，4～6周会停止，若超过4周还有暗红色的分泌物或产后两个月恶露量仍很多，应到医院检查。检查是否子宫复旧不佳，或子宫腔内残留有胎盘、胎膜，或合并有感染。

适当按摩子宫

分娩结束后，在脐下方可以摸到一团硬块，即为子宫。孕妇可适当地按摩子宫，增强子宫收缩，避免发生分娩后大出血。

生化汤也是帮助子宫收缩的汤剂，可于三餐之后服用。一般来说，子宫收缩会有稍微的疼痛，但都在可忍受范围内。

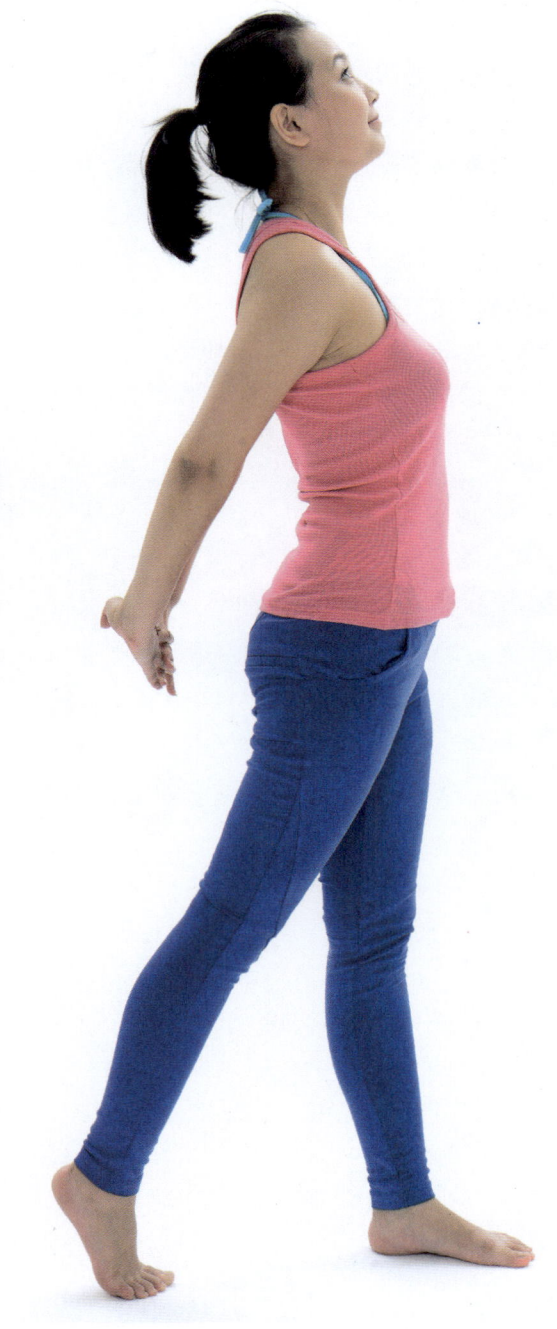

若出现子宫异常压痛且合并有发热症状时，可能是子宫内膜发炎，这是剖宫产后最常见的并发症。产程、手术时间过长、术前孕妇有贫血或术中出血较多，都容易引起感染，因此，要进行预防性抗生素治疗，减少术后感染。

可以进行擦浴

自然分娩的新妈妈可以马上洗澡,以淋浴为主。但剖宫产的新妈妈原则上不要淋浴,若伤口碰到水,要立即消毒,同时盖上消毒纱布。理论上选择擦浴较安全,至少等拆线后再淋浴。

保持伤口清洁

预防伤口感染,要特别注意腹部伤口的愈合及护理。腹部伤口分为两种,直切口与横切口。

产后第二天,伤口换敷料,检查有无渗血及红肿。一般情况下术后伤口要换两次,第七天拆线。

如为肥胖病人,或患有糖尿病、贫血及其他影响伤口愈合的疾病,要延迟拆线。术后若新妈妈体温高,而且伤口痛,要及时检查伤口,出现红肿可用95%的酒精纱布湿敷,每天两次。若敷后无好转,伤口红肿处有波动感,就确认有感染,要及时拆线引流。

如果新妈妈本身存在下列情况,则需特别注意伤口的状况:

01	产程或破水时间过长
02	手术时间过长、术中出血较多
03	产妇抵抗力差,如患有糖尿病或营养不良
04	剖宫产之前已有羊膜、绒毛膜炎
05	其他因素如腹水、贫血、长期使用类固醇或以前接受过放射治疗等

此外,产后月经恢复的时候要注意伤口是否疼痛,因为在伤口处易发生子宫内膜异位症,表现为经期时伤口处持续胀痛,甚至出现硬块。一旦出现此类症状,则应及早去医院就诊。

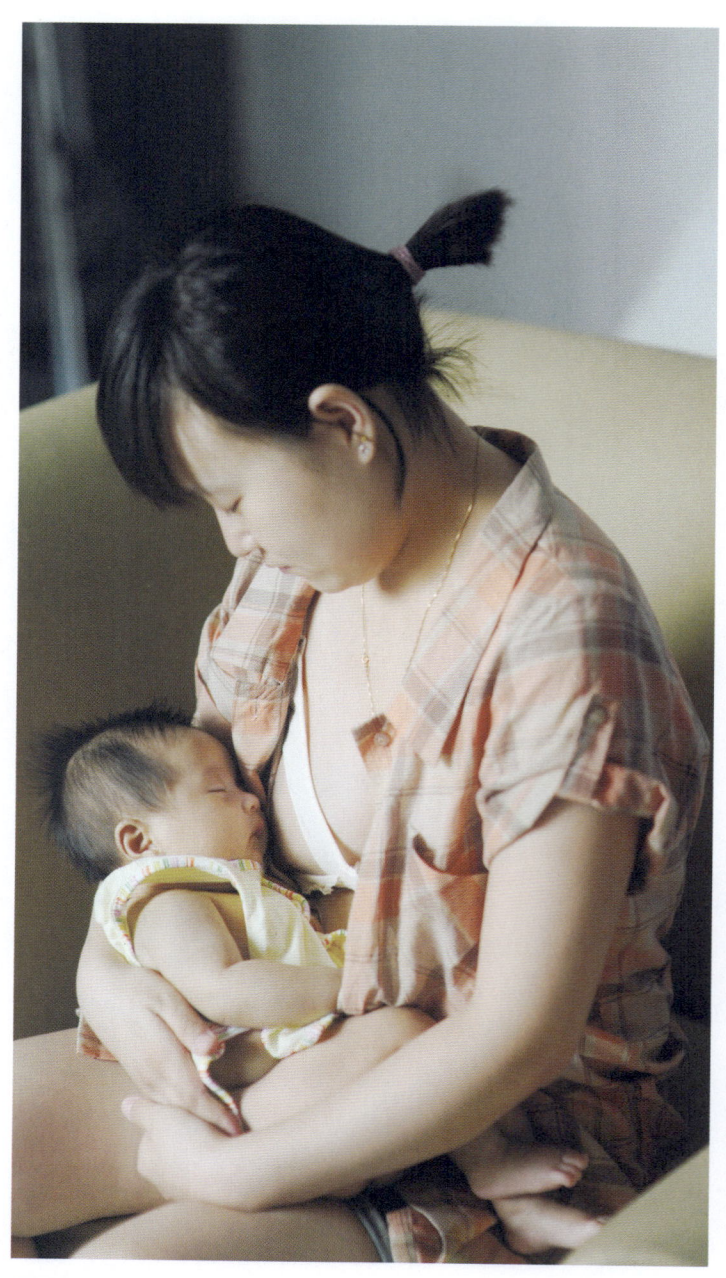

侧身进行喂奶

新妈妈在产后第1~4天会有胀奶的现象,此时可以哺喂母乳。但剖宫产的新妈妈往往因为伤口疼痛影响到哺乳意愿,其实只要在术后侧身喂奶,就可减少伤口因动作拉扯而产生的疼痛不适。

在新生命出生以后,妈妈除了忙着照顾宝宝之外,也要注意自己产后的恢复状况,尤其是剖宫产的妈妈,更要做好剖宫产术后的护理,才能确保身体健康,同时可以很好地照顾宝宝。

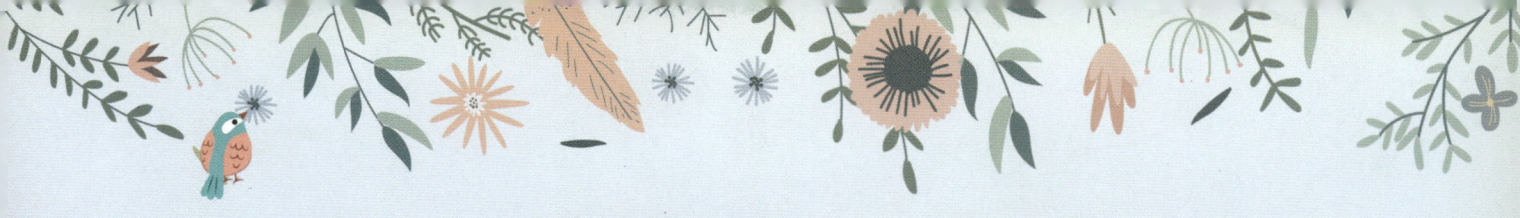

第四章

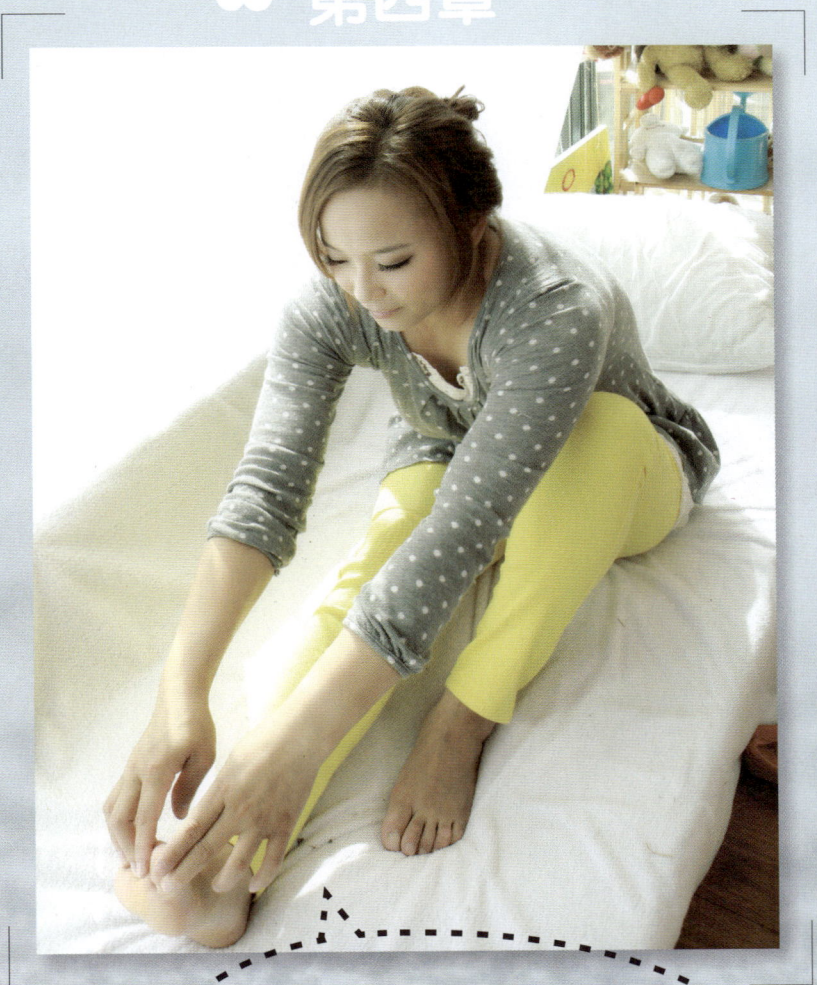

科学健康坐月子

建立科学的月子观

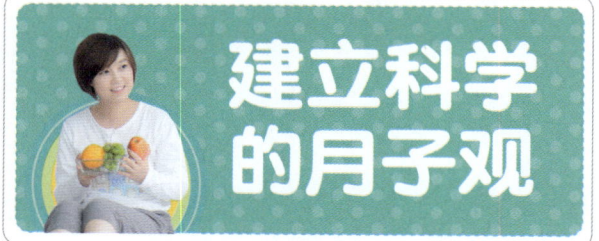

产后为什么要坐月子

当你的宝宝呱呱坠地、发出第一声啼哭的时候，你的身份才真正变成了妈妈，也就是从这时候开始，你进入了人生的一个重要阶段——月子期。这期间，不仅要哺育好可爱的宝宝，还要调养好自己的身体。女人一生中有三个特别的时期，少女时的初次月经来潮、刚做母亲的月子期、年近半百时的更年期。如果善加利用这三个时期，可以把体型和体质调养得更为理想。可见，坐月子是每一位妈妈的必修课，也是你人生健康的新起点。

所以说，月子期过得如何，关系到两代人的身体健康和生命质量。

如何正确坐月子

从宝宝被分娩出到新妈妈身体的各个器官（除了乳腺之外）恢复到分娩前的状态的一段时期，被人们称为"产褥期"。正常情况需要6周的时间，在这6周当中，生殖器官和乳房有很大的变化，正像上面我们提到的，全身的各个部位（内脏、神经、肌肉、骨骼等）都有很明显的改变，所以坐月子时期的保健非常重要。

坐月子是女性健康的一个重要转折点，可以说，如果将坐月子作为调养身体的最好时机，可以彻底地去除身体的一切坏毛病，使身体更加健康，让女性朋友们更加美丽、富有魅力。但是，如果在坐月子中使用错误的方法调养身体，会加

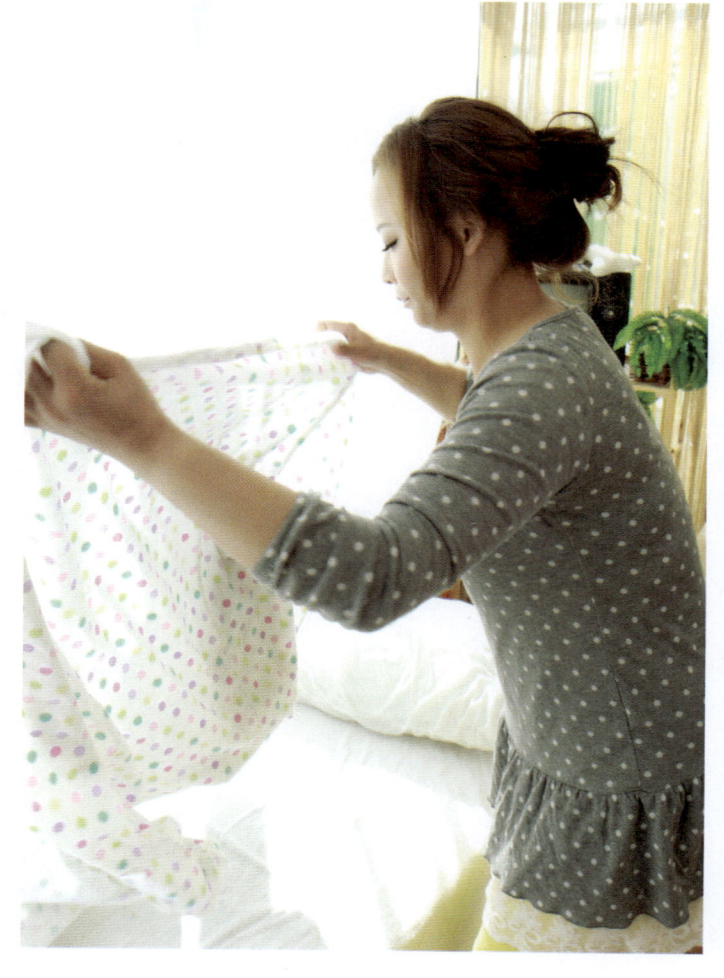

快女性身心的老化速度，会使体形走样、体力消耗、骨质疏松、身体钙质大量地流失，更令人不敢想象的是，会引起更年期的提前。

注意饮食调节

如果在月子时期忽视了饮食以及生活方式的调节，会适得其反。由于器官的功能的转变会带来全身细胞被破坏、内脏收缩功能减退，造成激素分泌失调、内脏下垂、内分泌失调。很多女性不明白这一点，如果坐月子期间没有调节好，造成内脏下垂，时间一长会导致内脏功能不正常，随之会出现胀气、腰酸背痛。日积月累，使一些疾病成了产后女性的常见病。比如：生理调节异常、内分泌失调、溃疡、记忆力减退、双眼总是感觉疲劳、脸上出现斑点、脱发、皮肤皱纹增多等很多未老先衰的症状。

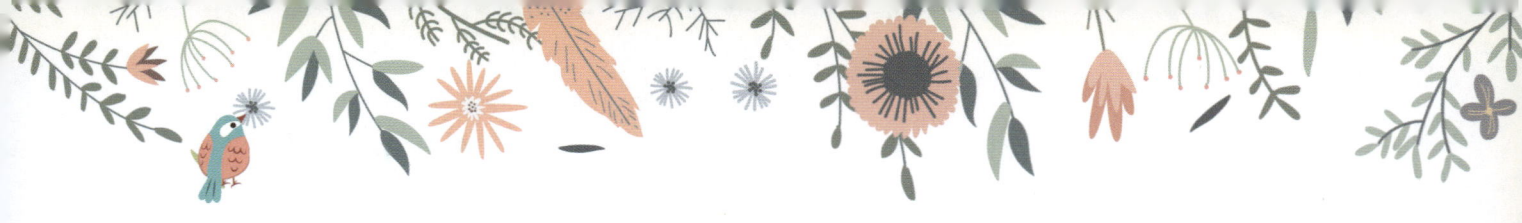

东西方坐月子的差别

我们经常可以听到有过分娩经验的妈妈谈论坐月子。很多妈妈认为自己身体落下的一些病根,都是在坐月子时引起的,比如:风寒病、腰酸背疼、眼睛流眼泪、牙齿酸疼等,同时还会告诫新妈妈,坐月子的时候必须注意保养。

很奇怪的是,随着社会发展,文化交流也更加的广泛,可是却没有听说过外国女性也有坐月子的说法。大多数西方女性分娩后两三天,没有任何忌口,想吃什么就吃什么,想玩儿什么就玩儿什么。在英国、美国很多接待女性分娩的医院,在新妈妈产下胎儿之后3个小时,护士就会抱着宝宝来吃妈妈的奶,同时,依照每个妈妈不同的饮食习惯,护士也会送来冰块、冰激凌、果汁等饮品,而中国妈妈却只能喝小米粥。如果是顺产,欧美妈妈会在24小时内离开医院,如果是剖宫产,会稍微延迟一些时候回家。而一回到家中,她们就会走亲访友,不需要特别的护理,特别是在起居和饮食方面没有任何的顾忌。而在我国,有的家庭要请妈妈或者是婆婆照顾,有的家庭要请保姆,或者是去"月子中心"。凡此种种,都产生了鲜明的对比。是不是中国妈妈应该放弃坐月子时的"千恩百宠"呢?

不管东方人还是西方人,女性怀孕期身体的调节和变化是相同的,生完胎儿都必须休养。只不过,西方人平日饮食注重高蛋白、高脂肪的肉类,平时运动多,身体强壮。但是实际上,科学成果已经显示,很多西方女性步入中年之后,各种妇科疾病的患病概率明显比我国女性多得多,尤其是乳腺癌的比例。所有这些都证明,女性产后恢复期的调节与保养非常重要,坐月子的确可以影响一个女人后半生的身心健康与寿命长短。要想成就健康的身体,成就美满的家庭,成就高质量的人生,月子期在每个女人的生命中都是非常重要的时期。

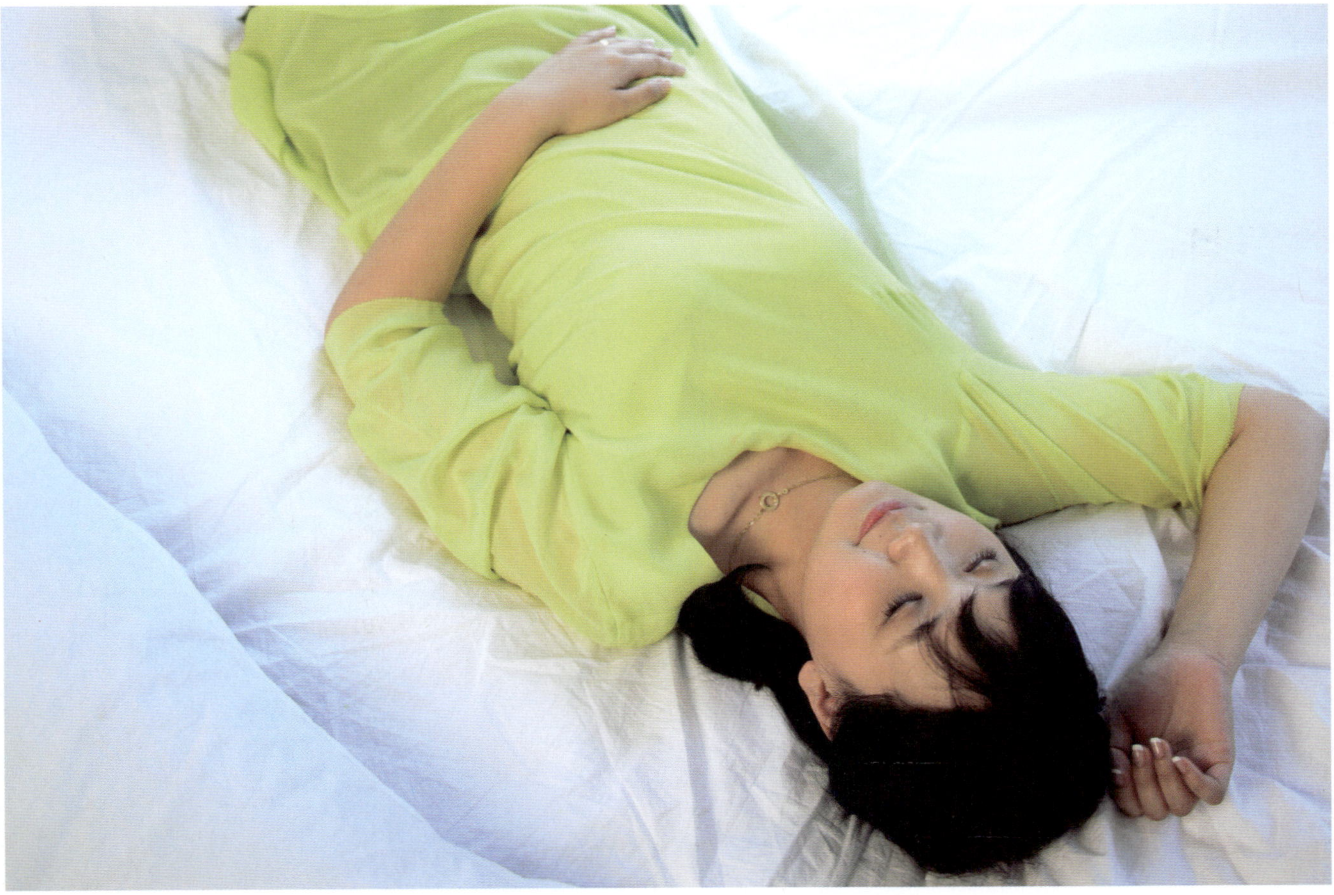

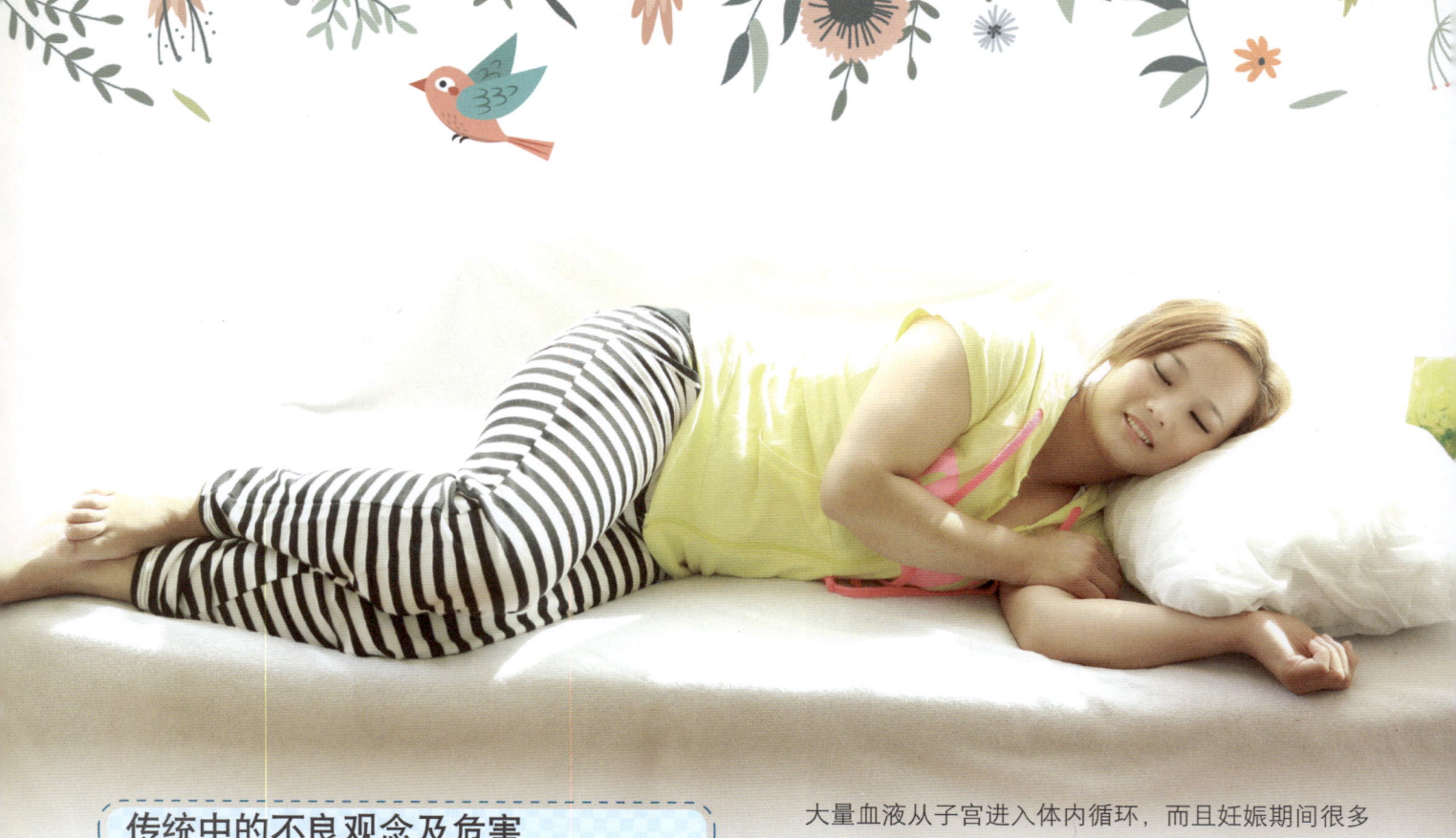

传统中的不良观念及危害

我国传统上认为,新妈妈坐月子有很多讲究,比如不洗发、不洗澡、不碰冷水、禁止性行为、不可吹风等禁忌。这些禁忌有些是没有必要的,如不洗发;有些甚至会对新妈妈的健康造成危害,如不洗澡,这样更容易引起细菌感染。其实这些传统有很多的不科学因素,反而会给新妈妈的身体带来危害,这些是非常值得我们注意的。

传统上认为,新妈妈月子期间怕冷、怕风,一旦产后受了"风寒"会留下月子病,终身难以治愈。传统的经验是,很多新妈妈在月子中不能洗发、洗澡、不能吹风,从头到脚总是穿裹得严严实实。天冷时更是房屋门窗紧闭,火炉烧得暖暖的,身上穿戴得厚厚的,汗出多了老人又不让洗澡,皮肤表面的脱屑与汗液混合造成体表的污秽,加上恶露的污染,身上时常发出馊臭的气味,这些反而被认为是"坐月子"不可避免的现象。其实这样做是不对的。

新妈妈体内水分的排出

在妊娠期孕妇有母体与胎儿两个血液循环系统,所以血容量就会明显增加,而胎儿娩出后,胎儿的血液循环不再存在,新妈妈又只有一个血液循环系统了。

大量血液从子宫进入体内循环,而且妊娠期间很多组织间液也被吸收进入新妈妈的血液循环当中,所以,生产后新妈妈体内的血容量并不会降低,反而会升高。

特别是产后24小时内,血容量升高得更为明显,导致心脏负担加重,这种状态一般要持续到产后3周或更长时间,才会逐步恢复到孕前水平,新妈妈体内的水分必须很快被排出。

新妈妈主要通过以下三个途径将体内这些水分排出体外:

01	排尿,产后尿多是常见现象
02	通过呼吸,把水分以蒸汽方式呼出体外
03	通过皮肤排汗

因此,产后很多新妈妈感觉不论天气冷暖,自己身上总是湿的,就是这个原因。产后由于汗腺分泌增强,汗毛孔常呈张开状态,加上身体潮湿,遇风就会觉得全身湿冷,这就是老人们常说的产后容易患风寒的主要原因。

经过妊娠分娩的消耗,新妈妈的体力一般较弱,如果受了"风寒",很容易患上感冒、肺炎等病,肌肉关节也会变得酸痛,因此,产褥期的新妈妈们要特别注意避免风寒侵袭身体。

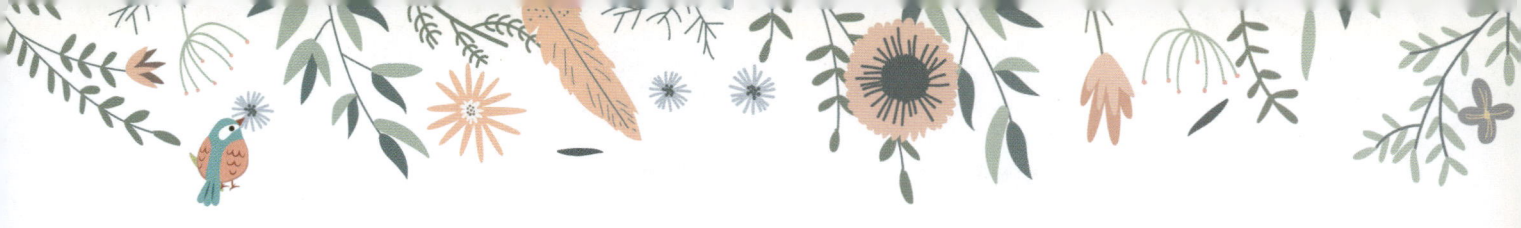

新妈妈洗澡

一般认为，自然分娩的新妈妈在分娩后2～5天便可以洗澡，洗澡的方式以淋浴为最佳，但不应早于分娩后24小时。

注意在产后6周之内不宜洗盆浴或在大池中洗浴，以免不洁水流入生殖道引起感染。

对于剖宫产的新妈妈而言，至少要在一个星期以后，等伤口完全愈合好，而且没有发炎现象的情况下才可以洗澡，同样以淋浴为最好。

如果分娩过程不顺利，新妈妈平时体质较差或者分娩时出血过多，不宜勉强过早淋浴，可改为擦浴。

关于这一点，我们在后文中将会向新妈妈们做细致的介绍。

季节对新妈妈进补的影响

由于春夏秋冬四季温度差异大，因此新妈妈的饮食必须有所调整，否则会有副作用发生。一般传统的坐月子饮食，性质温热，适用于冬季，春秋时节生姜和酒都可稍稍减少，若是夏天盛热之际，可不用酒烹调食物，但是姜片仍不可完全不用，每次用2～3片。

坐月子的饮食一定要加酒吗

坐月子的饮食应该加姜片同煮，因为生姜有温暖子宫、活络关节的作用；酒的作用是活血，有助于排恶露。但是，如果恶露已经干净，仍然用酒烹调食物，可能导致子宫不收缩。

坐月子注意与禁忌

坐月子注意事项

禁止服用人参

人参补气止血，刚分娩完的住院期间，正在开始排恶露，如果服人参（高丽红参）会使得血晕变少，恶露就难以排出，从而导致子宫血块淤滞，引起腹痛，严重的还会有胎盘剥落不完全，引起大出血的危险。

因此，必须等到产后2～3周，血块没有了，才能服用人参。

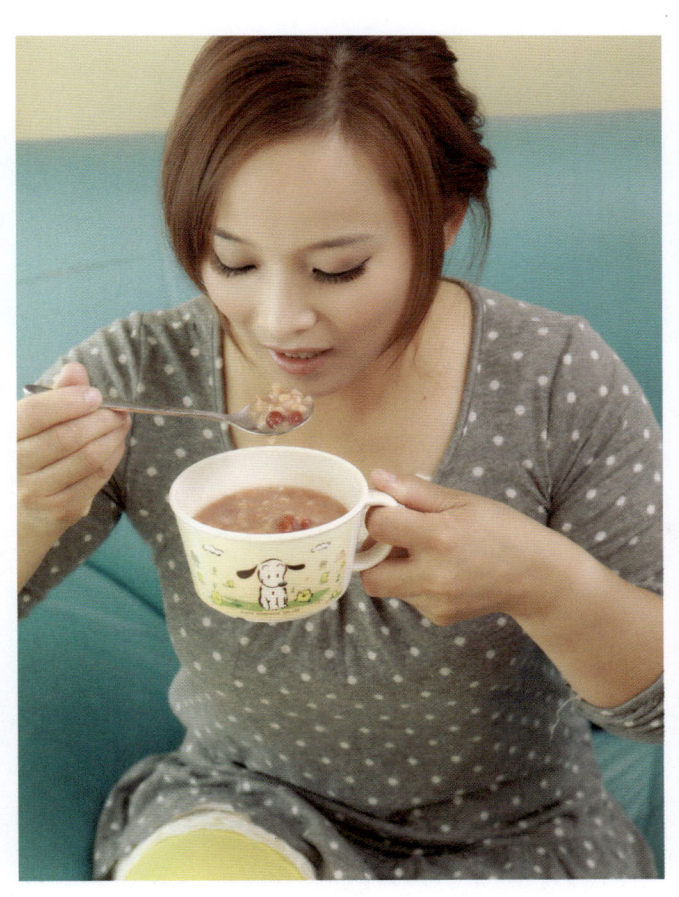

坐月子禁忌

勤清洁

头发、身体要经常清洗,以保持清洁,避免遭受细菌感染而发炎。

调饮食

饮食方面有个人体质的差异性,应该有所不同。

再者,产后排恶露、哺乳也许有不顺的情形,或者有感冒、头痛、口破、皮肤痒、胃痛等疾病发生,饮食与药物就必须随之改变。过去由于环境简陋,生活条件差,又没有电器设备,因此有一个月不能洗头、洗澡的限制。现代人不必如此辛苦,但是坐月子的饮食还是以温补为主,最好请医生根据个人体质作调配。

慎寒温

随着气候与居住环境的温度、湿度变化,孕妇穿的服装与室内使用的电器设备,应进行适当的调整。

室内温度为25～26℃,湿度为50%～60%,宜穿长袖、长裤、袜子,避免着凉、感冒,或者使关节受到风、寒、湿的入侵。

适劳逸

适度的劳动与休息,对于恶露的排出、筋骨及身材的恢复很有帮助。

产后初始,新妈妈觉得虚弱、头晕、乏力时,必须多卧床休息。起床的时间不要超过半小时,等体力逐渐恢复就可以将时间稍稍拉长些,时间还是以1～2小时为限,以避免长时间站立或坐姿而导致腰酸、背痛、腿酸、膝踝关节的疼痛。

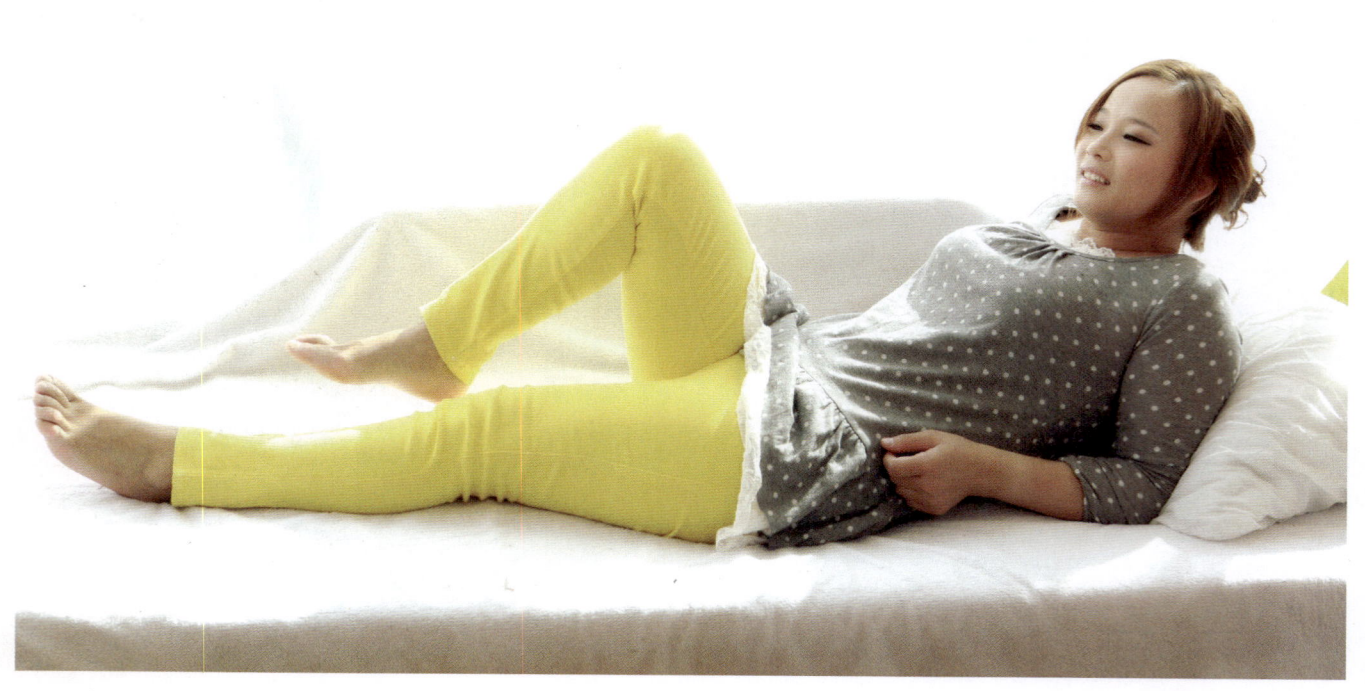

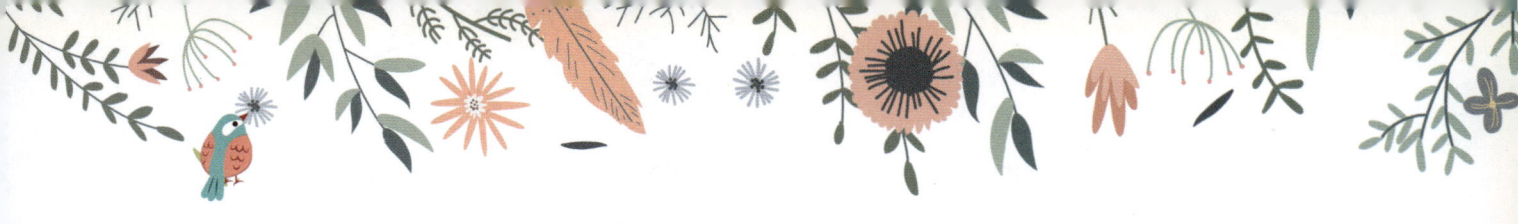

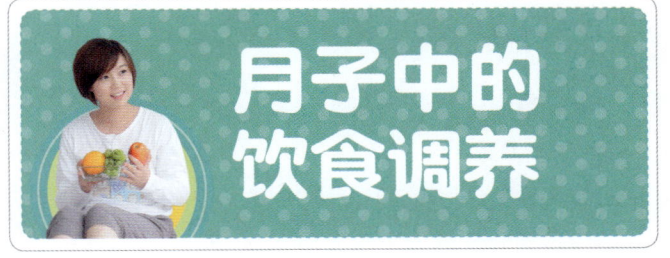
月子中的饮食调养

月子里应该怎么吃

"吃"可是产后妈妈的一块心病。吃多了，怕继续发胖，不利于妈妈的健康；吃少了，又担心妈妈的元气无法恢复，影响宝宝的食物——乳汁。新妈妈在月子里究竟该怎么吃呢？怎样吃才能既保证妈妈自己的健康，又能让哺乳中的宝宝有所受益？

新妈妈的饮食原则

好多人把新妈妈当作病人一样看待，其实新妈妈不是病人，她们只是经历了一场生理变化而已。产后的合理饮食能帮助新妈妈恢复虚弱的身体。同时，充足的营养是保证母乳质量的基础，新妈妈应根据自己的饮食习惯，注意营养。选择适合自己口味的食物，吃得开心，心情自然开朗，身体复原快，又能保证乳汁质量。

清淡少油

每种食物所含的营养成分是不一样的，挑食、偏食的不良饮食习惯，在月子里都要改掉，每天的食物品种要丰富，荤菜素菜搭配着吃，经常吃些粗粮、杂粮，这对改善便秘有好处。

麦片、麦芽、大麦茶会回奶，在月子里及整个哺乳期应避免食用。竹笋、菠菜、苋菜里含植物酸，会影响钙、铁、锌等微量元素的吸收，也要少吃；奶类及其制品含丰富钙质，可以预防骨质疏松、婴儿佝偻病；动物内脏含丰富铁质，可以预防贫血；红色肉类、贝壳类含丰富的锌，可以预防儿童呆小症、克汀病，对宝宝的智力开发也有好处。这些营养成分都可以通过母乳传递给婴儿，在月子里及整个哺乳期应多吃一点。

多吃含蛋白质丰富的食物，可以采用少吃多餐的形式，每天5～6餐。多吃蔬菜和水果。月子期间的营养和进食，应循序渐进，逐步添加含有丰富蛋白质、糖类及适量脂肪的食物，如奶、蛋、鸡、鱼、瘦肉、肉汤、排骨汤及豆制品等。在饮食中，还可根据新妈妈的口味需要，适当地添加黑木耳、黄花菜以及芝麻等，补充各类无机盐以及微量元素。

保证热量

新妈妈每日需要的热能为52 518千焦，其中应包括蛋白质100～200克，相当于每千克体重2克；钙质2克，铁15毫克。如新妈妈每日能吃主食500克，肉类或鱼类150～200克，鸡蛋3～6个，豆制品100克，豆浆或牛奶粉250～500克，新鲜蔬菜500克，每顿饭后吃水果1个，基本上就可满足哺乳期营养的需要。

三阶段月子餐各不同

新妈妈确实需要通过合理的饮食来调补身体。药补不如食补，可是这并不代表着坐月子时就一定要整锅整锅地喝汤，或者每天往肚子里塞一只老母鸡或猪蹄。这里我们把整个月子分为三个阶段，将每阶段的吃法逐一介绍给新妈妈。

产后第一周：重在开胃

不论是自然分娩还是剖宫产，新妈妈在最初几日里会感觉身体虚弱、没有食欲。如果这时强行吃下油腻的"补食"，只会让胃口更加减退。在产后的第一周里，可以吃些清淡的荤食，如猪肉片、猪肉末、瘦牛肉、鸡肉、鱼等，配上时鲜蔬菜一起炒，口味清爽，营养均衡。橙子、柚子、猕猴桃等水果也有开胃的作用。饮食上应适当增加水分，应多和宝宝接触，这会有利于母乳的分泌。

产后第一周推荐食谱

● 山楂煮粥

　　山楂15克，粳米60克，红糖10克。先将山楂加水煎煮，取浓汁，加入粳米、红糖煮成粥食用。具有开胃消食、活血化瘀的功效，适宜于产后恶露不尽、腹部疼痛、食欲缺乏等症。

● 六君子粥

　　人参粉1.5克，白术粉、半夏粉各5克，茯苓粉7克，益母草粉3克，陈皮粉15克，粳米150克，白糖50克。先将六味中药粉放入砂锅中，加入适量清水浸泡10分钟后，再放入淘净的粳米，加足清水，放在大火上烧沸后改为小火，煮成细粥，加入白糖调匀，即可食用。内含蛋白质、脂肪、碳水化合物、钙、磷、铁、维生素A、维生素C，还含有人参苷、胆碱、苍术醇、苍术酮、甘草苷、甘草苷原、天冬酰胺、甘露醇、茯苓酸、川皮酮、橙皮苷、肌醇、柠檬烯及谷甾醇、天冬氨酸等。补中益气，健脾开胃，化痰止咳。既能增进食欲，又能增强体质，促进新妈妈身体康复。

产后第二周：补血和维生素

　　不知不觉到了分娩后的第二周，新妈妈的伤口基本上愈合了。

　　经过上一周的精心调理，新妈妈的胃口恢复得差不多了。这时可以开始尽量多食补血食物，调理气血。

　　苹果、梨、香蕉能减轻便秘症状又富含铁质，动物内脏更富含多种维生素，是挺完美的维生素补剂和补血剂。

　　药膳不能凭一知半解，自行配制，应在专业人士的指导下进行滋补。

产后第二周推荐食谱

● 龙眼肉煮粥

　　龙眼15克，红枣15克，粳米50～100克，一起煮粥，加红糖少许调味，每日服两次，能安神养心，健脾补血，适用于产后贫血、心悸失眠、体质虚弱者。

● 黑木耳粥

　　黑木耳15克，红枣15颗，粳米50～100克，黑木耳用温水泡发洗净，三者一并煮熬成粥，放入冰糖或红糖。日服2次，能益心补血，适用于产后失血较多，头晕目眩，唇白甲淡，面色发白，脱发患者。

产后第三周：催奶好时机

　　宝宝长到半个月以后，胃容量增长了不少，胃口也在逐渐增大，并且吃奶量与吃奶时间逐渐建立起规律。妈妈的产奶节律开始日益与宝宝的需求合拍，反而觉得奶不胀了。

　　有些妈妈会担心母乳是否充足，这时可以开始吃催奶食物了。催奶不应该只考虑量，质也非常重要。传统认为妈妈应该多吃蛋白质含量高的汤，最近的研究发现，被大家认为最有营养，煲了足足8小时才成的广东靓汤，汤里的营养仅仅是汤料的20%。所以科学的观点是汤汁要吃，料更不能舍弃。

　　其实，如果宝宝尿量、体重增长都正常，两餐奶之间很安静，就说明母乳是充足的。

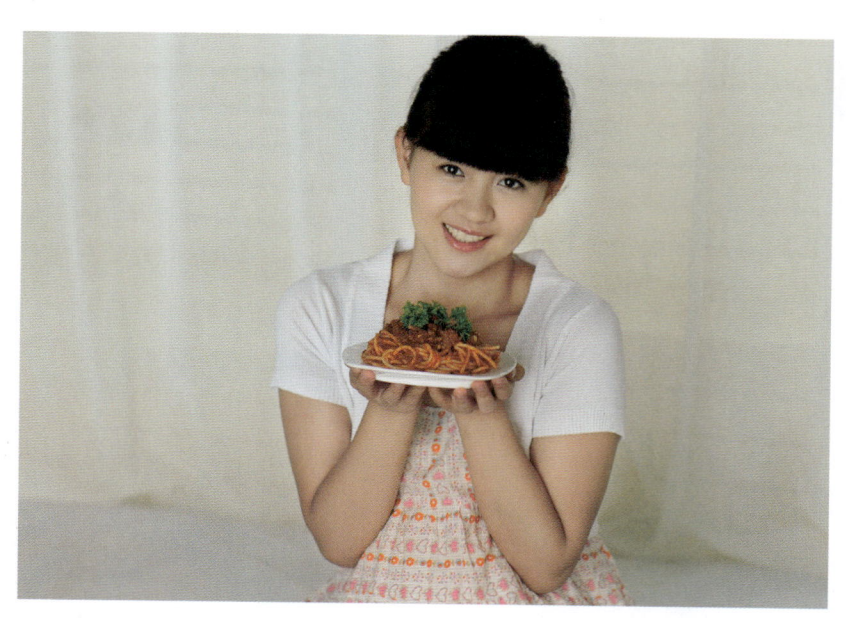

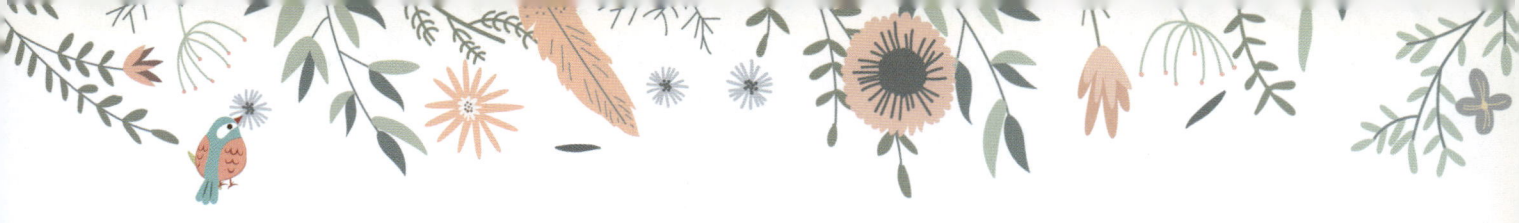

▎产后第三周推荐食谱

- **鲫鱼烧通草**

    活鲫鱼1尾（100～120克），通草10克，将鲫鱼去鳞和内脏，洗净，同通草一起加水煮至鲫鱼熟烂，吃鱼喝汤，可治产后缺少乳汁。

- **黄芪炖鸡汤**

    黄芪50克，枸杞15克，红枣10颗，母鸡1只，葱1棵，生姜2片，盐、米酒适量。黄芪入滤袋内，母鸡洗净，汆烫、冲凉、切块，葱切段备用。以上加入清水，小火炖焖1小时后，加盐、米酒即可食用。

    黄芪甘温，能补气健脾，益肺止汗，可补气生血而化生乳汁，民间常用于治疗产后乳汁缺少，同时又可补虚固表，治疗产后虚汗症。母鸡性味甘温，能够温中健脾、补益气血。此汤适用产后体虚、面色萎黄、乳汁过少、易出虚汗等症。

献给新妈妈的"补"字号厨房

新妈妈在分娩时，消耗了很大的体力，失血量多，常引起身体虚弱。一般经过适当的休息，合理的营养，都能够得到逐渐恢复。但若想通过进补来缩短新妈妈的康复时间，则有许多学问。

补血食物大搜索

许多贫血的新妈妈常常不惜代价，买高级补品"补"血，但这里需要提醒新妈妈，在贫血不是很严重的情况下最好食补，在生活中有许多随手可得的补血食物。

补血首先要注意饮食搭配，要均衡摄取肝脏、蛋黄、谷类等富含铁质的食物。如黑豆、黑木耳、黑芝麻、紫菜、发菜、莲藕粉等。

如果饮食中摄取的铁质不足或是缺铁严重，就要马上补充铁剂。维生素C可以帮助铁质的吸收，也能帮助制造血红素，所以维生素C的摄取量也要充足。要多吃各种新鲜的蔬菜。许多蔬菜含铁质很丰富。

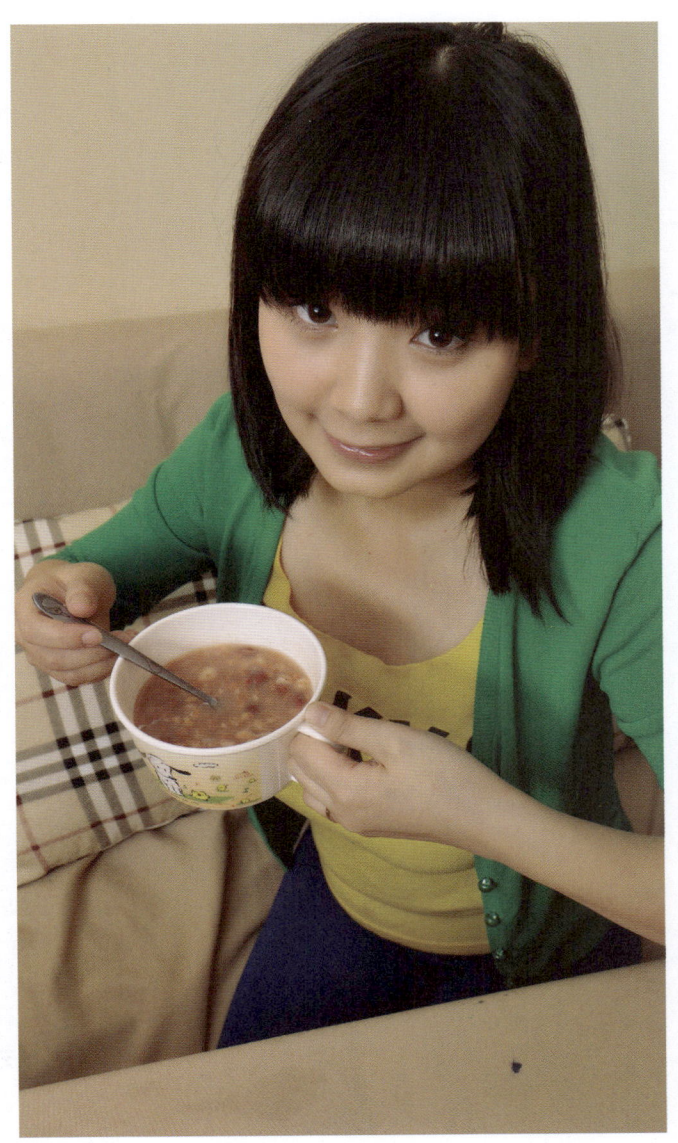

胡萝卜

每100克胡萝卜中，含蛋白质0.6克，脂肪0.3克，糖类7.6～8.3克，铁0.6毫克，维生素A（胡萝卜素）1.35～17.25毫克，维生素B_1 0.02～0.04毫克，维生素B_2 0.04～0.05毫克，维生素C 12毫克，热量630.5千焦，另含果胶、淀粉、无机盐和多种氨基酸。

各类品种中，尤以深橘红色胡萝卜素含量最高。补血食物以含有铁质的胡萝卜素为最佳，有的人以为常吃蔬菜类会导致贫血，其实这是错误的观念，植物性的食物，不但含有铁质、胡萝卜素及其他养分，还有易于消化吸收的优点。不过许多人不爱吃胡萝卜，可以把胡萝卜榨汁，加入蜂蜜当饮料喝。

金针菜

金针菜营养丰富，在每100克干品中含蛋白质14.1克，脂肪0.4克，碳水化合物60.1克，灰分6.9克，钙463毫克，磷173毫克，铁16.5毫克，胡萝卜素3.44毫克，核黄素0.14毫克，硫胺素0.36毫克，烟酸4.1毫克，还含有抗癌物质天门冬素和秋水仙碱等。

健康人常吃金针菜可预防肿瘤的发生，癌症病人常吃亦有助于缓解病情，能在一定程度上控制肿瘤的生长，延长生命。

金针菜含铁量最高，比大家熟悉的菠菜高了20倍，还含有维生素A、维生素B_1、维生素C、蛋白质等营养素，并有利尿及健胃作用。

龙眼肉

龙眼肉自古被视为滋补佳品。龙眼肉性味甘平，无毒，入心、脾经，具有补益心脾，养血安神的功效。

其大补阴血、滋养心液之效尤佳，乃果中补血要药。龙眼肉补益心脾之效适用于心脾二虚所致的食少体倦、头晕目眩、身体虚弱及便血崩漏诸证。

养血安神之功适用于心慌怔忡、夜寐不安、脑力衰退及健忘失眠等。

龙眼肉重在补益心脾，凡心血亏虚及脾气虚衰者均宜食之。

无病者食，则可补胃助神，"强魂聪明，轻身不老"。

黑豆

我国向来认为吃豆有益，尤其是黑豆可以生血、乌发。黑豆的营养价值很高，黑豆中含有丰富的优质蛋白质和脂肪以及碳水化合物，此外，还含有较多的钙、磷、铁等矿物质和胡萝卜素以及维生素B_1、维生素B_2、维生素B_{12}等人体所需的各种营养素。黑豆的营养成分与黄豆不相上下，而所含蛋白质却高于黄豆。黑豆的吃法随各人之便，新妈妈可用黑豆煮乌鸡。

菠菜

菠菜营养比较丰富，每100克食用部分含水分64克、蛋白质2.3克、碳水化合物27克、维生素C59毫克、钙72毫克、磷55毫克、铁1.8毫克、胡萝卜素3.87克、硫胺素0.04克、核黄素0.13克，还含有草酸，食用过多影响人体对钙的吸收。

可凉拌、炒食或做汤，是主要的绿叶菜之一。同时菠菜还是很好的补血食物，含铁质和胡萝卜素相当丰富，可以算是重要的补血食物。

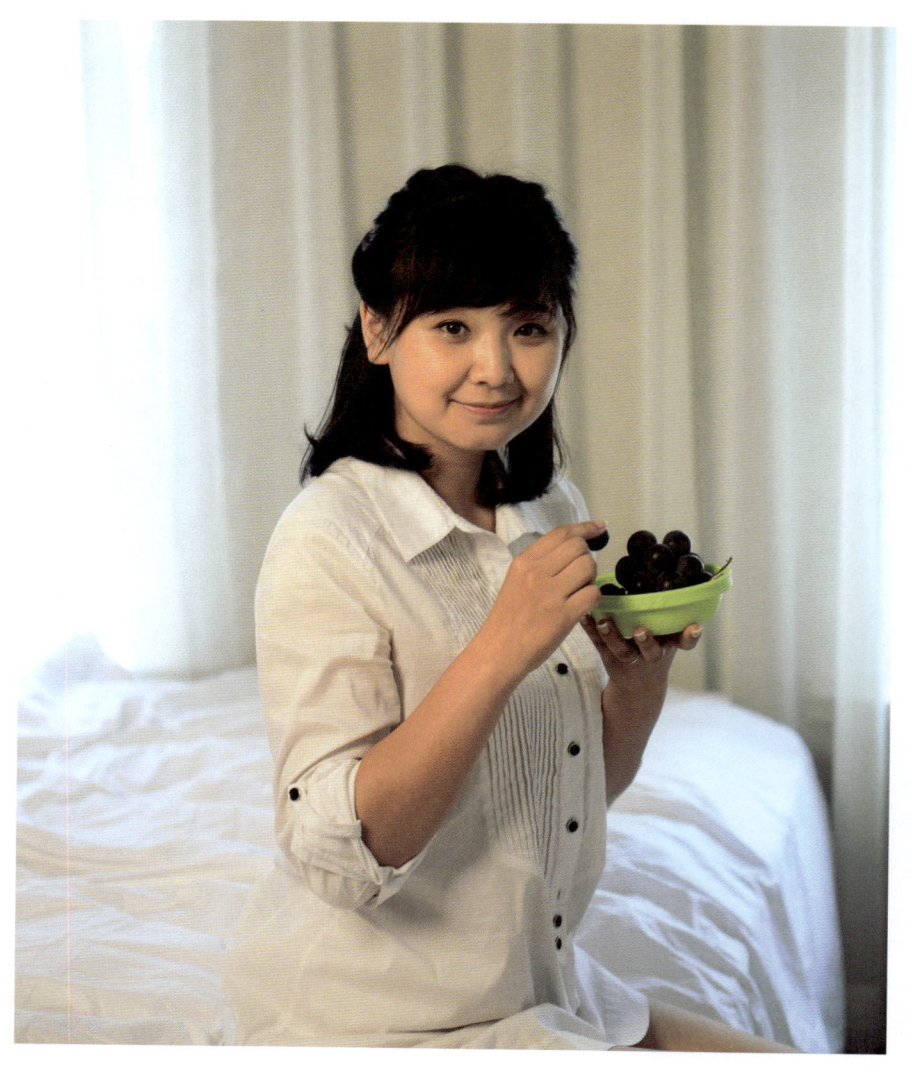

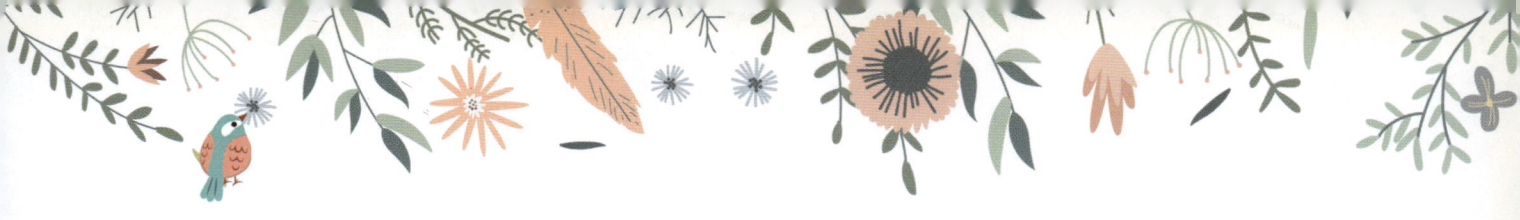

产后进补别过火

在产后初期，宜进食红糖水或红糖大枣汤、红糖鸡蛋汤，不但能益气温中补血，还能缓中行血活血，温经去瘀，排除恶露，并有一定的止血作用。

产褥期不可在产后立刻大吃大喝，而应该分阶段、视身体恢复状况进补，第一周以排泄、通便为主，第二周以收缩盆腔和子宫为主，第三周才开始真正进补。特别是在产后两周内，因身体内脏尚未收缩完全，疲劳也未完全消除，此时如果吃下养分太高、太难消化的食物，身体是无法完全吸收的。

而过多的养分反而会造成"虚不受补"的现象，使得原本吸收力强、肥胖的新妈妈发生产后肥胖症；而原来瘦弱的新妈妈因无法吸收食物的养分，反而可能会腹泻；当新妈妈无法吸收过多养分又无力代谢时，就可能扰乱体内正常的新陈代谢功能。

不同身体状况与素质的妈妈，应该根据自己的实际情况，有的放矢地补充所需要的蛋白质、脂肪、碳水化合物、维生素与矿物质。

现在人们的营养状况比过去好很多，更应粗细搭配，多吃蛋白质、钙、磷、铁含量多的食品和维生素含量丰富的蔬菜，饮食中要减少带刺激性的食物，如麻辣、辛酸、油腻等。要避免烟酒刺激。

而在25～30岁的产后女性中，患脂肪肝的人比例很高，病因大多是人们认为产后"大亏"，家人便给新妈妈"大补"，结果造成新妈妈营养过剩，引起体内脂肪堆积，肝脏脂肪代谢紊乱。

预防脂肪肝，最重要的是合理饮食、增加运动。

分娩之后，身体确实需要调理，但在保证营养摄入的同时，千万要注意，别给肝脏带来太大的负担。

调整饮食可治疗大多数慢性脂肪肝，对策是控制热量和蛋白质的摄入。轻度患者保持每日每千克体重供给525.1千焦，超重者每日每千克体重供给351.5千焦。蛋白质每日供给80～100克，这样可促使肝细胞的恢复和再生。

别急着吃人参

人参味甘微苦，性症偏温，其功重在大补正元之气，以壮生命之本，进而固脱、益损、止渴、安神。阴阳气血诸不足均可应用，为虚劳内伤第一药。

01	大补元气。用于气虚欲脱的重症。表现为气息微弱、呼吸短促、肢冷汗出、脉搏微弱等。单用人参可大补元气，强心救脱，如独参汤。气脱兼见亡阳，可配附子同用
02	补肺益气。用于肺气不足，气短喘促，少气乏力，体质虚弱
03	益阴生津。治疗津气两伤、热病汗后伤津耗气

分娩后，为了迅速恢复体力，有些女性立即服用人参，以此调养身体，增强体质。然而从医学角度看，产后不宜立即服用人参。主要有这么两个原因：

产生兴奋

人参中含有能作用于中枢神经系统和心脏、血管的一种成分——人参皂苷，能产生兴奋作用，使用后，往往出现失眠、烦躁、心神不宁等一系列症状，使新妈妈不能很好地休息，反而影响了产后的恢复。

通常来讲，高血压或患妊娠高血压综合征的新妈妈不能服用人参，因为这会进一步加重高血压的病情；而有高血脂、动脉硬化的新妈妈，在服用人参后会使食欲亢进，出现体重增加、身体困顿、反应迟钝、头重脚轻等不良感觉；舌苔黄厚的新妈妈，服用人参会使人体气机留滞加重，引起

食欲缺乏、腹部胀满、便秘的问题，因此，上述人群都不适于吃人参。

此外，发热的新妈妈也应注意，最好先查明发热的病因，对症治疗，盲目进补只会火上浇油。

人参除了会因误服导致变故外，还有部分人（大约10%）可产生"滥用人参综合征"，表现为血压升高、体温升高、烦躁、失眠、皮疹、出血、晨泻、水肿，咽喉会有刺激感，少数病人则表现为抑郁。

加速血液循环

人参是一种大补元气的药物，服用过多可加速血液循环，这对于刚刚产后的女性不利。分娩的过程中，内外生殖器的血管多有损伤。服用人参，不仅会妨碍受损血管的自行愈合，而且还会加重出血。

女性分娩时的产创与出血，加上产程中的力气消耗，会使新妈妈分娩后处于"多虚多瘀"的状态。但这一般无须刻意治疗，即便要治疗，也必须针对特点，服用补虚化瘀的处方。而人参的补气效果在中药中是最强的，只能在有气虚症状时才可使用。中医有句话"在该用人参的时候使用人参，则人参是补药；在不该用人参的时候用人参则人参就是毒药"，所以不能擅服。

其实，新妈妈分娩后，只要多吃营养丰富、易消化的瘦肉、鱼、蛋、奶、豆制品，以及新鲜蔬菜、水果就可以了，可以适当喝些汤。新妈妈如果有气虚表现，可以服用中药补中益气丸；如有恶露不净、腹痛等血瘀表现时，可服益母膏、生化颗粒等中成药。

通常在产后2～3周，产伤已经愈合，恶露明显减少，这时才可服用人参。一般认为，产后两个月，如有气虚症状，可每天服食人参3～5克，连服一个月即可。

新妈妈喝汤的学问

中医认为，乳汁乃气血化生，女性产后，气血亏虚，津液缺乏，容易出现缺乳，不利产后恢复。所以，我国民间有产后多喝汤的习惯，以滋生津液，调和气血而化生乳汁。

女性分娩以后，总能够品尝到家人制作的美味可口的菜肴，特别是要炖一些营养丰富的汤。这不但可以给新妈妈增加营养，促进产后的恢复，同时可以催乳，使宝宝得到足够的母乳。但是很多人不知道喝汤也有一些讲究。有的人在宝宝呱呱坠地后就给新妈妈喝大量的汤，过早催乳使乳汁分泌增多。这

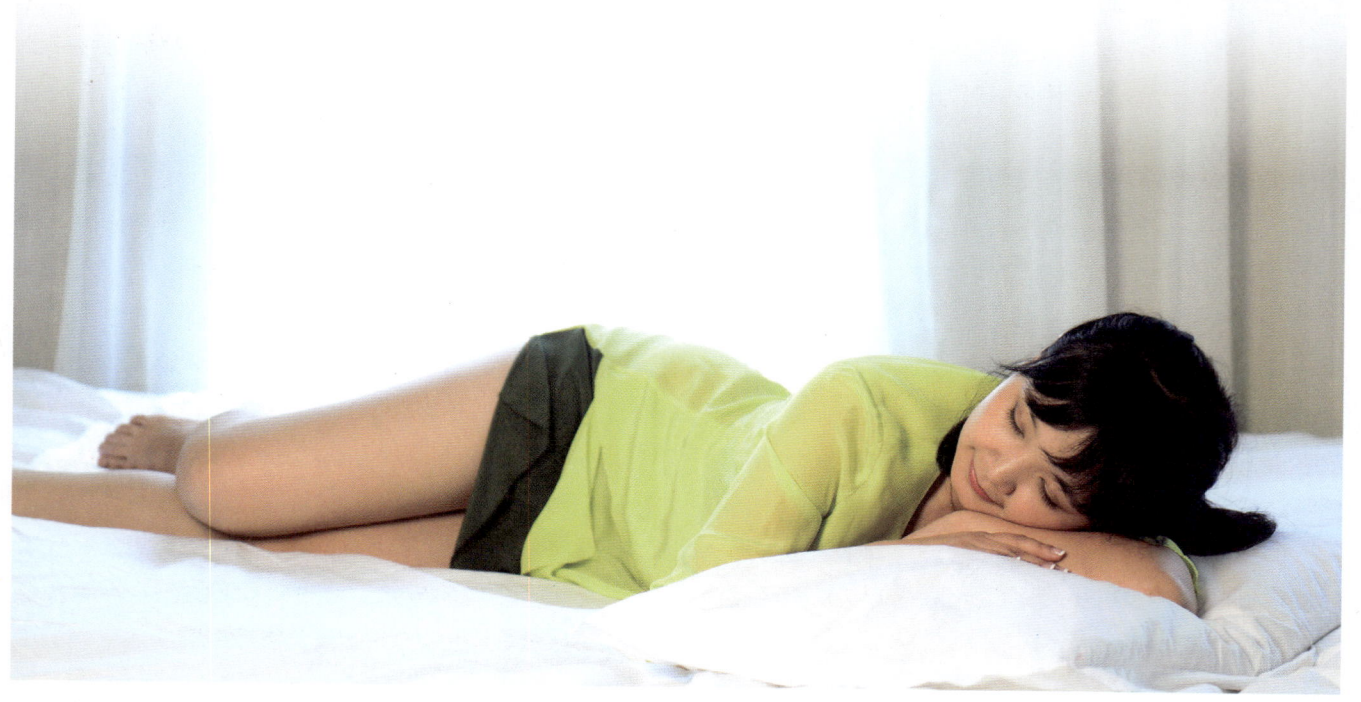

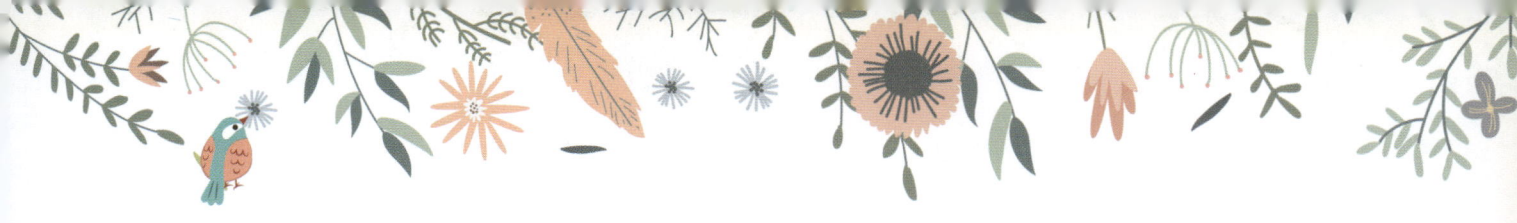

时婴儿刚刚出世，胃的容量小，活动量少，吸吮母乳的能力较差，吃的乳汁较少，如有过多的乳汁淤滞，会导致乳房胀痛。此时新妈妈乳头比较娇嫩，很容易发生破损，一旦被细菌感染，就会引起急性乳腺炎，乳房出现红、肿、热、痛，甚至化脓，增加了新妈妈的痛苦，还影响正常哺乳。因此，新妈妈喝汤，一般应在分娩一周后逐渐增加，以适应宝宝进食量渐增的需要。

现代医学研究认为，乳汁分泌有赖于催乳素。催乳素是由多种氨基酸组成的蛋白激素；同时，新妈妈分娩时又消耗大量体力，急需补充营养物质。乳汁的主要成分是水及丰富的蛋白质，催乳素合成提供丰富的氨基酸，为乳汁的分泌准备充足的水分和营养物质，有利于乳汁的分泌和产后恢复。

一般来说，产后第一天应进流质食物，如甜牛奶、鸡蛋汤、米酒、蔬菜汤等；第二天可进一些半流质食物，如稀粥、面汤等，同时可喝一些鲫鱼汤；第三天可喝营养丰富的荤汤，如鸡汤、肉骨汤、猪蹄汤、肉丝蛋花汤、鲫鱼汤、桂圆红枣汤、黄花猪蹄汤、猪蹄花生汤等，这些以荤为主，鲜美可口的汤，可补充营养，增加水分，促使乳腺分泌出足量优质的乳汁，有利母婴身体健康。

但是产后喝浓汤也是有所禁忌的。产后喝一些高脂肪的浓汤最易影响食欲、体形，而且高脂肪的汤也会增加乳汁中的脂肪含量。就像前面提到过的一样，新生儿、婴儿会因为不能吸收而引起腹泻。因此，建议新妈妈喝些有营养的荤汤和素汤，如鱼汤、蔬菜汤、面汤等，以满足母婴对各种营养素的需要。

产后饮食的六大宝

好多新妈妈分娩后，出现气血亏损，体质虚弱，面色苍白的症状，有的甚至出现贫血和轻度贫血。因此，新妈妈产后的膳食调理就要讲究个侧重了。除了吃些鸡肉、猪肉、牛肉、鸡蛋外，在1~3个月内要多吃富含铁的食物，如猪血、猪肝、黑木耳、大枣等，它们可是新妈妈饮食中的宝贝。

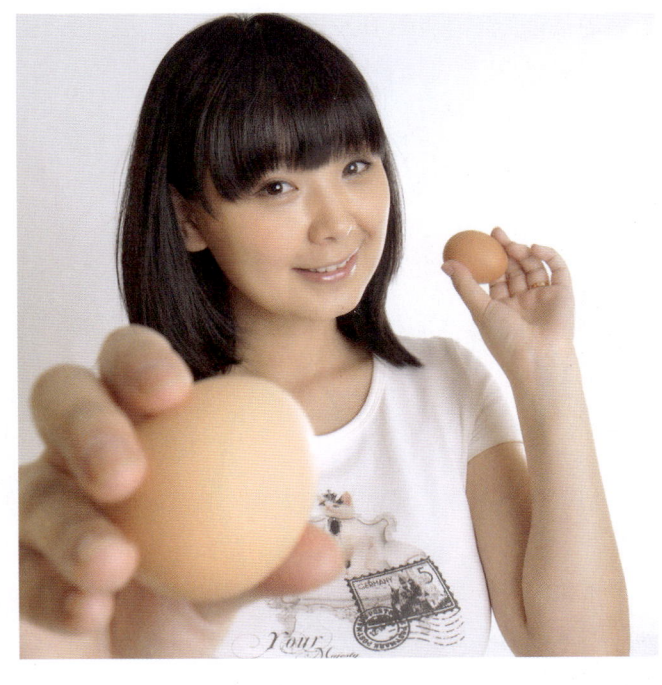

养血之王——猪血

猪血，广东人称为猪红，素有"液态肉"美称。是一种价廉而营养极为丰富的食品，堪称"养血之玉"。其低脂高蛋白，且含有铁、铜等人体必需元素和磷脂、维生素。故常食猪血有很大益处。

猪血中含有人体不可缺少的无机盐，如钠、钙、磷、钾、锌、铜、铁等，特别是猪血含铁丰富，每百克中含铁量45毫克，比猪肝几乎高2倍（猪肝每百克含铁25毫克），比鸡蛋高18倍，比猪肉高20倍，比鲤鱼高20倍，比牛肉高22倍。铁是造血所必需的重要物质，有良好的补血功能。因此，女性分娩后膳食中要常有猪血，既防治缺铁性贫血，又增补营养，对身体大有益处。贫血患者常吃猪血可起到补血的功效。

据测定，每100克猪血含蛋白质19克，高于牛肉、瘦猪肉和鸡蛋的含量，它不仅含蛋白质量多质优，而且极容易消化吸收。猪血的另一特点是含脂肪量极少，每100克仅含0.4克，是瘦猪肉含脂肪量的1/70，属低热量、低脂肪食品。

医学研究证明，猪血内所含的锌、铜等微量元素，具有提高机体免疫功能和抗衰老的作用，猪血中的卵磷脂能抑制低密度胆固醇的有害作用。

猪血食疗方

中医认为，猪血"性味咸平，治头痛眩晕、中腹胀满、肠胃嘈杂、宫颈糜烂"，具有多种食疗用途。常用的食疗方如：猪血鲫鱼粥。

用猪血300克，鲫鱼（去鳞及内脏）100克，粳米100克，白胡椒少许，加适量水，共煮成粥。常服可治疗贫血、神经性头痛、身体虚弱、神经衰弱、失眠多梦等症。猪血还利于肠道通便、清除肠垢。猪血中的血浆蛋白被人体内的胃酸分解后，能产生一种解毒、清肠的分解物。

值得注意的是，猪血营养丰富，有食疗和药膳的价值，但在收集和制作猪血食物的时候一定要注意卫生，避免污染。另外，病猪的血，千万不要食用。

鉴别新鲜猪血的方法是将猪血放在滚烫的水中，等猪血熟后捞出来冷却，用鼻子一闻有一股腥味。由于在新鲜的猪血中含有大量的氧气，因此加工成型的猪血内部含有大量的气孔，肉眼从表面看也可以看到一些孔洞，摸起来也比较硬，而且容易碎。

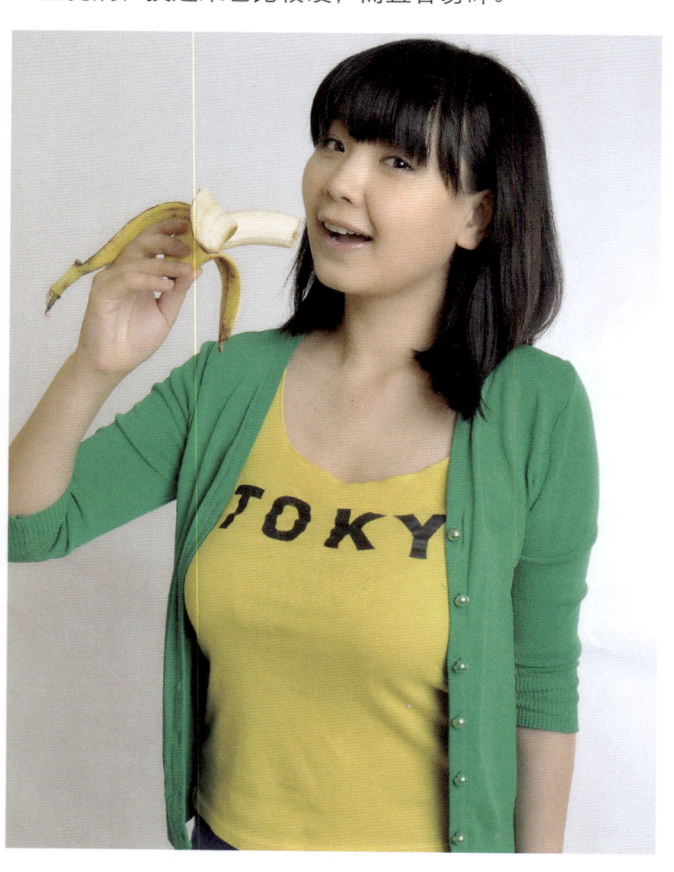

推荐食谱

● **猪血鱼片粥**

原料：猪血500克，净鲩鱼肉250克，干贝25克，粳米250克，腐竹50克，姜丝、料酒、酱油、盐、胡椒粉各少许，香油适量。

制作：①将猪血洗净，削去上层浮沫及下层沉淀、杂物，切成小方块；鲩鱼肉洗净，切成薄片，放入碗内，加入料酒、酱油、姜丝拌匀；干贝用温水浸软，撕碎；粳米淘洗干净；腐竹浸软，撕碎。②锅置火上，放入清水、粳米、干贝、腐竹，熬煮至粥将成时，加入猪血，煮至粥成，再放入鲩鱼片、盐，再沸时撒上葱花、胡椒粉，淋入香油即可。

特点：鲜香，营养丰富，色泽艳丽。

此粥具有补益气血、平肝去风的功效，适于体质虚弱、产后亏虚及头痛眩晕者食用。

食疗的营养库——猪肝

中医食疗学认为，猪肝味甘性温，有补肝、养血、益目三大功效，是我国最早用于食疗的食物之一。

猪肝和我们人类肝脏的结构、成分、功能十分相似，其蛋白质含量远比瘦肉高，所含的碳水化合物为糊精，容易被人体消化和吸收，还含有各种维生素和无机盐，常吃可以"以脏补脏"，补肝血，养肝阴。

猪肝含铁丰富，单位含量是猪肉的20倍，并且是吸收率最高的食物，而铁是血红蛋白的主要成分，也是人体合成红细胞的重要原料。

对生理性贫血、缺铁性贫血和献血后的人群，猪肝是补铁的最佳来源。另外，猪肝含有维生素B_2，是治疗恶性贫血疾病的首选。

猪肝的营养含量是猪肉的10多倍，维生素A的含量超过奶、蛋、肉、鱼等食品，能保护眼睛，维持正常视力，防止眼睛干涩、疲劳。

每百克猪肝中含维生素A8700国际单位，而中国营养学会推荐的维生素A每日摄入量为2600国际单位。所以，每周食用两次、每次100克左右的猪肝，在满

足机体对维生素A需要的同时（维生素A为脂溶性维生素，多余的可以蓄积在肝脏内），也不会对血胆固醇造成很大影响。

经常食用动物肝还能补充维生素B_2，这对补充机体重要的辅酶，完成机体对一些有毒成分的去毒有重要作用。肝中还具有一般肉类食品不含的维生素C和微量元素硒，能增强人体的免疫反应，抗氧化，防衰老，并能抑制肿瘤细胞的产生。

猪肝的食疗方

许多人喜欢吃猪肝，但要讲究科学。一般猪肝中分散残存着不少有毒血液，有的毒物可以以万计为单位。这样，若猪肝不经长时间反复冲洗，就"嫩爆""鲜渗"，对人体健康是不利的。

它不仅可以诱发白血病等顽疾，还可以导致癌变而致命。当然，这绝非让人谈猪肝而色变，只要在吃前认真冲洗，再浸泡1～2个小时，就可去掉散存于肝血窦中的毒物和毒汁，安全食用。

推荐食谱

当归和猪肝具有温经散寒，暖肾回阴，养血活血，化淤止痛，养肝明目的作用。对于产后经脉寒凝所致的腹痛有较好的治疗效果。

以下汤菜有益气养血通乳作用。适于产后气虚血少、乳汁分泌不足者食用。

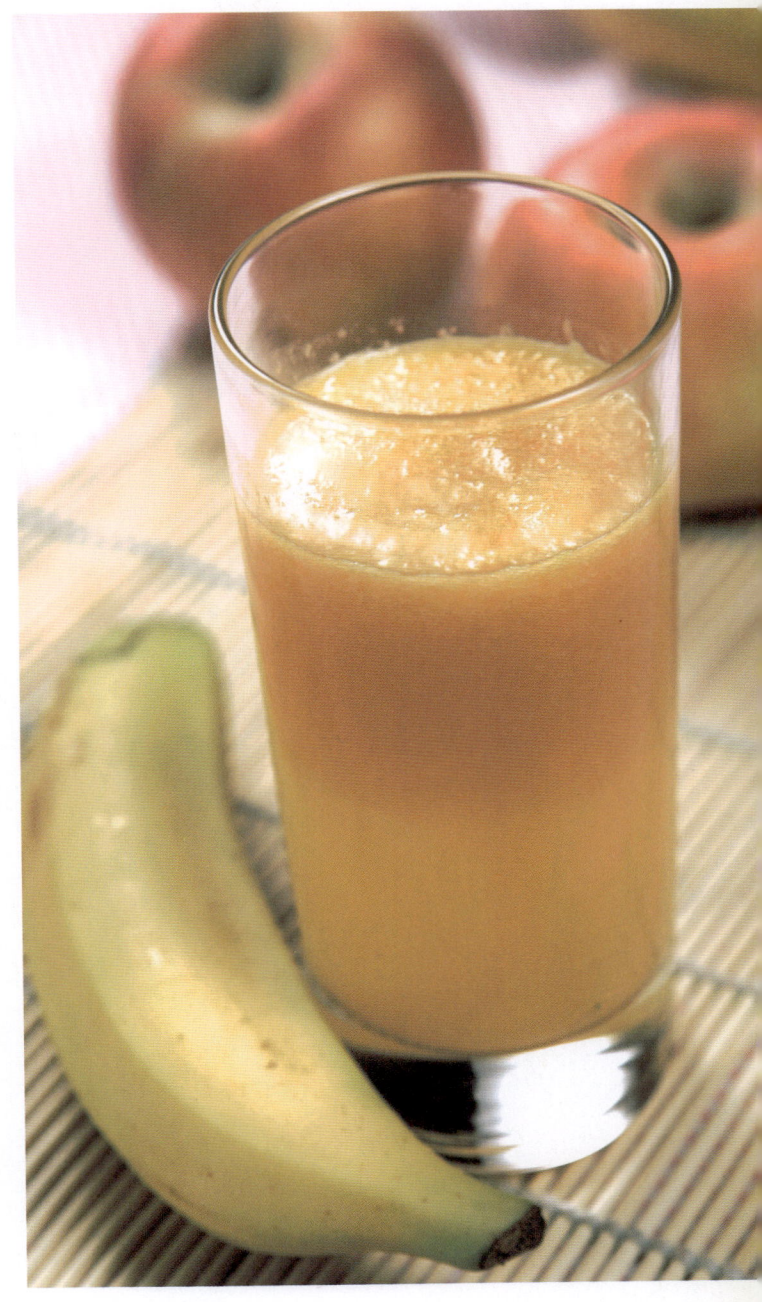

● 当归煮猪肝

原料：当归15克，胡椒、红花、肉桂各9克，猪肝约1500克。

制作：①将当归、胡椒、红花、肉桂洗净，放入砂锅内，加清水适量，置于火上，煮1小时后去渣取汁。②把猪肝洗净，切成片。③煮锅放入药汁和猪肝片，兑水适量，置于火上，煮20分钟后，即可饮汤食肝。

特点：肝软烂。

● 黄芪猪肝汤

原料：猪肝500克，黄芪60克，盐少许。

制作：①将猪肝洗净；黄芪洗净，切片，用纱布包好。②砂锅置火上，加适量水，放入黄芪包、猪肝，共煮成汤，熟后去黄芪包，将猪肝切片，加盐少许调味，即可吃肝饮汤。

特点：肝鲜嫩，汤清。

荤素皆宜——黑木耳

黑木耳是一种滋补健身的营养佳品。由于黑木耳营养丰富、滋味鲜美、片大肉厚，故被人誉为"素中之荤"。

据现代科学分析，每100克黑木耳干品中含蛋白质10.6克，脂肪0.2克，碳水化合物65克，粗纤维7克，钙375毫克，磷201毫克，铁185毫克，此外还含有维生素B_1 0.15毫克，维生素B_2 0.55毫克，烟酸2.7毫克。其中蛋白质、维生素和铁的含量分别比白木耳高出一倍、两倍至五倍。在蛋白质中含有多种氨基酸，尤以赖氨酸和亮氨酸的含量最为丰富。因此，黑木耳历来深受广大人民的喜爱，常作为烹调各式中、西名菜佳肴的配料，或和红枣、莲子加糖炖熟，作为四季皆宜的点心，不仅清脆鲜美，滑嫩爽喉，而且有增加食欲和滋补强身的作用。黑木耳具有一定吸附能力，对人体有清涤胃肠和消化纤维素的作用。

黑木耳食疗方

历代医学家对于黑木耳的药效都有详细的记载，如明代李时珍在《本草纲目》中记载："木耳生于朽木之上，性甘干，主治益气不饥，轻身强志，并有治疗痔疮、血痢下血等作用。"我国医学历来认为黑木耳有滋润强壮，清肺益气，补气活血，镇静止痛等功效，是中医用来治疗腰腿疼痛，手足抽筋麻木，痔疮出血和产后虚弱等病症常用的配方药物。

据国外报道，黑木耳能减低血液凝块，缓和冠状动脉粥样硬化，对预防和治疗冠心病有特殊的效果。黑木耳所含的多糖类物质具有一定的抗肿瘤作用。我国民间也有用黑木耳加水煎服，来治疗女性子宫颈癌和阴道癌。

一提起补铁，人们往往想起吃菠菜或动物肝脏。其实，黑木耳才是各种食物中含铁量最高的，补铁的效果也最好。营养学研究显示：每100克黑木耳里含铁98毫克，比动物性食品中含铁量最高的猪肝高出约5倍，比绿叶蔬菜中含铁量最高的菠菜高出30倍。因此，黑木耳被营养学家誉为"素中之荤"和"素中之王"。

现代医学研究认为，黑木耳中的胶质，可把残留在人体消化系统的灰尘、杂质，吸附集中起来排出体外，长期食用木耳，能消除肠胃中的杂物，具有润肺和洗涤作用。黑木耳有补血活血、镇静止痛功效，能治疗痔疮出血、崩漏、产后虚等症。

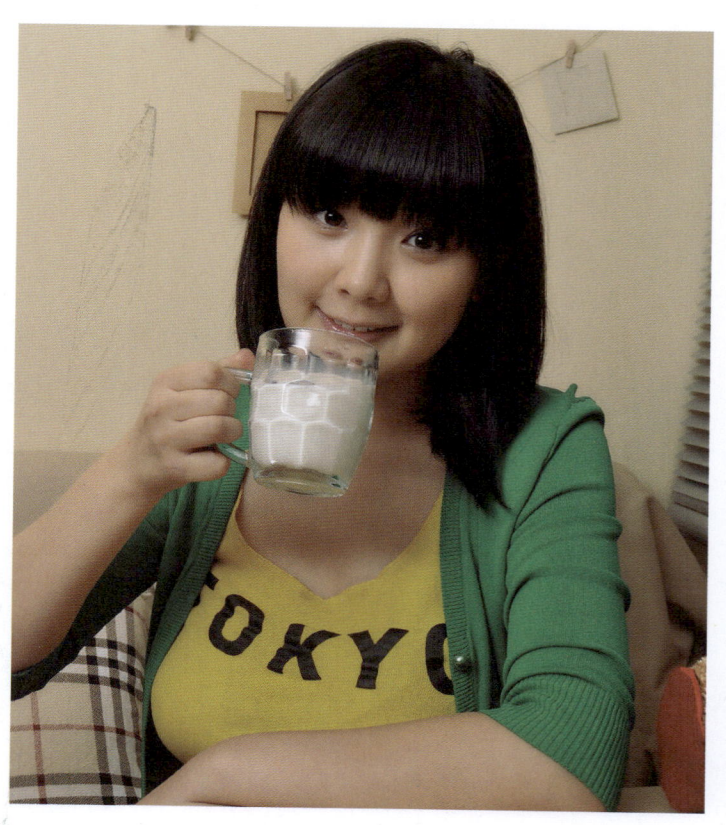

黑木耳的泡发

一般家庭用热水泡发木耳，觉得这样涨得快，便于急用，这种方法并不好。因为木耳是一种菌体植物，生长时含很多水分，干燥后变成革质。

在泡制时，用凉水浸木耳，每千克干品可出3.5～4.5千克，而且吃起来爽口、脆嫩，也便于存放。

如用热水发木耳，每千克只能发2～4千克，且口感软、发黏，不易保存。

如果不是急用，用凉水将木耳浸泡在干净无油的碗中，放3～4小时即成。因此，一般情况下，不宜用热水发木耳。

推荐食谱

● **黑木耳煮粥**

原料：黑木耳15克，红枣15颗，粳米50~100克。

制作：黑木耳用温水泡发洗净，三者一并煮熬成粥，放入冰糖或红糖。

功效：日服2次，能益心补血，适用于产后失血较多、头晕目眩、唇白甲淡、面色发白、脱发患者。

● **木耳大枣汤**

原料：黑木耳15克，红枣15颗。

制作：将黑木耳、红枣泡发洗净，放入小碗中，加水和冰糖（或红糖）适量，再将碗放置蒸锅中蒸1小时。做好后，吃木耳、红枣，喝汤。

功效：每日2次，适用于各种贫血和出血症状。

天然维生素丸——红枣

红枣能补益脾胃和补中益气。多吃红枣能显著改善肠胃功能，达到增强食欲的功效。此外，红枣还能补气血，对于气血亏损的新妈妈特别有帮助。

红枣味甘性湿，具有养血安神、补中益气之功。根据现代药理研究，红枣有增强体能、加强肌理的功效。

红枣可以产生很大的热量，另外亦含有丰富的蛋白质、脂肪及多种维生素，尤其是维生素C的含量，几乎居众水果之冠，因此红枣可以说是天然维生素丸。红枣的营养价值颇高，虽含铁量不高，但它含有大量的维生素C和维生素A。

每百克红枣含维生素C500毫克，而缺铁性贫血患者往往伴有维生素C缺乏。

所以，新妈妈在吃富含铁的食物的同时，还要吃富含维生素C的食物。民谚云：日食仁枣永远不老。即常食红枣可以延年益寿。红枣正是起着这种非凡的作用。

据科学分析：红枣富含维生素、果糖和各种氨基酸。其中维生素C的含量为百果之果，是苹果、葡萄的70~100倍，是梨的140倍。

现代药理研究证明：红枣中含有大量的环磷酸腺苷，它能调节人体的新陈代谢，使新细胞迅速生成，死细胞很快被消除，并能增强骨髓造血功能，增加血液中红细胞的含量。

这样肌肤就会变得光滑细腻有弹性，因此，在医学上环磷酸腺苷又有"生命第二信使"的美誉。

红枣食疗方

民间流传谚语："五谷加小枣，赛过灵芝草""日食三枣，长生不老"，可见枣被人们视为极好的滋补营养品，每日适量饮用枣酒，可调节人体的新陈代谢，增加机体的免疫力，调节人体内外环境平衡。特别说明：枣中所含果糖为单糖，不在其他组织内代谢，只在肝脏中转化为能量，而不能转化为脂肪，因此，常饮枣酒或枣汁，不但会让你品尝到美酒的醇和爽口、枣汁的浓郁芳香，而且会让你的身体得到必要的营养物质。

新妈妈可用红枣煮汤，也可加入绿豆、银耳等同煮；红枣煲花生，对于患脚气病者有辅助作用；鲜红大枣放糖煎熬，可制成蜜枣；红枣去核，用小火烤，可制成脆枣；将鲜枣装坛喷酒，可制成醉枣；用红枣制成的糕饼，是润颜滋养的佳品；红枣莲藕汤能补血，使肤色红润。

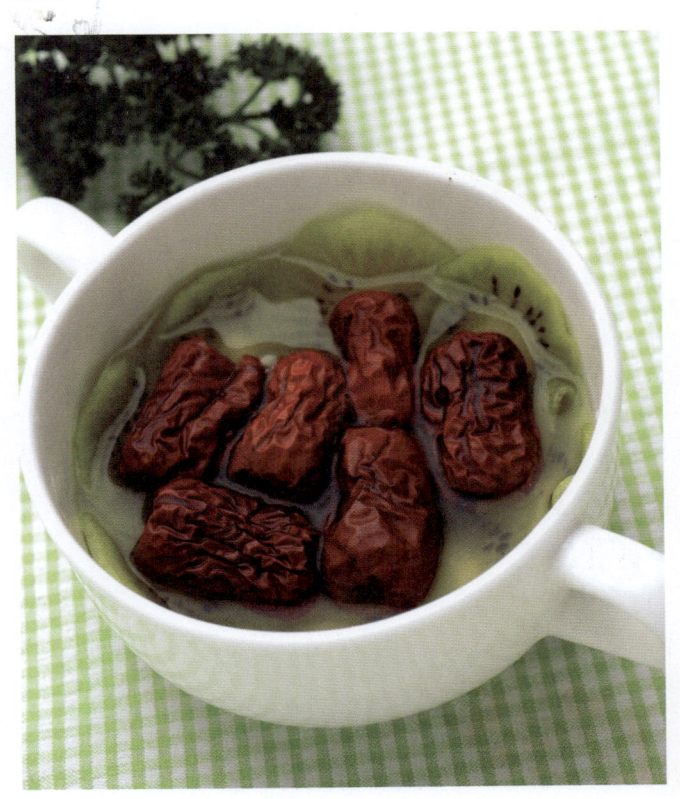

推荐食谱

● **虫草红枣炖甲鱼**

原料：活甲鱼1只，虫草10只，红枣10颗，料酒两大勺，盐2/3勺，葱姜各两大片，清鸡汤1500毫升。

制作：1.甲鱼宰杀洗净，用开水煮一下，去黑衣，割开四肢，去腿油，洗净。2.虫草洗净。红枣用开水泡软去核。3.砂锅中加入清鸡汤和原料、料酒、葱姜，然后用小火煲至甲鱼软烂。4.加盐，拣除葱姜即可。

功效：甲鱼滋阴益气，补肾固精，适用于阳痿早泄、月经不调等。吃适量甲鱼有利于新妈妈身体恢复及提高母乳质量。

● **薏米红枣汤**

原料：薏米100克，红枣（去核）12颗，水4碗。

制作：1.生薏米用水浸洗。2.将4碗水及生薏米倒入煲中。3.最后放入红枣（去核），以小火煲45分钟后，即可饮用。

功效：可活血养颜、减少脸部蝴蝶斑或产后面色黑滞及恶露不绝等问题。红枣味性平，有补气、补血、健脾、养心安神功用。红枣去核煲汤，汤水不燥。

市场上还能见到很多枣类加工食品，如蜜枣、乌枣、酒枣、枣泥、枣糕、枣酒、枣茶、枣饮料等，为了方便起见，"懒惰"的女性可根据自己的口味和偏好挑选这些加工食品，方便食用并同样能够达到滋补的效果。

完全蛋白质——鱼类

鱼类营养丰富，味道鲜美，蛋白质含量高。清炖鲫鱼和鲤鱼是很好的催奶食品。哺乳期间的新妈妈多吃鱼和鱼头有益于宝宝大脑发育，儿童多吃鱼和鱼头会更聪明。鱼肉味道鲜美，不论是食肉还是做汤，都清鲜可口，引人食欲，是人们日常饮食中比较喜爱的食物。鱼类种类繁多，大体上分为海水鱼和淡水鱼两大类。但不论是海水鱼还是淡水鱼，其所含的营养成分大致是相同的，所不同的只不过是各种营养成分的多少而已。

鱼类含有丰富的完全蛋白质。鱼肉含有大量的蛋白质，如黄鱼含17.6%、带鱼含18.1%、鲐鱼含21.4%、鲢鱼含18.6%、鲤鱼含17.3%、鲫鱼含13%。鱼肉所含的蛋白质都是完全蛋白质，而且蛋白质

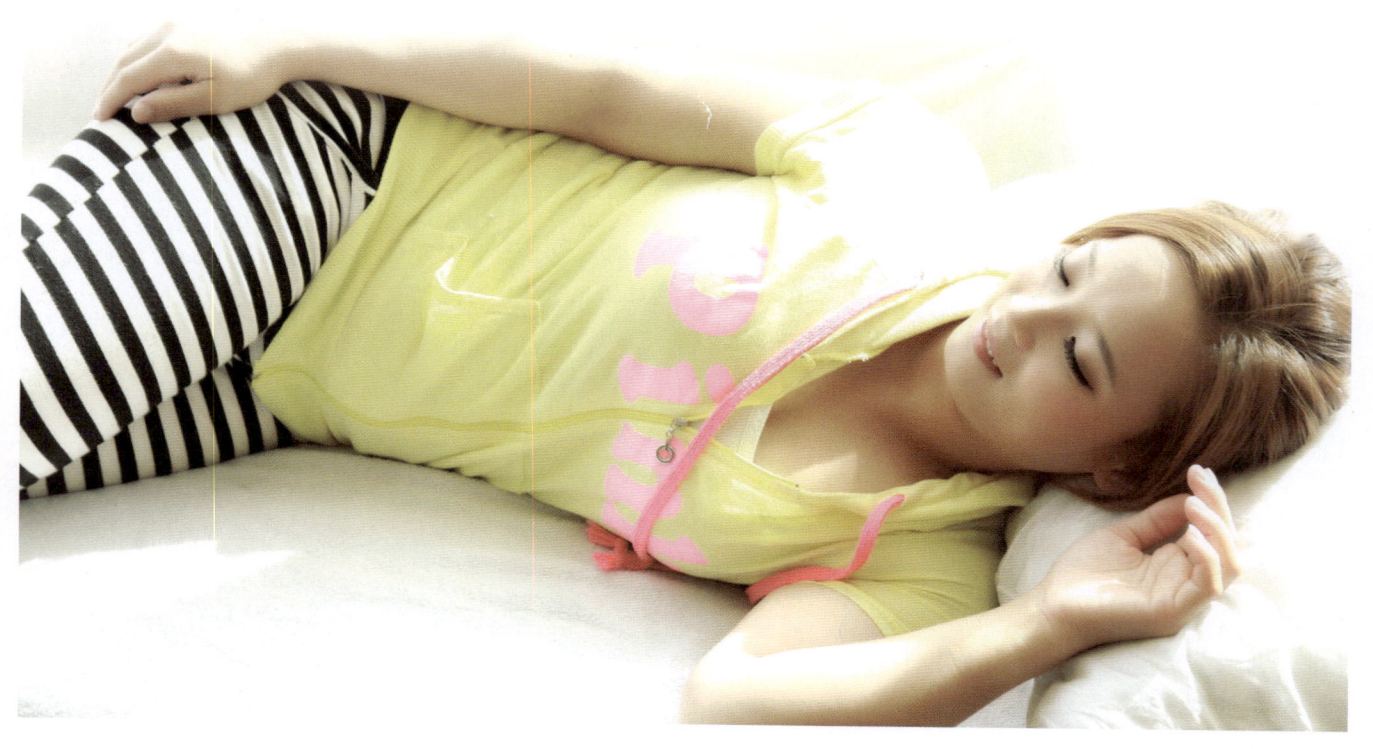

所含必需氨基酸的量和比值最适合人体需要，容易被人体消化吸收。

鱼类的脂肪含量较低，且多为不饱和脂肪酸。大多数只有1%~4%，如黄鱼含0.8%、带鱼含3.8%、鲐鱼含4%、鲢鱼含4.3%、鲤鱼含5%、鲫鱼含1.1%、鳙鱼（胖头鱼）只含0.9%、墨斗鱼只含0.7%。鱼类的无机盐、维生素含量较高。

海水鱼和淡水鱼都含有丰富的蛋白质，还含有磷、钙、铁等无机盐。鱼肉还含有大量的维生素A、维生素D、维生素B_1、烟酸。

增强记忆好帮手

鱼特别是鱼头中含有的与人的大脑功能有关的营养物质极为丰富，如卵磷脂是人脑中枢神经递质乙酰胆碱的重要来源，多吃卵磷脂，可增强人的记忆、思维与分析能力。鱼头中的DHA（22碳六烯酸）是一种不饱和脂肪酸，即俗称的"脑黄金"，具有很强的促进脑细胞、特别是脑神经传导和神经突触生长发育的功能。哺育期女性若能经常吃鱼尤其是鱼头，就会为婴儿的大脑和神经系统的发育提供丰富的物质。而学龄期的青少年正是活化脑细胞的时期，多吃鱼大有益处。此外，鱼头中还有一种不饱和脂肪酸，即EPA（20碳五烯酸），能清理和软化血管，降血脂，健脑，延缓衰老，对人们的健康非常有益。

另外，鱼肉的肌纤维比较短，蛋白质组织结构松散，水分含量比较多，因此，肉质比较鲜嫩，和禽畜肉相比，吃起来更觉软嫩，也更

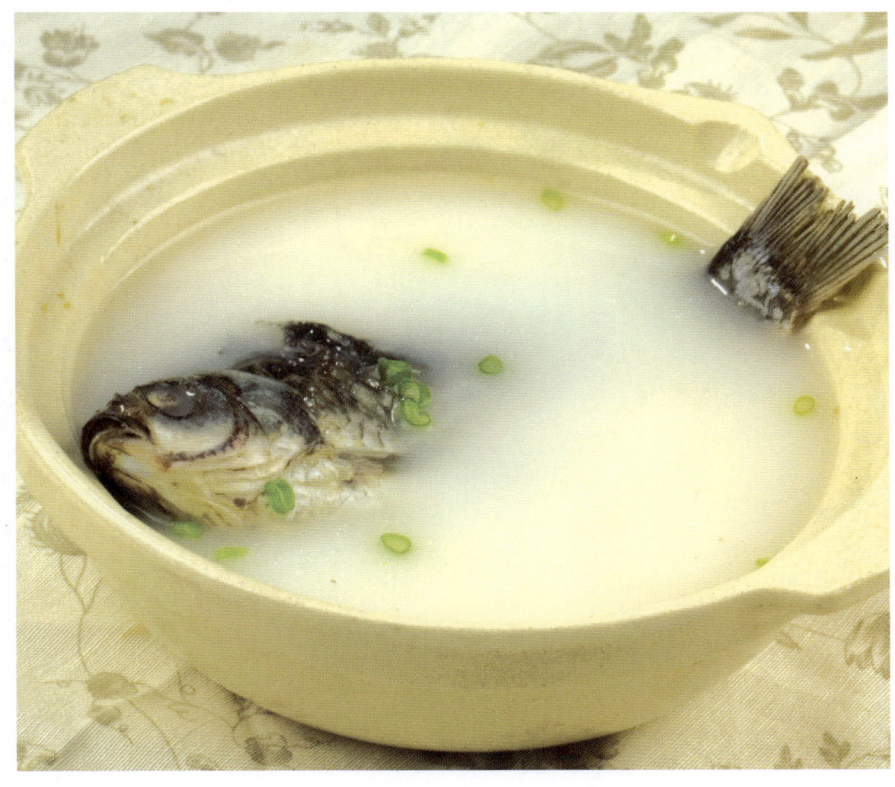

容易消化吸收。所以，可以看出，鱼类具有高蛋白、低脂肪，维生素、矿物质含量丰富，口味好、易于消化吸收的优点。

推荐食谱

● **鲫鱼豆腐汤**

原料：鲫鱼1条（约250克），豆腐400克，黄酒5克，葱花、姜片各3克，盐2克，味精1克，食用油30克。

制作：①豆腐切5毫米厚的薄片，用加了盐的沸水烫5分钟后沥干待用。②鲫鱼去鳞、内脏，抹上酒，盐渍10分钟。③锅放炉火上，放入食用油，烧5分钟，爆香姜片，将鱼两面煎黄，加水适量，用小火煮沸30分钟，放入豆腐片，调味后勾薄芡，并撒上葱花。

营养：内含蛋白质58.1克，脂肪119.7克，碳水化合物7.5克，钙495毫克，磷1183毫克，铁11.5毫克，维生素$B_1$0.43毫克，维生素$B_2$0.26毫克，烟酸8毫克。

功效：鲫鱼又称喜头鱼，意即生子有喜时食用。鲫鱼营养丰富，有良好的催乳作用，对母亲身体恢复有很好的作用。配用豆腐，益气养血、健脾宽中，豆腐亦富有营养，还含蛋白质较高，对于产后康复及乳汁分泌有很好的促进作用。

● **鲜滑鱼片粥**

原料：优质粳米、草鱼净肉各100克，猪肉200克，腐竹40克，味精1克，盐、姜丝、葱、马铃薯淀粉各5克，香菜10克，胡椒粉0.5克，麻油20克。

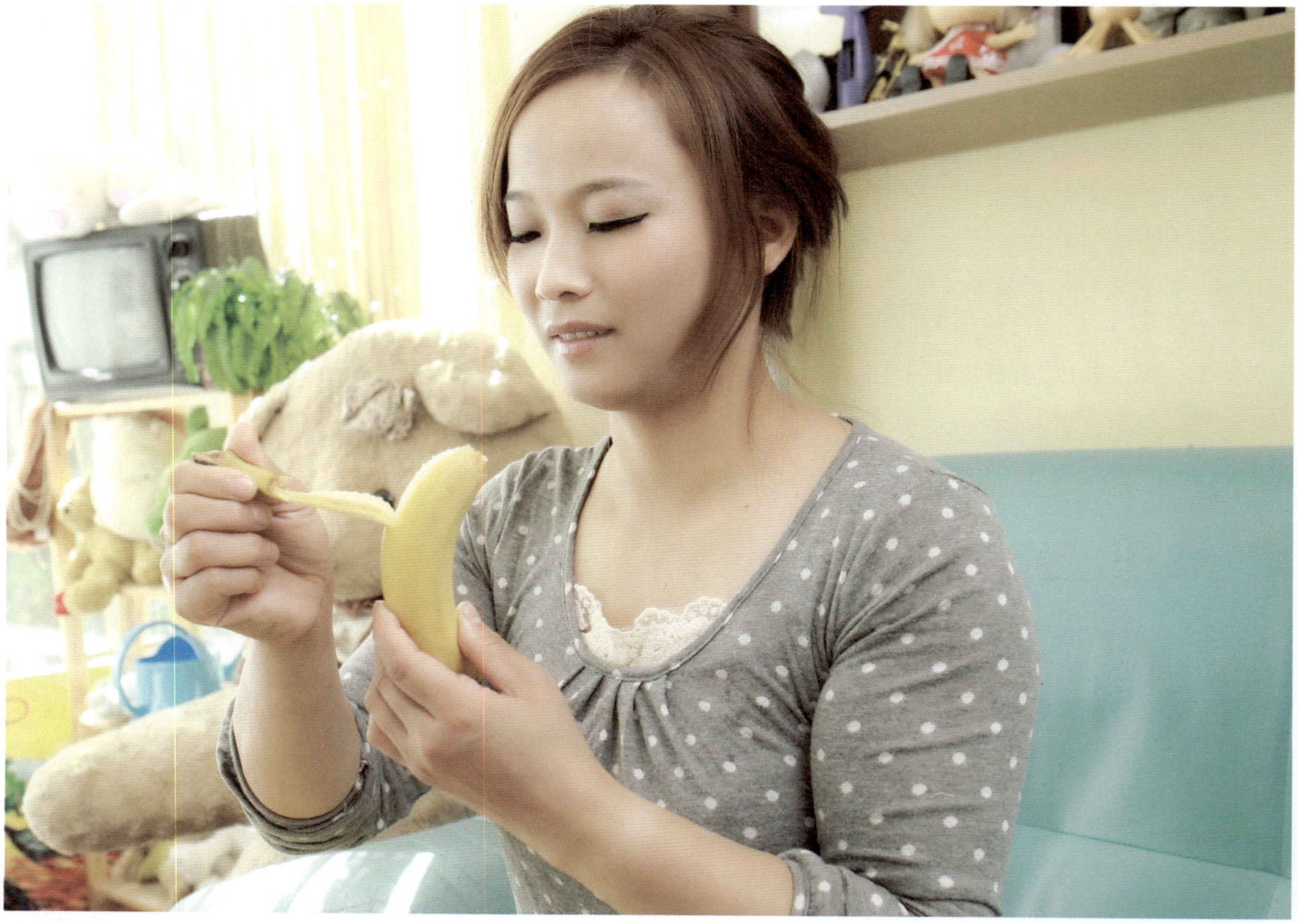

制作：①猪骨洗净敲碎。②腐竹用温水泡软。③粳米淘洗干净。④将猪骨、粳米、腐竹放入砂锅，加水（约1500克），先用大火烧开，改用小火慢熬1.5小时，放入盐3克，味精0.5克，调好味，拣出猪骨。⑤草鱼（或鲩鱼）洗净，斜刀切成大片，厚以0.3厘米为宜，用盐、马铃薯淀粉、姜丝、麻油拌匀，倒入滚开的粥内轻轻拨散，待粥再滚起，端离火位，用碗盛起，撒上胡椒粉、麻油即可食用。

营养：内含蛋白质59.8克，脂肪144克，碳水化合物87.9克，钙219毫克，磷1231.5毫克，铁19.6毫克，维生素A2国际单位，维生素$B_1$1.3毫克，维生素$B_2$0.42毫克，烟酸5.6毫克。

功效：健脾益气、养血壮骨、生精下乳。富含营养，除蛋白质、脂肪及碳水化合物含量较高外，还富有铝、磷、铁，因而有良好的生血、壮骨作用，并能有效地促进乳汁的分泌。

● 团鱼汤

原料：团鱼（鳖）1000克，苹果5克，羊肉500克，生姜、味精各5克，盐10克，胡椒0.5克。

制作：①团鱼（鳖）放入沸水锅中烫死，剁去头爪，揭去鳖甲，掏出内脏洗净。羊肉洗净待用。②将团鱼肉、羊肉切成2厘米见方的小块，放入铝锅内，加苹果、生姜及水适量，置大火上烧开，移至小火炖熬至熟。③加入盐、胡椒粉、味精即成。④可佐餐，亦可单食。

营养：内含蛋白质273.5克，脂肪90克，碳水化合物1克，钙32.8毫克，磷1581.9毫克，铁39.5毫克，维生素$B_1$6.7毫克，维生素$B_2$4.5毫克，烟酸61毫克。

功效：从药性而言，团鱼偏于凉，羊肉偏于温，两者相合则药性较为平和，具有滋阴养阳、补气养血，对气血阴阳均有滋益之功，对于产后母体无明显病变者补益之效尤佳；对于产后气血虚弱、乳汁量少、恶露不止、虚劳羸瘦、腰膝酸软等均有一定治疗作用。

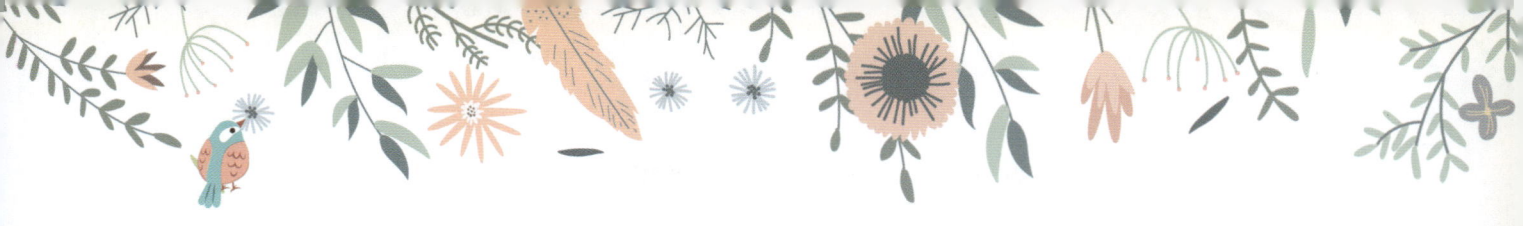

多种纤维素——蔬菜

新妈妈在产褥期除要补充蛋白质、钙、脂肪等，还应多补一些含有丰富维生素的食物，多种维生素是新妈妈组织修复和分泌乳汁必不可少的原料之一。纤维素有促进肠蠕动的作用，可以防止便秘。而蔬菜和水果中的维生素、纤维素含量均很丰富。

因此，产后不吃蔬菜和水果的习俗是错误的，毫无科学根据的，应适当多吃些新鲜蔬菜。

莲 藕

莲藕中含有大量的淀粉、维生素和矿物质，营养丰富，清淡爽口，是去瘀生新的佳蔬良药，能够健脾益胃，润燥养阴，行血化淤，清热生乳。

莲藕排骨汤可治疗坐月子期间的贫血症状，莲藕具有缓和神经紧张的作用。

新妈妈多吃莲藕，能及早清除腹内积存的瘀血，增进食欲，帮助消化，促使乳汁分泌，有助于对新生儿的喂养。莲藕富含维生素C和粗纤维，既能帮助消化、防止便秘，又能供给人体需要的碳水化合物和微量元素，防止动脉硬化，改善血液循环，有益于身体健康。

莲藕生吃为凉性，经过烹调颜色转为黑褐色时，属性就转为温性，因此莲藕最好煮过再食用。莲藕应挑皮白、藕节肥大粗短的，最好闻起来有清香味儿。

推荐食谱

● **莲藕炖牛腩**

原料：牛腩600克，莲藕150克，海带1小块，葱2根，姜2片，八角3粒，陈皮2片，花椒少许，米酒1大匙，盐30克。

制作：①牛腩切块，以开水汆烫洗净。②海带泡软切条状，莲藕切成轮状。③将所有材料、调味料及水1800毫升放入炖锅，以大火煮开，撇去浮沫，转慢火炖90分钟至牛肉熟烂即成。

功效：滋养美容，健胃整肠，体质虚弱者多吃可滋养强壮。

黄花菜

含有蛋白质及磷、铁、维生素A、维生素C及甾体化合物，营养丰富，味道鲜美，尤其适合做汤用。中医书籍记载，它有消肿、利尿、解热、止痛、补血、健脑的作用，产褥期容易发生腹部疼痛、小便不利、面色苍白、睡眠不安，多吃黄花菜可消除以上症状。

推荐食谱

● **黄花菜猪瘦肉汤**

此汤有养气益血、补虚通乳的作用。适用产后气血不足所致的乳汁缺乏或停乳者食用。每日1剂，连用5日为1疗程。

原料：猪瘦肉500克，黄花菜80克，红枣10颗，盐少许。

制作：①将猪瘦肉洗净，切成小块，备用。
②黄花菜洗净，红枣去核洗净，同猪肉、盐一起放入煲中煲至猪瘦肉烂，即可饮汤食肉。

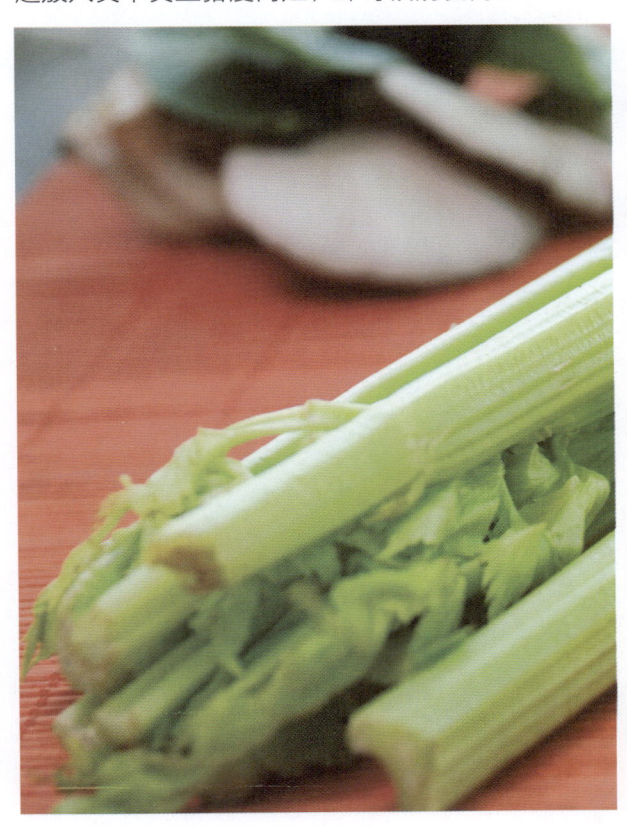

营养食谱推荐

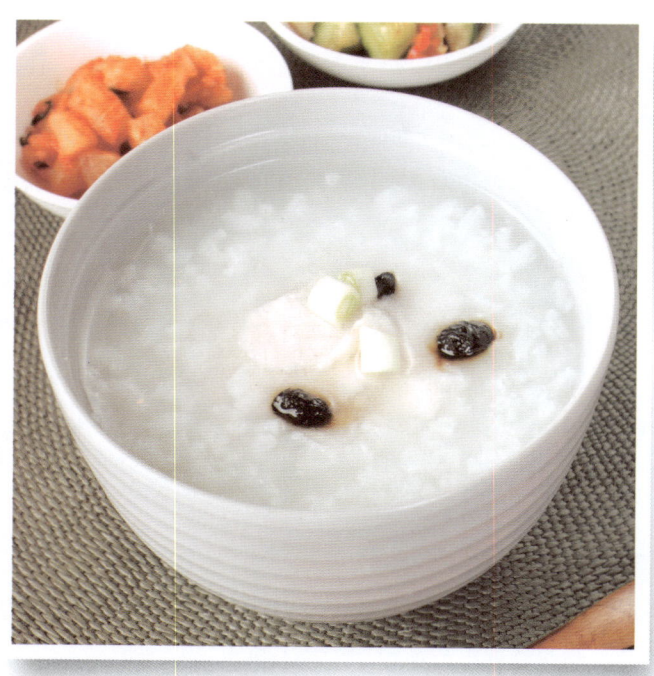

鲤鱼汁粥

食材

鲤鱼、粳米各100克。

调味料

姜末、葱花各5克,香油1/2小匙,料酒、盐各1小匙。

手把手教你做

01 将活鲤鱼剖开肚子,去除内脏、鳃,保留鱼鳞,洗干净后,加入姜末、葱花、料酒,用小火煮汤,一直煮到鱼肉脱骨为止,去骨留汤汁备用;把粳米淘洗干净。

02 将锅放置到火上,加入适量清水、粳米煮粥,等粥汁黏稠时,加鱼汁和盐搅匀,稍煮片刻即可。

03 食用时加入香油调好口味。

Tips 此粥具有消水肿、利小便和下乳的功效,特别适合产妇食用。

鲈鱼粥

食材

鲈鱼肉100克,胚芽米80克,猪五花肉50克。

调味料

盐1/2小匙,葱10克,姜末5克,麻油、胡椒粉各1小匙。

手把手教你做

01 将鲈鱼肉和猪五花肉分别切成粒状。

02 把洗干净的胚芽米放进锅里,加水用火烧开,加入切好的鱼和猪肉,转为小火熬煮。

03 粥熟的时候加入葱和姜末等调料,在吃之前,可加入盐、麻油、胡椒粉等进行调味。

Tips 鲈鱼是一种蛋白质和维生素含量较高的鱼类,还含有钙、磷、铁等矿物质。鲈鱼肉既鲜美,又滋补,是产后调理的佳品,产妇不妨一试。

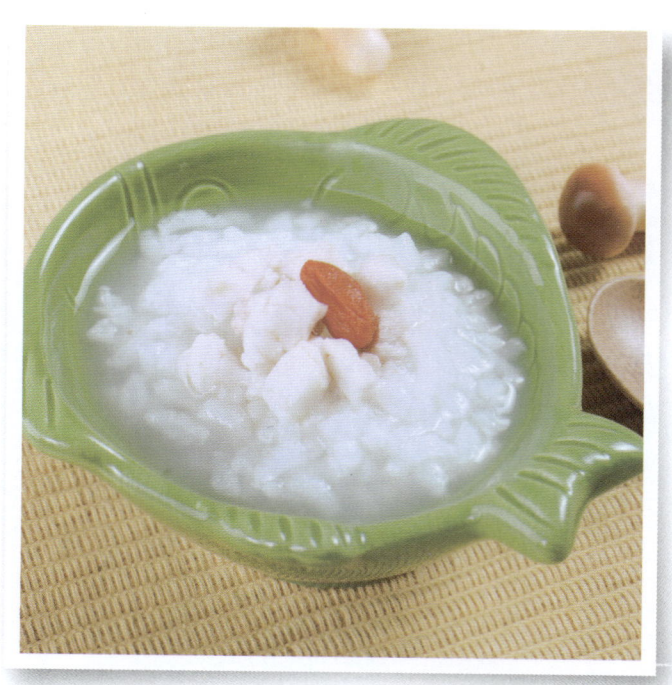

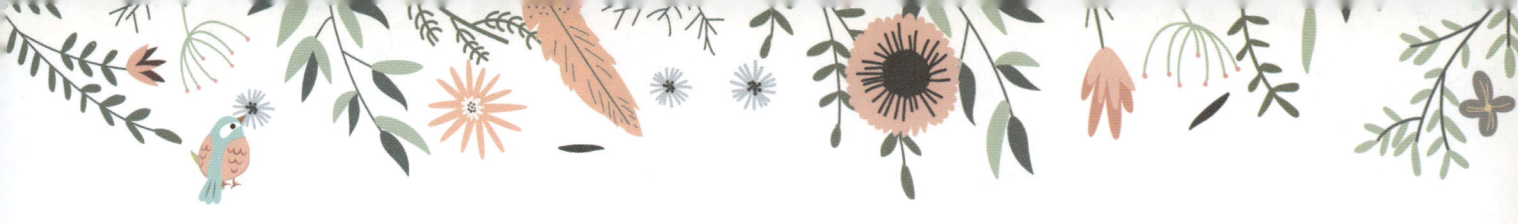

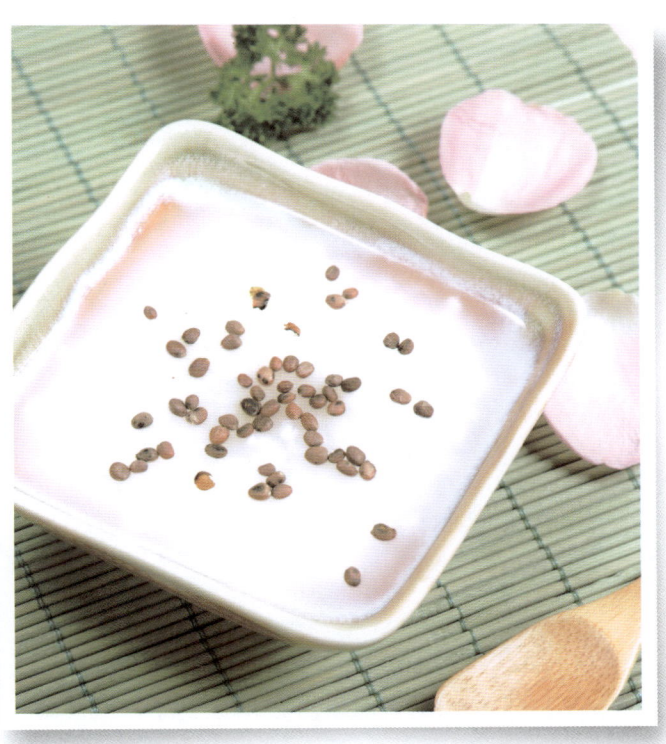

莱菔子粥

食材

莱菔子15克，粳米60克。

调味料

冰糖适量。

手把手教你做

01 将莱菔子洗净，粳米淘洗净备用。

02 坐锅点火，锅内放入清水，加入粳米、莱菔子，用大火煮至粳米开裂，再用小火煮至黏稠即可。

03 出锅盛入碗内，加入冰糖调好口味，即可食用。

> Tips 莱菔子具有行气化痰的功效。粳米能够健脾益气，不腻并且不胀气，此粥对水肿性肥胖有疗效。

参味小米粥

食材

人参5克，淮山45克，大枣10颗，里脊肉、小米各50克。

调味料

盐1小匙。

手把手教你做

01 将里脊肉切成薄片，用开水烫熟后泡凉。

02 人参煮水取出参汁，加入大枣、淮山，把小米熬成粥，再加入里脊肉煮1分钟。

03 加入盐调味即可。

> Tips 小米有清热解渴、健胃除湿、和胃安眠等功效，可以使产妇虚寒的体质得到调养。

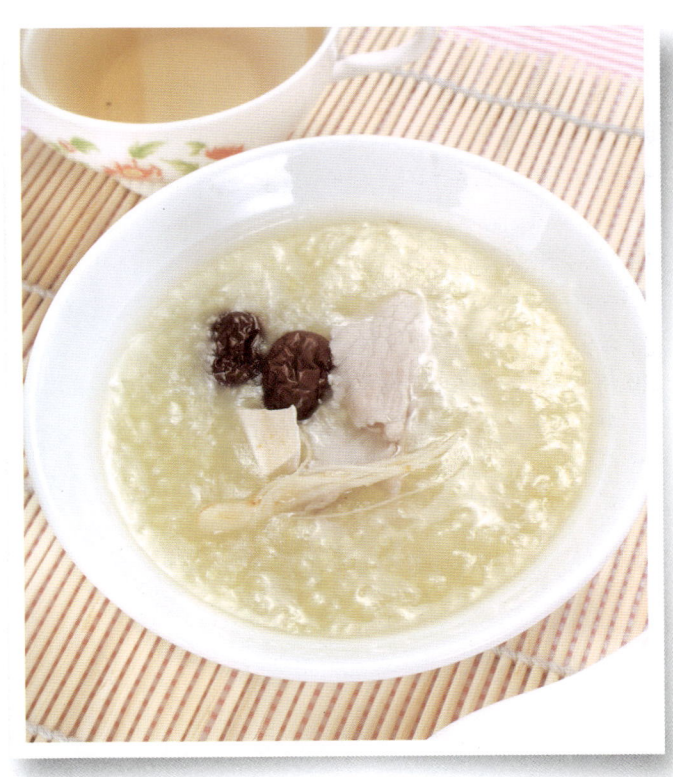

香菇肉粥

🌶 **食材**

猪肉馅100克,香菇2～3朵,芹菜、虾干各30克,红葱头2～3粒,粳米50克。

🧂 **调味料**

酱油1小匙,胡椒粉1/2小匙。

🔍 **手把手教你做**

01 把虾干、红葱头、芹菜分别择洗净、切成末。

02 把香菇泡软,去蒂、切丝,将猪肉馅放入碗中加一半调料拌匀备用。

03 把粳米淘洗干净,煮成半熟稀饭。

04 锅中倒入1/2大匙油,放入红葱头爆香,加入香菇和剩余的调料快炒,最后加入肉馅、虾干、芹菜炒熟,倒入半熟的稀饭中煮15分钟即可。

Tips 此粥清淡可口,最适合产后胃口不佳的产妇。

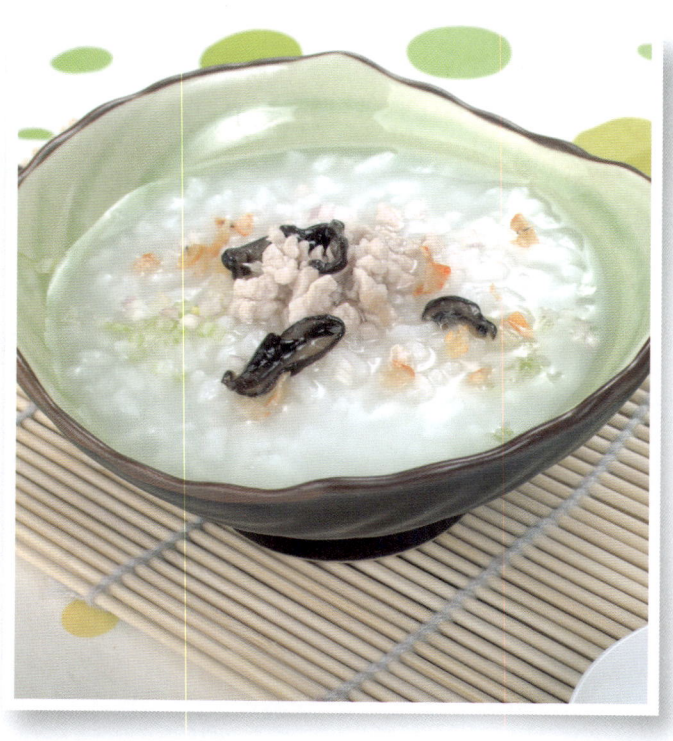

榛子杞子粥

🌶 **食材**

榛子仁30克,枸杞15克,粳米50克。

🧂 **调味料**

冰糖1小匙。

🔍 **手把手教你做**

01 先将榛子仁捣碎,然后与枸杞一同加水煎,去渣留汁备用。

02 坐锅点火,加入清水和去渣后的榛子、枸杞汁,与粳米一同用小火熬成粥即可食用。

Tips 榛子本身富含油脂,所含的脂溶性维生素更易人体吸收,对产后虚弱有很好的补养作用。还可延缓衰老,防治血管硬化、润泽肌肤。

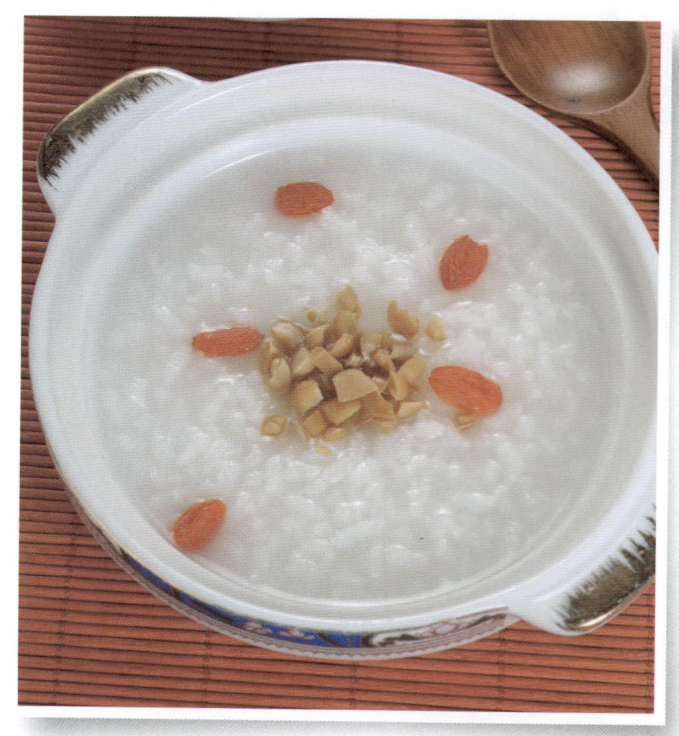

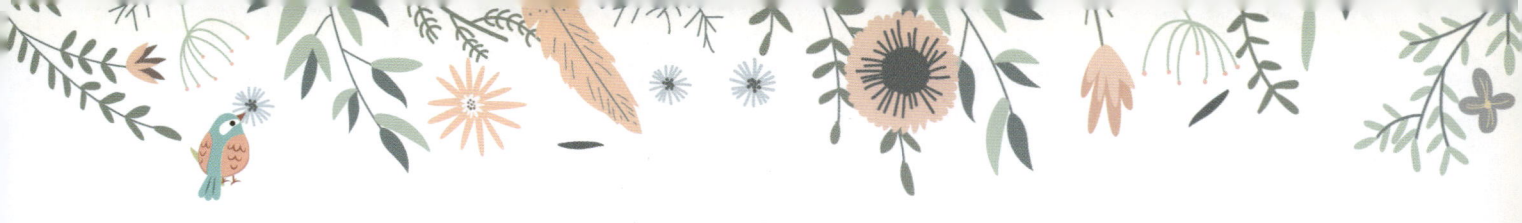

麻油蛋包面线

🌶 **食材**

鸡蛋1个，无盐面线1把。

🧂 **调味料**

老姜4~5片，麻油1小匙，米酒适量。

🍳 **手把手教你做**

01 将面线放入滚水中煮熟后，捞起备用。

02 将麻油烧热，爆香姜片后把姜片夹出，再把鸡蛋打进去煎熟盛起。

03 在锅中加入剩下的麻油烧热，加水煮滚，再加入煮熟的面线，起锅前洒入米酒，即可食用。

Tips 麻油中含有丰富的不饱和脂肪酸，除了可以帮助脂肪代谢以外，对于激素的调整更不可缺少，而且麻油有加强子宫收缩的功能，所以可以加速子宫的复原。鸡蛋是优质蛋白质的来源，可以促进分娩之后的伤口愈合。

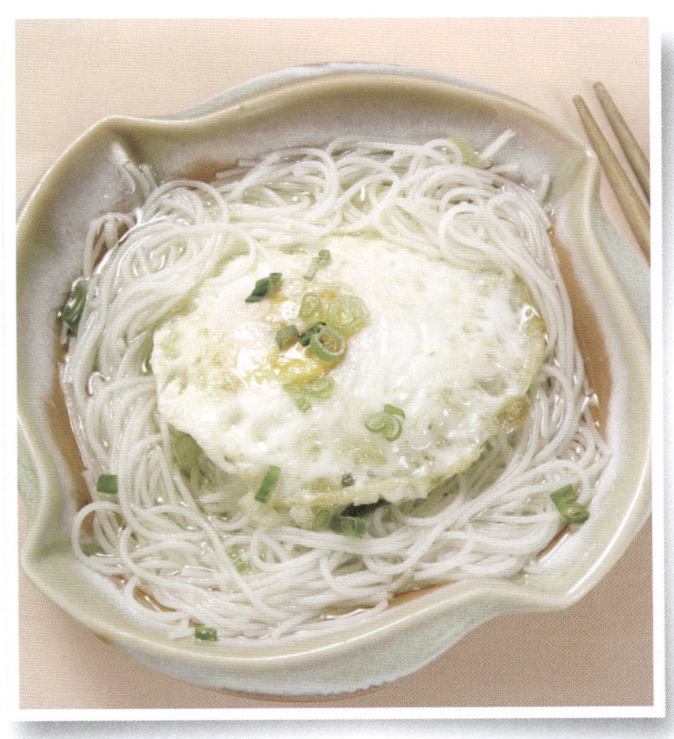

猪肉鲜虾饺

🌶 **食材**

猪肉泥400克，虾肉泥150克，韭菜末300克，水调面团1 200克。

🧂 **调味料**

味精1/2小匙，料酒、盐、酱油各1小匙，葱花少许。

🍳 **手把手教你做**

01 把虾肉泥、猪肉泥、韭菜末加盐、味精、料酒、酱油搅匀成虾肉馅。

02 把水调面团揉成长条，摘成小面剂，擀成中间厚周边薄的圆形面皮，包入虾肉馅，捏成饺子生坯。

03 把锅置火上，水烧沸，倒入饺子生坯煮熟，撒入葱花就可以了。

Tips 韭菜含有大量的维生素和膳食纤维，能增进胃肠蠕动，预防肠癌，并治疗便秘。

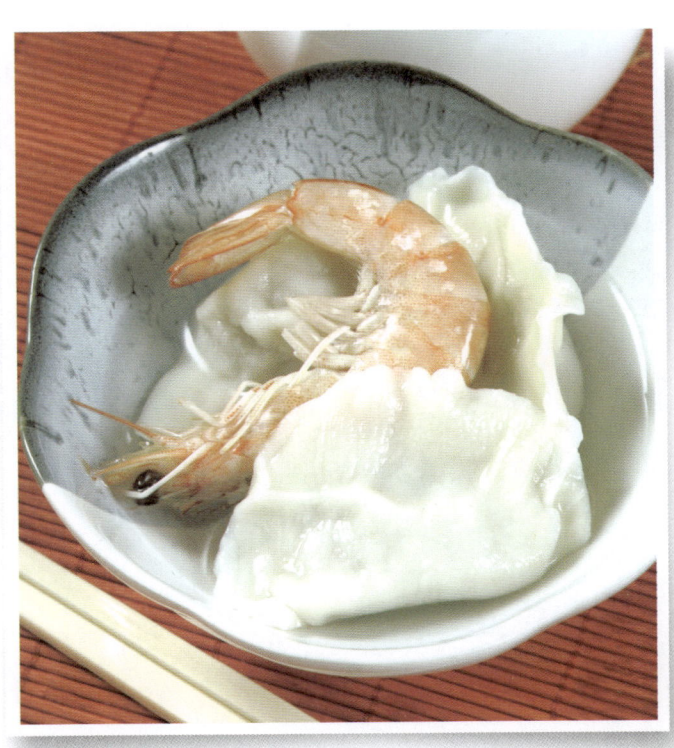

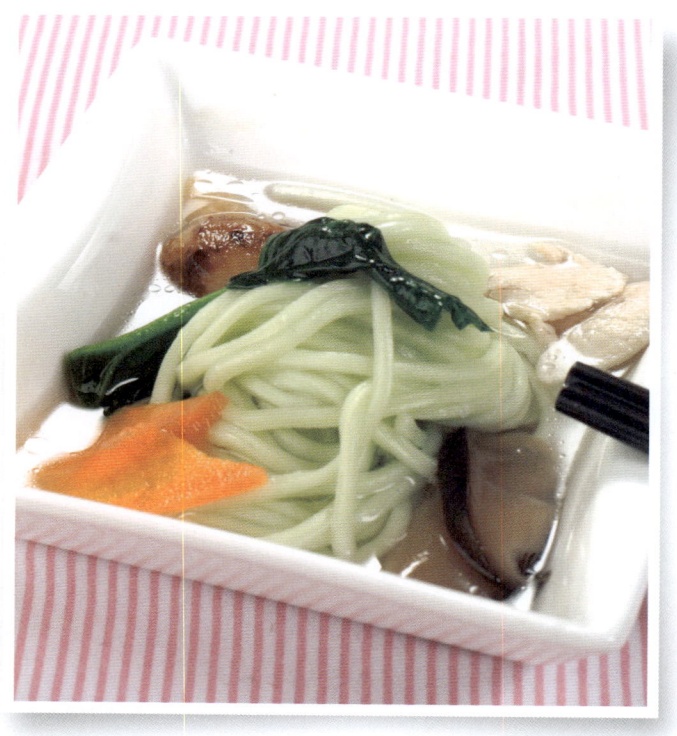

家乡蔬菜面

食 材
猪肉馅100克，香菇2~3朵，芹菜、虾干各30克，红葱头2~3粒，粳米50克。

调味料
酱油1小匙，胡椒粉1/2小匙。

手把手教你做
01 把虾干、红葱头、芹菜分别择洗净、切成末。
02 把香菇泡软，去蒂、切丝，将猪肉馅放入碗中加一半调料拌匀备用。
03 把粳米淘洗干净，煮成半熟稀饭。
04 锅中倒入1/2大匙油，放入红葱头爆香，加入香菇和剩余的调料快炒，最后加入肉馅、虾干、芹菜炒熟，倒入半熟的稀饭中煮15分钟即可。

> **Tips** 此面清淡可口，最适合产后胃口不佳的产妇。

酸辣肚丝汤

食 材
羊肚200克，玉兰片50克，水发木耳25克。

调味料
陈醋、香油各1小匙，植物油、料酒各1大匙，味精1/2小匙，豌豆淀粉5大匙，葱、姜各15克，青蒜25克，肉汤适量。

手把手教你做
01 把羊肚切成细丝，玉兰片、木耳切成丝，用开水氽透。
02 炒锅添入适量的油烧热，下葱、姜和青蒜煸香，放肉汤烧沸，下入肚丝、玉兰片、木耳、料酒、盐、味精，撇去浮沫，加入淀粉和陈醋。
03 然后放入碗中，撒上胡椒粉，淋上香油即可食用。

> **Tips** 此汤既可增进食欲又可减掉腹部脂肪，是产后的首选食品。

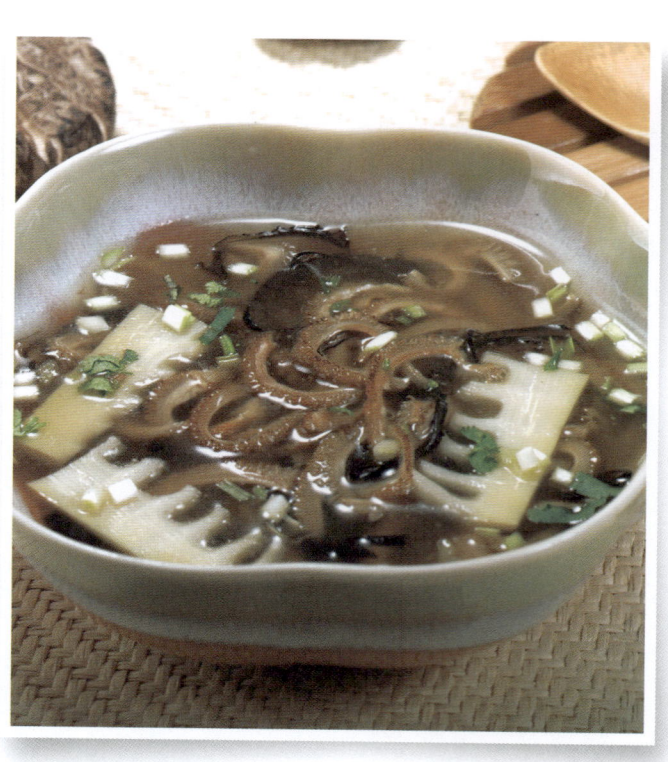

咸鱼饭包

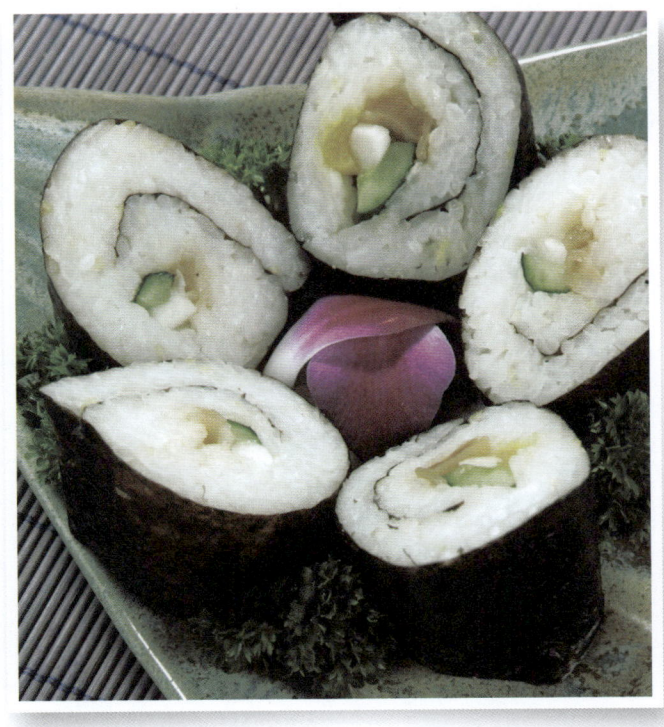

🌶 **食　材**

小银鱼50克，蒜泥10克，五香花生15克，紫甘蓝30克，胡萝卜适量，粳米饭100克。

🧂 **调味料**

橄榄油1/4小匙，白糖、盐各1小匙，米醋2小匙。

👩‍🍳 **手把手教你做**

01 小银鱼、蒜泥与调料小火炒香，胡萝卜切成丝，五香花生压碎，紫甘蓝剥开汆烫备用。

02 胡萝卜丝、紫甘蓝一起加盐腌渍30分钟后捞起，取腌渍的醋汁与粳米饭拌匀。

03 将炒好的小银鱼、五香花生、胡萝卜丝拌入米饭，用紫甘蓝卷成卷，切成短段摆盘即可食用。

Tips 小银鱼的肉质很嫩，味道鲜美，银鱼的热量非常低，有利于减肥瘦身。

什锦豆瓣干拌饭

🌶 **食　材**

猪绞肉50克，豆干丁、豆芽各20克，小黄瓜、韭菜各30克，粳米饭100克。

🧂 **调味料**

盐1/4小匙，橄榄油、豆瓣酱1小匙。

👩‍🍳 **手把手教你做**

01 将豆芽、胡萝卜丁汆烫熟，过一下冷水，小黄瓜切成丝，韭菜切成段。

02 猪绞肉、豆干丁、韭菜、熟胡萝卜丁加调料，放入不粘锅以小火炒熟拌匀。

03 粳米饭旁摆上炒好的材料及熟豆芽、小黄瓜丝，拌匀即可食用。

Tips 豆芽性味甘寒，内含有蛋白质、脂肪和较高的维生素C、胡萝卜素、矿物质等物质，并含有较多的纤维素，有利于减肥。

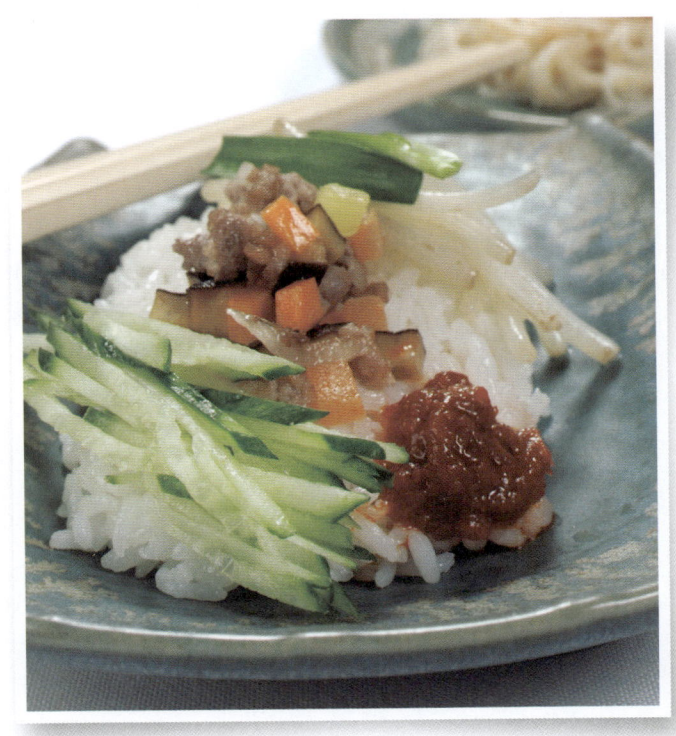

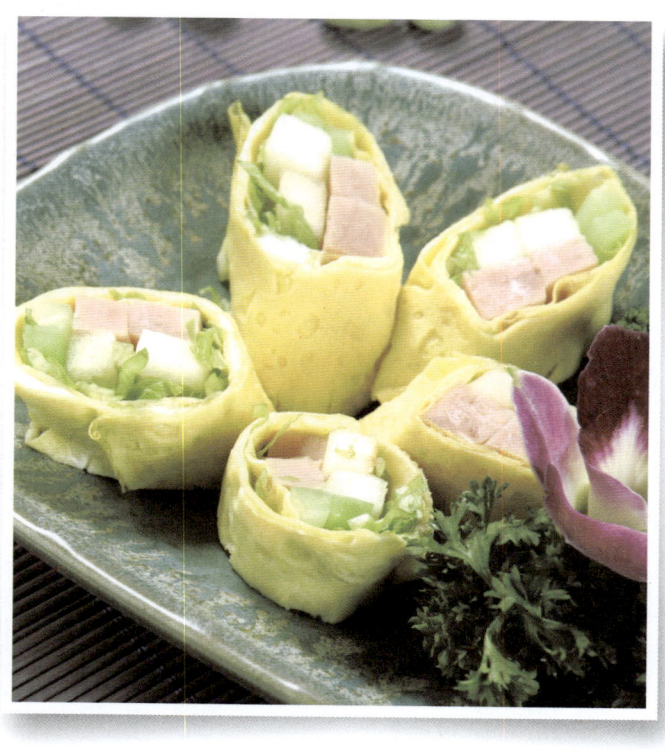

蛋皮饭包寿司卷

🌶 **食　材**

鸡蛋50克，生菜30克，苹果1/2个，火腿片10克，芦笋20克，粳米饭100克。

🧂 **调味料**

橄榄、鸡粉各1/4小匙，米醋2小匙，白糖1小匙。

🔍 **手把手教你做**

01 将鸡蛋去壳与调料搅匀，用平底不粘锅以小火煎成蛋皮。

02 将生菜切成碎丝，苹果、火腿片切成条，芦笋汆烫后，滤干切成段。

03 粳米饭与鸡粉拌匀，在寿司卷上铺保鲜膜再放上粳米饭、蛋皮，铺平后再铺上生菜丝，摆上苹果条、火腿肉条、芦笋段，卷起压紧成圆柱状，切段即可食用。

Tips 苹果含有较多的钾，较少的钠，可降低血压。

素花炒饭

🌶 **食　材**

胡萝卜50克，甜椒20克，菠萝、青葱各10克，火腿肉30克，粳米饭100克。

🧂 **调味料**

橄榄油、鸡粉、盐各1小匙。

🔍 **手把手教你做**

01 将胡萝卜、甜椒、菠萝、火腿肉切丁，葱切成葱花备用。

02 把葱花与胡萝卜丁、米饭和调料，用不粘锅小火炒熟。

03 加甜椒、菠萝火腿肉炒匀即可食用。

Tips 粳米饭分解后的碳水化合物能够被身体立即消化、吸收，具有造血、增加皮肤的光泽弹性、使头发乌黑亮丽的功效。

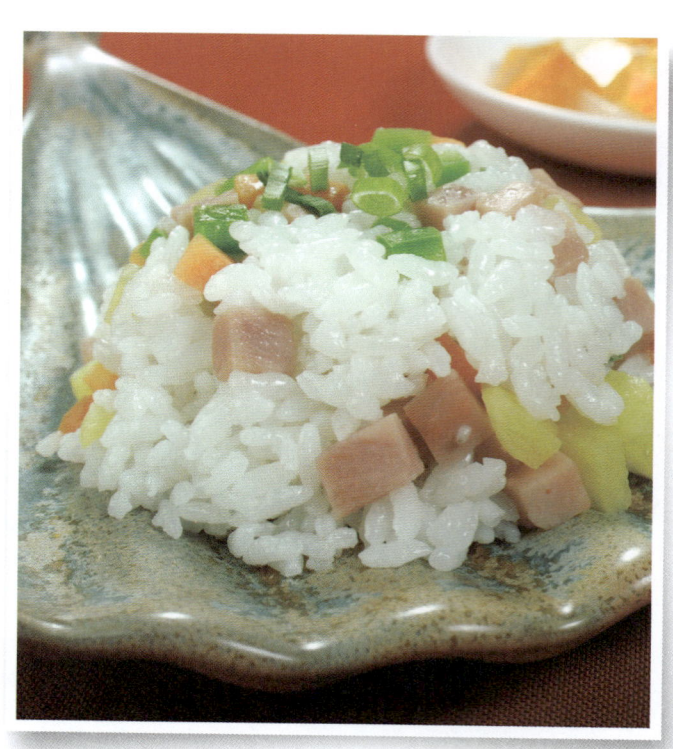

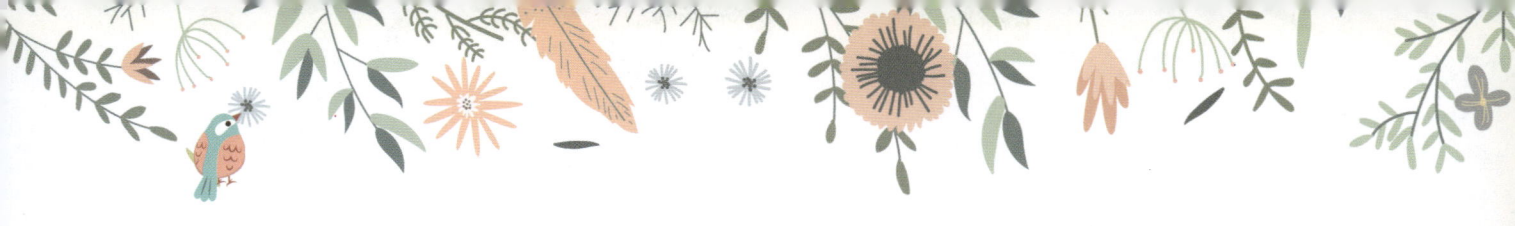

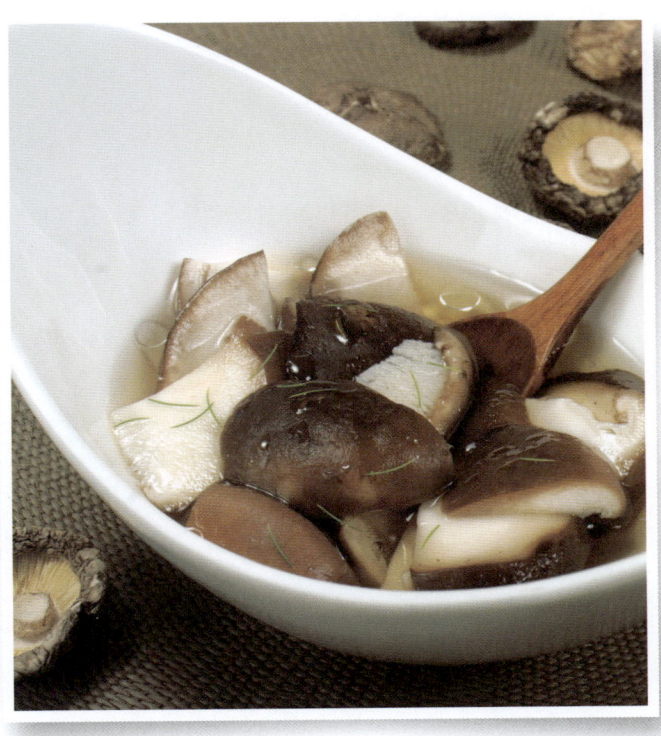

香菇降脂汤

🌶 **食　材**

鲜香菇100克。

🧂 **调味料**

植物油2大匙，盐1小匙。

🍳 **手把手教你做**

01 将香菇洗干净，去掉蒂，加热油，放入香菇煸炒，加盐调味。

02 另起锅，锅内加水，放入煸炒好的香菇煎煮成汤，即可食用。

> **Tips** 鲜香菇具有高蛋白、低脂肪、多糖、多种氨基酸和多种维生素的营养特点。此外，香菇能促进体内钙的吸收，并可增强人体抵抗疾病的能力，还含有多种维生素、矿物质，对促进人体新陈代谢，提高身体适应力有很大作用。

鲜笋嫩鸡汤泡饭

🌶 **食　材**

鲜笋200克，酸菜50克，金针菇50克，鸡里脊肉100克，粳米饭1碗。

🧂 **调味料**

盐1/4小匙，鸡粉1/2小匙。

🍳 **手把手教你做**

01 将鲜笋洗干净，去掉皮切成片，加700毫升水大火煮滚加酸菜、金针菇，转小火煮至水开。

02 加入调料，下入鸡里脊肉熬煮，直至肉熟为止。

03 出锅，盛入碗，泡入粳米饭即可食用。

> **Tips** 金针菇含大量蛋白质及铁质，所含营养非常高，可造血、补血、强壮脏腑功能，还具有止血消肿等功效。多吃金针菇可清热，柔和肝气，竹笋热量较低，有利于减肥。

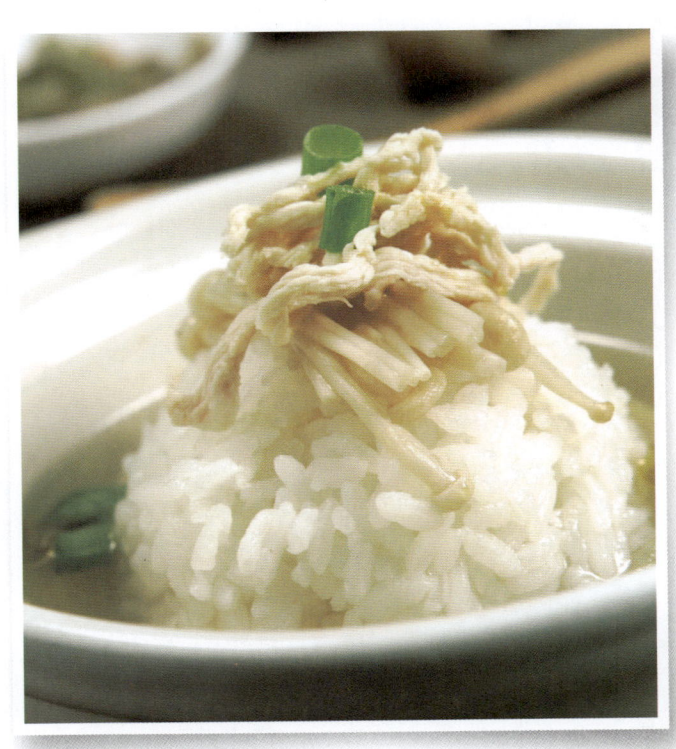

奶油白菜汤

🌶 **食　材**

白菜400克，牛奶75毫升。

🧂 **调味料**

植物油2小匙，盐、味精各1/2小匙，葱5克，姜3克，素高汤300毫升。

🔍 **手把手教你做**

01 将白菜取下叶片用手撕碎，清洗干净；葱、姜分别洗干净，均切成末。

02 将炒锅放在火上，倒入植物油烧热，下入葱、姜爆香，放入素高汤、盐、味精及白菜叶，待开锅后加入牛奶，汤再次煮开后盛出即可食用。

> **Tips** 白菜具有较高的营养价值，含有多种维生素和矿物质，可预防乳腺癌的发生，促进人体对动物蛋白的吸收。

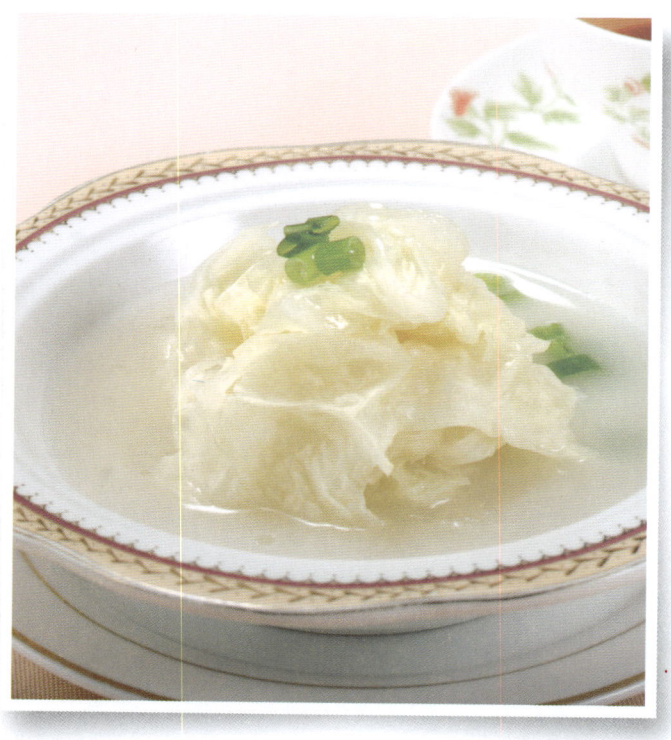

南瓜豉汁蒸排骨

🌶 **食　材**

猪肋排300克，南瓜200克。

🧂 **调味料**

豆豉5克，盐1/2小匙，酱油1小匙，葱、姜各5克。

🔍 **手把手教你做**

01 将南瓜洗净削去外皮，用小刀在1/3处开一个小盖子，挖出里面的瓜瓤。

02 将葱切成小段，姜切成片备用。

03 把排骨斩成小块，加入豆豉、盐、葱段、姜片、酱油腌制20分钟。

04 将腌好的排骨放入南瓜盅内，上锅蒸熟即可食用。

> **Tips** 此菜能有效补充产后所需营养，是产后滋补调理的佳品。

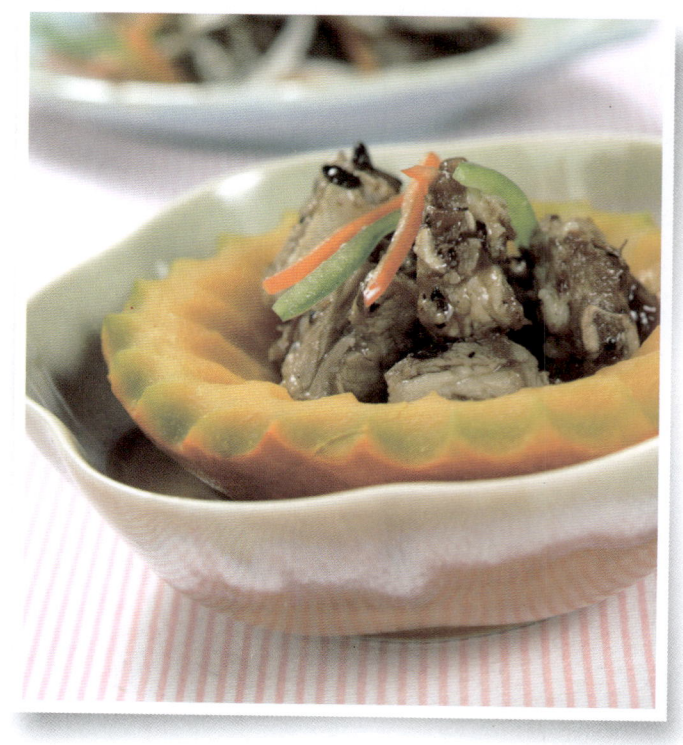

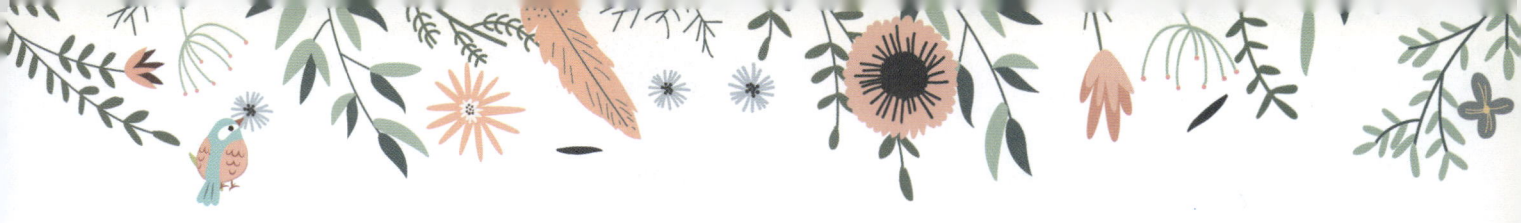

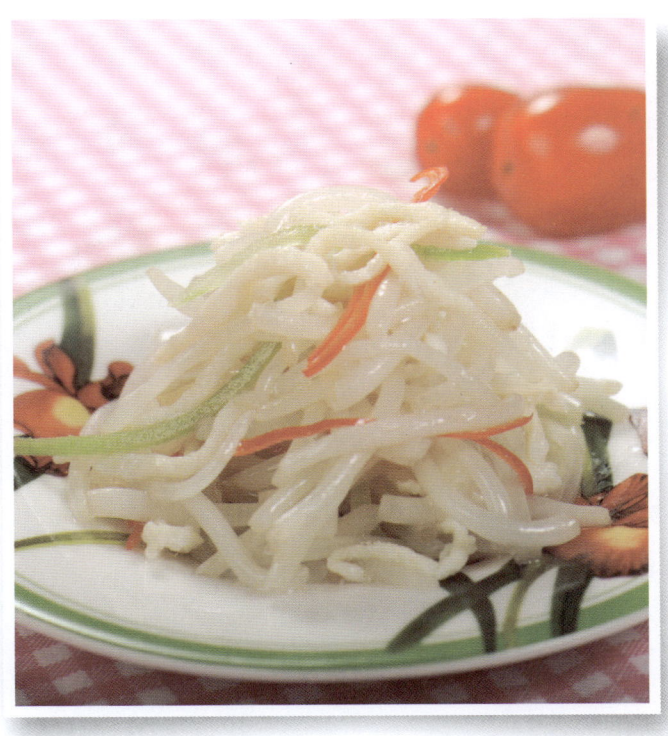

鸡丝拌银芽

食材

鸡胸脯肉200克，绿豆芽150克。

调味料

白糖5克，盐、味精、香油各1/2小匙。

手把手教你做

01 将鸡肉片成薄片，再切成细丝，放入沸水锅中汆熟，捞出来备用。

02 绿豆芽去掉头、根，洗干净。

03 坐锅点火倒入水，水开下入绿豆芽，汆熟即捞出，沥干水分。

04 将豆芽和鸡丝一起放入容器内，加盐、味精、白糖拌匀，淋上香油即可食用。

Tips 绿豆芽含大量的膳食纤维，可以预防便秘和消化道癌等，同时还是一种低热量的减肥食品。特别适合哺乳期产妇食用。

黄豆炖排骨

食材

黄豆100克，排骨500克。

调味料

盐1/2小匙。

手把手教你做

01 把黄豆和排骨洗干净。

02 坐锅点火，锅内加入清水，放入排骨和黄豆，先大火烧开，再小火煨20分钟，最后放盐调味即可食用。

Tips 黄豆是含蛋白质最丰富的植物性食物，其蛋白质的质量和蛋、奶食物中蛋白质一样。此外，本品还含有大量磷酸钙、骨胶原、骨黏蛋白等，可为产妇提供足量的钙质。

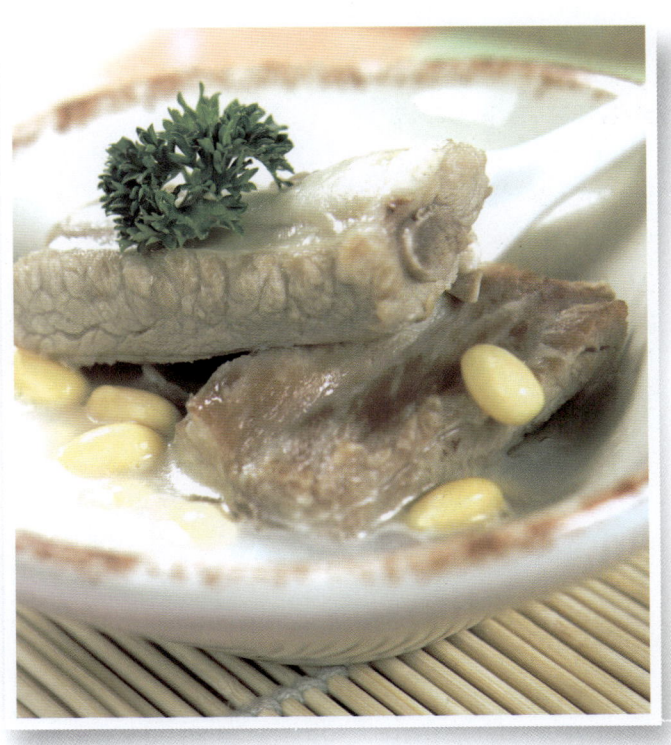

豆干炒芹菜

🌶 **食　材**

豆干200克，芹菜100克，红甜菜50克。

🧂 **调味料**

料酒2大匙，盐、味精各1/2小匙，香葱2根。

🔍 **手把手教你做**

01 豆干切厚片，芹菜去掉根和叶后切成段，红甜菜切成丝，香葱切碎。

02 将芹菜在沸水中煮2分钟捞出，沥干水分。

03 锅内放油烧至八成热，倒入碎葱炒出香味，再把芹菜倒入煸炒一会。

04 放入豆干、红甜菜丝和盐炒1分钟，放味精翻炒几下即可出锅。

> **Tips** 豆干的营养价值不低于牛奶，且具有清热、润燥、生津、解毒、补中、宽肠、降浊等功效。特别适宜身体虚弱的产妇食用。

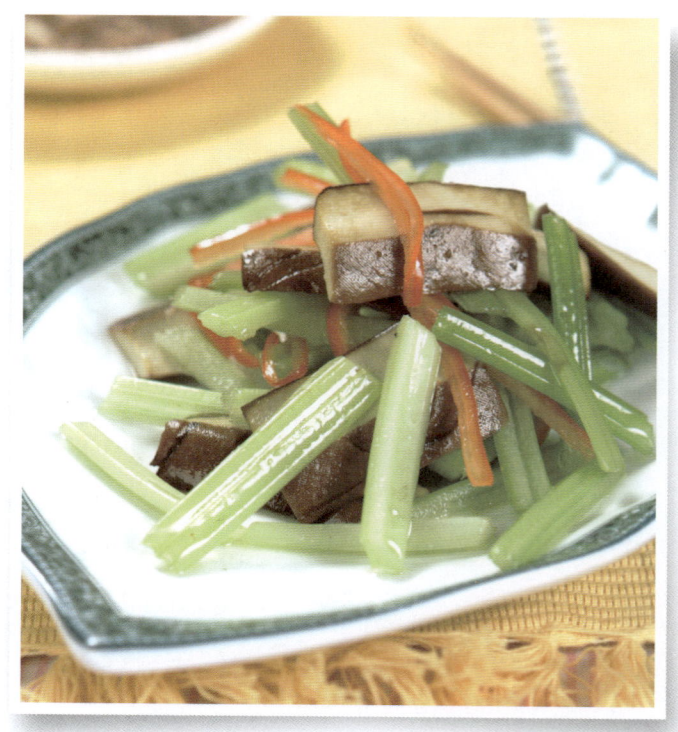

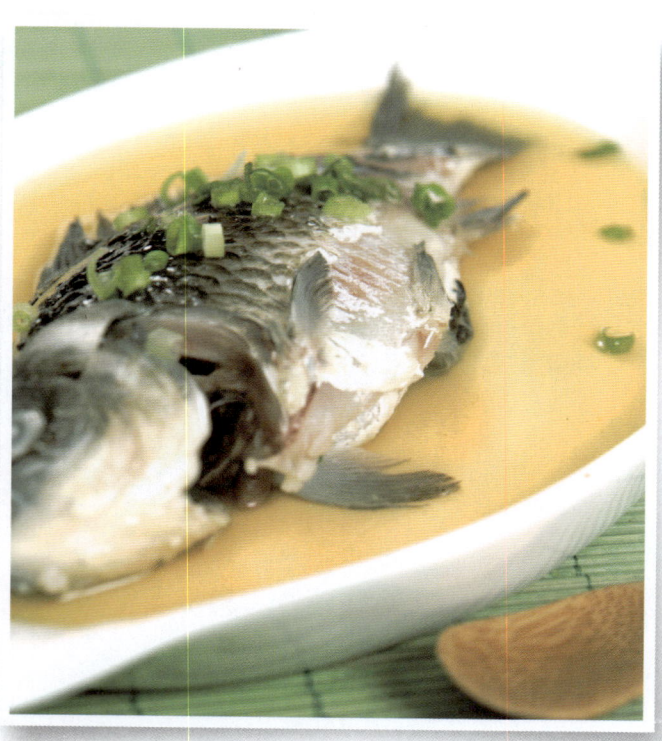

鲫鱼炖蛋

🌶 **食　材**

鲫鱼1尾（约500克），鸡蛋1个。

🧂 **调味料**

盐1小匙，植物油3小匙，姜丝5克。

🔍 **手把手教你做**

01 将鲫鱼去鳞、鳃、内脏，用清水洗干净，在鱼身两侧划几道斜刀花。

02 煲置火上，放入适量清水，大火烧开，下鲫鱼及适量盐，烧1分钟，连汤一同盛入碗内，备用。

03 鸡蛋磕入碗内，加清水、盐搅打均匀，上笼蒸至凝固取出，随即将鲫鱼放上，浇入煮鱼原汤，撒上姜丝，淋上植物油，再放蒸笼里，上火蒸5～10分钟即可。

> **Tips** 鲫鱼具有消肿、通脉、下乳的功效。

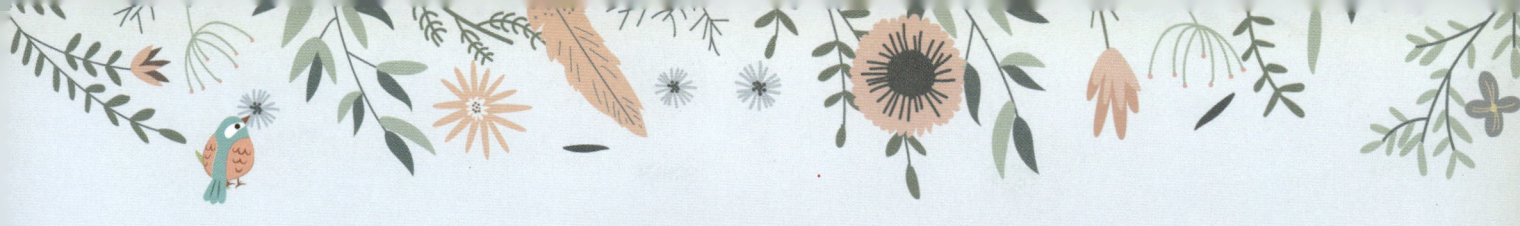

第五章

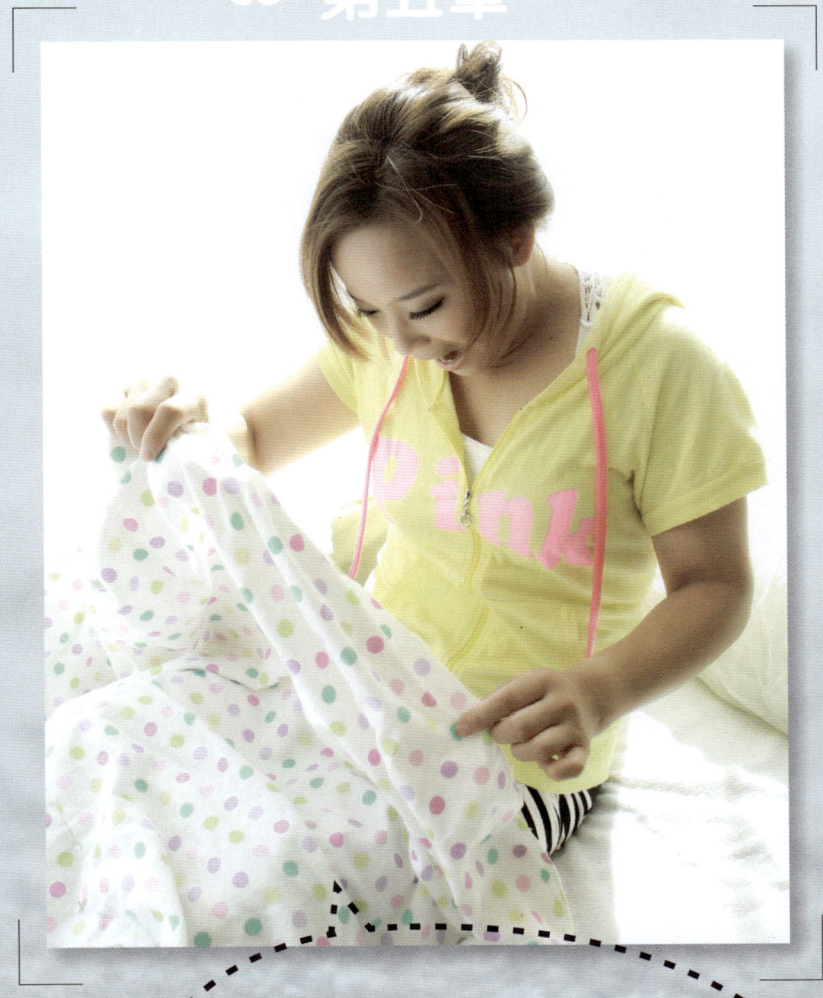

月子第一天

新妈妈的身体变化

分娩后1小时

体重变化

宝宝出生后,新妈妈的体重会减轻5千克,这5千克包括宝宝的重量和分娩中流出的羊水的重量。

子宫收缩

分娩后,子宫会迅速从健身球那么大收缩成一个甜瓜的大小,这是子宫壁上的收缩肌在起作用。

身体无力

子宫上的韧带仍然保持伸展的状态,恢复到正常的大小需要一些时间,因此在分娩后的一段时间里,身体会感觉到有些无力,很虚弱。

最需要的就是安静

当宝宝顺利降生后,新妈妈想要的就是安静地休息。如果周围人来人往,她会感觉非常不舒服。90%的家庭愿意在产房里享受片刻的私人空间,可以请医生和护士离开一会儿,全家人安安静静地陪着新妈妈。当然,对于刚刚做了5分钟父母的人,自然会沉浸在自己的喜悦中,无暇顾及来自外界的对宝宝和母亲的赞美。其实这个时候夫妻之间彼此的默契和欣慰的感觉,没有过这样经历的人是不能体会的。

其他需要注意的细节

正常的体温、脉搏、血压和子宫高度,还有产后宫缩痛等。

新妈妈在分娩后的24小时内,体温会略有升高,但一般不超过38℃。在这之后,新妈妈的体温大多会恢复到正常范围内。由于子宫胎盘循环的停止和卧床休息,新妈妈脉搏略为缓慢,每分钟60～70次;呼吸每分钟14～16次;血压平稳,变化不大,如果是妊娠高血压综合征患者,血压会明显下降。分娩的第一天,子宫底大约在与肚脐水平或位于肚脐下方一个手指(子宫大约在产后10天降入骨盆腔内)的位置。刚分娩后,新妈妈会因为宫缩而引起下腹部阵发性疼痛,这叫作"产后宫缩痛",一般在2～3天后会自然消失。

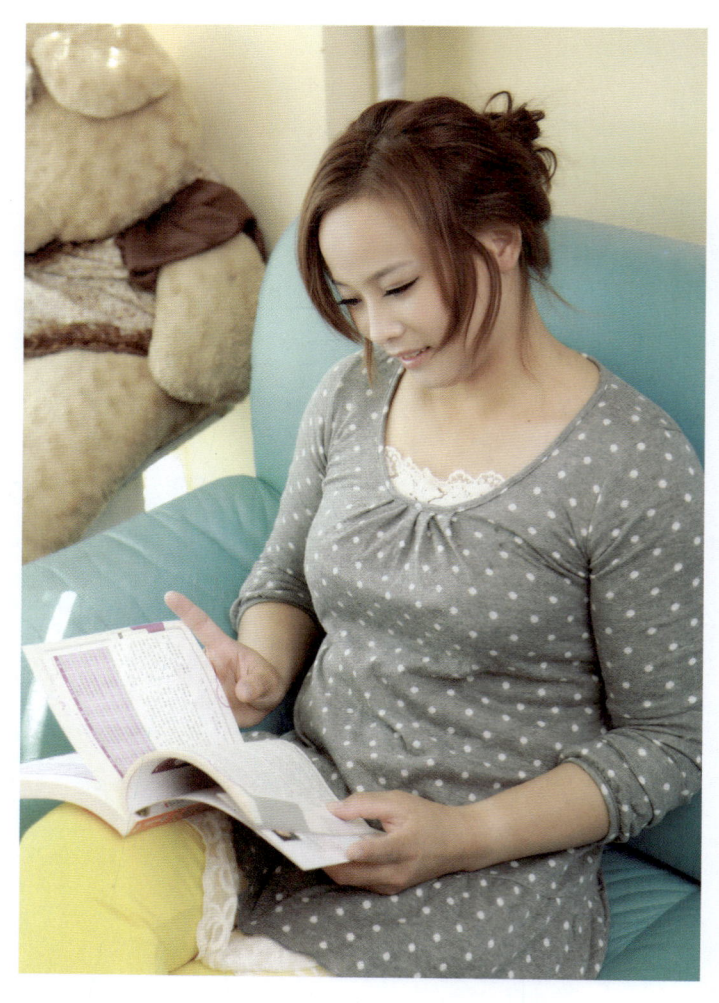

新妈妈如何照顾自己

产后第一次排尿

自然分娩的新妈妈，在分娩后4小时即可排尿。

少数新妈妈排尿困难，发生尿潴留，其原因可能与膀胱长期受压及会阴部疼痛反射有关，所以要尽量鼓励新妈妈在产后起床小便。

正常情况下，新妈妈在分娩后2~4小时会排尿。如果4小时后仍没有排尿，就必须请医护人员协助解决，因为尿液滞留会增加泌尿道感染的机会，且胀满的膀胱也可能使子宫移位，影响子宫收缩，甚至造成产后出血。产后排尿不顺的原因主要有两种。

一是因为膀胱、尿道因分娩而受伤、水肿，新妈妈无法感觉到膀胱已满。

另一个原因则是会阴伤口疼痛及腹内压减少，造成产后小便困难或解不干净的感觉。

产后第一次排便

产后最初几天，新妈妈几乎都会有便秘的困扰。这是因为肠道和腹部肌肉松弛的缘故。所以，顺产的新妈妈从分娩当天就可多多地补充水分，多吃些青菜水果来加以改善。

产后第一次下床

自然产的妈妈在产后练习坐起来后即可下床活动

为安全起见，新妈妈第一次下床，应有家属或护理人员陪伴协助，下床前先在床头坐5分钟，确定没有不舒服再起身。下床排便前，要先吃点儿东西恢复体力，以免昏倒在厕所。

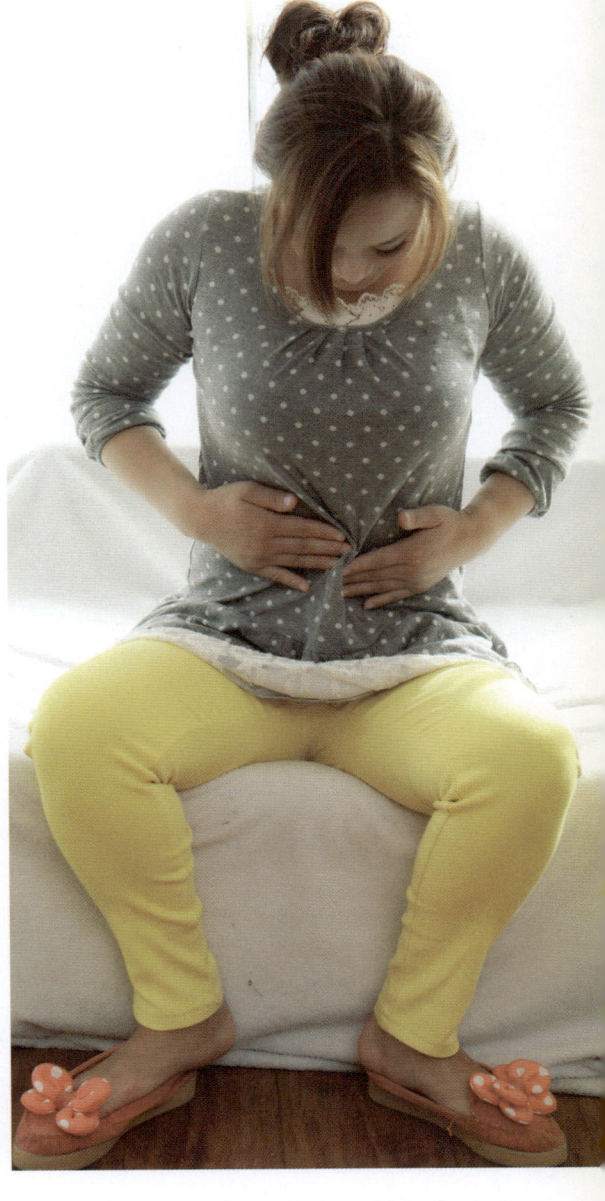

上厕所的时间如果较长，站起来时动作要尽量缓慢，不要突然站起来。

万一新妈妈有头晕现象，要让她立刻坐下来，可以让她把头向前放低，在原地休息一会儿。

给新妈妈喝点热水，观察她的脸色，等到血色恢复了，再回到床上。厕所内有紧急呼唤灯或铃声，如果有情况要立刻通知医护人员。

自然产的妈妈可在床上坐起吃饭

很多妈妈在产后第一天基本上是躺着度过的，这样可不好。

其实，顺产的新妈妈可以在产后6～8小时坐起来；剖宫产的新妈妈在术后24小时可以坐起。要多坐少睡，不能总躺在床上。

躺在床上不仅不利于体力的恢复，还容易降低排尿的敏感度，这就有可能阻碍尿液的排出，引起尿潴留，并可能导致血栓形成。

因此，如分娩顺利，产后可根据体力恢复情况，适当下床活动。产后24小时可以随意活动，但要避免长时间站立、久蹲或做重活，以防子宫脱垂。

营造良好、安静的环境

从产房转至病房后，要注意房间卫生，室内温度要适宜（一般控制在18～20℃），空气新鲜，通风良好。即使在冬季也要有一定时间开窗通风，保持空气流动，但要注意避免直接吹风。居室内要清洁舒适，不要在房间内吸烟。由于刚分娩后的新妈妈需要静养以恢复体力，亲友最好不要在此时来探望。有慢性病或感冒的亲友更是最好不要来探视新妈妈及新生儿，以免引起交叉感染。

争取时间多休息

分娩消耗了大量的体能，很多新妈妈在分娩后身体一点知觉都没有了，感觉非常辛苦、非常累。自然产的新妈妈生完宝宝后尤其会觉得筋疲力尽，除了自己的宝宝对任何事情都没有兴趣。如果是这样的话，不要勉强自己去做其他事情，尽可能地休息，打个盹儿是不错的选择。分娩之后刚刚看到自己期待已久的宝宝，不少新妈妈都会心花怒放，感到非常满足，紧接着由于分娩的疲倦，会不知不觉地睡意袭来。这时，你可闭目养神或打个盹儿，不要睡着了，因为要给宝宝喂第一次奶，医护人员还要做产后处理，顺产的新妈妈还要吃点东西。分娩后有好多事情都要等着你去处理，所以要抓紧时间好好休息一下，以便有更多的精力去照顾自己的宝宝。对于剖宫产的新妈妈，虽然在分娩过程中受的痛苦比自然产的新妈妈少很多，但是在身体恢复方面绝对没有自然产的新妈妈恢复得快，所以，在分娩之后，剖宫产的新妈妈会感到身体不适，更需要休息。

产后饮食

无论是自然产或剖宫产的新妈妈，产后越早开始调养身体，越能帮助恢复体力。

保证营养食物的摄入

即使是平时身体很健康的女性，在分娩后也消耗了大量精力和体力，所以应及时调理饮食。加强营养的原则是选择富有营养、易消化的食物。要吃些稀的食物，以后便可吃普通的饭菜，但要有丰富的营养。

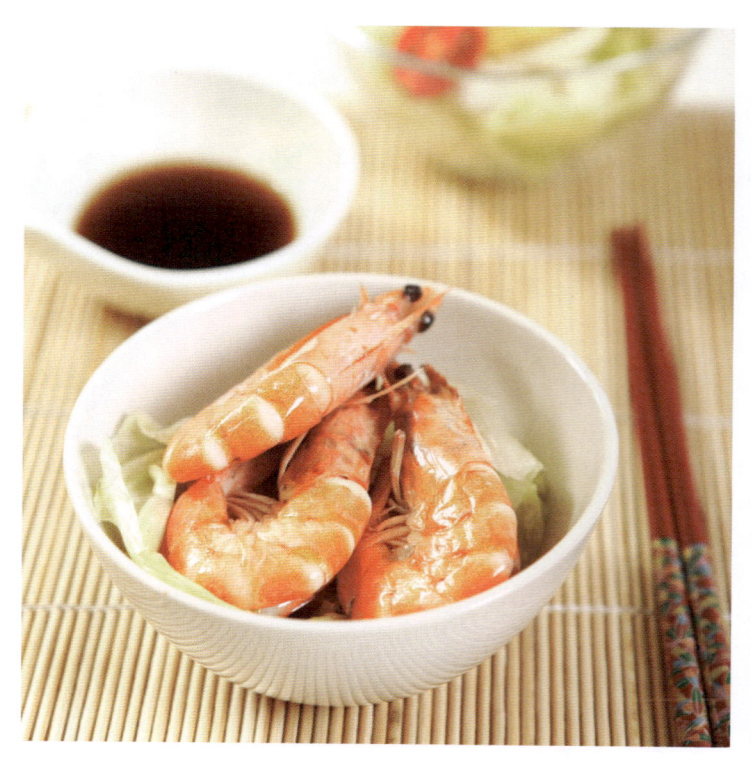

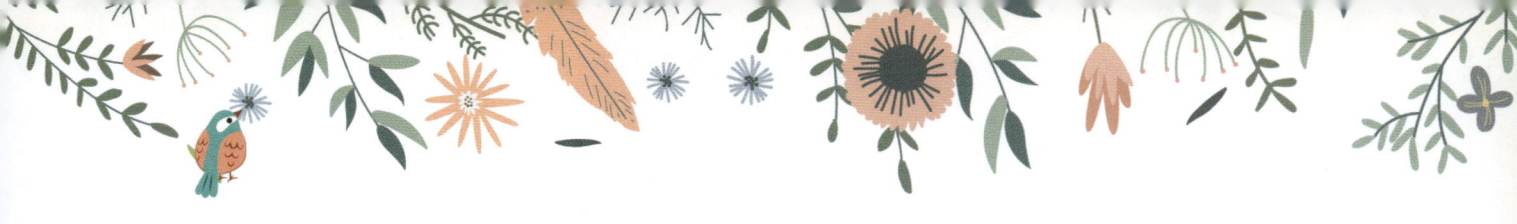

正常分娩后需休息一下，新妈妈第一餐，可进食适量比较热、易消化的半流质食物。如：红糖水、藕粉、蒸蛋羹、蛋花汤、卧鸡蛋等。第二餐，可以用正常膳食。有些母亲在分娩的一天内感到疲劳无力或肠胃功能较差，可食用比较清淡、稀软、易消化的食物，如糕点、面片、挂面、馄饨、粥、蒸、煮或卧鸡蛋及煮烂的肉菜，然后再用正常膳食。

做剖宫手术的新妈妈，手术后约24小时胃肠功能恢复，应再用术后流食1天，忌用牛奶、豆浆、大量蔗糖等胀气食品，情况好转后改用半流食1～2天，再转为普通膳食。个别新妈妈术后有排气较慢或身体不适，又无食欲，可多吃1或2天半流食，再给普通食物。

我国北方有产后喝红糖水、喝小米粥、吃芝麻盐煮鸡蛋的习俗，这是很合理的，因为母体在分娩过程中失血很多，需要补充造血的重要物质：蛋白质与铁。鸡蛋含有很高的蛋白质，而红糖则含铁量很高，但每日食鸡蛋量不可多于6个，以免增加肾脏的负担。

小米中胡萝卜素、铁、锌、核黄素含量比一般的米、面要高，是产褥期的好食物。但小米粥不可太稀。我国的习惯往往只重视产后第一个月（坐月子）乳母的营养，并只强调动物性食物的摄入。例如：鸡、肉、鱼、蛋，而忽视蔬菜与水果的摄入，容易造成维生素C与膳食纤维的不足。另外，以西医的观点来说，坐月子并不需要禁止喝水，但是在营养的补充上要多注意造血元素的补充，例如铁、叶酸、维生素C等。

产后饮食禁忌

事实上，新妈妈除在产后保证营养均衡，多喝汤、果汁、牛奶等营养品之外；只需比平时多吃少许如猪蹄花生汤、鱼汤、排骨汤等高蛋白食品即可，避免大吃大喝高热量、高蛋白食品。

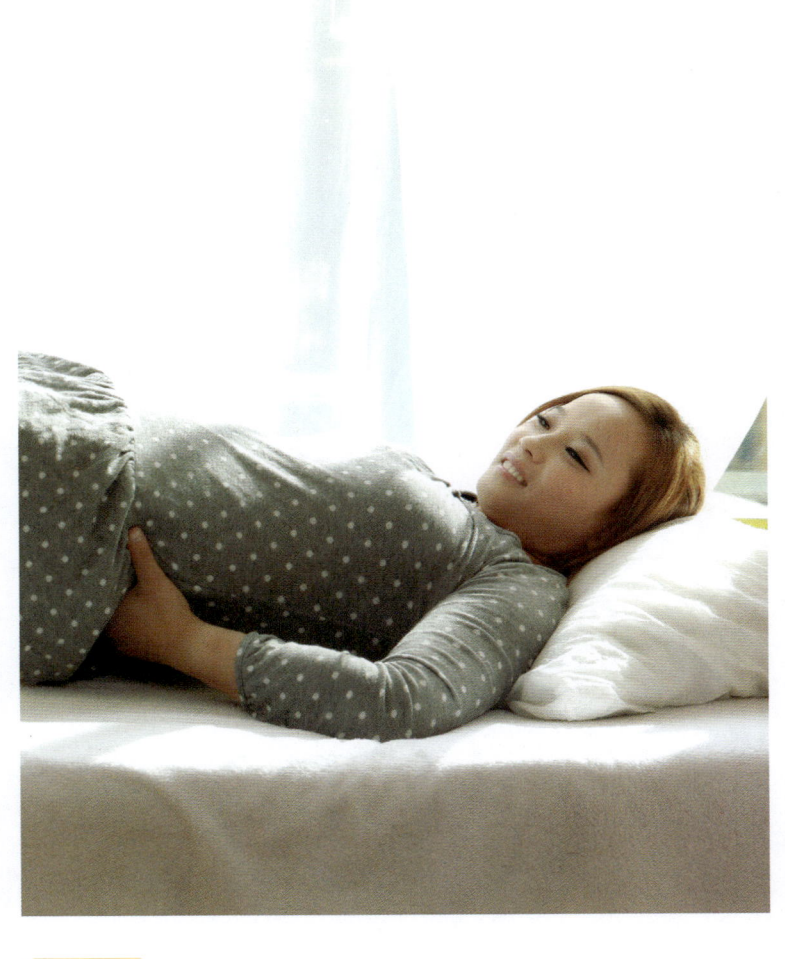

养成良好的饮食习惯

新妈妈在喂母乳期间，为了自身及宝宝的健康，应避免摄取某些会影响乳汁分泌的食物，以免破坏哺喂效果。

01 会抑制乳汁分泌的食物，如韭菜、麦芽水、人参等

02 刺激性的东西，如辛辣的调味料、辣椒及酒等

03 油炸食物、脂肪高的食物不易消化，而且热量偏高，应酌量摄取

有时新生儿会有一些过敏的情况发生，产后新妈妈不妨多观察宝宝皮肤上是否出现红疹，并评估自己的饮食，以作为早期发现早期治疗的参考。建议产后新妈妈喂母乳，并避免吃任何可能会造成宝宝过敏的食物。

酒

一般而言，少量的酒可促进乳汁分泌。但切忌大量饮酒，酒精会进入乳汁，进而引起宝宝酒精中毒。

咖啡

会使人体的中枢神经兴奋。1杯150毫升的咖啡，即含有100毫升的咖啡因，正常人1天最好都不要超过3杯。虽无证据表明它对新生儿有害，但对哺乳的新妈妈来说，应有所节制地饮用或停饮。

香烟

如果哺乳妈妈在喂奶期间仍吸烟的话，尼古丁会很快出现在乳汁当中被宝宝吸收。研究显示，尼古丁对宝宝的呼吸道有不良影响，因此，哺乳妈妈最好能戒烟，并避免吸入二手烟。

药物

对哺乳新妈妈来说，虽然大部分药物在一般剂量下都不会让宝宝受到影响，但仍建议哺乳新妈妈在自行服药前，要主动告诉医生自己正在哺乳的情况，以便医生开出适合服用的药物，并选择持续时间较短的药物，以减少通过乳汁的药量。

另外，新妈妈如果服用了药物，应在乳汁内药的浓度达到最低时再喂宝宝，这样宝宝才会更加安全。

适当轻微活动有助产后恢复

健康的新妈妈，在产后6～8小时即可坐起用餐，24小时可下床活动，有感染或难产的新妈妈，可推迟2～3天以后再下床活动。下床后开始做产后保健操。

手指屈伸运动

从大拇指开始，依次握起，然后再从小拇指依次展开。两手展开、握起，展开、握起，握起时要用力，反复进行。

深呼吸

用鼻子缓缓地深吸一口气，动作要轻缓，再从口中慢慢地吐出来。

转肩运动

臂屈，手指触肩，肘部向外侧翻转。返回后，再向相反方向转动。

颈部运动

仰卧，两手放于脑后，肩着地，只是颈部向前弯曲，复原。颈部向右转（肩着地），犹如向旁边看，然后向左转。

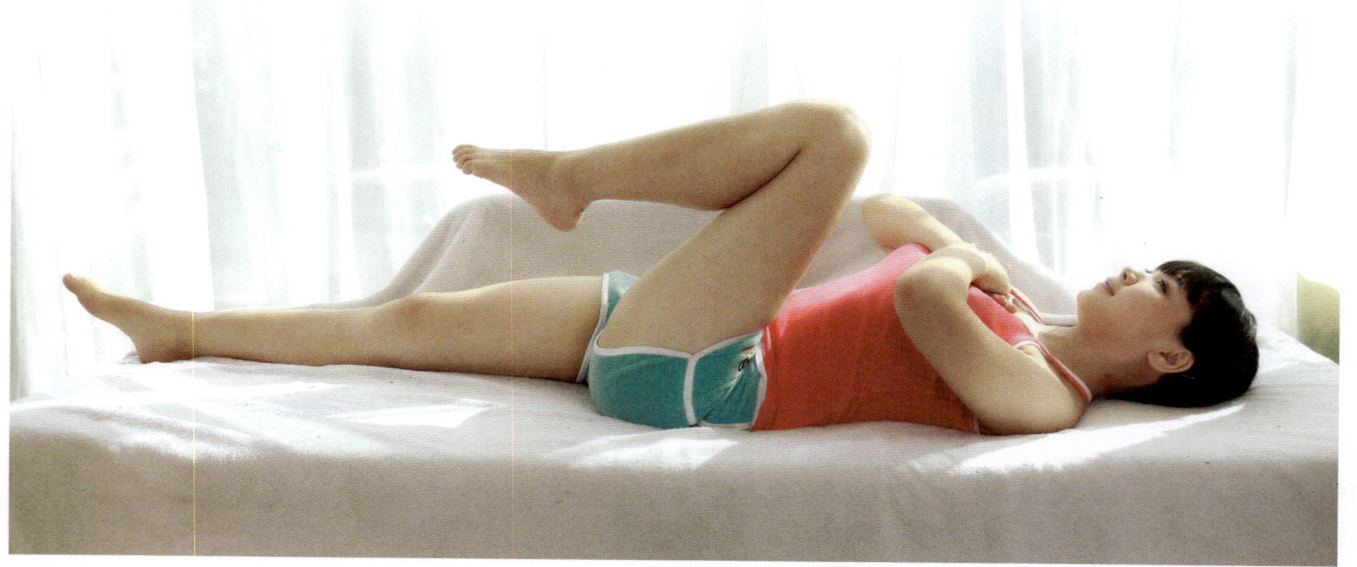

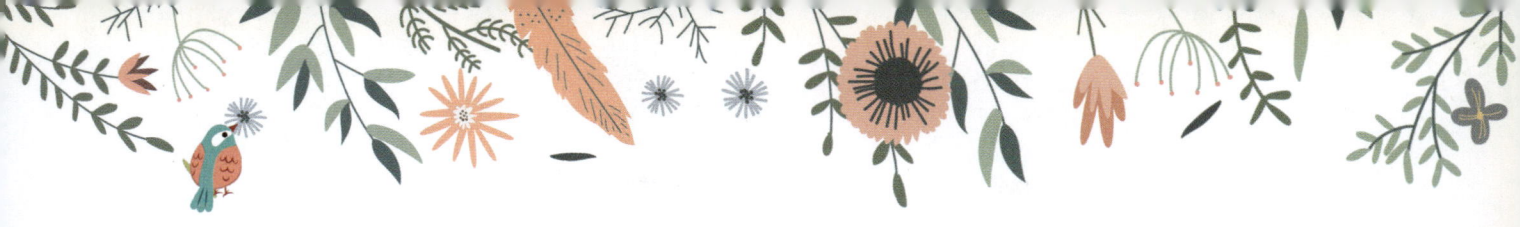

背、腕伸展运动

两手在前方握住，向前水平伸展。

手仍向前伸展，背部用力后拽。两手掌压紧。坚持5秒，放松。

两手在前相握，手掌向外，同样向前伸展，握拳。坚持5秒，放松。

脚部运动

脚掌相对，脚尖向内侧弯曲，再向外翻。

两脚并拢，脚尖前伸。紧绷大腿肌肉，向后弯脚踝。呼吸2次后，撤回用在脚上的力。

两脚并拢，右脚尖前伸，左脚踝后弯，左右交替。

个人卫生

产后衣着应清洁、舒适，冷暖适宜。夏季注意凉爽，冬季注意保暖。过分"捂"的不良习俗是不科学的。不分寒冬腊月，还是炎热的酷暑，捂得严严的，穿得厚厚的，只露出手和脸，这样使汗液不能蒸发，影响体内散热。尤其在炎热的夏天，还容易造成产后中暑。

产后第一天不宜洗澡

产后一定要注意个人卫生，应该像平时一样刷牙、洗脸、洗脚、梳头，饭前便后洗手，喂奶前洗手。但是产后第一天，新妈妈身体比较虚弱，不宜洗澡，可用温水擦浴。

会阴部的清洗

按医生建议每日进行清洗，卫生巾要及时更换。产后24小时内若感到会阴部或肛门有下坠不适感、疼痛感，应请医生诊治，以防感染和血肿发生。

若会阴切开的伤口部位疼痛，用双膝并拢的办法，可减轻疼痛。

产后每天至少擦洗会阴2次，大便后加洗1次。用棉球蘸无菌清水或生理盐水，有条件时用1/2000新苯扎氯铵溶液或聚维酮碘溶液擦拭外阴，先擦阴阜及两侧阴唇，最后擦肛门，不可由肛门开始向前擦，擦洗后换上消毒的会阴垫。

会阴伤口的清洁

如果在分娩时会阴部有了伤口，要注意护理。在产后的最初几天里，恶露量较多，应选用消毒过的卫生垫，并经常更换。大小便后要用清水清洗外阴，以保持伤口的清洁干燥，以防感染。伤口痊愈情况不佳时要坚持坐盆每天1～2次，持续2～3周，这对伤口肌肉的复原极有好处，效果很好。坐盆药水的配制应根据医生的处方和医嘱。睡觉的体位对伤口也有影响，躺卧时，应卧向伤口的对侧，如会阴伤口在左侧，应向右侧卧，以防恶露流入伤口，增加感染机会。

定时量体温避免产褥热

产后发热是大事，不要以为只是小小的头痛脑热就等闲视之。新妈妈在产后一定要养成定时量体温的习惯，如果发现体温超过38℃就一定要当心。新妈妈在刚生过宝宝的24小时内，由于过度疲劳，体温可能会到38℃，但这以后，体温都应该恢复正常。如有发热，必须查清原因，适当处置。个别妈妈乳胀可能伴随着发热，但随着奶汁排出，体温将会下降。如果奶汁排出后仍不退热，就可能是别的原因，需要引起重视。

发热最常见的原因是产褥感染，也就是俗称的"产褥热"。引起产褥热的原因很多，有产道感染、泌尿系感染、乳房感染等。女性在产后体力要比平时差很多，又伴有流血，子宫口松弛，阴道本来有的细菌或外来的细菌容易在此时滋生，并蔓延到生殖道或侧切伤口。这时恶露有味，腹部有压痛，如果治疗不及时，可能转为慢性盆腔炎。危害大的细菌，还可能引起危险的腹膜炎或败血症。

因此，新妈妈要注意观察自己的体温，多喝水，注意摄入营养，如果高热连续不退，就得赶紧找大夫了。

防止产后出血

分娩后正常出血量是多少

首先要注意预防产后出血，胎儿娩出后，在24小时内阴道出血量达到或超过500毫升，称为产后出血。其原因与子宫收缩乏力、胎盘滞留或残留、产道损伤等有关。一旦阴道有较多出血，应通知医生，查明原因，及时处理。

为什么会发生分娩后出血

产后出血是非常严重的，还会并发很多疾病，如果处理及时就不会危及生命。由于多胞胎、胎儿个体大、羊水过多、新妈妈身体虚弱（如贫血，受惊，或者过度疲劳），从而导致子宫壁松弛，或者由于长期筋疲力尽地分娩子宫未能紧缩，分娩创口过大都有可能发生流血。

发现出血后如何处理

要根据出血的原因来选择止血方法。在这里介绍以下几种方法来止血：按摩子宫或用药物都有助于子宫收缩。

药物（比如催产素）可以促进子宫收缩；检查并处理伤口；彻底清除残留胎盘。如果还是不能迅速止血，就要采取别的措施，必要时应该采取静脉输血。

如果血液不能凝固，必须使用凝血剂，同时使用抗生素来防止感染。遇到罕见的情况，用纱布绑住腹部6～24个小时，或者压住子宫的动脉来止血。

11类哺乳期禁用药物

新妈妈服用的大多数药物成分都可以通过血液循环进入乳汁，影响婴儿。由于婴儿的肝脏解毒能力差，即使母体仅仅使用非常小的治疗剂量，仍可使新生儿蓄积中毒，对早产儿更是危险。因此，新妈妈服用药物时，应考虑对新生儿的危害。

新妈妈在哺乳期不能服用以下药物：

01	溴隐亭可以抑制泌乳
02	抗肿瘤药物，如环磷酰胺、阿霉素、氨苯喋啶等，可抑制骨髓造血，并有致癌作用
03	抗精神病药物可影响新生儿智力发育，使肝脏受损
04	抗甲状腺药物，如他巴唑、D860等，可造成新生儿甲状腺功能低下，影响智力发育
05	氯霉素可使新生儿出现灰婴综合征，表现为腹泻、呕吐、呼吸功能不良、循环衰竭及皮肤发灰等，还可影响新生儿骨髓造血，引起贫血
06	链霉素、卡那霉素、庆大霉素可损伤听觉神经和肾脏，引起听力障碍和肾脏功能损害
07	喹诺酮类抗生素药物，如诺氟沙星、氧氟沙星等，可影响新生儿骨发育
08	四环素可影响新生儿牙龄、骨骼发育，造成牙釉质发育不全，新生儿牙齿发黄
09	磺胺药可引起肝脏和肾脏功能的损害
10	氯丙嗪和安定可引起新生儿黄疸
11	甲硝唑可使新生儿出现厌食、呕吐现象

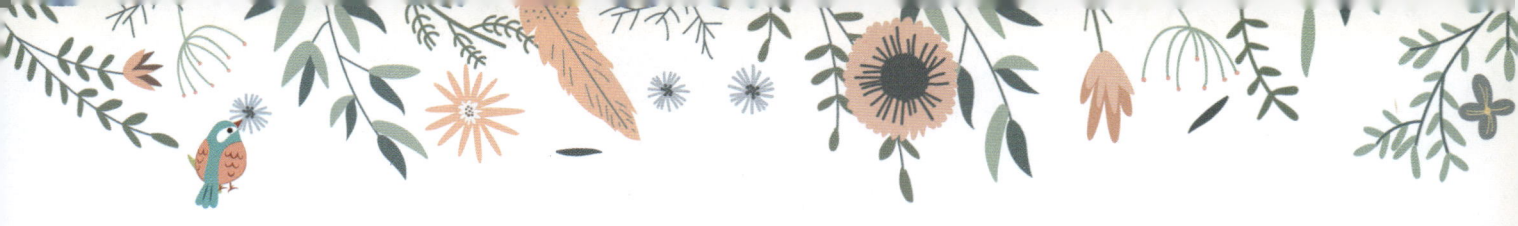

剖宫产的新妈妈需要特殊注意

其实，进行剖宫产后，妻子更需要丈夫的帮助。在妻子分娩后，很多丈夫都把妻子的产后调理完全交给丈母娘或自己的母亲。但对剖宫产的妻子而言，最重要的是丈夫的关心。因此，不管是看书还是向身边人询问，丈夫都应该了解新妈妈在剖宫产后的大致恢复程序。另外，若妻子觉得口渴，丈夫最好用湿毛巾润湿妻子的嘴唇。在这个时候，丈夫以及周围的亲朋好友切忌在新妈妈身边散发饮食的香气。

分娩后，新妈妈在脉压、血压等检查中没有出现异常，就会很快回到病房中。当天，新妈妈会觉得浑身无力、酸痛，连动一下手指头也会觉得非常吃力。每次动一下身体，她都会觉得手术部位传来阵痛。腰部和腹部的疼痛也比自然分娩强烈得多。在这个时候，新妈妈最好能在病床上稍微活动一下身体。

剖宫产后常见疾病

剖宫产不同于阴道分娩，它是要在小腹部做一条长10厘米的切口，剖开肚子，切开子宫，取出胎儿然后缝合。手术伤口很大，创面广，又和藏有细菌的阴道相通连，所以剖宫产是产科最大的手术，有很多并发症和后遗症，其常见的并发症有发热、子宫出血、尿潴留、肠粘连；最严重的并发症有肺栓塞、羊水栓塞，可导致猝死；远期后遗症有慢性输卵管炎及由此导致的宫外孕，另外还有子宫内膜异位症等。所以术后加强自我保健，对于顺利康复是很重要的。

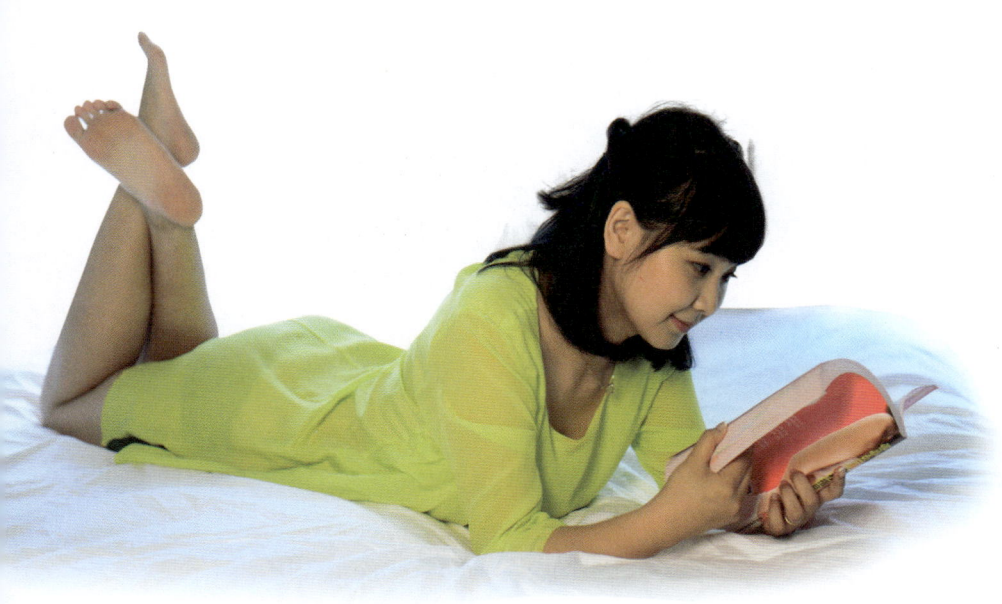

医生和护士的帮助

护士起初每隔几个小时就会来看你一次，并帮助你。护士会来帮你做检查，把手放在你的腹部，确定子宫的收缩情况，评估阴道出血的量。同其他任何刚刚分娩后的女性一样，你的阴道也会有分泌物，这称为恶露，恶露由血液和从子宫上面脱离下来的组织碎片构成。产后最初的3～4天里，恶露是鲜红色的。

护士还会指导你怎样咳嗽或做一些规律呼吸的练习，这样可以帮助你扩张肺部，清除其中积聚的液体，如果你手术时使用的是全身麻醉，这种锻炼尤其重要，能减少发生肺炎的风险。注意，在咳嗽的时候，用手或枕头托住你的伤口（打喷嚏和笑的时候也是如此）。

缓解产后疼痛

如果你在进行剖宫产的时候使用了硬膜外麻醉或者腰麻，麻醉师可能会再加一些吗啡，这样可以在产后长达24小时的时间里，为你提供很好的镇痛效果，而且不会有使用全身麻醉剂之后头重脚轻的感觉。有些麻醉师在手术后会把硬膜外管留置12～24小时，以便在你需要的时候，能通过硬膜外管给药。一旦你的局部麻醉不能再提供足够的镇痛作用，医生就会给你使用全身性镇痛剂了，一般是含有麻醉剂的药片。

如果你在手术时使用的是全身麻醉，或者在手术后，麻醉师没有在你的腰麻或硬膜外麻醉管内注射吗啡，那么在手术后医生就会立即给你用全身的麻醉剂。

医生可能会给你每3~4小时注射一次镇痛剂，或者建议你使用止痛泵。当你感觉疼痛的时候，你按一下上面的按键，药物会通过你的静脉自动进入你的体内。止痛泵给药的剂量和速度是由机器控制的，所以注入你体内的剂量是安全的，不会超量。

当你感觉不舒服，想向医生多要一些镇痛药的时候，不要觉得不好意思。你不需要默默地忍受疼痛，而且拖延的时间越长，疼痛最终就越难控制住。

你越是觉得舒适，就越容易进行母乳喂养和恢复活动。

总之，和任何一个新妈妈一样，你可能会对你怀抱中的新生命感到既陶醉又不知所措。但是，你还要应付腹部出现的疼痛。毕竟，你要从一个腹部大手术中慢慢恢复。剖宫产后，通常需要在医院住上3~4天才能回家。

当麻药的效用过后，刀口的疼痛开始慢慢袭来。如何能够在剖宫产后尽快进入做妈妈的状态，并保持身体的健康和心灵的愉悦呢？以下是来自其他妈妈和医生的建议。

剖宫产产后6小时

腹部放置沙袋

有时护士会在新妈妈的腹部放置一个沙袋，这样做是为了减少腹部伤口的渗血。护士们会按规定每隔一段时间为新妈妈测量血压，查看面色，测量脉搏和体温，观察小便的颜色、尿量的多少、尿管是不是通畅等，并将这些情况记录下来。

坚持补液

防止血液浓缩、血栓形成：孕妇在试产期内消耗多、进食少、血液浓缩，加之孕期血液呈高凝状，易形成血栓，诱发肺栓塞，导致猝死。故术后三天内应输液，以补足水分。

及时哺乳

宝宝饿了，护士会把他抱给妈妈，妈妈一定要将这最珍贵的初乳喂给宝宝。这是值得回味的经历，留给宝宝也留给自己。宝宝的吸吮还可以促进子宫收缩，减少子宫出血，使伤口尽快复原。

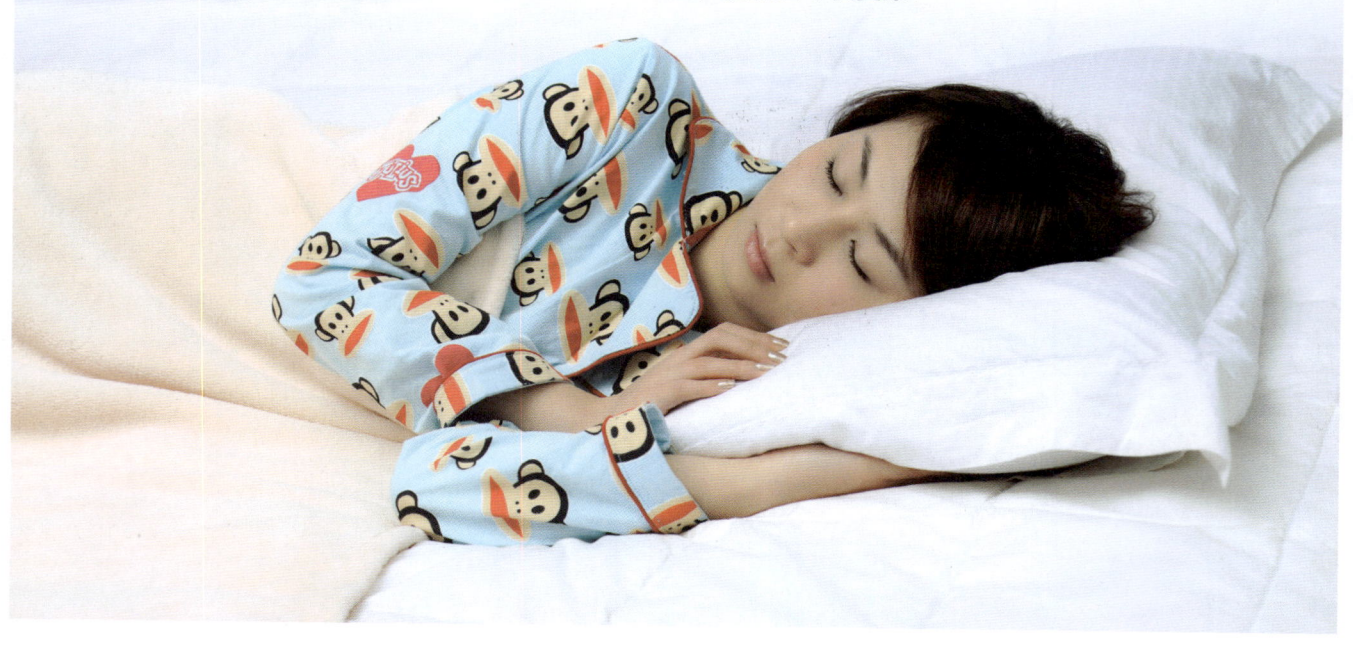

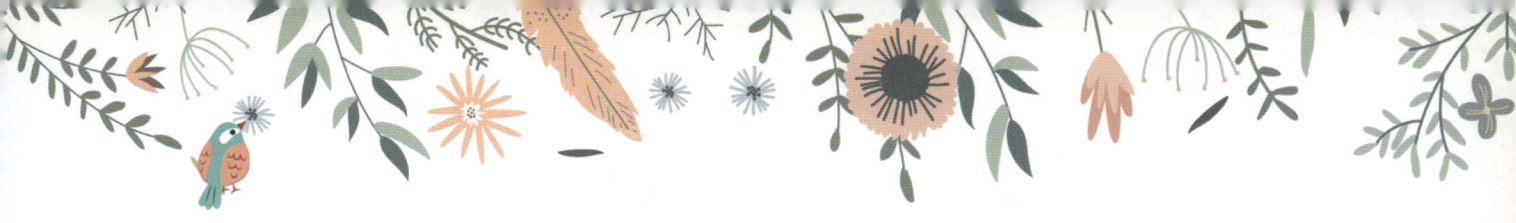

如何母乳喂养

如果你打算进行母乳喂养，做完手术进病房后就可以开始了。让护士告诉你怎样在侧卧位的时候喂奶，或者像夹橄榄球一样把宝宝夹在腋下喂奶，这些都不会压迫到你的伤口。

禁食

在术后6小时内应当禁食。这是因为手术容易使肠子受刺激而使肠道功能受到抑制，肠蠕动减慢，造成肠腔内积气，因此，术后会有腹胀感。为了减轻肠内胀气，暂时不要进食。

注意阴道出血

剖宫产子宫出血较多，家属应经常看一下阴道出血量，如远超过月经量，应通知医生，及时采取止血措施。

防止腹部伤口裂开

咳嗽、恶心呕吐时应压住伤口两侧，防止缝线断裂。

注意体温：停用抗生素后可能出现低热，这是生殖道炎症的早期表现。如超过38℃，则不宜强行出院。

感觉恶心

手术后，你可能会觉得头重脚轻，可能还会感到恶心。恶心有时会持续48小时，不过，医生会给你用一些药物来减轻不适。

很多妈妈还会觉得全身瘙痒，特别是那些通过硬膜外或腰麻麻醉剂的新妈妈。如果你也出现这种情况，要告诉医生，医生可以给你用一些药缓解不适。

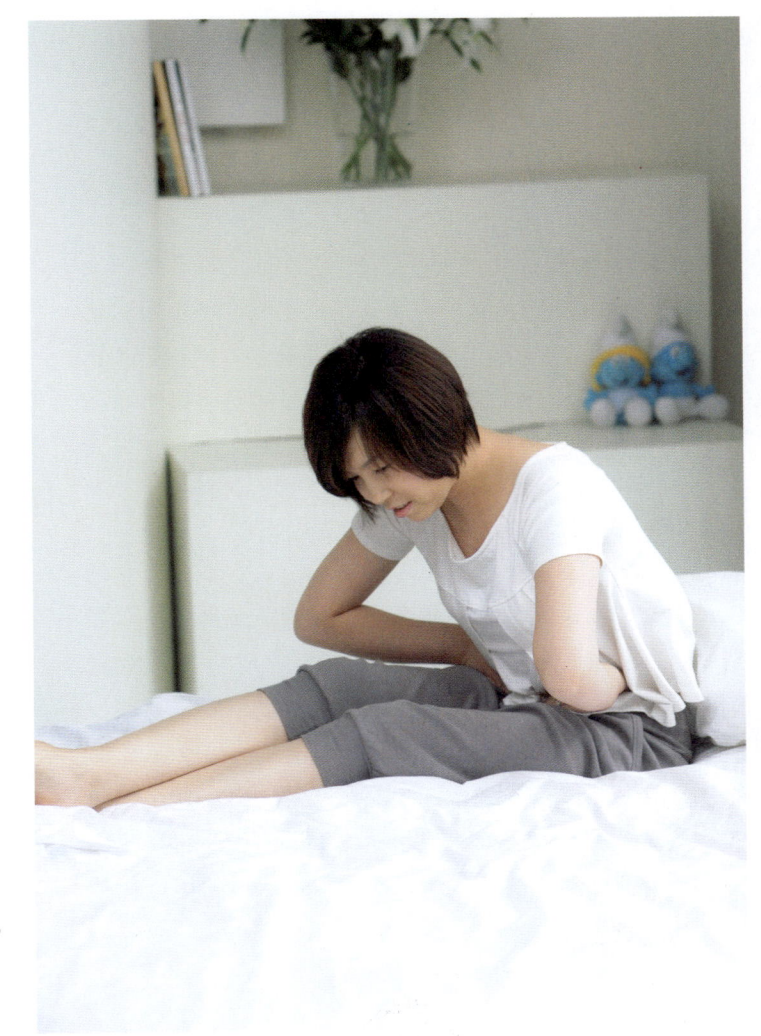

伤口疼痛

你也许会觉得切口部位麻木和酸痛，而且伤口会轻微鼓起、肿胀，颜色也比正常的肤色深。医生会每天来看你，了解你的恢复情况，检查伤口是否在正常愈合。

最初，在打喷嚏、咳嗽，或者做其他会对腹部造成一定压力的动作的时候，你都会感到疼痛，但你会感觉疼痛一天比一天减轻。

止痛的办法

麻药劲儿过了以后，大多数新妈妈会感觉腹部伤口疼痛，这时可以请医生开些处方药，或者也可以使用阵痛泵来缓解痛苦。

产后进食

剖宫产6小时后可以饮用一些排气类的汤，如萝卜汤等，以增强肠蠕动，促进排气，减少肚胀，同时也可以补充体内的水分。

但是，一些容易发酵产气多的食物，如糖类、黄豆、豆浆、淀粉类食物，应该少吃或不吃，以防腹胀更加严重。术后6小时可进食些炖蛋、蛋花汤、藕粉等流质食物。术后第二天才可以正常地吃粥、鲫鱼汤等半流质食物。

尽早活动

这是防止肠粘连、防止血栓形成、防止猝死的重要措施。麻醉消失后，上下肢肌肉可做些收放动作，术后6小时就可起床活动。这样可促进血液流动和肠胃活动，防止血栓形成，还可防肠粘连。此时特别需要注意保暖；勤换卫生巾，保持清洁；腹部的沙袋需放置8小时；12小时后，新妈妈在家人或护士的帮助下可以改变体位，翻翻身、动动腿。术后知觉恢复后，就应该进行肢体活动，24小时后应该练习翻身、坐起，并下床慢慢活动。

条件允许还应该下地走一走，运动能够促进血液循环，使伤口愈合更加迅速，并能增强胃肠蠕动，尽早排气，还可预防肠粘连及血栓形成，进而引起其他部位的栓塞。

剖宫产与自然产的生理变化大致相同，但是因为有伤口的缘故，会有更多的不便。新妈妈除了排尿、伤口等需要特别的照顾，其他的生理护理都与自然产相同。

产后排尿

产后数天新妈妈的尿量会增加，尿管通常需留置1~2天，或等到点滴拔除后1~2小时移除尿管，拔除尿管后，新妈妈一般可在4~8小时内自己解小便。但是由于腹部伤口疼痛，而不敢用力，易造成排便困难。

● 可以这样做：

01	摄取足够水分，避免尿液颜色深黄
02	避免拉扯导尿管，而产生血尿
03	避免压折或扭转尿管，造成尿路不通
04	尿管粘贴处与尿袋悬挂处应为同一方向
05	尿管应放置于膝盖下方，不可高过膀胱，也不可放置在地上
06	如有任何不适（如膀胱胀、血尿、疼痛），应立即通知医护人员
07	导尿管要等到新妈妈慢慢练习起床、站立、走路之后才能拔除
08	3~4小时要排尿1次，并注意排尿时是否有灼热或刺痛的感觉，以防尿道感染

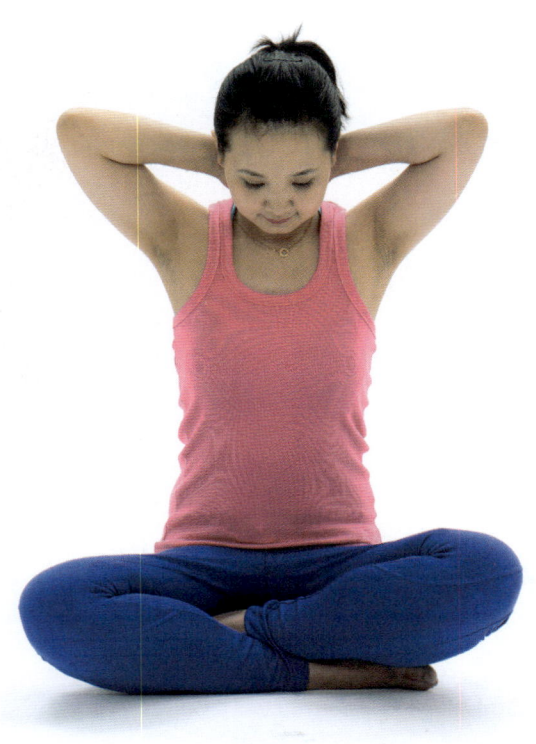

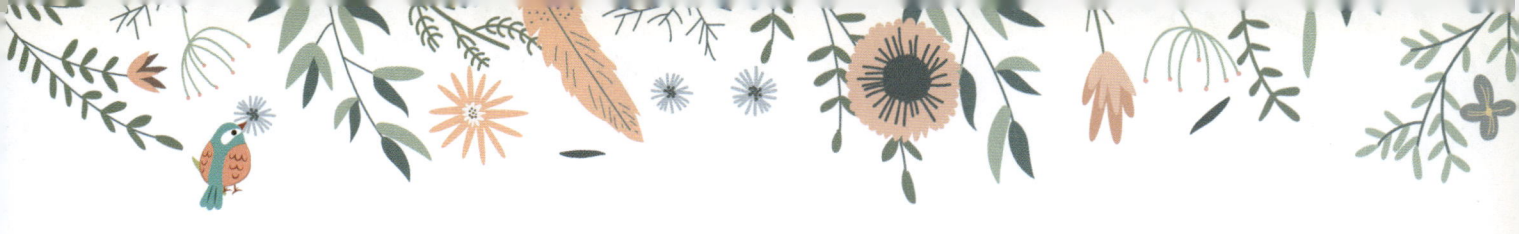

预防伤口感染

剖宫产的伤口在下腹10厘米，愈合约需一周。肥胖的新妈妈由于皮下脂肪较厚，容易发生伤口感染。

剖宫产伤口的照顾必须遵循两个原则。

一是保持干爽。

二是在手术隔天视情况换药，但是不可天天换，以免伤口刚愈合又撕裂。由于伤口会疼痛，要特别注意翻身的技巧。

● 可以这样做：

01	第一周内不可接触过冷的水，洗脸、洗手也要用温水
02	一周内保持伤口干爽并视情况换药，若有渗湿或出血，应马上通知护理人员
03	伤口疼痛可视情况服用止痛药
04	7天内不可将伤口弄湿，洗澡需采用擦澡的方式
05	伤口未愈合前勿弄湿，万一弄湿的话，必须立即擦干
06	翻身的时候，用一手扶住伤口，另一手抓住床边扶栏，利用手部力量翻身（而不是肚子的力量）
07	下床时先围上束腹，用手脚的力量将身体移到床边，然后请家人帮忙摇高床头，侧身扶住床缘，先放下一只脚，再放另一只脚，之后坐5分钟下床，家属应在旁适时扶助
08	千万不要因为伤口疼痛就不动，应该适当做些恢复运动

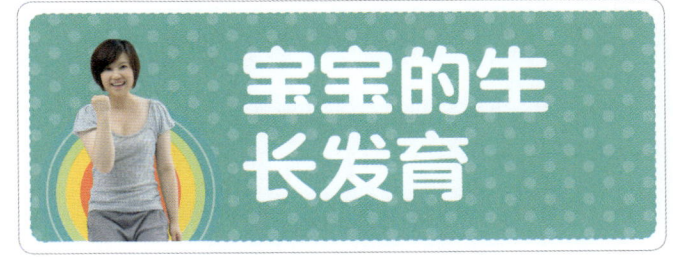

宝宝的生长发育

宝宝的第一声啼哭

宝宝的第一声啼哭很重要，这说明他小小的肺部已经开始工作了。产科医生会用器械吸宝宝的嘴巴和鼻腔，以清除残留在里面的黏液和羊水，从而确保鼻孔完全打开、畅通地呼吸。接着，护士用毯子把宝宝抱起来放在你身上，让你们亲近一会儿，如果你是剖宫产，护士会把宝宝抱起来给你看。

然后，他们会把宝宝交给你丈夫。如果胎儿早产或是出现呼吸困难，就会立刻被送入新生儿特护病房，接受检查。

如果新生儿体重超过5千克则要验血，因为过重的新生儿在出生后的几小时内有可能出现低血糖症。

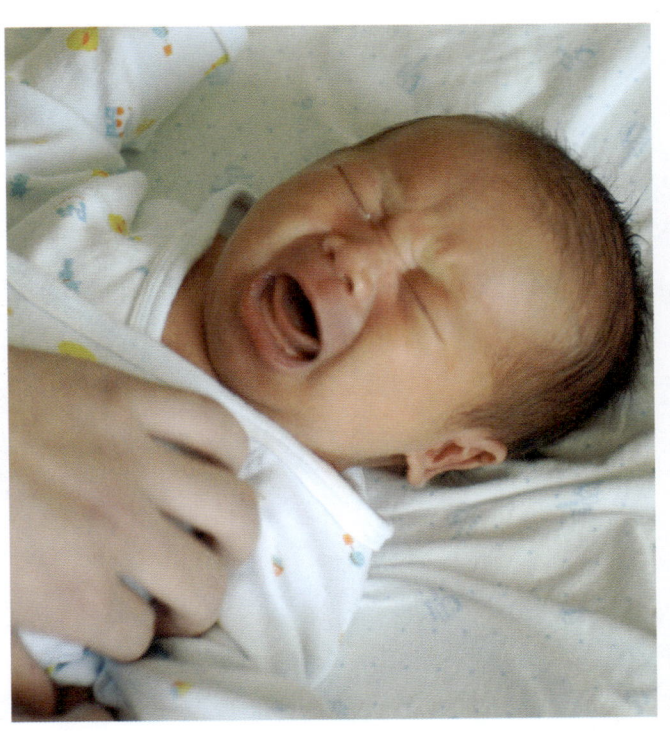

123

新生儿身体测试和检查

宝宝在出生1~5分钟之后需要接受人生中第一次测试评分,这被称为阿普加评分。主要是医生经过对新生儿总体情况的测定后,打出分数。这次测试包括对宝宝的肤色、心率、反射应激性、肌肉张力及呼吸力、对刺激的反应等项进行测试,以此来检查新生儿是否适应了生活环境从子宫到外部世界的转变。这个评分并不能预言宝宝长大后是否会健康,或者有多聪明,只是可以提示医务人员宝宝对子宫外面的新世界适应得如何,是否需要成人们的帮助等。

然后,护士会给宝宝称体重、量身长,护士会用听诊器检查新生儿的心脏和肺部,给他测体温,并检查他是否有异常症状,如脊柱裂等。护士还会再次测量宝宝的身长、体重和头围,然后给他洗个温水澡。

认识新生儿的先天反射

所有健康新生儿都具有一些本能的反射活动,它帮助新生儿度过离开母亲子宫的最初几个星期。在新生儿生理和智力水平逐渐发育成熟,能够进行更自觉的、有意识的活动后,这种先天反射就会消失。

保护眼睛和维持呼吸是两种最容易引出的反射活动:如果你触摸他的眼睑,他就会闭上眼睛;如果你用大拇指和食指轻轻夹住他的鼻子,他就会用双手做出挣扎的状态。

儿科医生也会测试新生儿的反射反应,它可以总体反映宝宝的机体是否健全,神经系统是否正常。正常新生儿的代表性反射运动有下几种:

觅食、吮吸和吞咽反射

当你用乳头或奶嘴轻触新生儿的脸颊时,他就会自动把头转向被触的一侧,并张嘴寻找。这种动作就是觅食反射。

每个新生儿出生时都具有吮吸反射,这是最基本的反射行为,这种反射使新生儿能够进食。将奶嘴放进新生儿口中,他就开始吸吮。吸吮动作极其强烈,甚至在乳头的吸吮刺激移开之后仍会继续很长时间。吸吮的同时,新生儿天生会吞咽,这也是一种反射。吞咽行为可以帮助宝宝清理呼吸道。

握持反射

医生都会检查宝宝的握持反射。测试方式是把手指放在宝宝的手心,看看他的手指会不会自动握住医生的手指。

很多新生儿的反应都很强烈,紧紧攥住别人的手指,甚至你可以这样把他们提起来(但是建议你不要做这个尝试)。

这种反射一般在3~5个月后消失。当你轻触他的脚底时,你会发现他的脚趾也蜷起来,好像要抓住什么东西似的,这样的反射将持续一年。

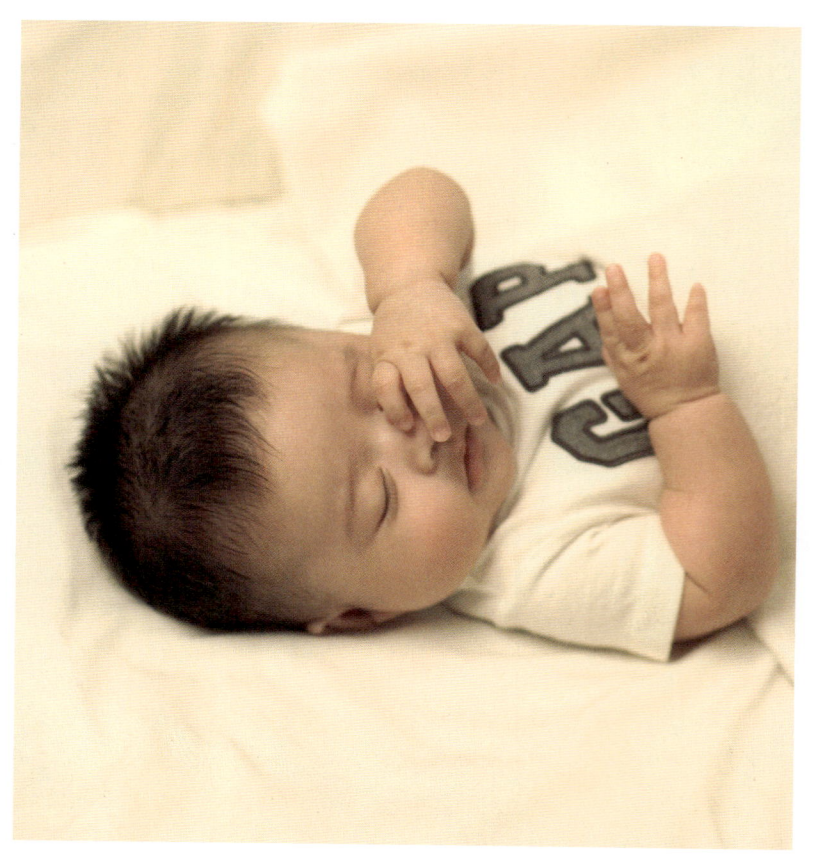

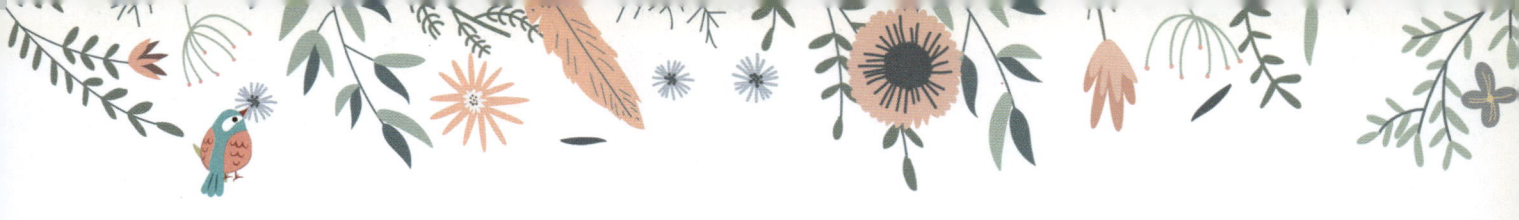

紧抱反射

也被称为"惊吓"反射或"莫罗氏反射"。

将新生儿的衣服脱去，儿科医生会用一只手托起新生儿，另一只手托起他头的枕部，然后突然使宝宝的头及颈部稍向后倾，正常的宝宝会四肢外展、伸直，手指张开，好像在试图寻找可以附着的东西。

然后宝宝会缓缓地收回双臂，握紧拳头，膝盖蜷曲缩向小腹。宝宝身体的两侧应当同时做出同样的反应。如果宝宝突然听到巨大的声响，也会是这种反射。紧抱反射消失的时间是在宝宝两个月的时候。

行走反射

用双手托在新生儿腋下竖直抱起，使他的脚触及结实的表面，他会移动他的双腿做出走路或跨步动作。如果他的双腿轻触到硬物，他就会自动抬起一只脚做出向前跨步运动。这种反射会在一个月后消失，与宝宝学走路没有关系。

爬行反射

当宝宝趴着的时候，会很自然地做出爬行姿势，撅起屁股，膝盖蜷在小腹下。这是因为他的双腿就像在子宫里面一样，仍然朝向他的躯体蜷曲。当碰触他的双腿时，他或许能够以不明确的爬行姿势慢慢挪动，实际上只是在小床上做轻微的向上移动。一旦他的双腿不再屈曲且能躺平，这种反射即行消失，通常为两个月后。

新生儿的第一次排便

在出生10～12个小时后新生儿就开始了人生的第一次排便，即胎便，新生儿的胎粪呈墨绿色、黏稠的糊状，排便会有很多次。如果出生后

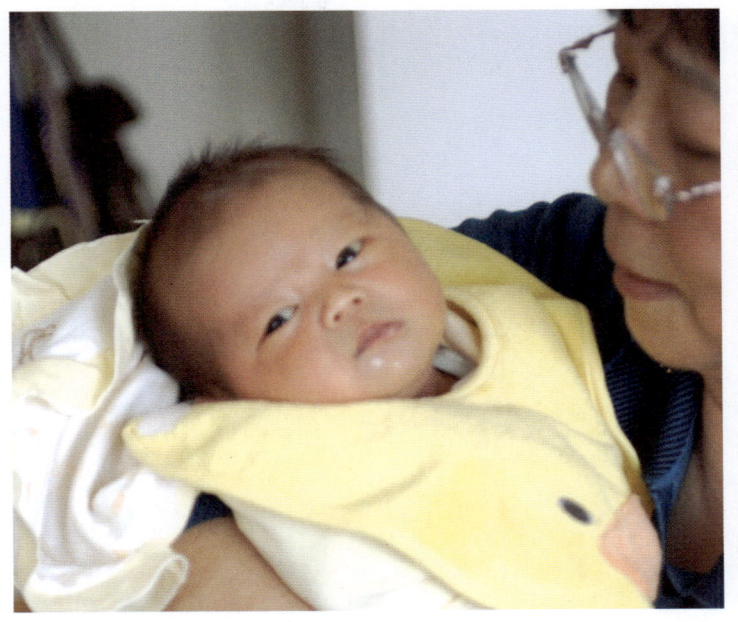

24小时仍未排便或排出的胎便呈咖啡色或柏油样，就要请医生检查患儿是否患有先天性肛门闭锁等疾病。此后，由母乳喂养的新生儿一般在24小时以内排尿。有的新生儿是在48小时以后才会排尿，这都是健康的。看到新生儿尿出红砖色的尿时，不必担心，因为这是由尿酸盐引起的。

检查宝宝的各项指标是否正常

在宝宝出生后24小时之内，医生会对宝宝身体进行检查。医生会把对宝宝的各种测量结果与你怀孕头几周内测得的数据进行比较，验证它们是否吻合。接下来，医生会听宝宝的胸腔，检测心杂音；听听宝宝的腹部，检查肠功能是否正常；看看宝宝的脑袋上有没有鼓包（大多数情况下，鼓包是没有伤害的）；检查宝宝的眼睛和生殖器。医生还会检查诸如腭裂、锁骨骨折（这种情况在产道分娩过程中可能会出现的，通常能够自行恢复）、胎记、髋部脱臼等情况。然后，在征得你的同意之后，护士会给宝宝打第一次防疫针，也就是乙肝疫苗。

经过这一系列检查之后，宝宝总算可以休息了。各家医院检查的项目会有所不同，所以在分娩之前最好先问清楚要进行哪些特殊项目的检查。如果家族有某些病史，如代谢功能紊乱等，你可以事先和医生沟通，在宝宝出生之后进行有针对性的特殊检查。

头部

新生儿头部一般都相对较大，由于受产道挤压可能会有些变形，瞅着不是很顺眼。他的头部一般呈椭圆形，像肿起来一样。

这是由于胎儿在产道里受到压迫引起的。头胎胎儿或年龄大的母亲所生的胎儿，头部呈现的椭圆形更为明显。由于以后他能自然地长好，所以不必特别担心。

体重、四肢

正常新生儿的体重一般在2.5~4千克之间，身长在46~52厘米，头围34厘米，胸围比头围略小1~2厘米。

囟门

胎儿在这个时期一般以不睡枕头为好。抚摸胎儿头顶时，会发现头顶上有一块没有骨头、软乎乎的地方，这就是胎儿的囟门。囟门是头骨为了在通过产道时能变形而留下的空隙。这是因人而异的。头顶囟门呈菱形，大小约2×2厘米，可以看到皮下软组织明显的跳动，是头骨尚未完全封闭形成的，要防止宝宝的囟门被碰撞到，可以用手轻轻地抚摸。

眼睛

每个宝宝都是按照自己的节奏睁开眼睛看世界的，有的宝宝雄心勃勃，非常急迫。有的宝宝则需要一些时间来适应。

很多妈妈都注意到，宝宝刚来到这个世界的时候，通常都会只睁开一只眼睛"扫视"周围，你千万别感到奇怪，这是宝宝最独特的方式。有些新生儿的一只或两只眼睛的眼白部位会有血点，面部会有些肿胀，做妈妈的也不要着急，这些很可能是分娩时由产道挤压造成的，几天后就会慢慢消退。

一般来说，剖宫产的宝宝就不会出现这些现象。

小脸

宝宝的小脸看上去有些肿，眼皮厚厚的，鼻梁扁扁的，每个宝宝都好像是一样的。当天出生的胎儿眼睑发肿的较多，且有眼屎。这是助产士为了预防风眼（淋菌性结膜炎），使用了硝酸银水点眼而引起的反应。如果用抗生素点眼，眼屎就不会太多。

体温、呼吸

宝宝出生后8小时内的体温为36.8~37.2℃。这时的宝宝哭声不算大，呼吸每分钟40~50次，男孩的阴囊看起来也好像有些肿，但这种现象自然会消退。女孩的小阴唇比大阴唇要大，好像有些突出来似的，这也会自然长好。

在寒冷季节出生的婴儿，手和脚尖发紫是常见的，但这并不是因为心脏不好。臀部长有青痣，长大以后会自然消失。脖子、眼睑和鼻尖上，可以看到排列不规则的米粒至豆粒大小的痣，经过一年也会自然消失。即使天热，婴儿也不会出汗和流口水。这是因为婴儿的内分泌腺还不发达。婴儿眼睛虽然看不见东西，但能听见大人的声音，如用力关窗户时胎儿就有反应。

婴儿出生时体温与母体相同，然后下降1~2℃，8小时后保持在36.8~37.2℃。呼吸每分钟为34~35次，脉搏每分钟为120~130次。

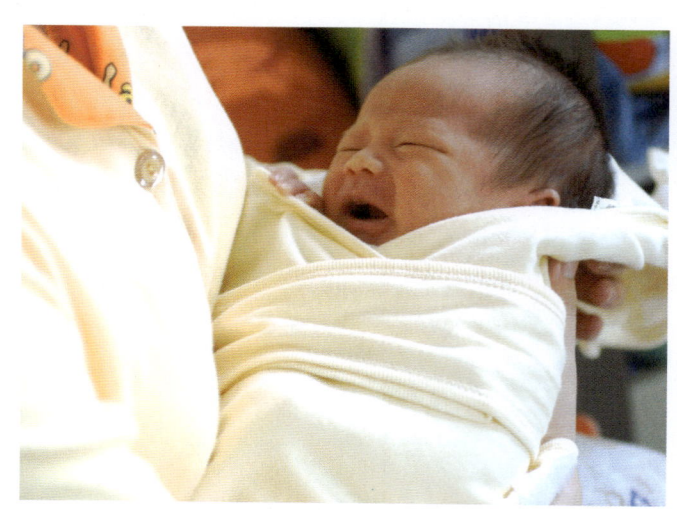

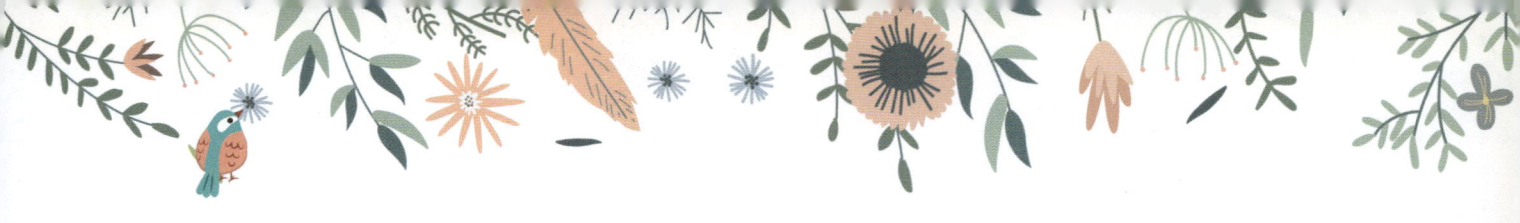

新生儿具有一定的生活规律

宝宝一天之内90%的时间处于睡眠状态，所以他醒着的时间总共才2～3小时，新生儿不断地进行着睡眠——觉醒的周期循环更替，每30～60分钟循环一次。此周期包括六个状态：深睡、浅睡、瞌睡、安静觉醒、活动觉醒及啼哭。

当新生儿觉醒不哭时，他会在一定的规律下运动，大约1分钟25秒完全没有活动，紧跟着会突然发生运动。当新生儿处于活动觉醒状态时，每1～2分钟连续发生着活动——安静周期的循环。

当今科学家们正进行着不懈的努力，以揭示新生儿外表上似乎无目的运动的复杂性。科学研究成果为我们显示，新生儿的运动不再被认为是随意的和无意义的了，他们具备视觉、听觉、味觉、嗅觉和触觉等一系列的感觉。

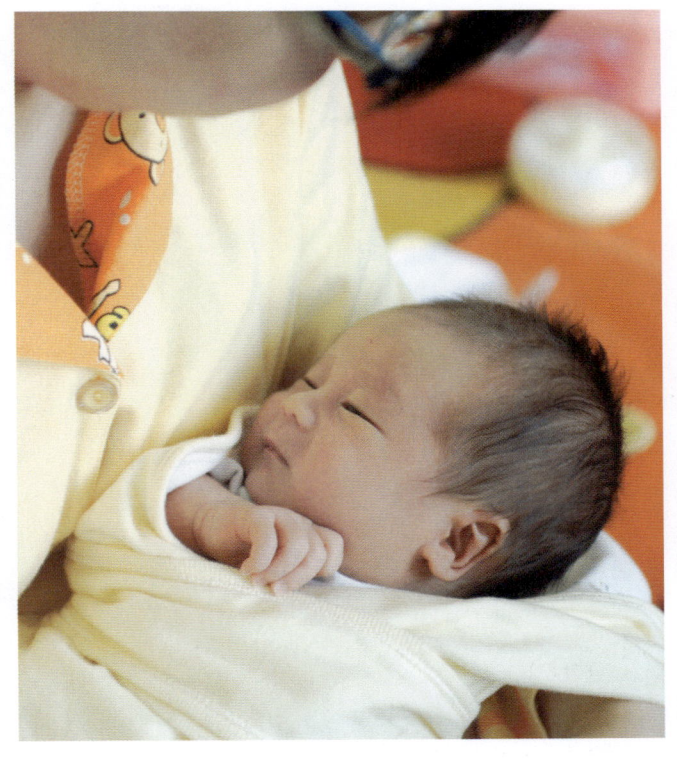

新生儿"生物钟"的形成

"生物钟"支配人体内在常规的运动。新生儿的运动不是反射性的，他们对一个环境刺激的反应有时表现为惊跳或者是抖动。

更确切地说，新生儿的这些臂和腿的自发性活动有一个内在的节律，这揭示出在每一个新生儿大脑内存在着一个支配运动的物质，这种物质是神经组织的一部分，我们称它为"生物钟"。

那么这些节律的发生究竟有多早并发展到何种程度呢？心理学家发现，早在妈妈们妊娠20周时，胎儿已经有同样的自发性运动。这说明在每一个生命的早期就存在着臂和腿的大量活动。

对每一个新生儿来说，运动量的变化都是轻微的，相对而言，一些新生儿活动较多，一些则较少。而运动的范围可以说很广，但是需要特殊的摄像机才能及时观察到这些活动。

如果你在肉眼下不能看到你自己的宝宝有节律的运动，你也不要感到失望。只要用耐心仔细地去观察，你一定会观察到这种节律确实存在。

新生儿存在异样的性别特征

如果宝宝存在异样的性别特征，不要担心。

无论男孩还是女孩，刚出生的时候都可能出现乳房暂时增大的现象，这是在妈妈肚子里的时候受到大量激素影响的结果，很多宝宝在一周内就会恢复正常。

新生宝宝也会脱皮

如果宝宝是在预产期或稍早时候出生，皮肤表层会有一层胎脂，洗干净后，他的皮肤可能会有一些脱皮，这不是因为宝宝的皮肤干，而是洗掉胎脂后皮肤接触到空气后的正常反应。有一些宝宝的肩膀和背部还会有一些细小的胎毛，不过，1～2个星期后就会褪掉。

刚出生的宝宝也会有疹子，如果在宝宝身上发现一些和雀斑相似的斑点，别诧异，这很可能是他们在出生前出疹后留下的。

大多数宝宝的背部和臀部还会出现一大块青紫色的胎记，我们称为蒙古斑，这是最常见的胎记，通常在7岁前就会消失不见了。

新妈妈如何照顾宝宝

如何喂养新生儿

新生儿第一次吃奶叫"开奶"。

医生会让新妈妈产后半小时到1小时给宝宝喂奶，最晚一般也不要超过6小时，这样对刺激乳房尽早分泌乳汁、加速子宫的复原、帮助宝宝尽快排胎便、避免出现新生儿黄疸等，都是非常有好处的。

同时，哺乳的行为可刺激大脑发出信号，增加乳汁的分泌，所以必须尽早哺乳，形成神经反射，增加乳汁的分泌。

喂奶的姿势

其实喂奶的姿势有很多种，关键是要掌握正确的方法，比如宝宝含在嘴里的乳晕，应该是下嘴唇包得多，上嘴唇包得少，乳头指向宝宝的上颚。

这种姿势有两个好处：一是宝宝吸吮起来效率更高，出奶快；二是宝宝的下巴是贴在乳房上的，能帮助固定宝宝的头，吸吮起来好借力。

另外宝宝的鼻子是远离乳房的，不会造成宝宝鼻孔被堵住，出不来气。只要能掌握正确的喂奶常识，不管是坐着喂、躺着喂、抱在怀里喂，都是可以的。

初乳不可浪费

宝宝生下来以后，新妈妈会分泌少量黏稠、略带黄色的乳汁，这就是初乳。

初乳中由于含有β胡萝卜素，故色黄，感观不佳，有异味，黏度大，热稳定性差。初乳中的蛋白质含量远远高出常乳。特别是乳清蛋白质含量很高。

初乳内含比正常乳汁多5倍的蛋白质，还含有更丰富的免疫球蛋白、乳铁蛋白、生长因子、巨噬细胞、中性粒细胞和淋巴细胞。

这些物质都有防止感染和增强免疫的功能。而且初乳中的维生素含量也明显高于正常的乳汁。

初乳中乳糖含量低，灰分高，特别是钠和氯含量高。微量元素铜、铁、锌等矿物质的含量明显高于正常乳汁。

初乳中含铁量为常乳的3~5倍，铜含量为常乳的6倍。

初乳可以保护新生儿免受疾病的伤害，所以初乳不可浪费，这是所有奶粉无法替代的。

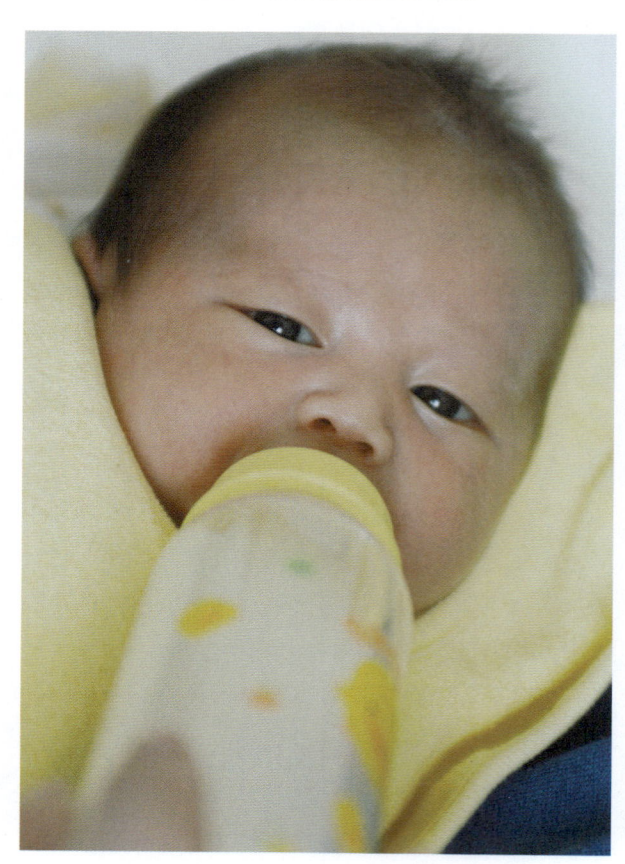

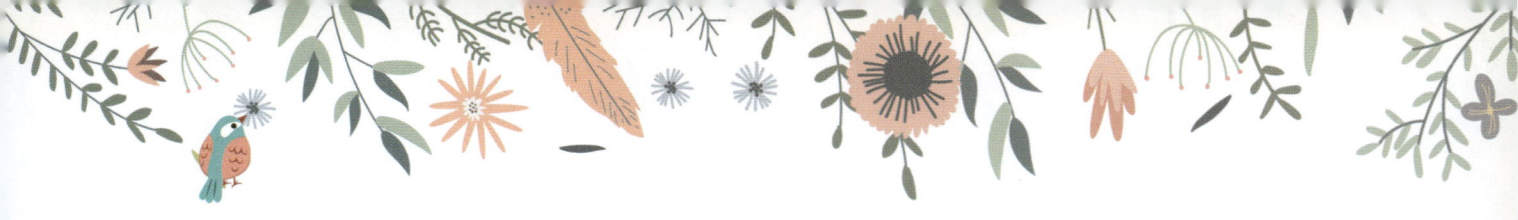

宝宝吃奶的量如何掌握

母乳喂养一个最大的缺点是掌握不好宝宝到底吃了多少奶水，宝宝是吃得太多还是不够。有些妈妈用宝宝吃奶的时间来衡量宝宝吃奶量的多少，许多医生和护士也是这么教的，但是有时宝宝吃奶时是在干吸，并没有下咽奶水，这些干吸的时间，对于判断宝宝吃奶多少是没有用的，而真正有用的是看宝宝吞咽奶水的时间。比如，宝宝一开始吸吮了2分钟，让他稍微躺下来，宝宝开始吞咽奶水，一口一咽，2分钟后，两口一咽，再1分钟后，三四口一咽。然后，继续让宝宝吮吸3分钟，再次让他躺下来，再让宝宝吞咽2分钟。

这样算下来，宝宝在母亲怀里吮吸的时间一共是10分钟，而真正吞咽奶水只有5～6分钟。新妈妈一开始喂奶，宝宝吮吸的时间更长，真正吞咽奶水的时间一般会更短一些。

所以，不要因为宝宝含着乳头的时间很长，就误以为宝宝已经吃饱了。每次喂奶，宝宝吞咽奶水的时间达到了10多分钟，宝宝一般就是吃得不错了。

如果宝宝还表现出饿的样子，就应该让宝宝继续吃。如果宝宝是在大口大口吞咽过程中把乳头吐出来，这有可能是宝宝累了，要让他喘一口气，再接着吃。如果是宝宝干吮，吞咽很少的时候把乳头吐出来，这一般表示宝宝要么吃饱了，要么需要拍嗝。

这时候，如果乳房摸着很软，就表明吃净了。如果比没奶时大一些、硬一些，就说明这一侧乳房宝宝还没有吃净，在下一次吃奶时，这边的乳房要先喂给宝宝，即使另一侧胀奶了，也最好把这边没吃净的奶先吃完。

怎么判断乳房中的奶吃干净了

许多书上和医生都会告诉新妈妈：要让宝宝把一边乳房的奶水吃净了，再给宝宝吃另一边的乳房。但是怎么判断宝宝是否把乳房中的奶吃干净了？有一个判断的办法是用手挤奶。如果奶水只能挤出一点儿

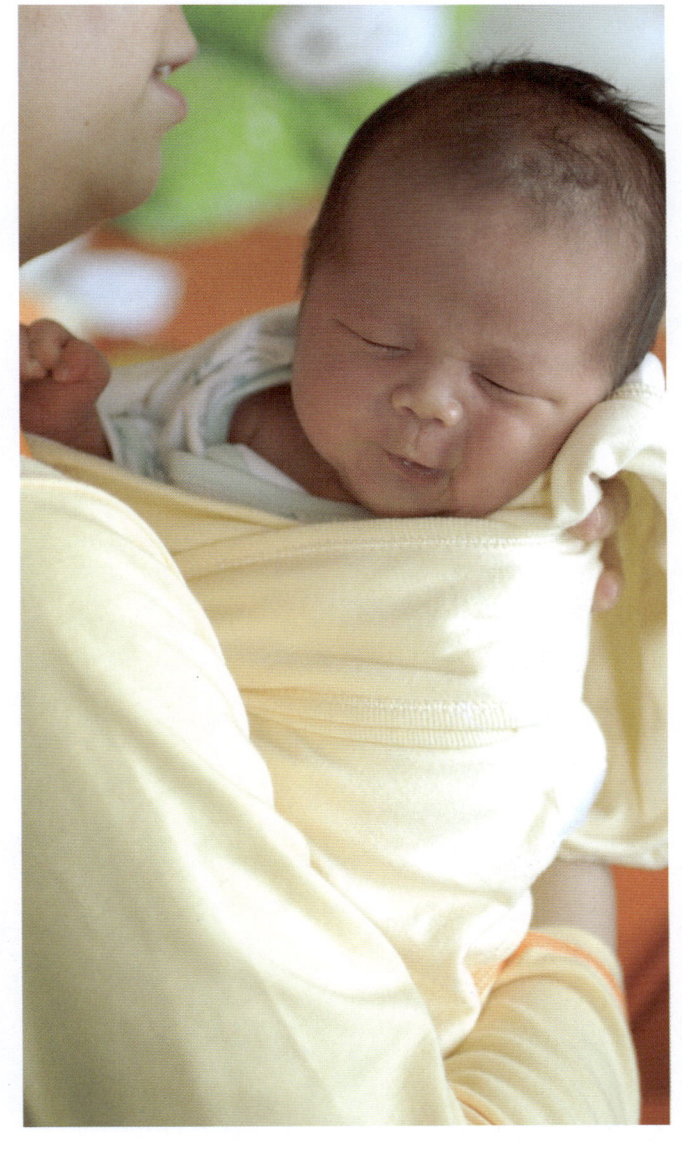

来，甚至挤不出来，那么的确是吃净了。可以给宝宝拍嗝，然后给他吃另一侧的乳房。

如果用手一挤，奶水还会出来，就说明奶水还没有被宝宝吃完，拍嗝以后，要继续给宝宝吃这一边乳房，直到宝宝把奶水吃净为止，或直到宝宝吃饱了，拒绝再吃为止。新妈妈奶量还不稳定的时候，如果每次喂奶，两边都喂了，而且两边都软了，宝宝还想吃，那么就应该回到第一次给宝宝喂奶的乳房，继续给宝宝吃。这样可能每一边要吃两次宝宝才吃饱。用这种方法有两个好处，一是不用让宝宝长时间吮吸一边的乳房；二是很快奶量就能跟上去。在以后喂奶时就可以让宝宝吃一侧乳房，而且他每次吃一边的乳房就能吃饱了。

怎么判断奶水是否充足

由观察宝宝是否吃饱判断

如果宝宝吃饱了，会主动吐出妈妈的奶头，然后安静地入睡3～4小时，宝宝每天的排便次数在2～3次，排出的大便呈金黄色，稠粥状。如果宝宝睡了1小时，就醒来哭闹，吃奶后又入睡，反复多次，大便量少，甚至便秘，就说明没吃饱。

观察宝宝的大小便

如果每天为宝宝换尿布少于8次，宝宝的大便次数少于1次，说明母乳不足。

给宝宝称体重

宝宝出生后1周至10天内，尚处于生理性体重减轻阶段，10天以后起每周为宝宝称体重一次，将增加的体重除以7，如果得到的数值在20以下，就说明母乳不足。

由哺乳时间长短判断

如果哺乳时间超过20分钟，甚至超过30分钟，宝宝吃奶时总是吃吃停停，而且吃到最后还不肯放奶头，可断定奶水不足。

由乳房胀痛与否判断

产后两周，乳房很胀，则表明母乳充足。

新生儿回奶

新生儿回奶是一种生理性倒奶现象，俗称漾奶。这是由新生儿的胃呈水平位、贲门较松弛的生理特点决定的，所以吃奶后容易出现吐奶现象。当你看到自己的宝宝吐奶时，请不要紧张，这里，我们将详细介绍有关新生儿回奶的具体原因、护理以及预防方法。

帮宝宝拍嗝

防止回奶的最好办法就是给宝宝拍嗝。宝宝在3～4个月大之后，不仅可以很好地掌握吸吮技巧，而且贲门的收缩功能也已发育成熟，所以回奶的次数也就会明显减少了。但是在此之前，每次喂奶后我们最好还是要帮助宝宝拍嗝。

将宝宝竖着抱起，轻轻拍打后背5分钟以上，是帮助宝宝拍嗝的基本方法。如果宝宝还是不能打嗝的话，也可以试试用手掌按摩宝宝的后背。还可以支起宝宝的下巴，让宝宝坐在自己的腿上，然后再轻拍后背。因为宝宝坐着的时候，胃部入口是朝上的，因此打嗝也就比较容易了。

打不出嗝的时候，吸入胃中的空气，有时会夹在前后吸入的奶汁中，此时如果将宝宝上身直立起来，有利于胃中空气的排出。因此，妈妈可以将宝宝竖着抱起来，或者可以给宝宝垫高后背使上身保持倾斜30分钟。

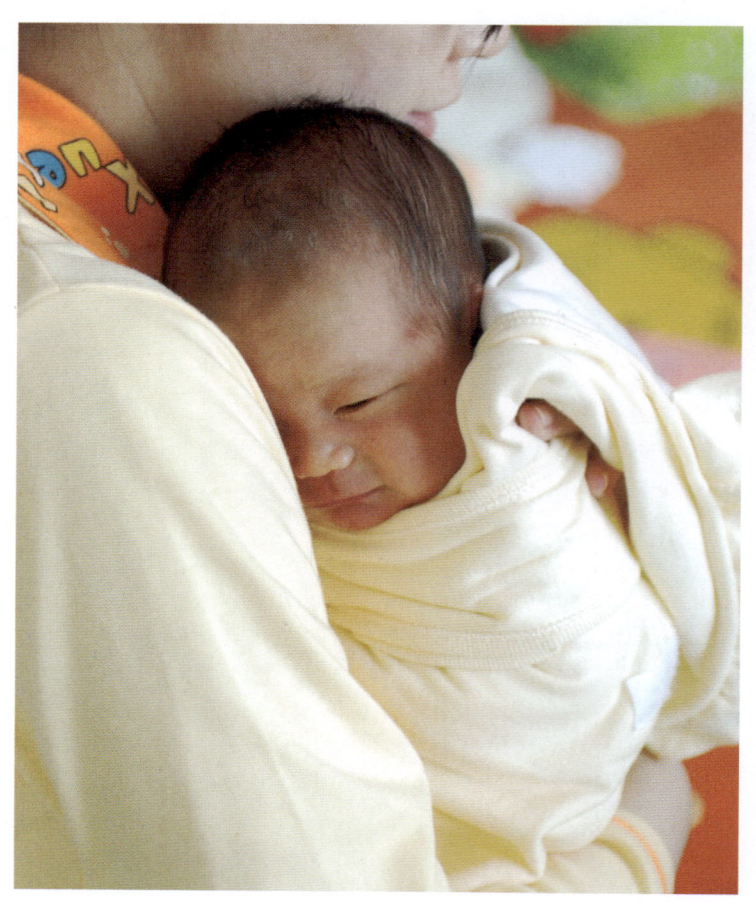

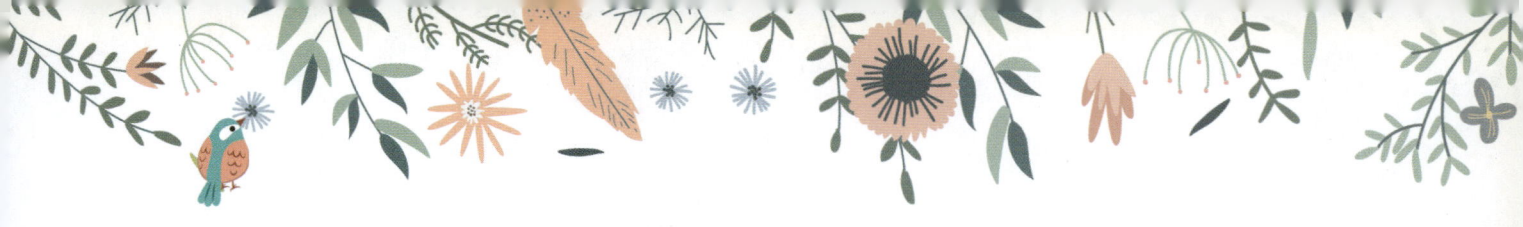

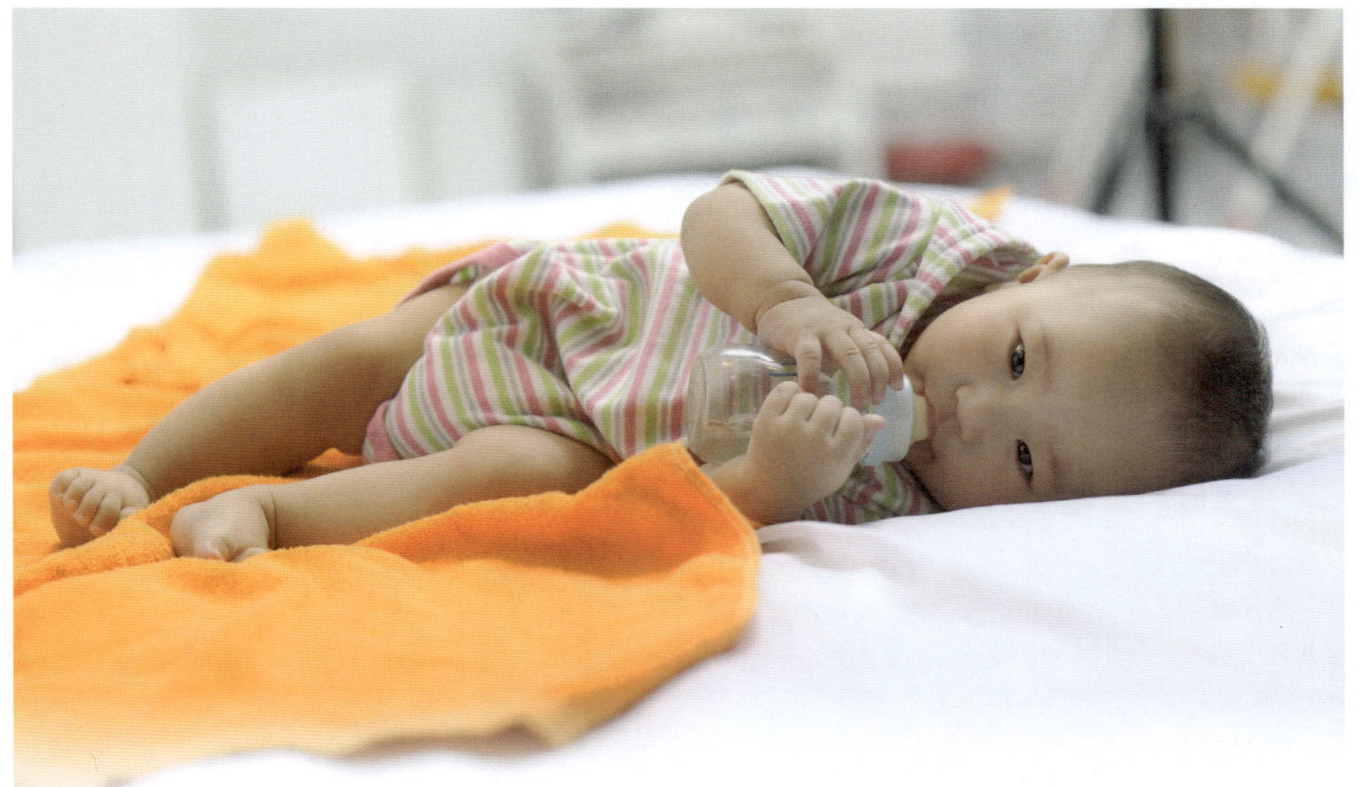

了解宝宝回奶

首先,让我们一起了解一下新生儿的胃部构造以及他们吃奶方式上的特点。新生儿回奶的原因在于他们的胃部和喉部还没有发育成熟。新生儿的胃部,从正面看是横躺着的,呈不稳定状态,同时贲门部位(胃部入口)还比较松。也就是说,大人吃饭时,当食物进入胃部后,贲门会通过收缩来防止食物逆流回食道;但由于新生儿的胃贲门部位还不能很好地进行收缩,从而导致进入胃部的奶汁可以比较容易地流回食道。有些时候则是因为宝宝吃得太多,身体以呕吐的方式来排掉多余的奶。另外,与大人相比,新生儿的喉头位置要高一些,再加上新生儿含乳头的方式比较笨拙,从而导致吃奶时空气容易与奶汁一起吸入胃部,所以当宝宝打嗝或身体晃动时,吃进去的奶也就跟着流出来了。待到宝宝长大一些,贲门长结实一些,自己会坐立会打嗝时,回奶现象就会自然消失。

无论是母乳喂养还是吃奶瓶的宝宝,回奶在新生儿期都是正常现象,大多数新生儿在出生后头几个月基本上每天都要吐几次奶。喂奶瓶的情况下,奶嘴孔如果过小,宝宝就要用力吸吮,从而导致空气与奶汁被一起吸了进去,也容易引起吐奶;但如果奶嘴孔过大,宝宝吸吮时就容易被呛着而引起剧烈的咳嗽。所以,在选择奶嘴时,我们要考虑到奶嘴孔大小是否适合自己的宝宝。但吃母乳的宝宝在这方面要优于吃奶瓶的宝宝,吃奶瓶会吞咽大量空气,吃母乳则不会,因为宝宝的嘴和妈妈的乳头形成一个真空吸附,空气不容易侵入。

护理吐奶的宝宝

如果宝宝吐奶了,让他上身保持抬高的姿势,一旦呕吐物进入气管会导致窒息。因此在让宝宝躺下时,最好将浴巾垫在宝宝身体下面并要保持上身抬高。如果宝宝躺着时发生吐奶,我们可以把宝宝脸侧向一边。吐奶后,要多注意观察宝宝的状况,在宝宝躺着时要把宝宝头部垫高,或者索性把宝宝竖直抱起来。吐奶后,宝宝的脸色可能会不好,但只要稍后能恢复过来就没有问题。另外,还可以根据情况适当地给宝宝补充些水分。

如何避免宝宝吐奶

01 注意不要让宝宝吃得太急。如果奶胀、喷射出来，会让宝宝感到不舒服

02 在喂奶中以及吃饱后，要注意给宝宝拍嗝

03 喂奶后最好让宝宝竖立20～30分钟，也别急着逗宝宝玩

宝宝吐奶是否需要看医生

宝宝吐出来的奶量只是看上去很多，其实大部分是胃液，宝宝不会因此而饿肚子。只要宝宝没有表现出不适，没有体重减少、大量频繁地呕吐、哭闹咳嗽等异常现象，就不必看医生。

宝宝吐奶后的精神状态和身体状态是需要我们多加留意的。在呕吐得到缓解后，如果宝宝还有精神不振、只想睡觉、情绪不安、无法入睡、发热、肚子胀等现象，则可能是生病了，应该看医生。

出现以下情况，需要马上送医院：

01 发高烧、精神恍惚

02 样子发呆、呼唤没有反应

03 肚子疼痛、总是哼哼唧唧的

04 每间隔10～30分钟就大哭一次，大便是深红色的血便

05 粪便呈白色

06 每次吃奶后都会喷水似的吐奶

07 因头部受到撞击而引起呕吐

08 呕吐不是由进食引起的

09 持续呕吐，没有小便

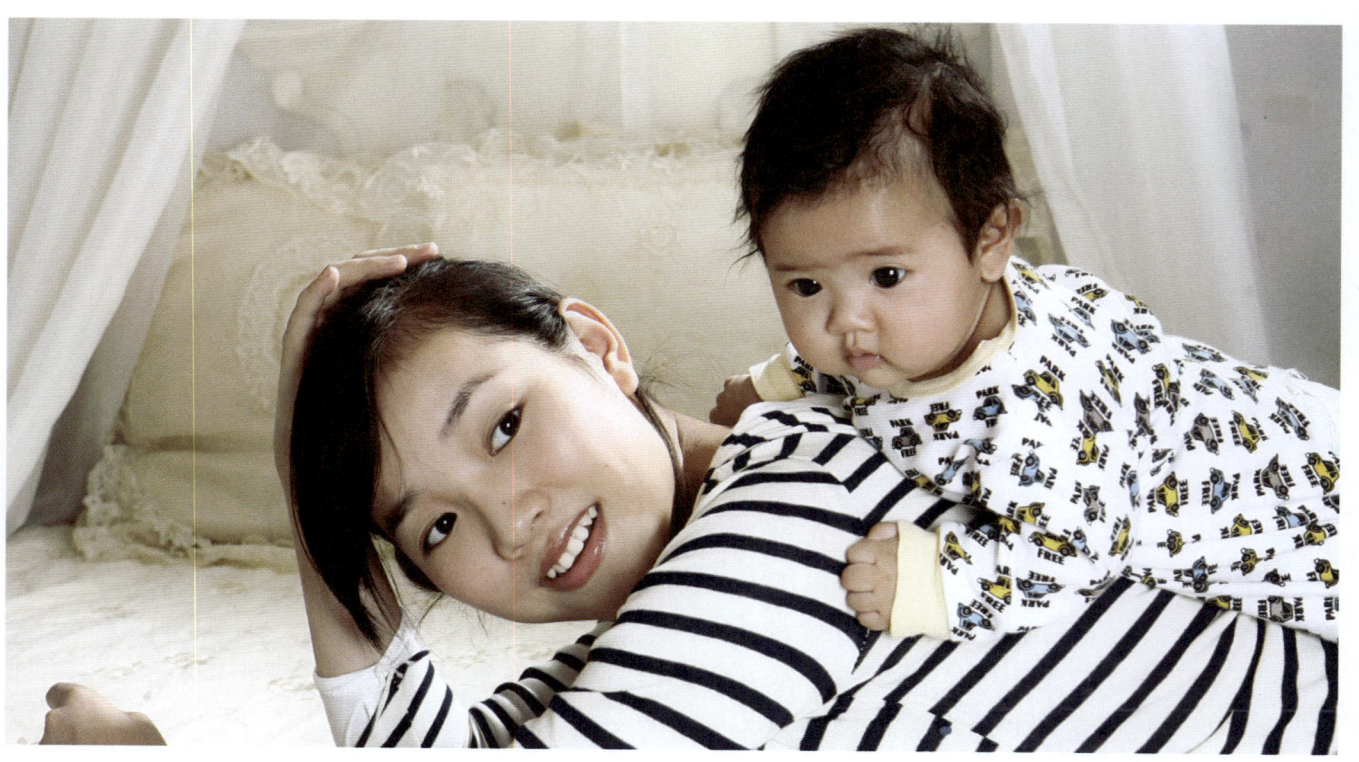

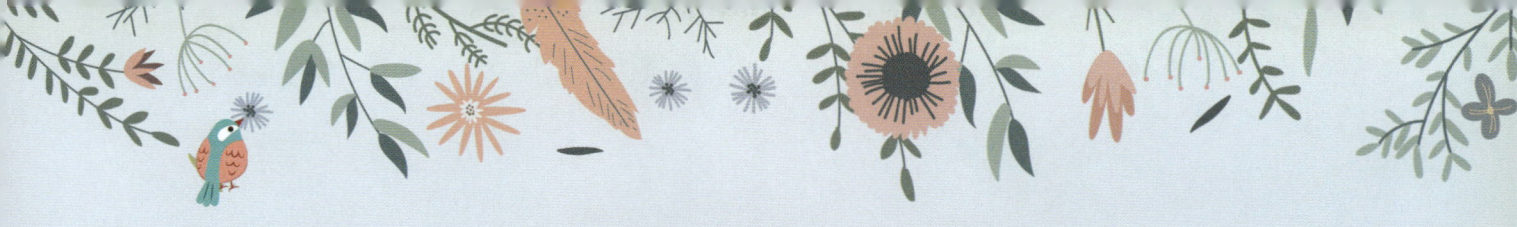

第六章

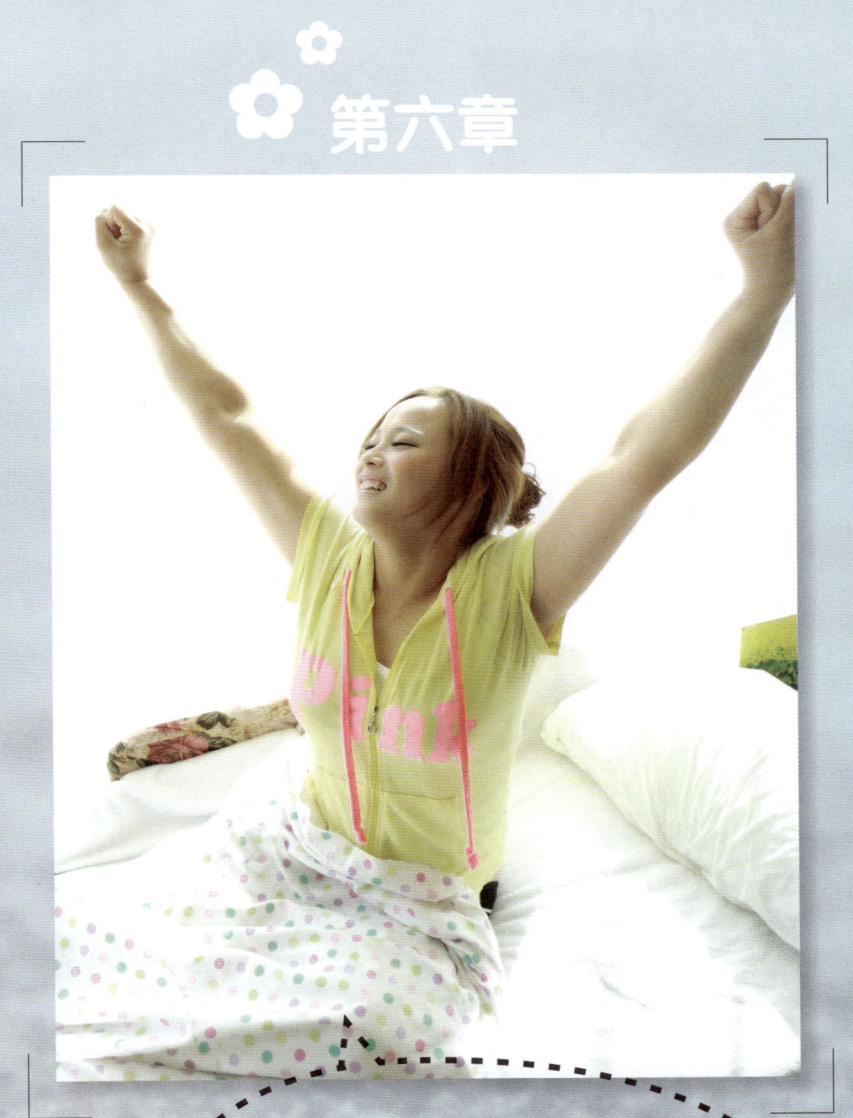

月子第二天

新妈妈的身体变化

乳房增大

产后，乳房将发生较大的变化。有的新妈妈在产后第二天才分泌出量少色黄混浊的初乳，同时乳房逐渐膨大，初乳增多。新妈妈们的乳汁来源于脏腑气血，气血旺盛则乳汁充足，气血虚弱则乳汁量少或无乳。因此，产后女性应加强营养调理，多食富有营养的食物以生气血，促进乳汁的分泌。

出现产后口渴

因产后失血、多汗造成体液消耗量非常大，或者因为阴虚火旺导致口渴。可以喝孕妇奶粉，传统的方法还可以喝炒米水或者红枣茶，还可以加点儿北芪，总之要多喝水。如果口渴严重要及时请医生检查，是否患有糖尿病。

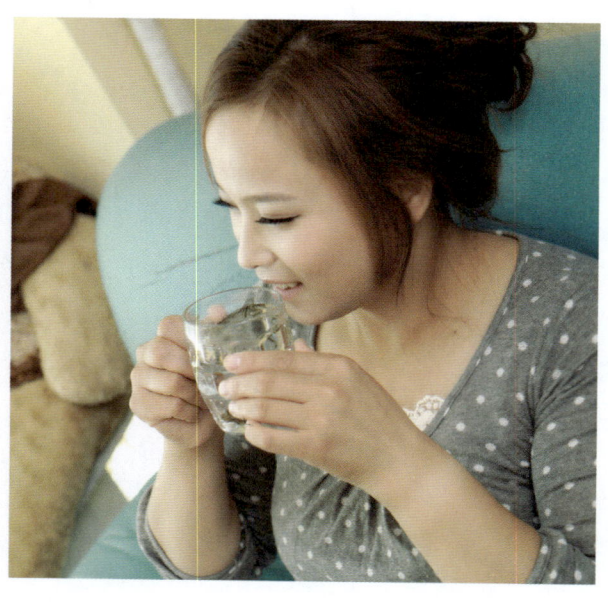

产后感染

在分娩过程中所造成的感染

主要的原因还是因为在分娩过程当中，造成产道、会阴伤口的感染，以及失血所导致的感染。

当然在此时期，也有可能因为泌尿道或乳腺发炎等非分娩因素所导致的发热感染。

首先，对于会阴、阴道的感染，可能是因为新妈妈在分娩时造成的裂伤感染，或因为会阴切开之后缝合处理不当，以及器械的操作不良，以致受到细菌的感染。主要症状是患者的患部会有红肿、热痛，而在会阴缝合处有脓性分泌物，或者有伤口裂开、愈合不良的状况发生。

此时病人会有发冷或发热的情形产生，不过发热很少会超过38.5℃以上。

另外还可能出现子宫内膜炎的症状，这是因为细菌从会阴上行性的感染，侵犯到内膜（原胎盘附着处）与子宫肌内层所导致的症状。

患者除了会有子宫压迫所造成的疼痛感外，更会有持续性的血水状恶露和分泌物，严重时还会有38.5℃～40℃高热。值得注意的是，子宫炎严重程度不一定与恶露状况成正比。

另一项感染是由骨盆腔、蜂窝组织炎产生的，其原因主要是在分娩的时候，有深层的韧带或结缔组织裂伤，也有可能是伤口感染源经淋巴转移所导致，严重时甚至会形成股膜炎。病人除了在下股与阴道会有压痛感外，内诊时可发现在阴道内侧有肿块，子宫会因附近的韧带、组织发炎而肿胀，因此需要被固定、上提。

上述产道的感染源，大部分均为原下生殖道与肠道之间的细菌感染，且常是多种细菌综合感染所致。

分娩后所造成的感染

在产后24～72小时，乳房会因泌乳激素的刺激，静脉与淋巴结充血、肿胀，而发生胀奶、发热的情形，但是很少会有到38℃以上或持续超过24小时的情况；若母亲不想喂食母乳，可以冰敷，或在紧身胸衣外加适当止痛剂。

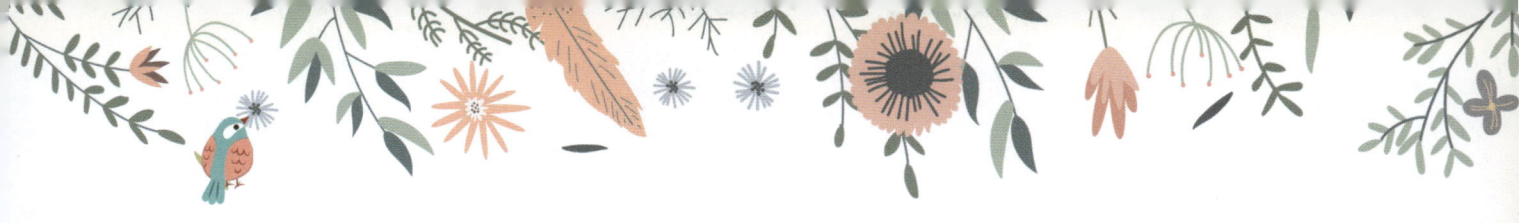

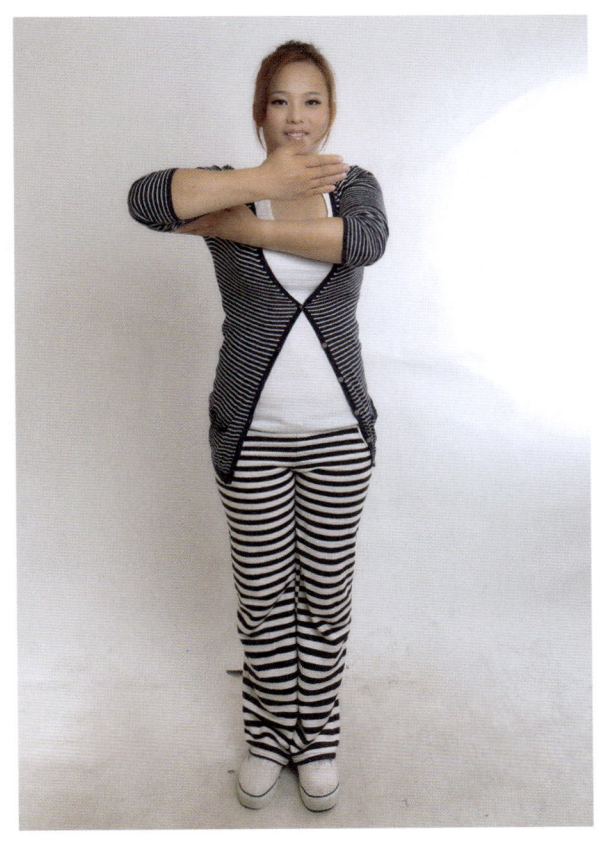

但切忌不可再按摩、刺激乳房，倘若想亲自喂食母乳，还可以热敷外加适当按摩，促使顺利排奶。不过有2%～3%的新妈妈，在产后10天会有单侧乳房红肿、胀痛，并伴有持续性高热（大于38.5℃），这很可能是得了乳腺炎。

发生乳腺炎的主要原因多半是因为乳头或乳房有小伤口，以致被宝宝口腔、咽喉内的细菌感染发炎所致，其中又以金黄色葡萄球菌为主，严重时甚至会引起乳腺脓肿，此时就不单是广效性抗生素可以压制的，而必须行放射状切开引流。

还有泌尿道、肾盂肾炎，一般多发生在产后，膀胱常因胎头的压迫以致其敏感度降低；如果在产程中用麻醉止痛，则更有可能会导致产后排尿的困难。有些新妈妈产后常会因为伤口疼痛而不敢去小解，形成憋尿的不良习惯。再加上在怀孕末期，输尿管与肾盂会扩大，这些均是增加泌尿道与肾脏发炎的机会，除了会有典型的小便疼痛、频尿或是血尿外，若上行感染到肾脏，则会出现发热与下背肋脊处严重疼痛。

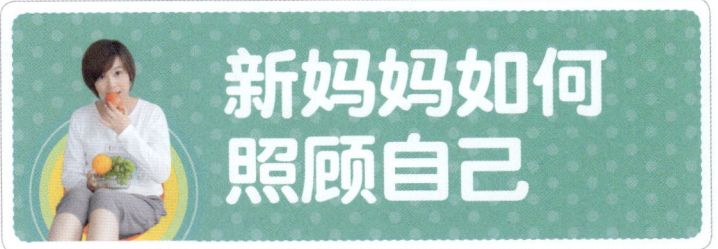

新妈妈如何照顾自己

可以做轻微运动和简单的塑身操

可在医院内下床走动，以不疲劳为限，也可以在室内做适宜的产后保健操。

腹式呼吸运动

双手放在肚子上，做深呼吸，让肚子鼓起来，稍微憋会儿气，然后再慢慢地呼出，使肚子瘪下去。每两三小时做5～6次。

躺着抬头运动

撤掉枕头，双腿并拢伸直，一只手放在肚子上，另一只手放在体旁。抬起头来，直到眼睛能看到肚子上的手（这期间不停止呼吸），再躺下。一天可做数次，每次要求每只手各做5次，共计10次，要在腹式呼吸运动之后做。

脚部运动

双腿并拢，脚尖伸直。用力弯曲脚脖子，这时要绷紧腿部肌肉，膝盖不要突起。呼吸两次，恢复原状。每日早、中、晚各做1次，每次各10下；左脚的脚尖伸直，右脚的脚脖子弯曲。左脚的脚脖子弯曲，右脚的脚尖伸直。接着再做10次脚部运动。

手指运动

伸直手臂，握拳，然后把手尽量张开。一日可做10次。

处理恶露要卫生清洁

产后的3~7天内恶露最多，如果选择仰卧，不但会出现子宫移位，而且会导致腰疼、白带增多，恶露也不容易排出。因此，在这个时候最好采取侧卧睡姿。产后1~3天出现血性恶露量多、色鲜红，含有大量血液、黏液及坏死的内膜组织，有血腥味。恶露持续4~6周。如果血性恶露持续2周以上量多或脓性、有臭味，就是子宫腔内受到感染；如果伴有大量出血，子宫大而软，则显示子宫可能恢复不良。此外，恶露量也会因为用力或喂哺母乳而增加。万一新妈妈出现恶露量太多（半个小时浸湿两片卫生垫）、血块太大或血流不止等状况，必须告诉医护人员，以免发生危险。

新妈妈的营养与饮食

产后第二天可以开始一般日常饮食。产后的饮食搭配对于瘦身的顺利进行有着至关重要的作用。要保证宝宝和新妈妈的营养摄入充分，饮食中必须含有丰富的蛋白质、维生素、矿物质，如鱼、瘦肉、蛋、奶、水果和蔬菜。新妈妈应尽量食用植物油，油量越少越好，含高油脂的沙拉酱、花生酱都是容易发胖的食物，新妈妈最好少吃。新妈妈应食用适量的奶制品，但应注意尽量选用低脂、脱脂奶，而不宜选取炼乳、调味乳。甜点、零食对想要减肥的新妈妈来说同样也不太适合，尤其是蛋糕、巧克力，热量特别高，应适当控制。

剖宫产新妈妈需要注意

手术的第二天，新妈妈就可以独自去上洗手间了。走路利于排气，因此新妈妈应该克服疼痛，试着走动。此时，众多亲戚朋友都会来医院看望新妈妈，而丈夫要注意的就是不能让妻子感到有负担。丈夫要切记，最重要的是让新妈妈尽快恢复过来。

及时排尿

留置导尿管一般手术第二天补液结束后拔除，拔除后3~4小时应及时排尿。卧床解不出，应起床去厕所排尿，再不行，应告诉医生，直至能畅通排尿为止。

下床走动

最初两天，你可能会感觉腹部胀气疼痛。由于术后小肠蠕动缓慢，导致肠道内的气体积聚。下床多走动能帮助你的消化系统恢复功能。如果你确实很难受，可以遵医嘱使用一些对于母乳喂养安全的药物。在手术后的当天和第二天，医生会鼓励你下床活动一下。不过，别试着自己起床。第一次起床的时候，应该让护士在旁边帮助你。在下床之前，你还应该活动一下双脚，让血液在你的双腿中流动，转动一下你的踝部，活动活动，伸伸腿。然后你就可以在护士或老公的帮助下下地走一小会儿了。这有助于你的血液循环，让你的肠道多蠕动，也会减小你形成血栓的机会。

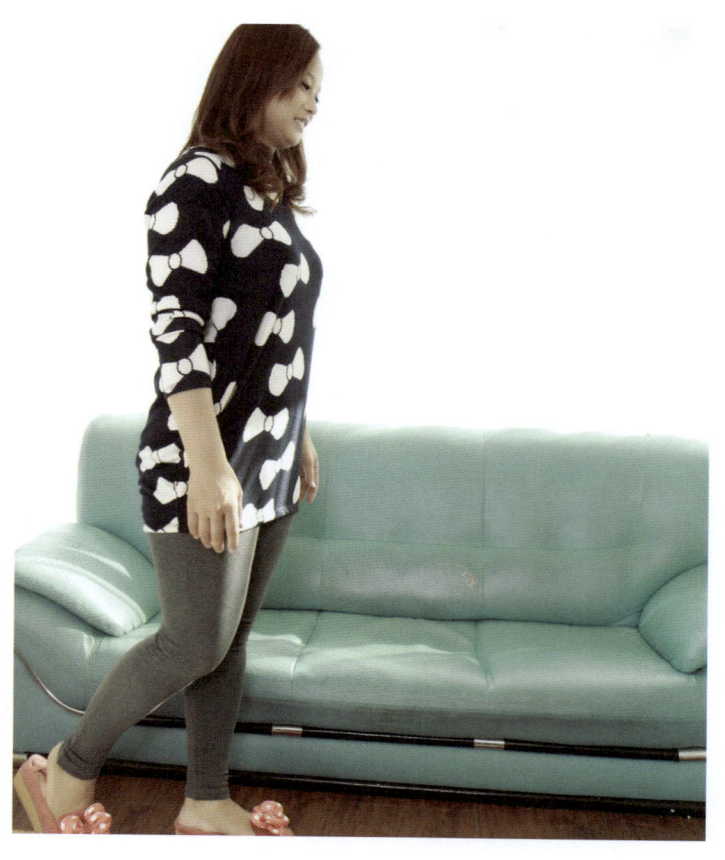

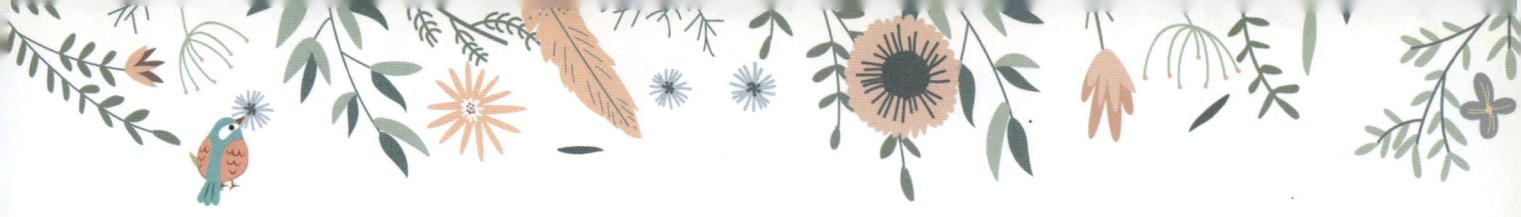

停止输液

如果感觉身体状况一切良好,在剖宫产手术后12小时,护士会去除你的静脉输液管和尿管。当你想吃东西的时候,就可以开始进食了。

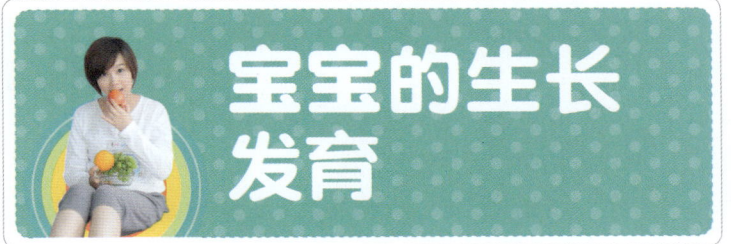

宝宝的生长发育

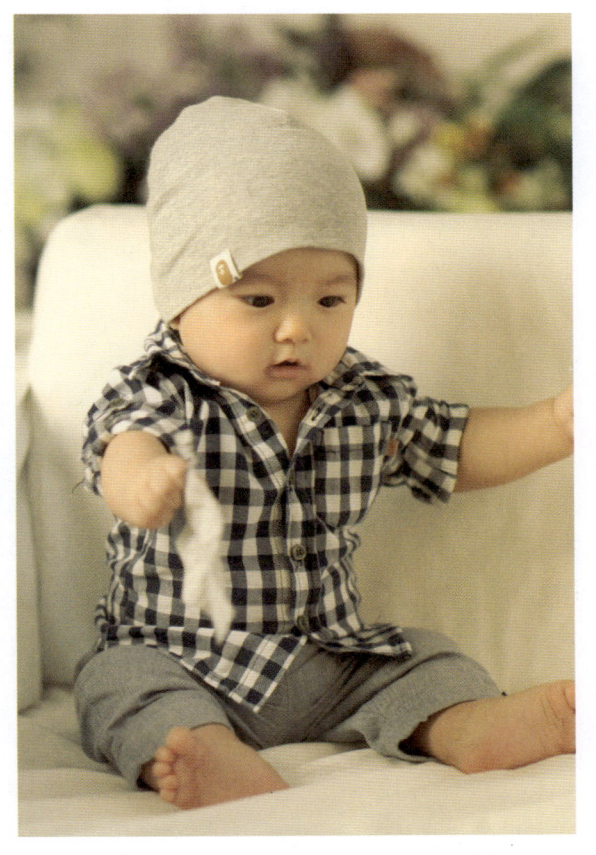

呼吸系统、循环系统的发育

我们都知道,新妈妈腹中的胎儿从生长到第4周就开始有心跳,第8~12周胎儿体内循环系统建立,胎儿的血液为混合血,氧和营养物质通过胎盘与母体交换。婴儿出生后血液循环发生了一系列的变化。由于血液内的二氧化碳增加,刺激呼吸中枢神经,同时在声、光、温度、感觉等刺激下,通过交感神经刺激呼吸中枢神经,婴儿开始了第一次吸气,接着伴随着啼哭,肺泡慢慢张开。直到出生后两三天,宝宝的循环系统和呼吸系统完全适应了体外的生活。

宝宝的肺泡内含有液体,出生时经产道挤压,少部分肺液由口、鼻部排出,大部分由肺间质毛细血管和淋巴管吸收,如吸收延迟,就会出现湿肺病症状。

足月婴儿在出生后第1个小时内呼吸率可达每分钟60~80次,但如果持续数分钟,就算呼吸急促了。不过要在宝宝安静的时候测算,因为哭闹会增加呼吸次数。

新生儿出生后最初数天可听到心脏杂音,这可能与动脉导管暂时未闭有关。新生儿心率波动范围较大,范围为90~160次/分之间,早产儿安静时心率较快,平均在120~140次/分。早产儿因呼吸中枢相对不成熟,呼吸也不规则,常发生原发性呼吸暂停,是指呼吸发生停止的时间在20秒以上,同时心率减慢,小于每分钟100次,并且面部出现青紫,胎龄愈小发病率愈高。

视力发育

宝宝刚出生时对光线就会有反应。新生儿的视力范围很有限,只能看到15厘米远、45度范围内的物体,所以要想让宝宝看到你,就必须把脸凑近宝宝。也就是说宝宝的视力只有成人的1/30,而且只能追视水平方向和眼前18~38厘米的人或物。新生儿偏爱注视较复杂的形状和曲线,以及鲜艳的颜色。

消化系统

新生儿脱离母体后会在24小时内排出第一次大小便,但是如果出现出生48小时还未排出胎便,同时伴有拒食、呕吐症状,可怀疑为先天性巨结肠、小肠结肠炎、肠穿孔甚至肺炎等,要及时请医生检查。

新妈妈如何照顾宝宝

宝宝的身体需要安全感

宝宝刚刚脱离母体，如果强行把他抱在怀里或者是在亲戚朋友中间传来传去，他会很不适应。因此，刚出生两天的宝宝，最需要的是在母体中的安全感，所以把他放在新生儿室睡觉是最好的选择，那里既安静，温度、湿度又合适。

人工喂养新生儿

如果新妈妈乳汁分泌畅通，建议你母乳喂养，因为无论用别的什么方法喂养，都比不上母乳喂养。

但是如果因某些原因无法给予母乳喂养，这种情况下只能采用人工喂养，你可以选择优质新生儿配方奶粉或者是牛奶、羊奶喂宝宝。

不能母乳喂养怎么办

原则上应按照配方奶粉建议的用量喂养宝宝，但实际吃多吃少，要根据宝宝的需求而定，中间还可加喂牛奶，但牛奶不能充当主食。另外，也可以自己动手制作一些粥类、豆类的辅食（清淡）。随着宝宝渐渐长大，慢慢添加新的食物，比如果汁，每次一种，等宝宝适应后再加一种。看新生儿的情况，决定是否需要补充鱼肝油或是钙片。

非母乳喂养的宝宝，应给予更多的关怀与照顾，因为，喂养上更容易营养不良，应多加用心。再者，奶粉喂养容易导致宝宝上火，爸爸妈妈要注意给宝宝多喝水，可在奶粉中加入适量的奶伴或金银花露等去火的东西；适时增添有营养的辅食和微量元素，增强宝宝的抵抗力。

对新生儿的人工喂养

如果母亲完全没有乳汁，不能给宝宝喂奶，要用牛奶、羊奶或配方奶粉喂养宝宝，这称为人工喂养。进行人工喂养一定要计算宝宝的进食量，并参照下面的方法来喂养。

足月的新生儿，出生后4～6小时开始试喂一些糖水，到8～12小时开始喂牛奶。喂奶前要计算一下牛奶量，我们按照热量的需要，以每天每千克体重供给热量209～418千焦计算。举个例子，一个体重3千克的新生儿，每日应提供热量627.6～1 255千焦，换算成牛奶为：鲜牛奶150～300毫升，这些牛奶中共加入糖12～24克。7天以内的新生儿只能喂2∶1奶，即2份鲜牛奶加1份开水。我们将上述计算出的一天牛奶量，分成7～8次，每次30毫升，每次加开水15毫升，就相当于每顿给宝宝喂2∶1的牛奶50毫升。每次喂奶的间隔时间为3～4小时，两次喂奶之间要喂一些开水。夜间可以停喂一次，以免影响妈妈和宝宝休息。

宝宝的食量不尽相同，喂养的奶量也要根据具体情况而定，妈妈应该在学习喂养的过程中，摸索出宝宝吃奶的规律。

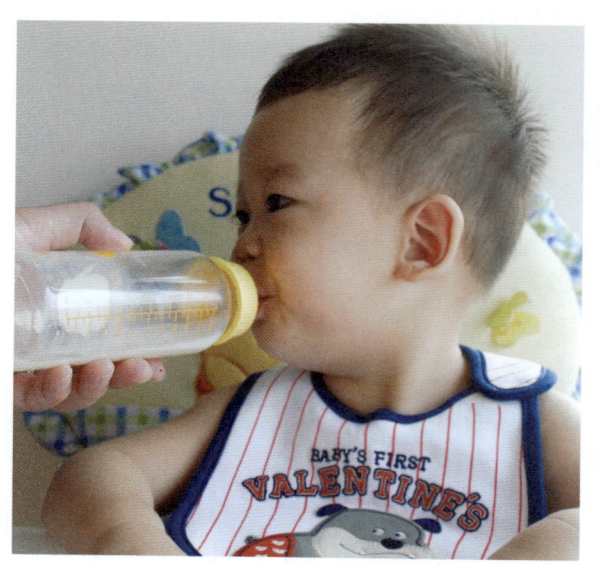

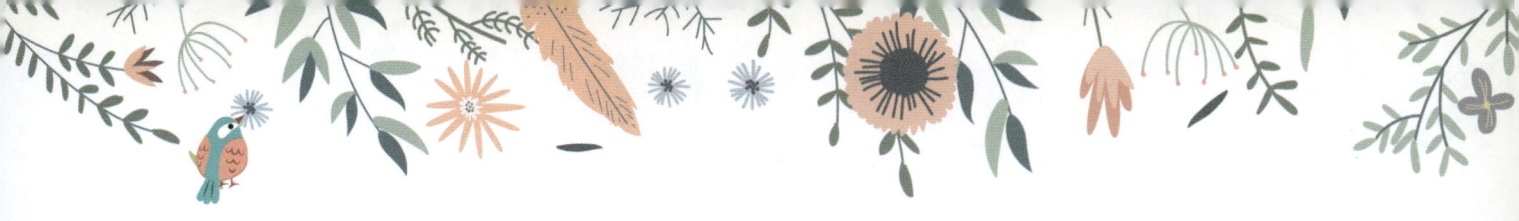

同时,还应该注意卫生,奶瓶要定期消毒。喂完奶后要把宝宝竖起来拍拍后背,让他打个嗝后再放下,以防止吐奶。配方奶粉没有母乳好消化吸收,应3～3.5个小时喂一次,一次150毫升。吃完奶再给他饮点儿白开水,把口中残留的奶给冲下去。另外要定时喂奶,即使宝宝哭闹,也不要给,否则会养成不良习惯。吃奶的时候,给宝宝戴个小围巾,把手擦一擦,这样宝宝就知道他该到吃饭饭的时间了。到6个月的时候再给宝宝适量增加辅食。过早添加会破坏宝宝的肠道功能。铁和钙还有鱼肝油都不用补,多吃鱼肝油会中毒。

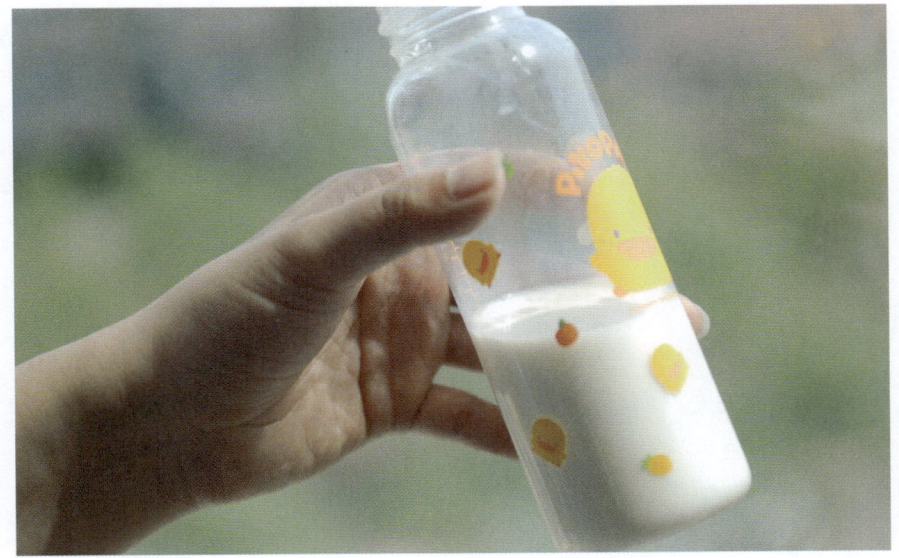

升的牛奶,这种牛奶又称全奶。消化能力好的新生儿也可以试喂全奶。

比起母乳喂养,冲调奶粉显得有些麻烦,尤其是在夜间喂奶,没等奶粉冲好,饥饿的宝宝就会啼哭不止,这时急急忙忙冲好的奶又很烫,宝宝不能立即吃。使用配方乳要妥善保存,否则会影响其质量。应贮存在干燥、通风、避光处,温度不宜超过15℃。

人工喂养注意事项

配方奶喂养

在没有母乳的情况下,配方乳喂养是较好的选择,特别是母乳化的配方乳。目前市场上配方乳种类繁多,应选择品牌有保证的配方乳。有些配方乳中强化了钙、铁、维生素D,在调配配方乳时一定要仔细阅读说明,不能随意冲调。新生儿虽有一定的消化能力,但调配过浓会增加宝宝消化的负担,冲调过稀则会影响新生儿的生长发育。正确的冲调比例,若是按重量比应是1份奶粉配8份水。若按容积比应是1份奶粉配4份水,按此比例冲调比较方便。奶瓶上的刻度指的是毫升数,如将奶粉加至50毫升刻度,加水至200毫升刻度,就冲成了200毫

牛奶喂养

牛奶含有比母乳高3倍的蛋白质和钙,虽然营养丰富,但不适宜婴儿消化,尤其是新生儿。牛奶中所含的脂肪以饱和脂肪酸为多,脂肪球大,又无溶脂酶,消化吸收困难。牛奶中含乳糖较少,喂哺时应加5%～8%糖。牛奶中矿物质成分较高,不仅使胃酸下降,而且加重肾脏负荷,不利于早产儿、肾功能较差的新生儿。所以牛奶需要经过稀释、煮沸、加糖3个步骤来调整。

出生后1～2周的新生儿可先喂2∶1牛奶,即鲜奶2份加1份水,以后逐渐增加浓度,吃3∶1至4∶1的鲜奶。到满月后,如果宝宝消化能力好,大便正常,可直接喂哺全奶。

奶量的计算:新生儿每日需要的能量为418～502千焦/千克,需水分150毫升/千克。100毫升牛奶加8%的糖可供给能量100千焦。

不同日龄儿所需牛奶的调配

奶粉是用鲜牛奶加热干缩而成,用时必须先用水稀释。一般先将奶粉按奶粉和水的比例(按容量为1∶4,按重量为1∶8)调配成全奶,然后再根据新生儿日龄的不同,在全奶中加水配成不同浓度的稀释奶。

出生天数	全奶：水	加糖（%）
1～2	1：1	5～8
3～7	2：1	5～8
8～15	3：1	5～8
16～28	全奶	5～8

多发现宝宝的优点

刚出生的新生儿各有差异，在医院里就可以看到，有的新生儿高声哭个不停，而有的新生儿却咕嘟咕嘟地吃奶，即使尿布湿了也会安然入睡。当自己的宝宝哭闹不止时，不一定是你缺少育儿经验所造成的，一般是由每个新生儿的个性不同引起的。

要照顾好宝宝，一开始就要多发现自己宝宝的优点，人们常会这样很自豪地夸自己的宝宝，"看这孩子的眼睛多像我啊""黑黑的头发多漂亮啊""胖乎乎的脸蛋，多像一个小天使"，等等。像这种优点还能找出好多，如果宝宝爱哭，你就想这孩子多有精神，将来肯定会有出息。发现其优点，自然会面带笑容。母亲笑，宝宝也会跟着笑，这样育儿就会充满欢乐。

与此相反，总爱用育儿知识衡量或和别人的宝宝做比较，就会增加母亲的心理负担，母亲就会时常闷闷不乐，对宝宝的哭声就感到厌烦，育儿也就成为一件令人伤脑筋的事了。对新生儿来说，你是无可顶替的母亲。请不要过分地讲究，而应顺其自然地、愉快地与新生儿相处。有了可爱的宝宝，你能否愉快地度过每一天，那就看你有没有耐心与爱心了。

尝试自己给宝宝换尿布

给宝宝换尿布的同时，需要为宝宝擦去他小屁屁上的污垢。你可以使用棉球或者柔软的毛巾蘸着清水给宝宝擦，也可以使用新生儿专用的卫生纸蘸着洗液给宝宝擦。给宝宝换湿尿布的时候，不必给宝宝洗澡。

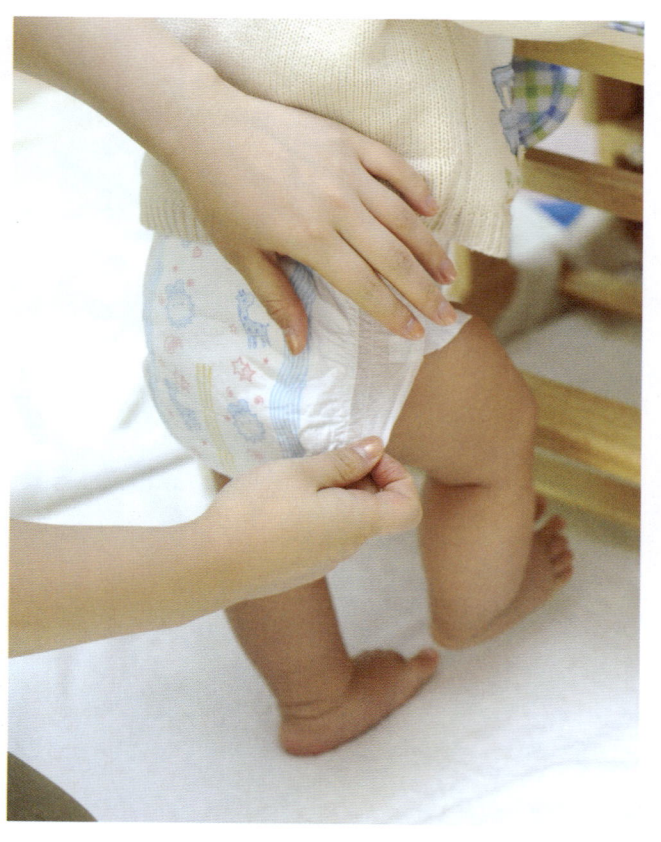

在给女孩收拾"遗留物"的时候，一定要按着从前往后的顺序为她擦洗。给男孩换尿布的时候，先把一块事先准备好的尿布蒙住他的生殖器，等到把该换的尿布都换好了之后再拿走，以防还没等给宝宝垫好尿布，就让他先尿你一身。

换完尿布以后，要用肥皂和清水把手洗净。这样能防止有害菌的扩散。

新生儿黄疸症

大部分的宝宝在出生后的2～3天，皮肤由红润色转向略黄色，这叫作新生儿黄疸，也叫作生理性黄疸，是刚刚出生的新生儿中常见的现象，慢慢会自行消失。不过，如果是早产和出生后处于窒息状态的宝宝，这种病就会很严重，持续时间也较长。

正常分娩的新生儿，如果在出生4天后皮肤的黄色仍然没有退去的迹象，这很可能是已经转为病理性黄疸，请你及时请医生为宝宝治疗。

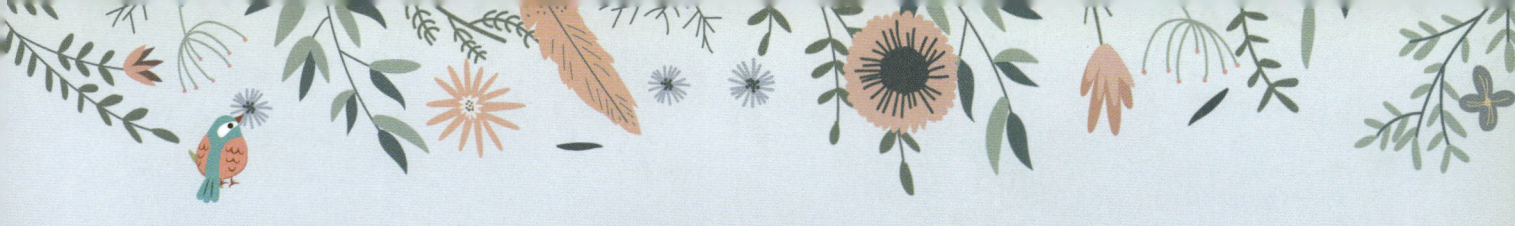

第七章

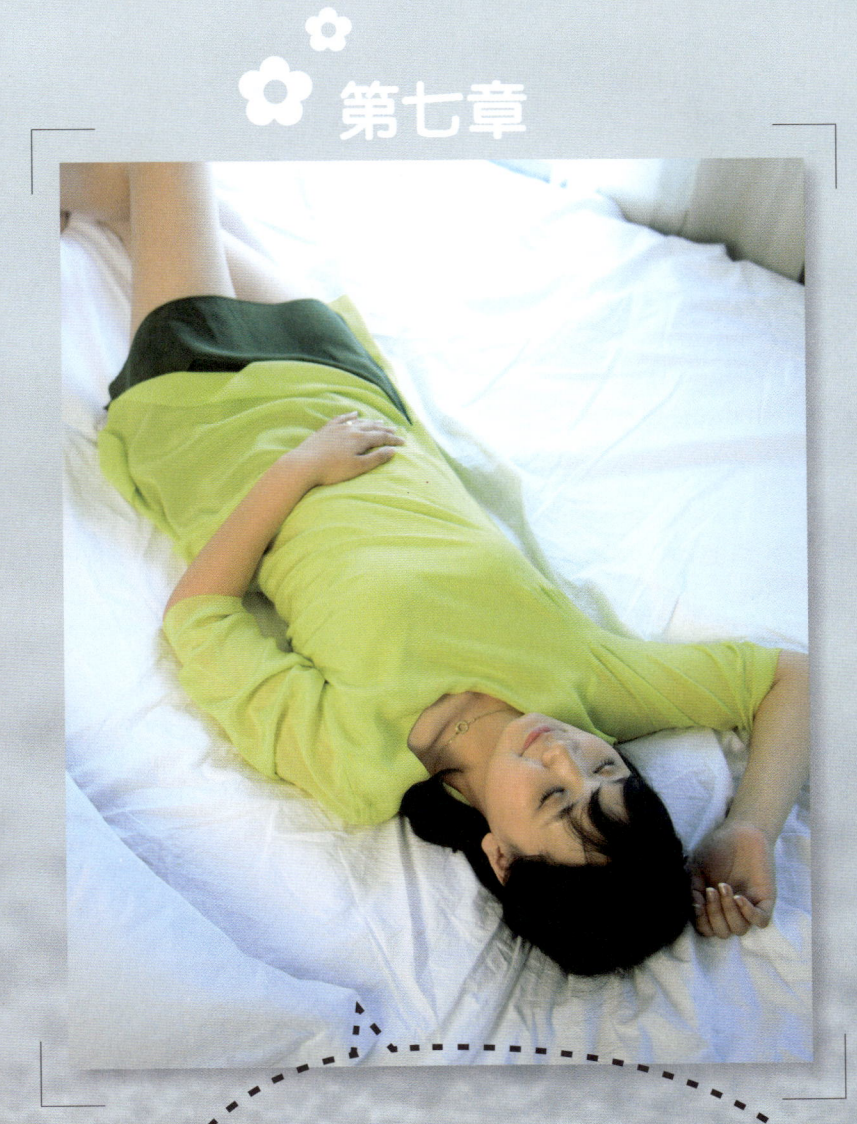

月子第三天

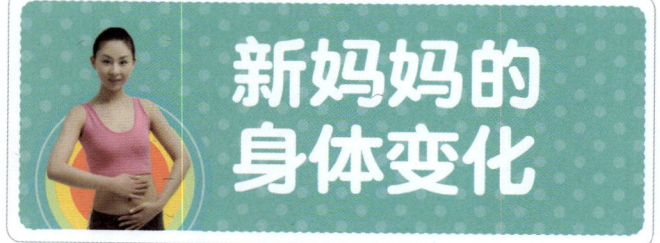

新妈妈的身体变化

产后体温升高

有些新妈妈在产后3~4天会因乳房血管、淋巴管极度充盈而出现体温升高，体温甚至可达38.5~39℃，一般可持续数小时，但最多不超过12小时，体温即下降，这种情况不属于病态。可经过按摩乳房、新生儿吸吮、人工挤乳或用吸奶器吸吮乳房使体温下降。

产后新妈妈如果体温异常升高，或1日内有两次体温超过38℃，应视为异常，需去医院检查，由医生确定是否患有上呼吸道感染、乳腺炎、产褥感染、泌尿系统感染等，以便得到及时诊治。

哺乳引起乳房的变化

哺乳期乳房的一系列变化，是因为在催乳素和其他有关激素的协同作用下，腺泡及小叶内导管明显增多、密集，腺管腔扩张增大，小叶间组织明显减少，腺泡上皮分泌活跃，部分上皮由立方变柱状，胞浆富有分泌物而透明，核圆，位于基底部。

部分腺腔高度扩张，充满乳汁，上皮扁平。有些则分泌物较少，为分泌物排出的表现，之后细胞就会再生复原。

可见，各部腺泡的分泌活动不是同步进行，而是轮流进行的。

在断乳数日后，乳腺进入复旧期变化，腺泡破裂，细胞崩解，细胞内分泌颗粒消失，扩大的导管变小或残存，间质增多，可见散在崩解的上皮细胞、吞噬细胞及间质内圆形细胞浸润。需历时3个月至半年，乳腺方可恢复至非妊娠时的状态。

由于上皮细胞崩解吸收后，结缔组织的增生不能完全补充哺乳期被吸收的间质，造成哺乳后乳腺不似未哺乳时那样坚挺，常呈悬垂状。若乳腺复旧不完全或不规则，可出现哺乳期乳腺增生或导管扩张等病变。

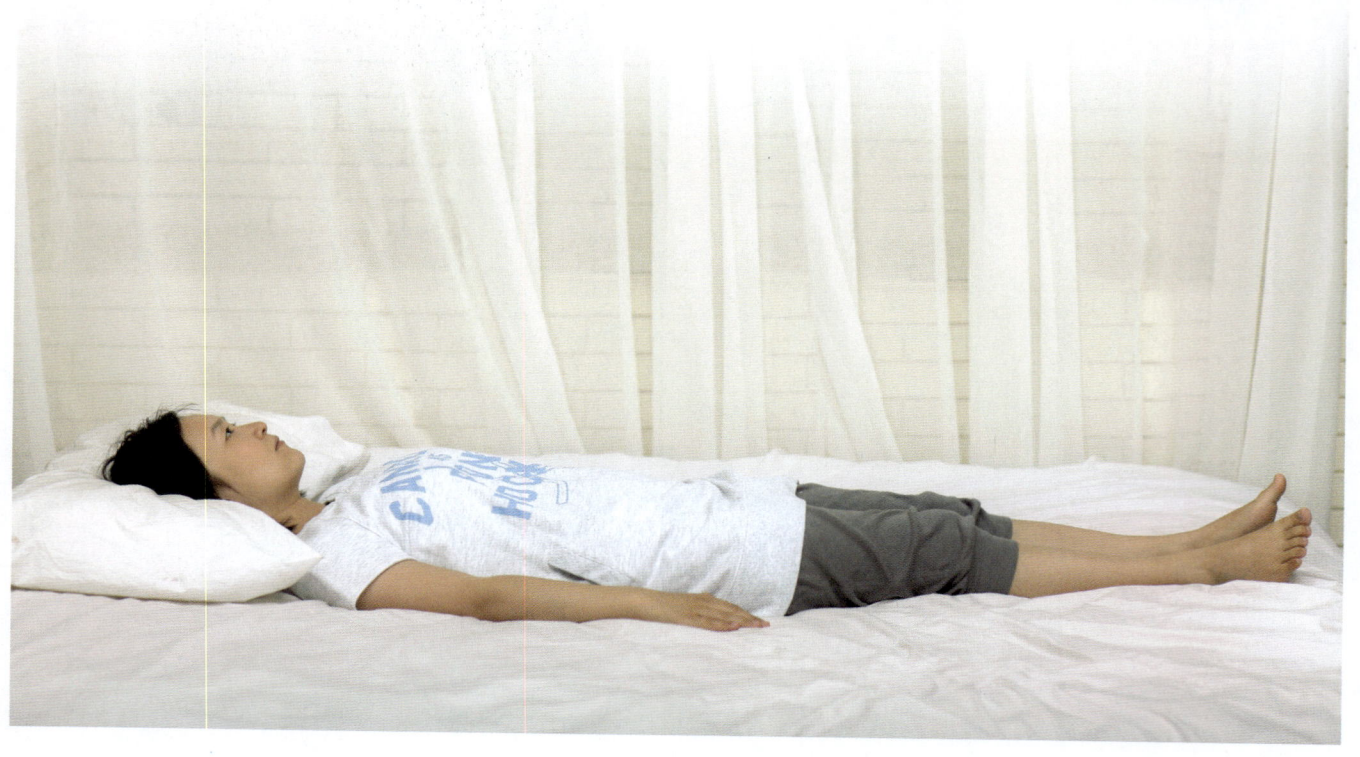

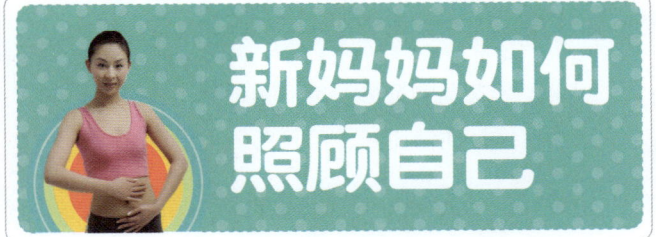

新妈妈如何照顾自己

对乳房的清洁护理

在正常哺乳结束以后，妈妈要用温清水将乳房和乳头擦拭干净。切忌使用香皂和酒精之类的化学用品来擦洗乳头，否则会导致乳房局部防御能力下降，乳头干裂而引发细菌感染。

新妈妈可以先用温水将乳晕和乳头擦洗干净，然后把毛巾稍稍拧干，呈环形敷在乳房上（露出乳头）。

两条毛巾交替使用，每2～3分钟更换一次毛巾，反复做15分钟，敷至皮肤呈微红色，即达到效果。新妈妈倘若还没有分泌乳汁，早晚各做1次。如果已开始分泌乳汁，则每次喂奶前半小时做。

选择胸罩

产后新妈妈就可以换上专门的哺乳胸罩了。除了能让哺乳变得更为方便以外，还可对乳房起到很好的保护作用。有一种塑身胸罩，能修饰胸部曲线，使胸部挺立，防止双乳下垂，建议新妈妈在月子结束后穿着。

退奶时的护理

新妈妈可以通过冷敷乳头、穿紧身胸衣、用棉布绷紧胸部等方法进行退奶，同时减轻胀乳的不适。

尽量避免热敷、按摩乳房、频繁地挤奶。

胸罩内应放置乳垫或棉质毛巾，用以吸收溢出的乳汁。乳垫及毛巾要勤换洗。

正确的排奶方法

挤奶的目的是为了减轻乳房胀痛，及时排空乳汁，从而使乳房能够分泌足够的乳汁。在母亲或新生儿生病、母亲外出或工作时，正确的挤奶方法可以保证母亲乳汁的持续分泌。

母亲在每次哺乳后应挤净乳房内的余奶。手工挤奶的方法为：挤奶前洗净双手，用毛巾清洁乳房，将乳房和乳晕擦洗干净。准备清洁消毒的盛奶用具，母亲身体略向前倾，用手托起乳房。大拇指放在离乳头二横指处挤压乳晕，其他手指在对侧向内挤压，手指固定，不要在乳房上移动，重复挤压，一张一弛，以排空乳房内的余奶，在产后几天就要开始做此项工作。

实践证明，及时排空多余的乳汁能促进乳汁分泌。因为每次哺乳后将乳房排空能使乳腺导管始终保持畅通，乳汁的分泌排出就不会受阻。乳汁排空后乳房内张力降低，乳房局部血液供应好，也避免了乳导管内过高的压力对乳腺细胞和肌细胞的损伤，从而更有利于泌乳。

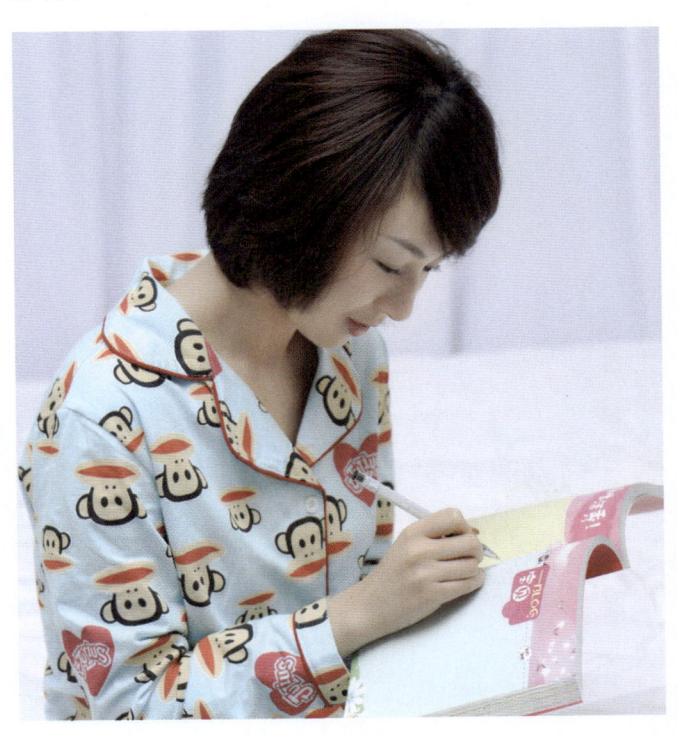

急性乳腺炎不需要停止母乳喂养

乳腺炎发病的原因就是乳汁没有及时从乳腺中排除，造成乳汁淤积。所以在感到乳房疼痛、肿胀甚至局部皮肤发红时，一般不要停止母乳喂养，而要勤给宝宝喂奶，让宝宝尽量把乳房的乳汁吃干净，否则可使乳腺炎继续加重。但在乳腺局部化脓时，不要让宝宝吸吮患病侧乳房，可以吸吮健康一侧的乳房。只有当病情严重，并在乳腺上发生乳瘘时，才有必要暂时停止母乳喂养，但这种情况是极少发生的。

胀奶的原因和对策

产后喂母乳的新妈妈胀奶时，乳房会变得比平时硬挺，出现胀痛和压痛，甚至还有发热感，表面光滑、充盈，乳晕也变得坚挺而疼痛。为了改善以上症状，特别提供以下几种处理方式，让产后新妈妈胀奶的疼痛感得到舒缓。

热敷

当新妈妈胀奶疼痛的时候，可自行热敷乳房，使阻塞在乳腺中的乳块变得通畅，乳房血液循环也会变得好一些。

按摩

当热敷过乳房，使血液流通后，即可按摩乳房。

借助吸奶器

妈妈若感到奶胀且疼痛，可使用手动或电动吸奶器来辅助挤奶，效果还是不错的。

冲热水澡

当乳房又胀又疼时，不妨先冲个热水澡，将全身洗得热乎乎的，感觉会舒服些。

冷敷

如果奶胀疼痛的情形非常严重的话，不妨以冷敷的方式止痛。一定要记住先将奶挤出后再进行冷敷。

按摩乳房，预防乳腺炎

乳房按摩不仅可以预防乳腺炎等疾病，还方便宝宝吸吮你的乳汁，所以请掌握正确的按摩手法。

乳房按摩的必要性

01 从妊娠5个月后，就应做乳房按摩，以使乳腺组织大量增加并促进胸部血液循环，增加产后泌乳功能，防止产后乳房方面的疾病发生

02 产后最初几天，乳房内部结构变化很大，乳汁分泌与宝宝的吮吸能力尚未协调适应，易造成乳汁聚积成块，并引起乳房肿痛。因此宜在产后2～3天内积极地进行乳房按摩

03 坚持每天按摩可防止乳房松弛、下垂，保持乳房美丽的外形

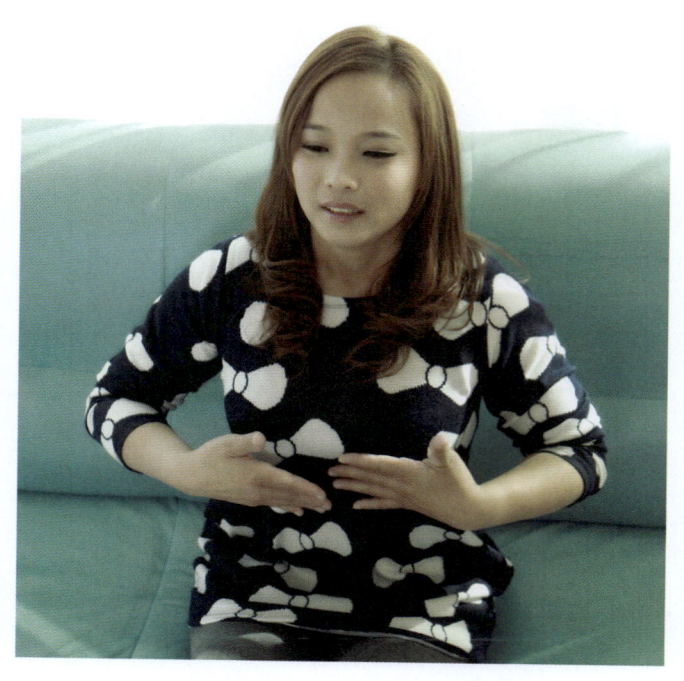

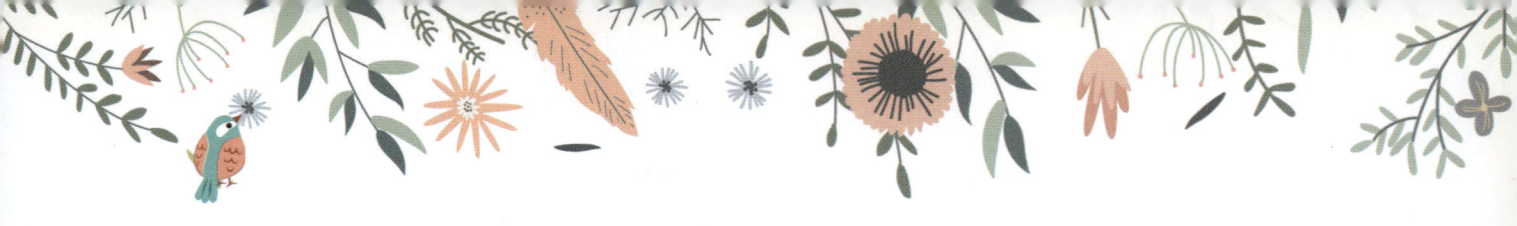

正确的按摩手法

乳头的按摩

目的：去除堵塞，让乳管变得通畅。

方法：用一只手从乳房下面撑住，用另一只手轻轻地挤压乳晕部分，让其变得柔软。用拇指、食指和中指垂直胸部夹起乳头，轻轻向外拉，一边压迫着尽量让手指收紧，一边变化位置，可以转360度。

乳房基底部的按摩

目的：对乳房基底部进行按摩，可使宝宝更容易吸吮乳汁。

方法：把乳房往中间推，尽量让两个乳头靠近。通过这样的方法，让乳房基底部比平时更多地活动起来。把大拇指放到腋下，剩下的手指从乳房底下横着托住，把两个胳膊肘向内收紧，让胸部挺起来。用两只手把乳房包住，然后像是在揉面团似的，朝着每只手的手指方向揉动乳房。

三种错误的按摩方式

很用力地挤压乳体部

乳体部当中有很多细小的乳腺，这个部位是不可以用手指用力地挤压的，刺激过于强烈的话会引起乳腺炎、乳房肿块等疾病。

用力压迫乳房外侧

如果乳房的外侧残留的奶水比较多，易发生炎症，引起乳房疾病，但如果用手掌用力压迫，会加重组织的损伤。

任何情况下都热敷

如果你的奶水量比较少，可以用热毛巾对乳房进行热敷。但是，在乳房严重胀痛或乳管没有通畅时进行热敷，反而会加重炎症。

注意个人卫生

产后沐浴

自然产的新妈妈在产后第三天就可以洗淋浴了。

新妈妈汗腺功能活跃，排出大量汗液，以夜间睡眠和初醒时更明显，称之为产褥汗。由此可见，新妈

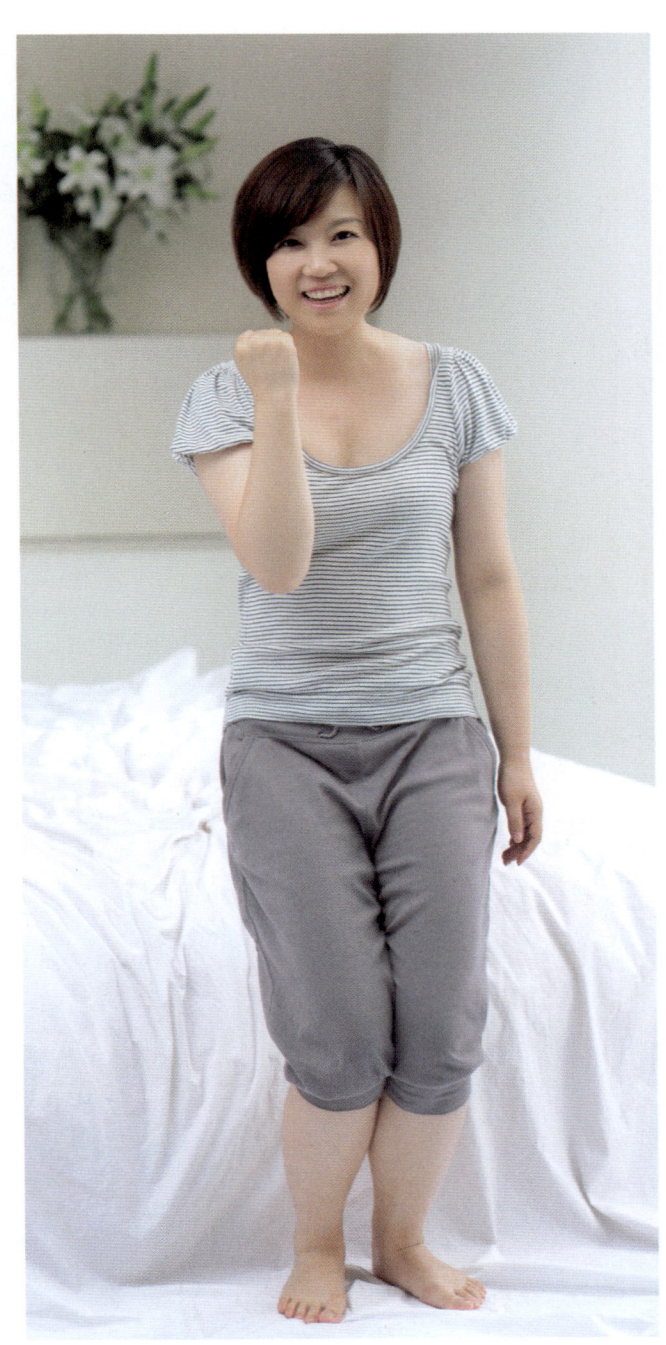

妈多汗并非完全是身体虚弱，而是一种生理现象。新妈妈分娩时出血，分娩中体力消耗，都会削弱身体抵抗疾病的能力。产时、产后出汗，下身恶露以及溢出乳汁，上述多种液体混在一起，会散出难闻的气味，不仅新妈妈本人感到不舒服，病菌也会乘虚而入。因此，新妈妈要勤换衣服，适时洗澡。

有人对产后淋浴的新妈妈的身体生理变化进行观察记录。淋浴后，70%的新妈妈体温上升，30%的新妈妈体温稍有下降。但是不管体温上升还是下降，波动都没有超过0.5℃，均在正常范围。血压波动也很小。对子宫收缩以及每日恶露的颜色、数量、气味和出血等均无不良影响。

与不洗澡的新妈妈相比，产后洗澡者皮肤清洁，会阴部或其他部位感染率降低。洗澡还有活血行气的功效，可以解除因分娩造成的疲劳。洗澡后新妈妈普遍感到精神舒畅。淋浴后，84%的新妈妈气色好转，睡眠加深，排便正常，恢复体力较快。

一般认为，正常分娩的新妈妈分娩后2～5天便可以洗澡，但是不应早于24小时，以选用淋浴为佳。产后6周内不宜洗盆浴或在大池洗浴，以免不洁澡水流入生殖道，引起感染。洗澡前应避免空腹，防止发生低血糖、头晕等不适。洗澡时间不宜过长，每次5～10分钟即可。室温20℃最为适宜。淋浴水温调节至34℃～36℃。浴后迅速用毛巾擦干，防止受凉，洗浴次数可按季节安排，一般是每周2～3次。

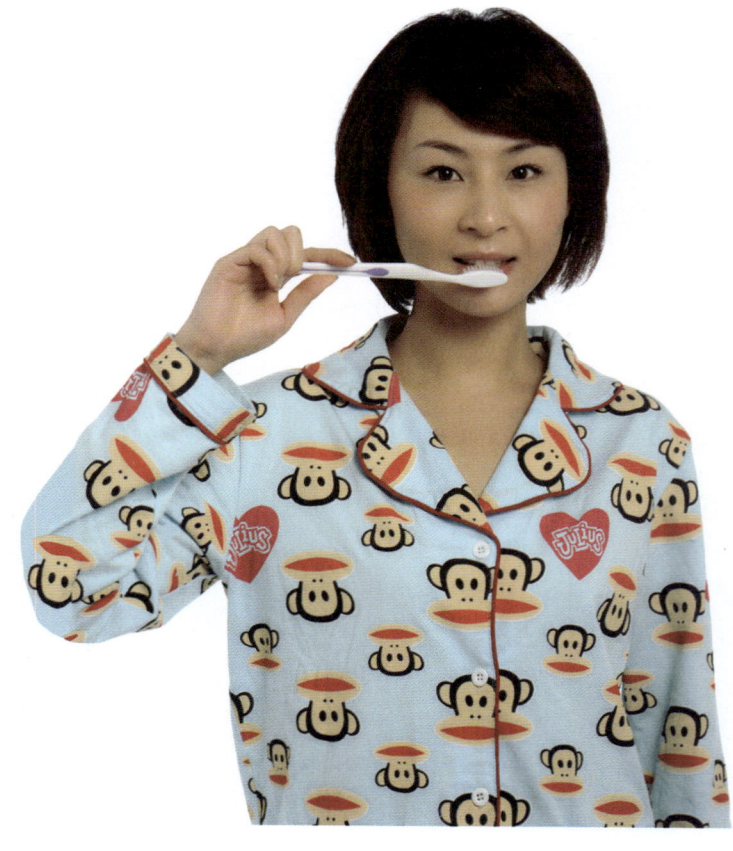

产后刷牙

有人说"新妈妈刷牙，会导致牙齿酸痛、松动，甚至脱落……"其实，这种说法是没有科学根据的。新妈妈分娩时，体力消耗很大，犹如生了一场病，体质下降，抵抗力降低，口腔内的致病菌容易侵入机体致病。另外，为了新妈妈的康复，多在产后坐月子期间，给予富含维生素、高糖、高蛋白的营养食物，尤其是各种糕点和滋补品，都是含糖量很高的食品，如果吃后不刷牙，这些食物长时间地停留在牙缝间和牙齿的点、隙、沟凹内，发酵、产酸后，会造成牙釉质脱矿（脱磷、脱钙），牙质软化，使病菌乘虚而入，导致牙龈炎、牙周炎和多发性龋齿的发生。

所以，新妈妈不但应该刷牙，而且必须加强口腔护理和保健，做到餐后漱口，早、晚用温水刷牙。

另外，还可用些有清洁、消毒作用的含漱剂，在漱口或刷牙后含嗽，每次15毫升，含1.5分钟，每日3～5次。含漱后15～30分钟内勿饮食，以充分发挥药液的清洁、消炎作用。

为什么民间会有月子里不刷牙的习俗？因为在怀孕期间，孕妇在内分泌激素的作用下，会出现牙龈充血、水肿、易出血的现象，特别是在刷牙时上述现象会加重。

加之过去科普知识不普及，孕妇对在孕期如何摄取钙营养了解得不够，结果导致身体缺钙，使很多人在生完孩子后牙齿确实变坏了。

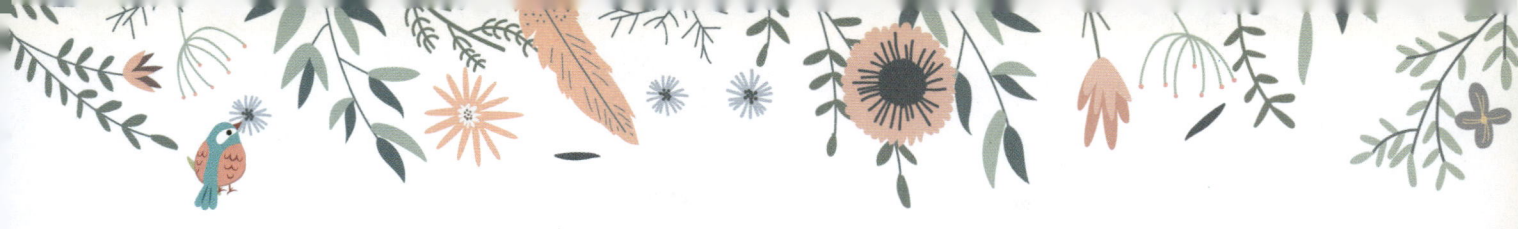

由此，很多人就认为新妈妈不能刷牙。

现代医学认为，新妈妈在月子里一定要刷牙漱口，不然的话牙齿反易被损害。新妈妈在月子里每天要进食大量的糖类、高蛋白食物，这些食物大多细软，本来就失去了咀嚼过程中的自洁作用，容易为牙菌斑形成提供条件。月子里一定要天天刷牙。只要体力允许，产后第2天就应该开始刷牙，最好不要超过3天。

需要注意以下几点：

01	在孕期注意摄取钙，保持口腔卫生，避免使牙齿受到损害
02	新妈妈身体较虚弱，正处于调整中，对寒冷刺激较敏感。因此，切记要用温水刷牙，在刷牙前最好先将牙刷用温水泡软，以防冷水对牙齿及齿龈刺激过大
03	每天早晚和睡前各刷一遍，如果有吃夜宵的习惯，吃完夜宵后再刷一遍
04	可在产后3天内采用指漱，即把食指洗净或在食指上缠上纱布，把牙膏挤于手指上并充当刷头，在牙齿上来回、上下擦拭，再用手指按压齿龈数遍。这种方法可活血通络，坚固牙齿，避免牙齿松动。女性怀孕后，由于雌激素的作用易患牙龈炎

分娩后坐月子营养补充多，三餐之外还加点心，食物残留牙缝中的机会增多，经细菌分解产生的酸性物质腐蚀牙面，可产生龋齿或其他牙病。

因此，"坐月子"的新妈妈，口腔卫生尤为重要，不但要刷牙，而且要坚持早、晚刷牙，且饭后漱口以保护牙齿，防止病菌乘虚而入，导致牙龈炎、牙周炎和多发性龋齿的发生。

坚持做扩胸运动

健胸运动不是一日之功，需要长期坚持才能使乳房看上去更坚挺、结实和丰满。妈妈可以在分娩以后坚持每天做简单的扩胸运动，帮助锻炼胸部肌肉，如果能做一些专门的产后恢复操则更好。至于全身运动，可以去健身房跳健美操等，但是必须在产后6个月以后进行。

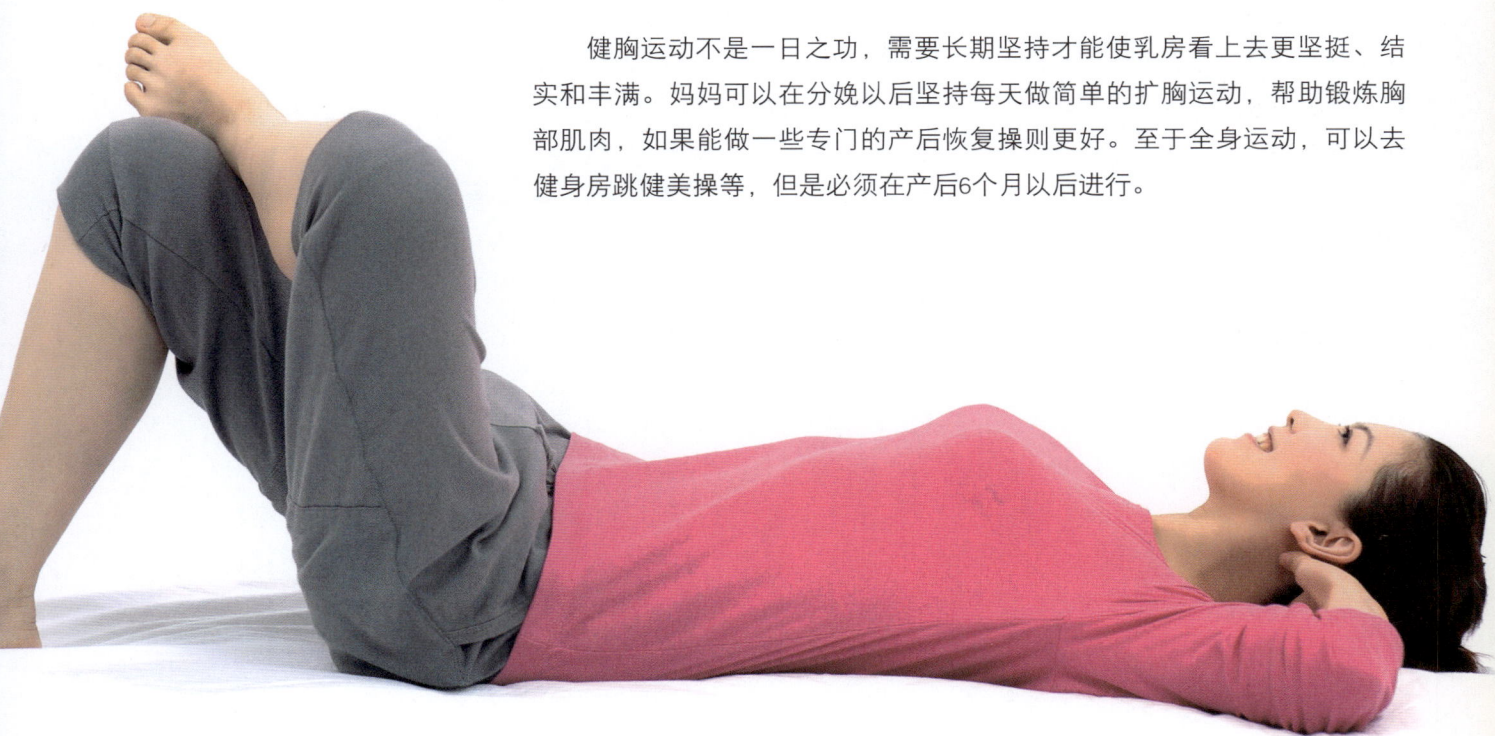

剖宫产新妈妈需要注意

我国目前进行剖宫产手术，大多采用美容刀口，不需要拆线。如果在产后3~4天伤口恢复得很好，就可以回家了。剖宫产与正常分娩相比，新妈妈的身体发生了明显变化，剖宫产后确需加强护理，以保母婴平安。

检查是否贫血

注意新妈妈身体复原状况，如果有贫血的状况发生，要听从医生的指导，同时充分休息、补充营养。

饮食

一般而言，大概在3日后新妈妈就可以排气了。也就是说肠胃归位，机能恢复正常。

可以让新妈妈开始饮水，而且也可以试着接触米粥，并开始饮食。初乳也是此时开始出现，而新生儿最好也开始吃母乳。如果丈夫可以帮助新妈妈一起给宝宝喂奶的话，那就最好了。

不宜憋尿憋便

剖宫产后，由于疼痛致使腹部不敢用力，大小便不能及时排泄，易造成尿潴留和大便秘结，因此术后新妈妈应按平时习惯及时大小便。

排便

分娩后的身体刚刚恢复，大小便时，切勿用劲过大，以免伤到伤口。

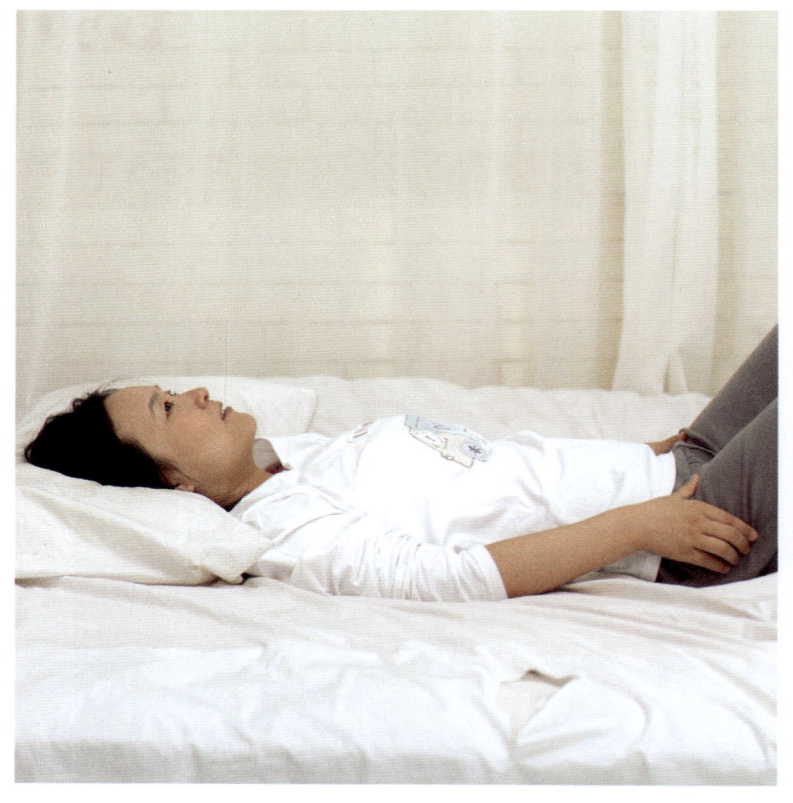

不宜平卧

手术后麻药作用消失，新妈妈伤口感到疼痛，而平卧位对子宫收缩疼痛最敏感，故应采取侧卧位，使身体和床呈20~30度角，将被子或毛毯垫在背后，以减轻身体移动时对切口的震动和牵拉痛。

不宜过饱

剖宫手术后多食，会导致腹胀，腹压增高，不利于康复。

严防感冒

感冒咳嗽可影响伤口愈合，剧咳甚至可造成伤口撕裂，已患感冒的新妈妈应及时服用药物治疗。

要确保腹部切口及会阴部清洁，发痒时不要搔抓，更不要用不洁净的物品擦洗。

不宜静卧

术后恢复知觉后，就应该进行肢体活动，24小时后应该练习翻身、坐起，并下床慢慢活动。

这样能增强胃肠蠕动，尽早排气，还可预防肠粘连及血栓形成，避免引起其他部位的栓塞。

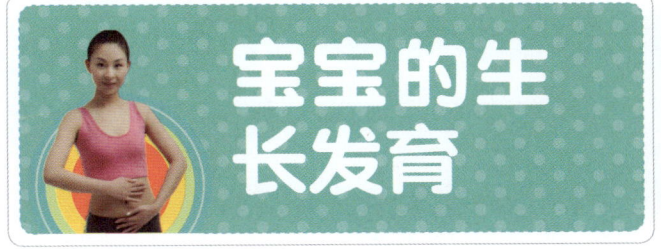

宝宝的生长发育

身长、头围

新生儿的身长和头的比例为4:1，这种比例一直会保持到宝宝1周岁。

体重变化

出生后3～4天，新生儿体重不是持续增加，反而会减少200～300克，1～2周后，随着哺乳量的增加，体重会渐渐恢复。此后，体重会不断增加，宝宝在出生后1个月时，平均每天增长30克以上。不过尽管这样，也不必每天给宝宝量体重，每隔3天给他测一次就可以了。如果是健康的新生儿，等到健康检查时再测体重，也是可以的。

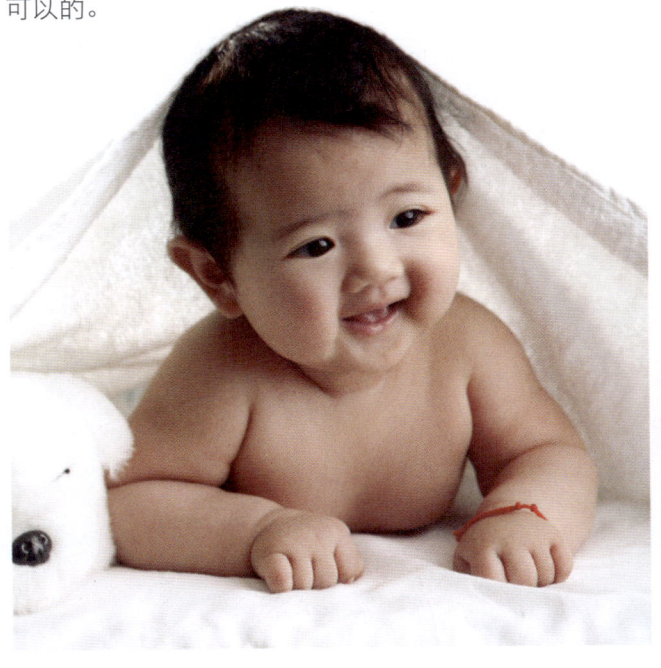

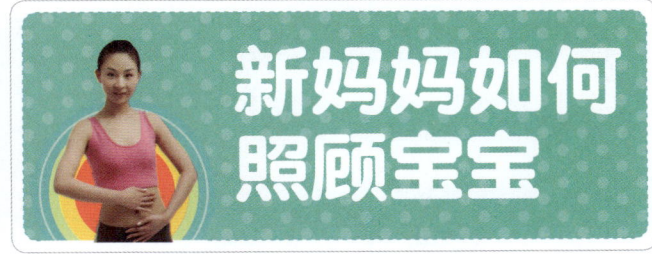

新妈妈如何照顾宝宝

宝宝的大小便是否正常

宝宝出生后的3～4天胎粪完全排完后，即转为金黄色带有酸臭味的大便；如用牛奶喂养的新生儿，大便则呈淡黄色。

宝宝正处于新生儿期，粪便较多，几乎每次换下的尿片可能都沾有粪便，这不是腹泻，而是因为新生儿神经系统发育不成熟，不能控制肛门的肌肉所引起的，这时的正常大便是粪质均匀，没有奶块，水分不多，不含黏液的。

如母乳喂养的新生儿发现粪便呈深绿色黏液状，则表示母乳不足，新生儿处于饥饿状态，需增加牛奶；牛奶喂养的新生儿如发现粪便呈灰白色，质硬，则表示牛奶过多，或水分过少，需改变牛奶和水的比例；否则将会导致便秘。

宝宝大便的次数和颜色、形状均与每天的饮食密切相关。细心的父母如加以仔细观察，就能作出基本的判断。

正常大便

01 宝宝出生后最初几天排出的粪便，医学上称为胎便。胎便的特点是没有臭味、黏稠、颜色墨绿，一般3天后胎便就排干净了

02 吃母乳的宝宝的大便是金黄色的，像软膏一样，有酸性气味，但没有明显臭味，一般每天排便3～4次

03	喝牛奶的宝宝大便是淡黄色或土灰色，像硬膏一样，略带臭味，呈中性或碱性反应，每天大便1~2次
04	母乳不足而添加牛奶的宝宝，粪便与人工喂养的宝宝基本相同。若添加奶糕或米粉，宝宝的粪便就比较软，量比较多，颜色有点暗褐，臭味明显。若添加蔬菜泥，宝宝的大便可能是菜色的，这都是正常的

异常大便

宝宝的大便如果是绿色的，像稀水或蛋花汤一样，而且不均匀，有白色小凝块，且每日排便数次，常常是消化不良的反应。如粪便有酸臭味，泡沫很多，可能是碳水化合物消化不良；大便中皂块多或有脂肪颗粒，说明是脂肪消化不良。如大便有明显腐臭味，可能是蛋白质消化不良；大便鲜红色或像柏油一样，提示是消化道出血；大便灰白色则更是危险的信号，即可能是肝炎或胆道阻塞。

小便

宝宝小便的量、颜色、次数的改变，有些是正常现象，有些属病态。如尿的次数多，每次量不多，无其他不适，常发生在寒冷季节或精神紧张时。尿的次数多，量也多，但无任何不适，可能是喝水多，特别是糖水，有利尿作用。尿放置片刻后有白色沉淀，尿检查除盐类结晶外，无其他异常，不是病态，可多喝水，适当少吃含无机盐多的食物，沉淀就会消失。尿色金黄或深黄，可能与服小檗碱、维生素B_2等药物有关。乳白混浊的尿，如加热后颜色变清，则为正常现象，如变得更混浊则不正常。尿的次数多，量少，排尿时疼痛哭闹；尿色发红或呈啤酒样；棕黄色或浓茶色，摇晃时沾在便盆上，都是疾病的征兆，应及时就医。

怎样给新生儿洗澡

从医学角度讲，应每天给新生儿洗澡，但有时由于条件有限，洗澡时室内温度难以保证，特别是在寒冷的冬天。所以，可根据气候来选择两次洗澡间隔的时间。

炎热的夏天，由于环境温度较高，可给新生儿每天洗1~2次澡；洗后在颈部、腋下、腹股沟等皮肤皱褶处擦少许香粉，但不可过多，以防出汗后结成块而刺激皮肤。身体的皱褶处应每天检查，以防褶烂、破溃。春、秋或寒冷的冬天，由于环境温度较低，如家庭有条件使室温保持在24℃~26℃，亦可每天洗1次澡，如不能保证室温，则可每周洗1~2次或常用温水擦洗颈部、腋下、腹股沟等皮肤皱褶处，并在每次大、小便后，用温水擦洗臀部及会阴部，以保证新生儿舒适、干净。冬天洗澡或擦洗时动作要轻快，以防新生儿受冻而生病。

以下是你给宝宝洗澡的时候需特别注意的几点：

洗澡温度	适合新生儿的洗澡水温度夏天是38~39℃，冬天是40~41℃
洗澡时间	安排在喂奶前1~2小时，以免吐奶。每次不超过10分钟
新生儿皂的选择	应以油性较大而碱性小、刺激性小的新生儿专用皂为好
为男婴清洗时	绝不要把男婴的包皮往上推以清洗里面，这样易损伤包皮
为女婴清洗外阴时	应由前往后清洗。这样可预防来自肛门的细菌蔓延至阴道引起感染
清洗新生儿脐带残端时	将棉花用酒精浸湿，仔细清洗脐带残端周围皮肤的皱褶。然后用干净的棉花蘸上爽身粉，将残端擦干爽
清洗新生儿的屁股时	每次使用一团棉花或是一块纱布，洗后要在温水中浸泡，彻底地清洗干净
清洗鼻子和耳朵时	只清洗你看得到的地方，而不要试着去擦里面

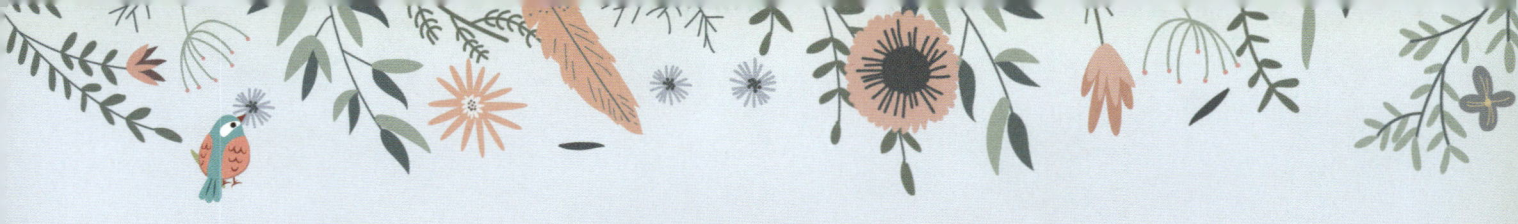

第八章

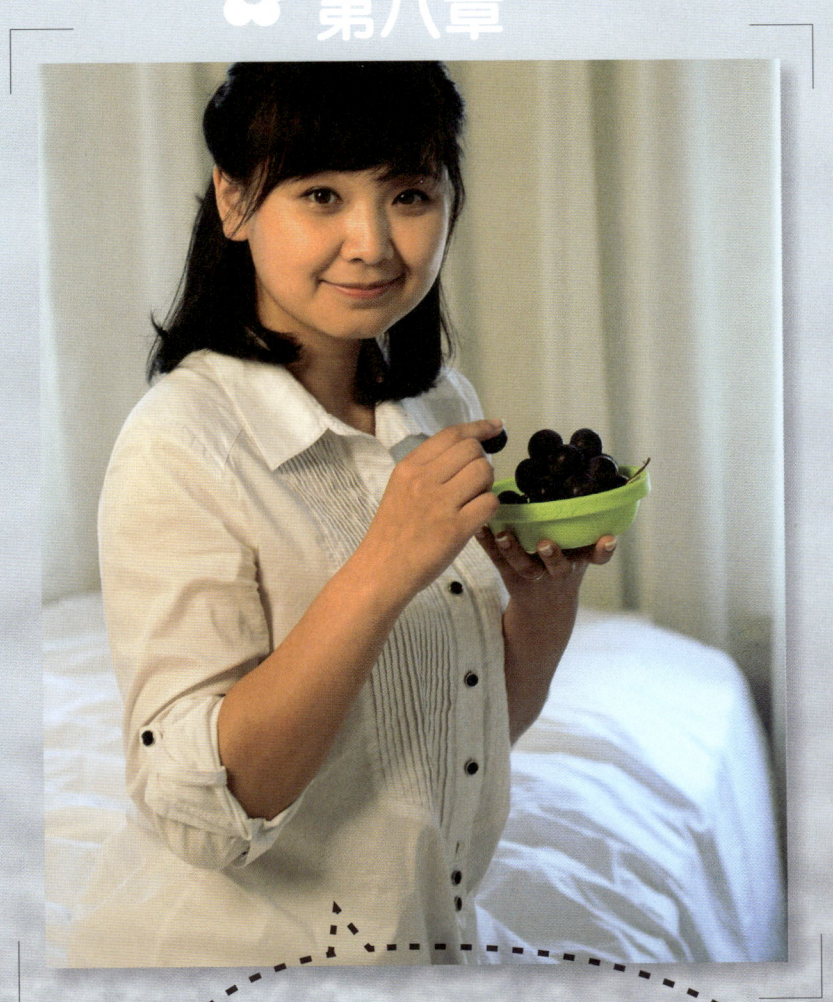

月子第一周

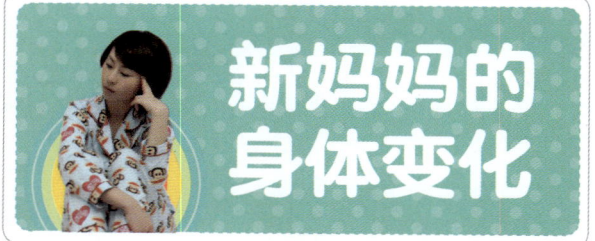

新妈妈的身体变化

检查后即可出院

在医院一周后可以准备出院了，但是在出院之前必须做一些必要的检查，在检查中可以提出各种问题，包括自己的不安和疑虑，请医生给予解答，也可以向医生讲述自己和家人护理宝宝的心得、宝宝的生活规律等等，听取医生的建议。

新妈妈检查

检查的时候会测量血压、体重，检查乳房、乳头，子宫位置是否正常。自己身体如果有疼痛或者不适一定要告诉医生。

同时询问性生活问题。一般产后6周后才可以进行性生活。什么时候选择永久性避孕是需要你和医生一起探讨的问题。

新生儿检查

宝宝也要接受检查，对他的眼睛、脐带、生殖器官、皮肤、体重都要做到心中有数。

此外，喂养宝宝有什么问题也要及时地向医生询问，出院后对宝宝的护理要注意什么，什么时候接种疫苗，疫苗是口服还是皮肤注射，等等，都要仔细认真地记下，严格地遵照医生的嘱咐。

产后检查在分娩后4～6周还要再做一次，以便掌握自己和宝宝的身体情况。

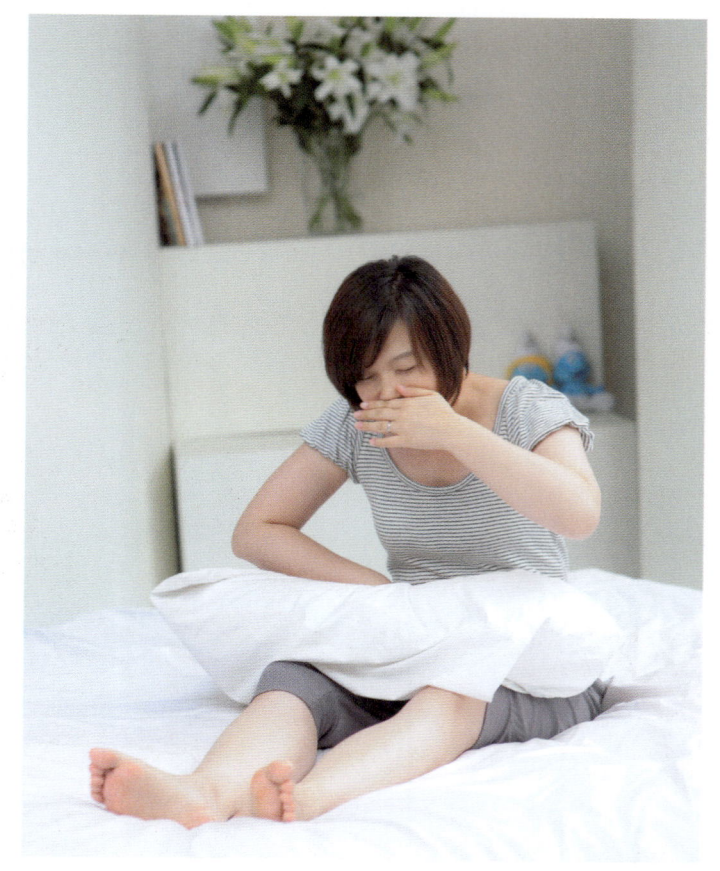

做好出院准备

在医院度过了一周，身体得到了一定的恢复，在经医生检查，确认没有任何问题之后，选择回到家里继续坐月子。在家人的帮助之下收拾好分娩前带来的衣物、随身的证件、日常生活用品和宝宝的用品之后，等待出院许可，准备出院。

办理出院手续

自然产的新妈妈，在产后2～3天即可出院。剖宫产的新妈妈在医院观察一周之后才能够出院，如果决定第二天出院，可以在当天晚上做好出院准备，在第二天一早办理出院手续，办理出院手续之前要准备好钱款、医疗保健卡，还要记得收回住院押金。

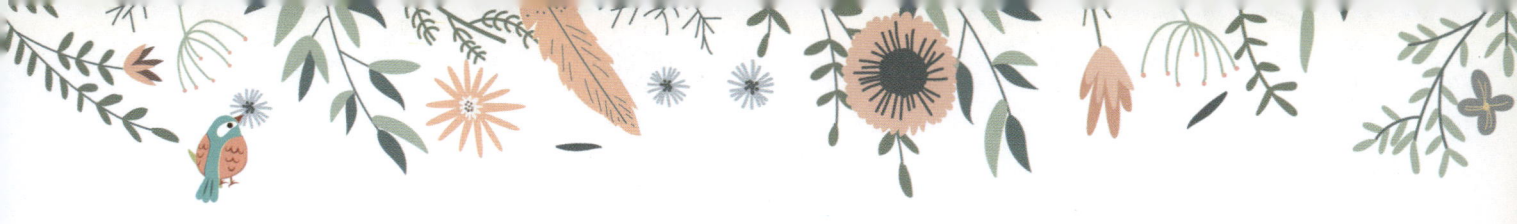

出院前的注意事项

外阴部疼痛以及肿胀没有消退时，应向医生提出；要注意恶露变化及身体复原情况以及产后4～10天恶露情况。随着子宫内膜的修复，出血量逐渐减少，颜色转为暗红色与棕红之间，子宫颈黏液相对增多，且含坏死蜕膜组织及阴道分泌物和细菌，这就是人们常说的"浆性恶露"；不要忘记办理必要的证明（如母子健康手册、出生证明、新生儿家访诊察申请、住院费报销单等）；早日办理健康保险申请手续。

出院后的注意事项

01	适当活动，至少3周以后才可从事家务劳动
02	保持身体清洁，居室环境应清洁通风，注意保暖
03	六周内禁止性生活
04	合理饮食，不可过于滋补，忌食辛辣等刺激性食物
05	忌烟酒

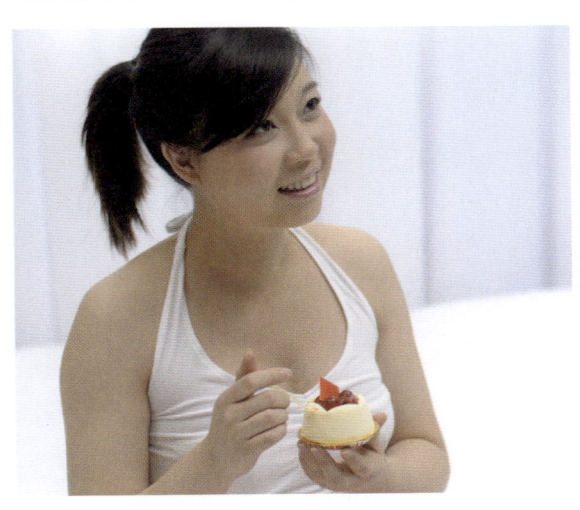

新妈妈如何照顾自己

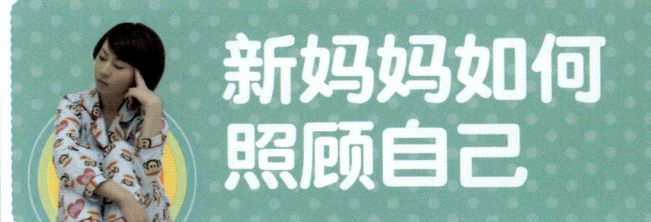

从医院回到家后做的事

摒弃陋习

有许多的传统做法是不科学的，比如产后让新妈妈穿厚衣服、戴棉帽子，关门、关窗等，尤其在夏天，很容易中暑，这些习惯是应该摒弃的。

给宝宝起名、申报户口

根据《中华人民共和国户口登记条例》的规定：新生儿出生后一个月以内，由户主、亲属、抚养人或者邻居向新生儿常住地户口登记机关申报出生登记。新生儿落户随父或随母采取自愿的原则，因此，宝宝应在出生后一个月以内自愿选择随父或随母申报出生登记。

给宝宝申报户口的时候需要携带以下材料：出生医学证明，父母的身份证、户口本以及两本结婚证；这些材料都要一份复印件。

按国家规定休产假

对于生育假期，国家劳动法有一个明确的规定，不少于90天。另外，每个地区对产假都有自己的补充规定。

女职工产假为90天，其中产前休假15天。难产的，增加产假15天。多胞胎生育的，每多生育1个新生儿，增加产假15天。女职工怀孕流产的，其所在单位应当根据医务部门的证明，给予一定时间的产假。（根据国务院颁布的《女职工劳动保护规定》相关规定）

劳动部还下发了一份《劳动部关于女职工生育待遇若干问题的通知》，对女职工产假、产假期间待遇以及适用范围等问题作了更为详细的解释：

怀孕不满4个月流产时，应当根据医务部门的意见，给予15～30天的产假；怀孕满4个月以上流产时，给予42天产假。产假期间，工资照发。

产假期满，因身体原因仍不能工作的，经过医务部门证明后，其超过产假期间的待遇，按照职工患病的有关规定处理。

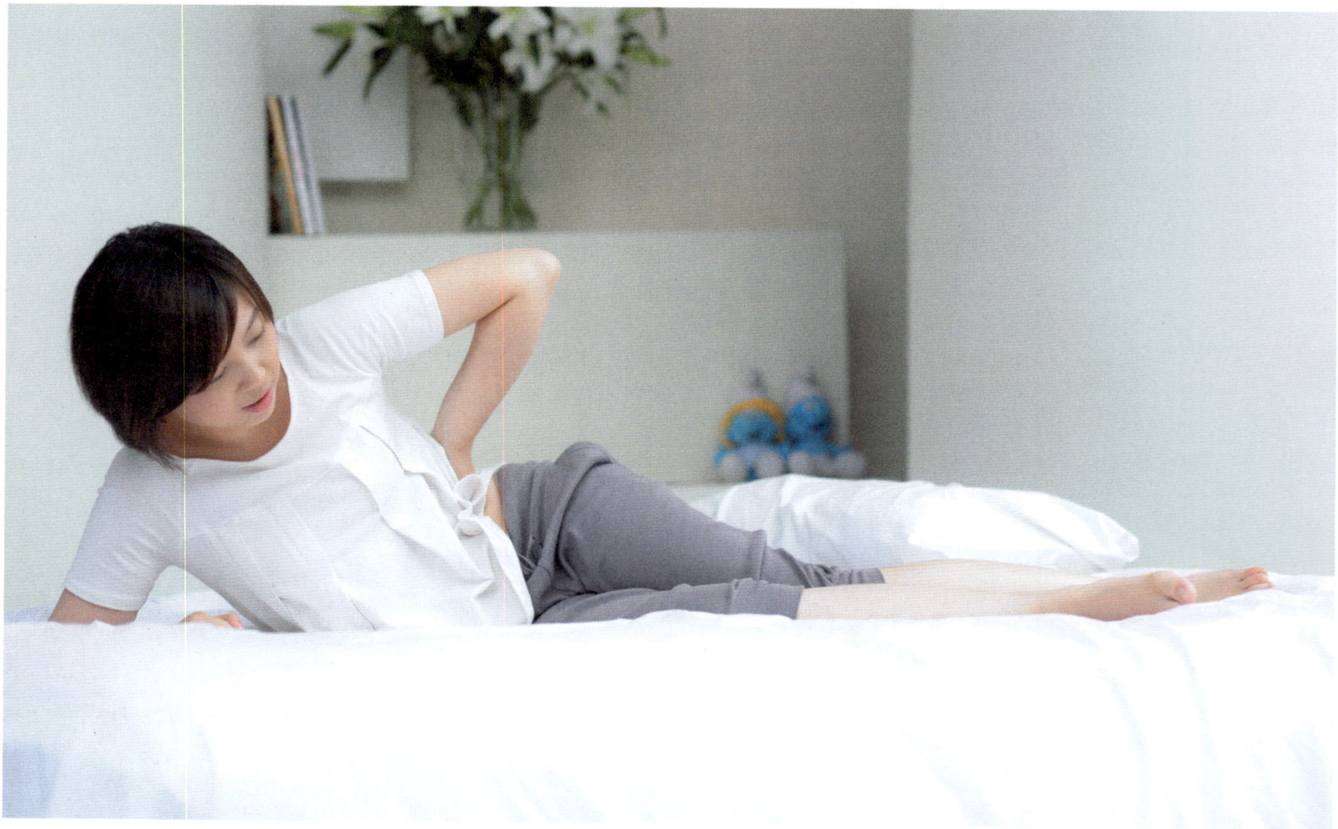

如何接待来访者

01 依旧穿着睡衣在床上坐着或躺着。当看到你穿着睡衣的时候，大多数人都会考虑到你没有完全恢复正常，不会逗留很长时间

02 限制探访时间。当你休息的时候，你的丈夫或者父母可以帮助你招呼来访者，并且帮助你送客。别担心，这并不会被认为是无礼

03 不要把你的宝宝在客人中传来传去。像你一样，你的宝宝也需要时间去适应新环境

04 请来访者帮个小忙。来访者将会非常高兴去帮你做点什么，比如把热奶在凉水中冰一冰

产后第一周需注意

01 会阴有切开创口的，要侧卧，这样可以缓解疼痛，还能预防恶露污染伤口

02 观察恶露的量是否逐日减少，颜色是否逐渐变淡，气味是否由腥到无

03 进行适当的活动，增强身体抵抗力

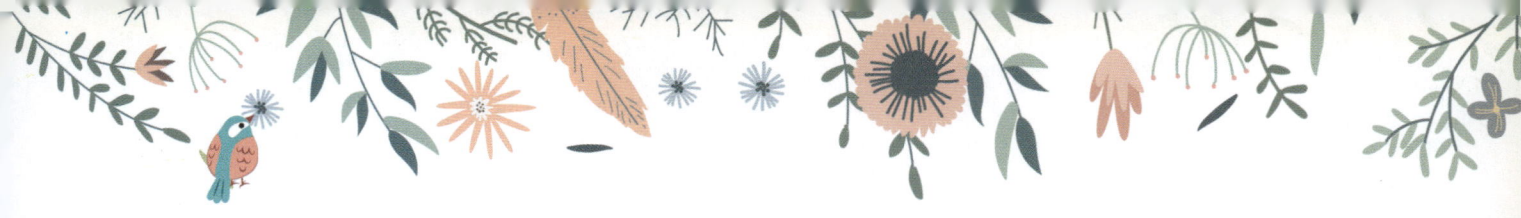

产后第一周运动

举腿运动

仰卧,双膝直立,脚掌平放在床上。首先,大腿和床呈直角弯曲。呼吸1次。大腿更加靠近肚子。大腿和床平行恢复原状,腿伸直,呼吸1次放下腿。每日早、晚各两次。每次双腿交替各做5次。

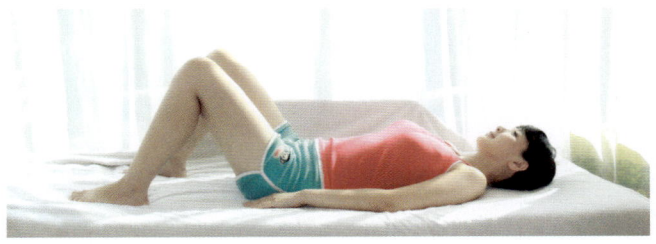

骨盆运动

仰卧,膝盖直立,脚掌平放在床上,手掌平放在两侧。双腿并拢,先向右倒,呼吸1次,再向左倒。

举落手臂的运动

该项运动主要为刺激胸肌使母乳流淌通畅;同时,上半身的肌肉也得到恢复。

按摩胳膊

用手掌和手指从上到下揉搓胳膊的外侧。然后用相同的动作揉搓胳膊的内侧。每日可随时做,做时左右交替各10次。

预防恶露不净

产后4~10天,随着子宫内膜的修复,出血量逐渐减少,恶露颜色转为暗红色或棕红色。2周后转变为白色恶露,内含大量白细胞、退化蜕膜、表皮细胞及细菌,持续2~3周后干净。

若红色恶露持续20天以上仍淋漓不断者,称为产后恶露不绝。这是产后的常见病、多发病之一。若迁延日久,除了直接影响到新妈妈的身心健康外,还不利于母乳喂养,可能会影响到新生儿的正常生长发育。产后恶露不绝主要是因为产后子宫复旧不全、感染、胎盘胎膜残留所引起。

据资料统计,我国每年有2000多万新妈妈,其中有70%在产后自然恢复的过程中,不同程度地存在着产褥期子宫收缩不良的情况,国外报道亦称该现象有上升趋势。因此,对本病的预防至关重要。

该病大多由胎盘、蜕膜残留或宫腔内感染引起,所以只要加强产前、产后正确的护理,就可以有效地预防产后恶露不绝的发生。怀孕28周内应该禁止性生活,以防胎膜早破。对胎膜早破者,必须消毒会阴,并观察羊水性状,每日测体温2次,必要时适当应用抗生素,预防感染。产后坚持母乳喂养能帮助子宫恢复,有利于恶露的排出。同时要做好产褥期卫生,产后每日用碘酒棉球消毒会阴2次,并保持外阴清洁、干燥,避免盆浴,防止患阴道炎而发生上行感染。若为会阴侧切的新妈妈,休息时最好用侧卧位以防发生切口感染而致上行感染。

剖宫产新妈妈需要特别注意

没有异常情况的话,从第四天开始新妈妈的状态就会明显好转。很多新妈妈会在这个时候觉得再住院也只是浪费金钱,并想着出院,但丈夫应该努力说服新妈妈,再在医院观察几天。现在的新妈妈还没有回到正常状态,因此丈夫应该更加关心妻子的产后恢复。

若是身体没有出现异常,产后第七天,新妈妈就可以出院了。回到家后,丈夫还要切记随时观察妻子的身体状态。是否发热、手术部位是否正常等都应该关心。如果是在上班,丈夫应该每两个小时往家里打一个电话确认一下。下班后,丈夫可以安心、温柔地和妻子进行深入的交谈。比如,如何养育宝宝等,这些话题往往也是新妈妈此时最关心的话题。

测量体温

回家1周内,最好每天下午测体温1次,以便及早发现低热,及时处理。不宜等到高热再去急诊就医,如果高热时再进行治疗会比较麻烦,且易转为慢性输卵管炎,造成继发性不孕症或宫外孕。

当心晚期产后出血

剖宫产子宫有伤口，较易造成致死性大出血，产后晚期出血也较多见，回家后如恶露明显增多，呈月经样，应及时就医，特别是家住农村交通不便者更应及早就医。最好直接去原分娩医院诊治，因为分娩医院对新妈妈的情况有一定了解，处理方便。

疼痛消失

手术后的疼痛此时也应该完全消失了。

大量饮水

产后的3～5天内，妈妈的身体还是很虚弱。伤口仍然疼痛，年轻的妈妈会有便秘和肿胀的感觉，这是麻醉所引起的，因此大量饮水是非常必要的。最好饮用热茶和不低于室内温度的水，这样能促进大肠的蠕动。

及时排便

分娩后第5～6天，剖宫产的新妈妈应该可以开始正常大便了。

剖宫产后，由于疼痛致使腹部不敢用力，大小便不能及时排泄，容易造成尿潴留和大便秘结。因此更应该按正常的作息，养成习惯，及时大小便。

请家人来帮忙

剖宫产的妈妈一般是5～7天出院。在出院之前，年轻的妈妈需要找好能够帮助她共同分担家务劳动、做饭和带宝宝的帮手。最好是丈夫能够休假，或者宝宝的爷爷、奶奶、外公和外婆能够提供帮助。现在很多月嫂公司的服务也很规范，而且月嫂都是经过专业培训的，也是不错的选择。因为，剖宫产分娩的妈妈比自然分娩的妈妈需要更多地让自己感觉已经"做妈妈了"，因此她们常常抱着宝宝不放手，所以其他的工作应该有人为她分担。

饮食

当新妈妈排气后，饮食可由流质改为半流质，食物宜选富有营养且容易消化的。可以选择蛋汤、煮软烂的粥、面条等，然后依新妈妈体质，再逐渐恢复到正常饮食。这个阶段千万不要急于喝一些油腻的下奶汤，例如鸡汤、肉汤等。

剖宫产后的心理恢复

剖宫产后身体的恢复因人而异，除了身体上的伤口之外，心灵上也有创伤。女性在剖宫产后需要度过五个阶段，才会最终复原。

01 很多原本想自然分娩的孕妈妈在接受了手术后，很难接受这个事实

02 在分娩后的第1个星期里，这种感觉渐渐地消失了，取而代之的是失望的情绪。很多女性没有亲身经历宝宝被娩出的过程，感到很遗憾。通常，很多剖宫产的妈妈很难进入母亲的角色

03 第三个阶段从分娩后的第八个星期开始。许多女性把与宝宝相处时，做得不够完美的原因都归结于是剖宫产惹的祸。在这个阶段，年轻的妈妈们经常梦到分娩的过程，这种情况并不少见，而这些梦境有助于使她们重新理解自己的分娩过程

04 到了第四个阶段，与其他有类似分娩经历的女性接触非常重要。有的时候，通过剖宫产分娩的女性，需要几个月的时间才愿意与同样是剖宫产生宝宝的母亲说话。当她们发现有很多类似的经历的时候，不再感到孤独，从而心情得到了极大的放松

05 第五个阶段，分娩的痛苦经历被渐渐淡忘，能够客观地对待剖宫产了

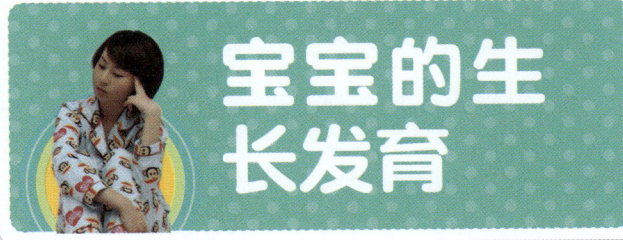

宝宝的生长发育

出生后1周宝宝体重会增加

1~2周后，随着哺乳量的增加，婴儿的体重便渐渐恢复。此后，体重会不断增加，据说出生后1个月时，婴儿体重平均每天增长30克以上。不过尽管这样，也不必每天量体重，每隔3天测1次即可。如果是健康的新生儿，可以待健康检查时再测体重。

脐带自然脱落

新生儿肚脐上的脐带，一般在出生1周后逐渐干枯，变成黑褐色，自然脱落。有的新生儿脐带脱落缓慢，请注意不要硬去把它摘掉。脐带初掉时创面发红，稍湿润，与受伤时相同，往外渗水。一旦被细菌感染，很容易侵入血液中，因而消毒以后，要用清洁药布敷在上面，并让脐部经常保持干燥。

另外，要注意将尿布远离脐部，因为新生儿撒尿会污染脐部，使脐部不能保持干燥。

如果脐部伤痕长时间不愈合，起疙瘩，并渗血水时，应及早就医。

新生儿的呼吸方式

随着胎儿娩出后的第一声啼哭，观察新生儿的呼吸，是一件非常重要的事情。新生儿一般采用腹式呼吸，吸气时，胸部和腹部一起上提，吐气时，腹部往回收，这是新生儿呼吸的特点。如果新生儿呼吸时，胸部往上鼓，腹部往里瘪，鼻孔也往两侧鼓，呼吸困难并伴有轻微的呻吟时，要注意观察。新生儿脉搏是在脖子的侧面和脚跟处测量。脉搏数为成年人的2倍。1分钟跳动120~140次，在新生儿哭闹时，可达到160次以上。

新生儿的正常体温

36.7~37.5℃是新生儿的正常体温。

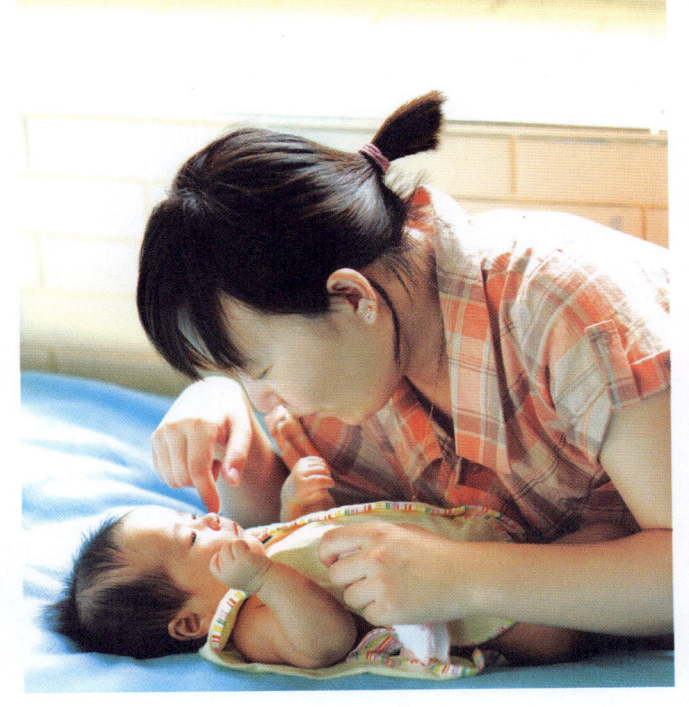

新生儿的身体发育和内分泌

在出生时皮肤发红的新生儿，过1~2周后，就像洗海水澡时被晒过的那样，脱一层薄皮，这是正常的，不用去管它。

从第4~7天，新生儿的乳头常常发肿。不论是男孩女孩都是如此，甚至流出乳汁。这种现象在2~3周里会自动消失。有的新生儿在乳头和腋下之间长有米粒大小的副乳，不必管它。有的女婴会从阴道里流出类似牛奶那样或者夹杂有血液的液体，这是受母体激素的影响而产生的，会自然痊愈。有些新生儿在出生后3~5天内会

出现所谓一过性发热,持续2~3个小时(体温在38℃),一般认为是水分不足,可喂点凉白开水。有的婴儿牙床上也会出现白珍珠似的小白点,不要误以为是长牙齿,这种小白点有的要持续3~4个月,但能自然消失,没有什么害处。

新生儿的大便

母乳儿大便的特征是散发甜酸气味,而人工喂养的新生儿大便则是腐臭气味。有的新生儿1天要排便10次或15次,也有的新生儿1天只大便1次。大便的性质因新生儿而异,同是食母乳的,有的大便黏糊糊的呈金黄色,有的则呈绿色并混有白色疙瘩或夹杂有黏液。喂牛奶的新生儿有排白色大便的,也有排黄色的。只要新生儿能正常生长,就不要拘泥于排泄物的形状和颜色。

新生儿的睡姿

一般情况下,可以采用传统的仰卧方法,这种睡姿对新生儿来说较为安全,特别是对于那些颈部不能挺直的新生儿,不要采用俯卧的睡姿。

新生儿的感觉

听觉

新生儿的听觉是很敏感的。如果你用一个小塑料盒装一些黄豆,在新生儿睡醒状态下,距他耳边10厘米处轻轻摇动,新生儿的头会转向小盒的方向,有的新生儿还能用眼睛寻找声源,直到看见盒子为止。如果用温柔的呼唤作为刺激,在宝宝的耳边轻轻地说一些话,那么,宝宝会转向说话的一侧,如换到另一侧呼唤,也会产生相同的结果。新生儿喜欢听母亲的声音,这声音会使宝宝感到亲切。新生儿不喜欢听过响的声音和噪声。如果在耳边听到过响的声音或噪声,新生儿的头会转到相反的方向,甚至用哭声来抗议。

为了使宝宝发展听力,你在喂奶或护理时,只要宝宝醒着,就要随时随地和他说话,用亲切的语声和宝宝交谈,还可以给宝宝播放优美的音乐,摇动柔和响声的玩具,给予听觉刺激。

视觉

新生儿刚生下来对光线就很敏感,出生到1周之内的视力为0.01~0.02,2~4周即能两眼凝视光源,能追随物体。例如用手指在新生儿眼前10厘米的地方晃动,新生儿的眼睛有时会随着转动。

但新生儿不能把头与眼的动作结合在一起,当头被动转向另一侧时,眼不能随头同时转动,常要慢一些。

新生儿对颜色也有一定的分辨能力,能够区分红色和白色,并随之移动双眼等。

因此,建议家长在新生儿期给宝宝看一些颜色鲜艳的玩具,以刺激视觉的发育。但要注意的是,玩具也要多变换位置,以免引起宝宝斜视。

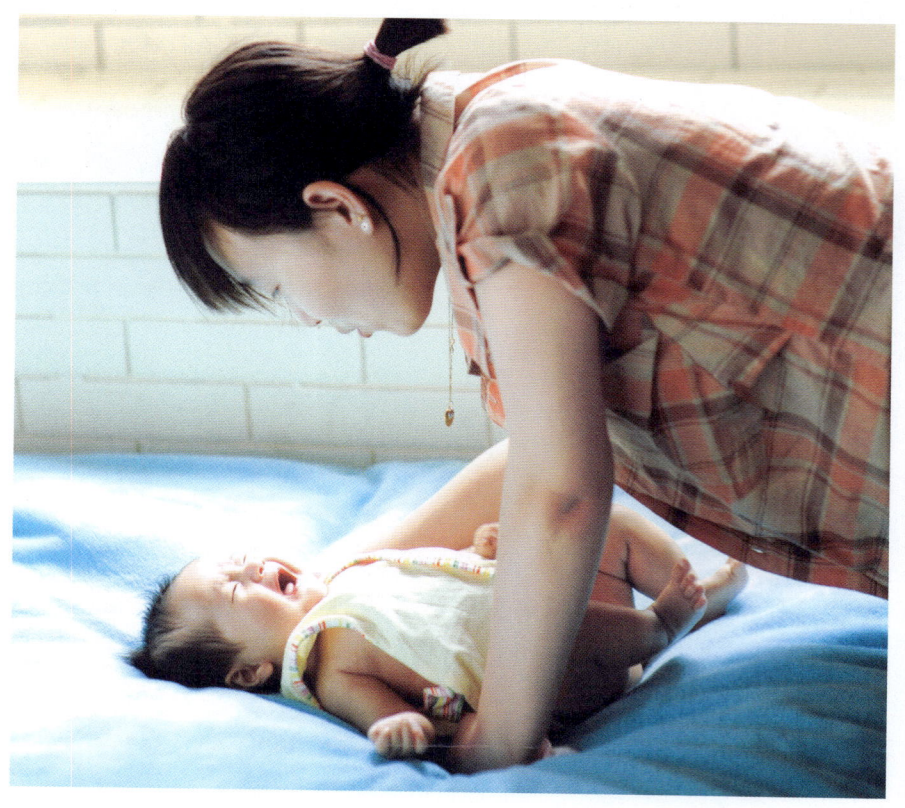

触觉

这段时间的新生儿触觉已很敏感，尤其在口周、眼、前额、手掌和脚底，所以当轻触新生儿口唇或口周皮肤时，新生儿马上就会出现吸奶动作并将脸转向被触的一侧寻找触碰物，这是新生儿的一种反射现象。

当你试图用手撑开新生儿眼皮时他就会把眼闭得紧紧的。

而躯干、大腿等部位的触觉则比较迟钝。

新生儿已经有痛觉，但痛觉比较迟钝，尤其在躯干、腋下等部位更不敏感，因此，即使不小心把新生儿弄疼，新生儿往往反应不明显。

新生儿对温度的感觉已比较敏感，能区分出物品温度的高低，且对冷的感觉比对热的感觉更敏感，如新生儿能对温度过高或过低的牛奶产生哭闹等不舒服的反应，对刚换上的冷衣服以及尿湿的衣裤和尿布也会出现哭、闹等不适的反应。

因此，新生儿能感觉到多种不适，一旦出现哭、闹、哼哼唧唧等不适反应，父母就应该检查一下新生儿的各个部位，包括衣服和尿布，以便及时消除不良因素。

虽然新生儿对温度已比较敏感并能对不适温度作出诸如哭闹等反应，但他无法自我抗拒外来的一些侵害。

因此，如果给新生儿用如暖水瓶、电热毯等取暖设备，一定要小心，最好是用母亲的身体给新生儿取暖。

味觉和嗅觉

刚刚出生7天的宝宝有良好的味觉，从出生后就能精细地辨别食物的滋味。给出生后只有1天的新生儿喝不同浓度的糖水，发现他们对比较甜的糖水吸吮力强，吸吮快，所以喝得多，而比较淡的糖水喝得少；对咸的、酸的或苦的液体有不愉快的表情。

新生儿还能认识和区别不同的气味。当他开始闻到一种气味时，有心率加快、活动量改变的反应，并能转过头朝向气味发出的方向，这也是新生儿对这种气味有兴趣的表现。

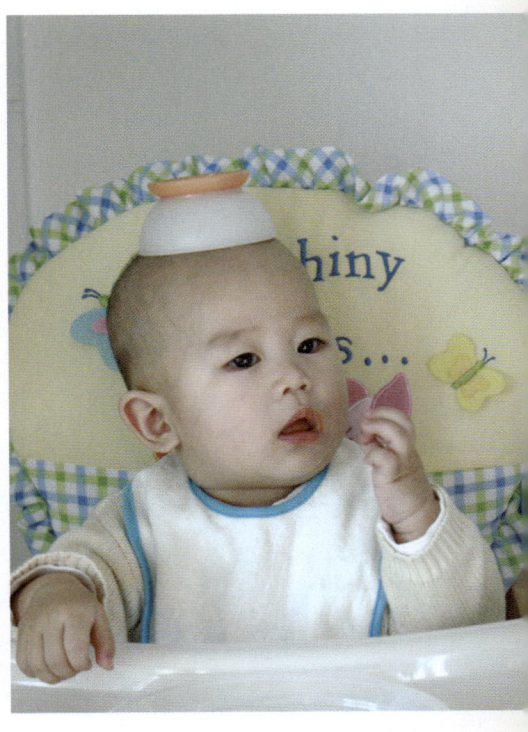

新妈妈如何照顾宝宝

照顾新生儿吃奶

随着宝宝逐渐长大，在各个方面表现出自己独特的个性，每一个宝宝的吃奶方式、吃奶时间、吃奶姿势都不相同，妈妈在喂养的时候要根据自己宝宝的喜好，让宝宝在快乐地汲取营养的同时，也要给他养成良好的习惯。

有的新生儿吃完一侧的奶需花20分钟（吃了2～3分钟就累了不想吃了，把奶嘴或奶头放在他嘴里动一动又吃了，但吃了2～3分钟又不想吃了）。有的新生儿不用10分钟就能咕嘟咕嘟地吃完母亲的一侧奶，接着又去吃另一侧奶。也有时，吃着吃着就含着奶头睡着了。

在出生后的第1周里，就是同一个新生儿，其吃奶的方式也不是固定不变的。一般是每天吃7～8次，也有吃5次的。既有爱吃时，也有不爱吃的时候。有的新生儿在吃完奶后把多吃的奶都吐出来了，也有的新生儿一点也不吐。

由于新生儿生下来以后常常会吐奶，可以让新生儿身体俯卧头部侧卧（千万不可使新生儿的脸朝下，会压住鼻子的）。

还有，不能在新生儿睡的床单上铺上塑料布，因为吐出的奶有时会堵住新生儿的鼻子和嘴而导致窒息。

给宝宝穿衣裤的步骤

穿衣服的步骤

给新生儿穿衣服可不是件容易的事，宝宝全身软软的，又不会配合穿衣的动作，往往弄得妈妈手忙脚乱。所以给新生儿穿衣，一定要讲究点技巧。先将衣服平放在床上，让宝宝平躺在衣服上。

将宝宝的一只胳膊轻轻地抬起来，先向上再向外侧伸入袖子中，将身子下面的衣服向对侧稍稍拉平。抬起另一只胳膊，使肘关节稍稍弯曲，将小手伸向袖子中，并将小手拉出来，再将衣服带子系好就可以了。

穿裤子的步骤

大人的手从裤脚管中伸入，拉住小脚，将裤子向上提，即可将裤子穿上。

穿连衣裤时，先将连衣裤解开扣子，平放在床上，让新生儿躺在上面，先穿裤腿，再用穿上衣的方法将手穿入袖子中，然后扣上所有的纽扣即可。

宝宝有眼屎怎么办

眼屎多的一个原因是宝宝体内有积热，即通常所说的"上火"。如果是这样，你可以尝试给宝宝喂些去火的饮料，比如果汁之类，观察几天。

如果宝宝睡醒后眼睫毛黏在一起，或者内侧眼角有脓液，或鼻泪管堵塞，或出现泪囊炎，要尽快去看医生。新生儿泪囊炎以先天性较常见，表现为单侧或双侧出现溢泪，逐渐变为脓性分泌物，压迫泪囊区，产生脓性分泌物回流。究其原因，多数是由于鼻泪管在鼻腔的下端出口被堵塞所引起，有的是因管道发育不全而形成褶皱、瓣膜或黏膜憩室。由于鼻泪管闭锁，分泌物潴留，常发展成慢性泪囊炎。

如果是这种情况，可不是人们所认为的"上火""热气"之类。发生此种情况的宝宝父母，应带宝宝到医院检查，确诊后采取相应的治疗措施。可在医生的指导下局部点眼药水并按摩泪囊，用相应的抗生素眼药水控制感染，每日多次向下按摩泪囊区，促使自身管道发育、通畅。

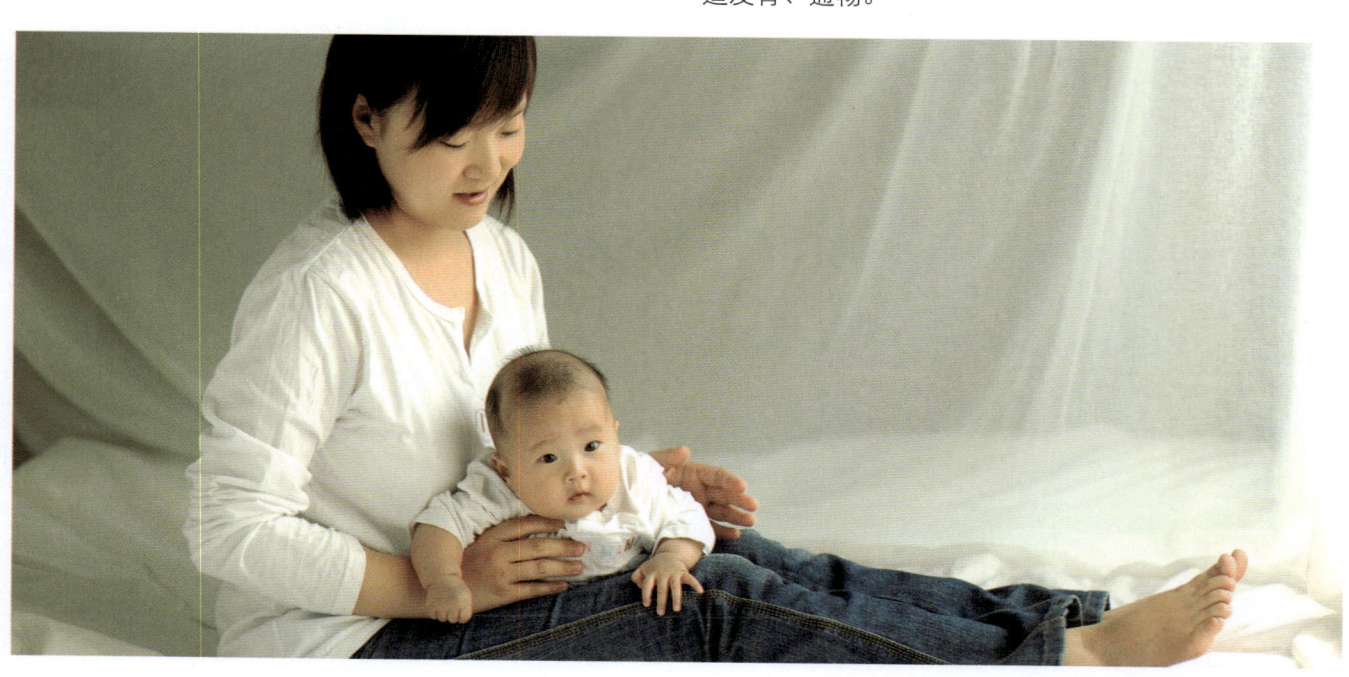

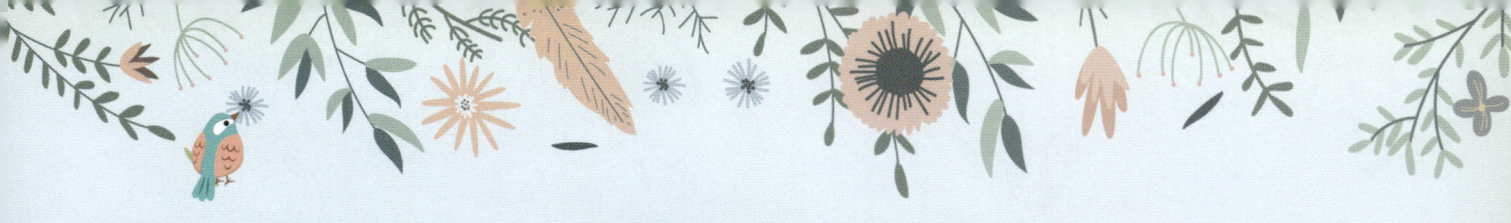

第九章

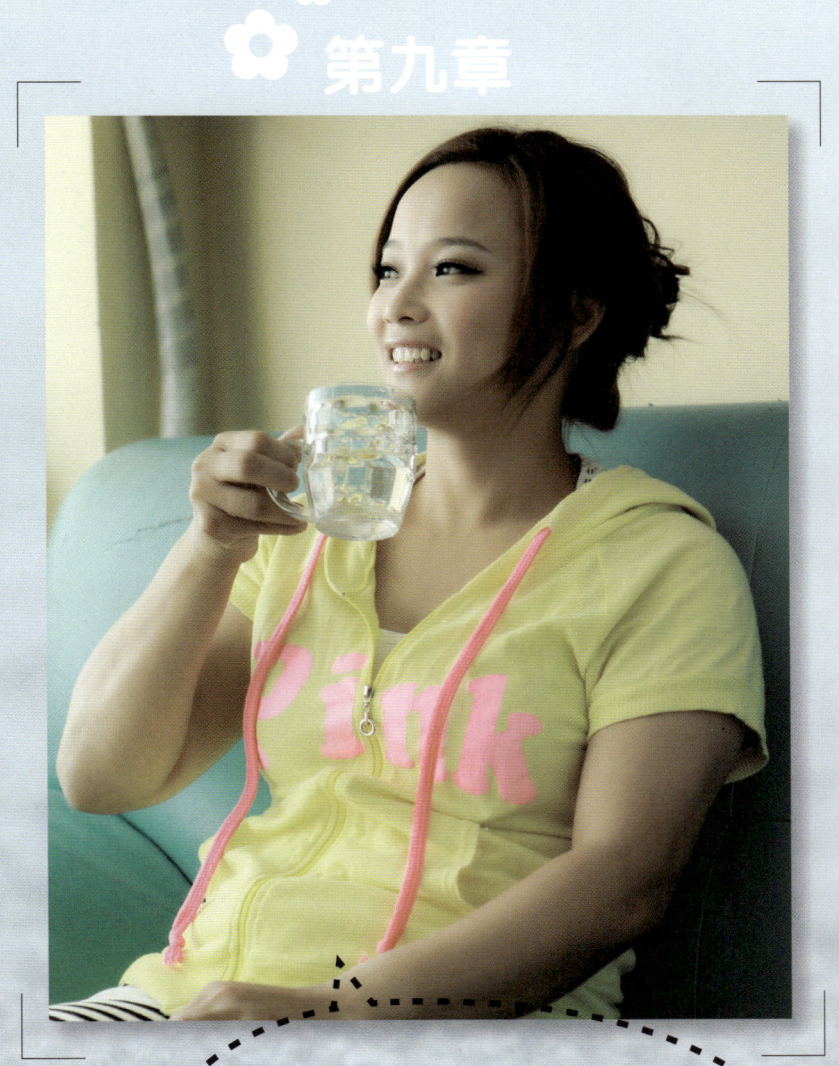

月子第二周

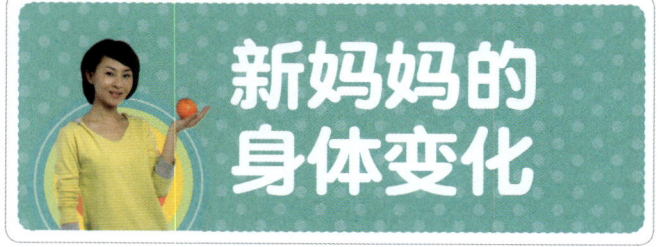

产后恶露

产后随子宫蜕膜脱落,含有血液及坏死蜕膜等组织经阴道排出,称为恶露。正常恶露有血腥味,但无臭味,一般持续4~6周,总量可达500毫升。

血性恶露为产后最初3日,红色。浆液恶露为淡红色,出现在产后4~14日。那么这周你最主要关注的应该是浆液恶露。产后14天会出现白色恶露。

如你多次出血量少,颜色暗红,伴腰酸、腹痛等情况,可能为宫内感染,应上医院做B超检查。如为鲜红色,且无其他不适情况,可考虑为月经,因产后初次月经常因卵巢功能紊乱而不规则。建议上医院做B超检查以排除感染。

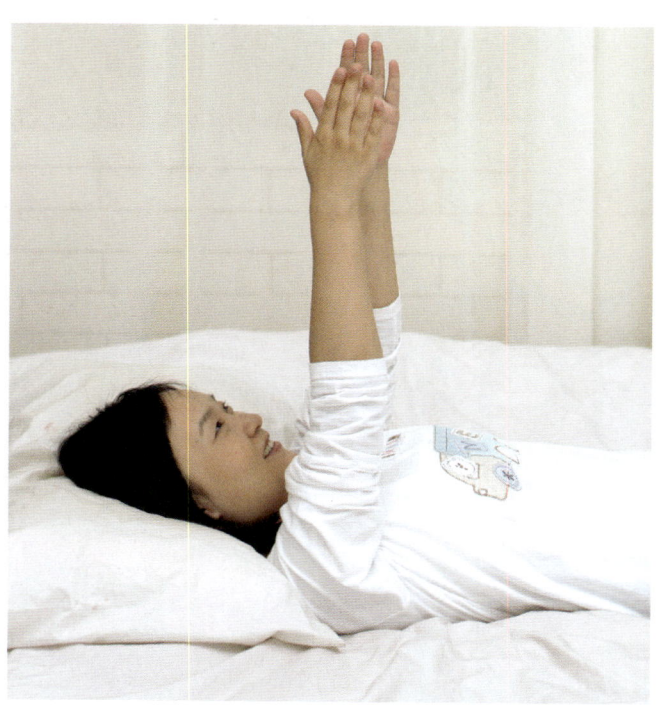

卧床休息促进子宫复位

产后两周内为子宫收缩最快速的时候,此时因怀孕时子宫被胎儿撑得非常大,一旦分娩,子宫成为真空状态,内脏因不再受压迫而变得非常松垮,若产后经常坐起或走动,因地心引力的关系,易造成松垮的子宫及内脏收缩不良,引起内脏下垂,而内脏下垂可能是造成所有妇科病的根源。所以产后两周内,除适当下床轻微活动以外,其余时间最好卧床休息。

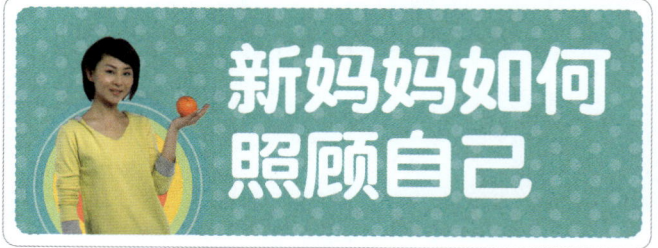

勤绑腹带

利用分娩的机会来调整体型,或者改善身体上的一些症状,是一个很重要的时机,所以很多人会在这段期间用纱布条绑腹,达到调整体型的目的。

坐月子期间必须特别注意防止"内脏下垂",因为内脏下垂可能为所有"妇科病"及"未老先衰"的根源,并会因此而产生小肚子,故在坐月子期间须勤绑腹带以收缩腹部并防止内脏下垂,而若原本即为内脏下垂体型者,亦可趁坐月子期间勤绑腹带来改善。

使用的腹带为一条很长的白纱带,长950厘米,宽14厘米,每人须准备两条以便替换。因产后须热补,容易流汗,若汗湿时应将腹带拆开,并将腹部擦干,再撒些不带凉性的痱子粉后重新绑紧。若汗湿较严重时,则须更换干净的腹带。如果使用一般的束腹或束裤,不仅没有防止内脏下垂的效果,反而有可能压迫内脏令气血不通畅,使内脏变形或产生胀气而造成呼吸困难或下腹部突出的体型,请特别注意。

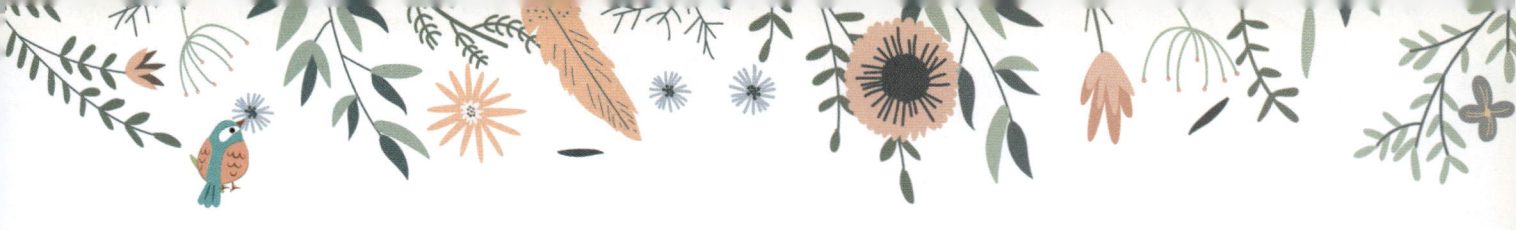

腹带的使用

尺寸：所使用的腹带为透气的白纱布，长950厘米，宽14厘米。

用量：为新妈妈自己的功课，因为不穿衣裤（先绑好腹带后再将内裤穿上），平贴皮肤，容易汗湿，每人均需准备两条来替换。

功能：防止内脏下垂（一般束腹不适用）收缩腹部，消肚子。

开始绑的时间：自然产——产后第二天；剖宫产——手术后第六天（5天内用束腹）；小产——手术后第二天。每日拆绑时间：三餐饭前须拆下、重新绑紧再吃饭；擦澡前拆下，擦澡后再绑上；产后2周24小时绑着，松了就重绑；第三周后可白天绑，晚上拆下。

清洗方式：用冷洗洁精清洗，再用清水过净后晾干即可，勿用洗衣机，因易皱。

腹带的绑法及拆法

01	仰卧、平躺，把双膝竖起，脚底平放床上，膝盖以上的大腿部分尽量与腹部呈直角；臀部抬高，并于臀部下垫2个垫子
02	两手放在下腹部，手心向前，将内脏往心脏的方向按摩
03	分两段式绑，从耻骨绑至肚脐，共绑12圈，前7圈重叠缠绕，每绕1圈半要"斜折"一次（斜折即将腹带的正面转成反面，再继续绑下去，斜折的部位为臀部两侧），后5圈每圈往上挪高2厘米，螺旋状地往上绑，最后盖过肚脐后用安全别针固定并将带头塞入即可
04	每次须绑足12圈，若腹围较大者须用3条腹带接成2条来使用
05	太瘦，髋骨突出，腹带无法贴住肚皮者，须先垫上毛巾后再绑腹带
06	拆下时须一边拆、一边卷成实心圆筒状备用

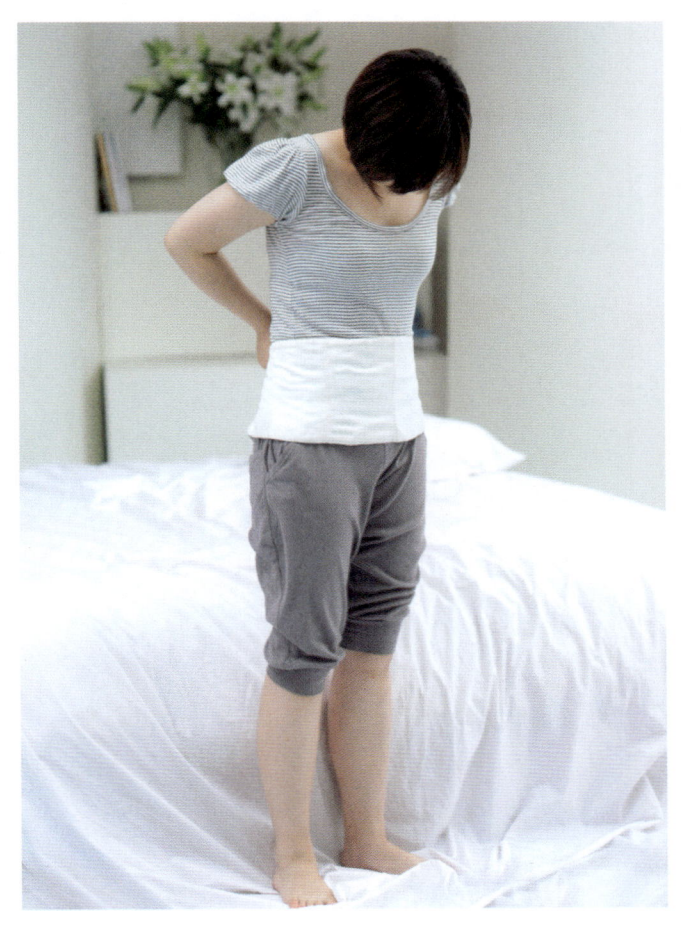

怎么才能让自己的乳汁增多

目前绝大多数的新妈妈，都已明白哺喂母乳的各种好处而坚持自己喂奶。问题是，又有许多妈妈为自己的奶水不足而烦恼不已。有些妈妈分娩后，由于开始胀奶时没有及时让宝宝吸吮，后来奶再胀时，奶水就无法流出来了。原因在于人类脑下垂体受到抑制后会导致乳汁分泌减少，因奶胀引起乳腺炎，也可使奶水减少。

再者，职场妈妈增多，每日早出晚归，新生儿吸吮的次数不够，致使乳腺无法正常分泌乳汁。部分妈妈乳头短小、凹陷，因喂奶造成乳头受伤而不得不减少让宝宝吮吸的次数，造成奶量减少、奶水不足的情况。

有关新妈妈乳汁不足的各类问题，其实都是可以改善的。

可使用乳头矫正的方法，以左手或右手的食指及拇指放在乳晕两旁，先往下压，再向两旁推开；或是以乳头为中心点，采取左右、上下对称的方式按摩，这种方

法会使乳头较易突出。另外，在分娩前也要注意乳房及乳头的保养。可在洗澡时用清水洗涤乳房，但不可太过用力清洗乳头，以免引起子宫早期收缩。

应该勤于喂奶，让宝宝多吸吮妈妈的乳头。其实妈妈的奶水越少，越要增加宝宝吮吸的次数；由于宝宝吮吸的力量较大，正好可借助宝宝的嘴巴来按摩乳晕。宝宝跟母乳的关系是从出生后开始的。新生儿被抱在妈妈胸前时，自然而然地就会开始寻找奶头。建议新妈妈一定不要因为刚开始没有乳汁就不让宝宝吸吮奶头，应该让宝宝多多接触乳头，渐渐地宝宝就会学着靠自己的力量去吸吮了。

由于宝宝的这种吮吸是使出了全身的力气，会使妈妈的乳头很疼，妈妈可千万不要因为怕疼而不喂宝宝母乳。

新妈妈一般每2～3小时喂宝宝1次，但仍需配合宝宝的需求来喂。宝宝只要饿了就喂，喂得越多，奶水分泌得就越多；至于宝宝吃的奶是否足够的问题，可以检查宝宝的尿片，只要一天至少换6～7片的话，就表示宝宝吸吮的奶水量足够了。

新妈妈做简单家务有助于减肥

孕妇产后"坐月子"有"一人吃，两人补"的观念，为了哺乳，新妈妈一般都会吃下大量的高脂肪、高蛋白质食品，这样她们摄入的营养量往往都会超过营养的需要量，而妊娠期间及产后，很多新妈妈又极少进行适量的体育运动，能量的消耗大大降低，才造成了产后腰围不降反升的情况。因此，新妈妈在产后减肥应该饮食、运动双管齐下，避免体内热量蓄积。

产后运动应坚持两个原则：一是避免剧烈运动。为了快速瘦身，许多新妈妈采取激烈的运动方式，这很容易造成疲劳，不仅如此，还会损害健康。产后立即进行剧烈运动减肥，很可能影响子宫的康复并引起出血，严重时还会使分娩时手术创面或外阴切口再次遭受损伤。二是选择轻中等强度的有氧运动，并做到持之以恒，这样有利于减重，并能有效防止减重后体重出现反弹。

自然分娩的新妈妈在产后第一天即可开始做一些简单的活动，比如：在床上做一些翻身、抬腿、缩肛运动，可以使产后盆腔的肌肉和肌膜得到有效的恢复。而剖宫产的新妈妈在拆线前只能适当地做些翻身及下地走路的活动，拆线后就可以适量地活动了。

一般来说，产后2周的新妈妈可以尝试做一些简单轻松的家务，比如自己带宝宝，这样可以调节身体的新陈代谢，促进体内脂肪分解，消耗多余能量。但做家务时应注意不要太劳累，也不要过度用力，避免提重物，以免腰背痛。可以尝试自己哺乳、换尿布，可看电视、报纸、书籍；可以给新生儿洗澡、洗尿布，但是所有这些都要以不疲劳为限。家务活可以委托家人干，自己仅限整理身边卫生。被褥不用叠起，以便于随时躺下休息，总之还是要以休息为第一位。

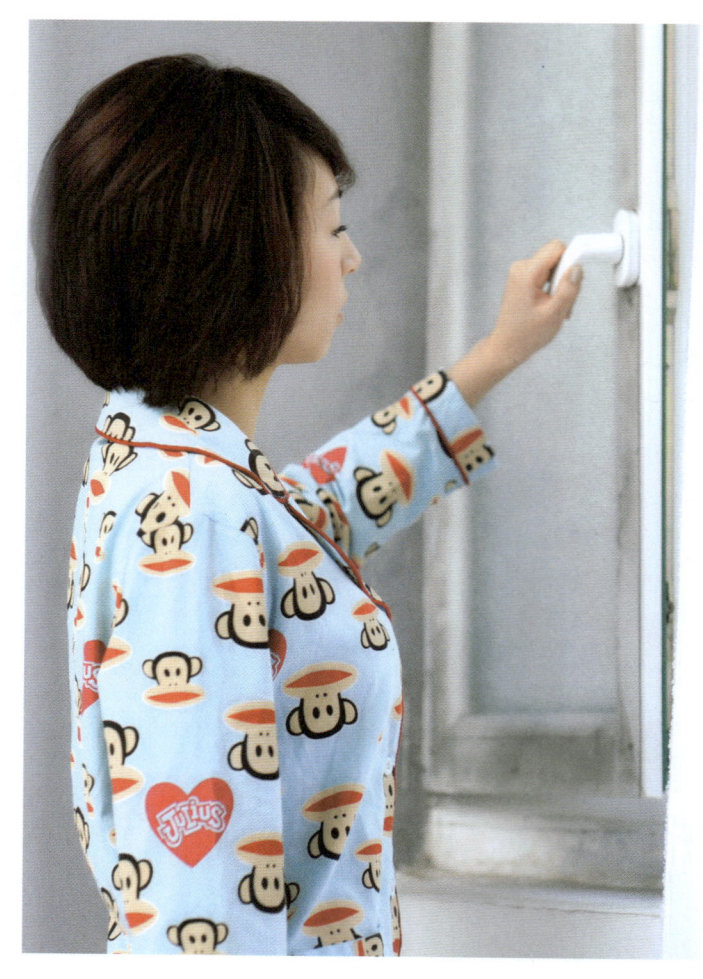

对产后痛的了解与预防

怀孕时都对如何减轻分娩痛很关注，而对产后的一些疼痛就不太了解了。以为只要生完了孩子就万事大吉，再也不用忍受怀孕带来的各种身体不适。其实，生完孩子后大多数新妈妈会很长时间地感到身体某些部位的疼痛，这是新妈妈自己并没有料到的，不知应该怎样应对，以下4个办法会帮助你。

肌肉酸痛

一般人都会想到，分娩后会阴疼，或是剖宫产刀口疼，可对为什么胳膊和腿也疼不太清楚。这是因分娩时会变换不同的姿势，把腿长时间放在产床的脚蹬上，或身体下垫了一些什么东西，致使腿一直处于比较紧张的状态，因而引起腿痛。另外，分娩时用力，胳膊也在帮助使劲，或许当时根本没什么感觉，可在之后就会发现胳膊也很酸痛。由此说生孩子就像跑一次马拉松并不夸张，即使分娩过程很顺利，时间很短，肌肉也可能被拉伤。

解除这类疼痛的最好方法是热水浴、按摩和一些能够放松的方法，产后适当做一些运动也能减轻症状。一般来说，这类疼痛无须服药就可自行消失。不过，如果疼痛真的难忍，应该告知医生，他们会告诉你可用哪些药物来缓解。

阴部疼痛

这是一般人都会料到的痛。从阴道一直到直肠部位都会有痛感。因为宝宝在娩出时这些部位都要扩张，然后再逐渐恢复到原状。因此，这些部位的肌肉或许会肿胀，会让你感到疼痛。再有，如果在分娩时进行了侧切缝合，在产后更会感到疼，在最初几天甚至行动都很不方便。如果使用了真空吸引术和产钳，那么肌肉肯定会受到更多的伤害，阴部也就会更疼。

在产后立即冷敷，对会阴处的恢复很有帮助。另外，坐浴对缓解这类疼痛也很有效，在家里就可进行坐浴治疗。现在市面上有些产品含有植物成分，专门用于坐浴，治疗和缓解这类疼痛的功效都很不错。产后你还可试试使用一种专门可冷却的卫生护垫，这也会让疼痛部位觉得舒服些。如果疼痛真的难忍，必须用药止痛，一定要先问问医生。

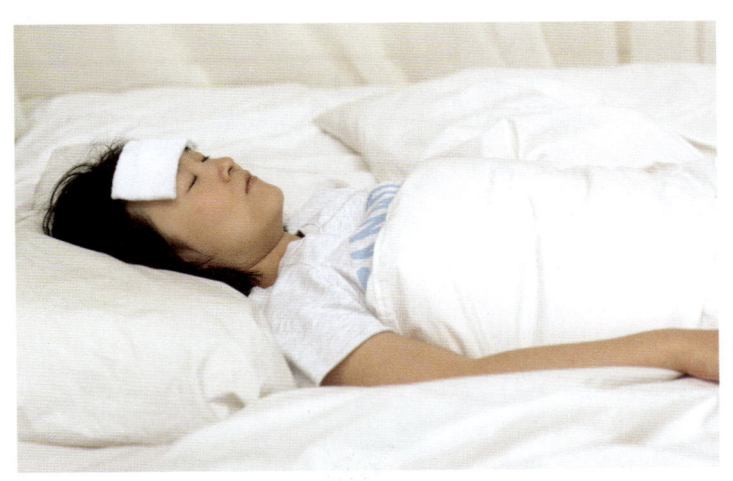

头痛

产后头痛很可能是因激素分泌水平的改变而引起的。还有一种可能是，如果在分娩时采用了硬膜外腔分娩镇痛或脊椎穿刺，也会引起剧烈头痛。不过，这种情况并不多见。

对于第一种头痛，放松是最好的方法，头痛症状会随着激素分泌逐渐恢复正常而消失，如果需要，也可以适当地吃些止痛药。如果是后一种原因引起的头痛，应平卧几天，必要时可使用咖啡因止痛。当疼痛特别严重时，可使用一种称作"血块补丁"（blood patch）的治疗方法，即先抽取一些新妈妈的血液，然后再把它注入脊髓液流出的部位，这种方法对治疗因脊髓液漏引起的难以忍受的疼痛很有效。

乳房疼痛

产后乳汁充满乳房，如果乳腺管还没完全畅通，乳汁不能顺利排出，会使你感到乳房发胀、发热和刺痛，不过这些症状都是正常的。

如果真觉得很疼，哺乳是最好的解决办法。只要宝宝饿了就让他吸吮乳房，而不要考虑定时定量的问题，这样能够帮助乳腺尽快畅通。另外，还可试试热敷，或向乳头方向按摩乳房，都可帮助乳腺通畅。除非宝宝真的不肯吃奶，一般不要使用吸奶器，那样会使身体分泌更多的乳汁，加剧疼痛。要尽量让宝宝根据需要吃奶，这样乳房很快就会只分泌宝宝需要的乳量。

产后服药需谨慎

由于产后要哺乳，所以在遇到各种疼痛的问题时，用药一定要非常谨慎，能够用其他方法解痛就不要服药。如果必须服药，一定咨询医生，保证用药不会对宝宝有不良影响。

分娩后的疼痛或许是你没想到的，不过产后痛也不见得一定会出现。如果把全部心思都放在宝宝的身上，疼痛就不会那么明显了。

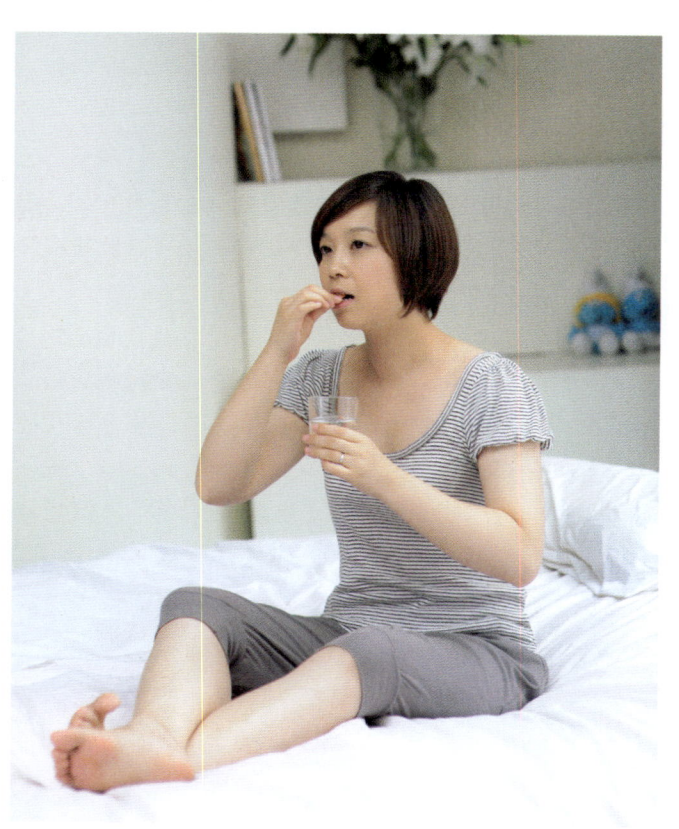

宝宝的生长发育

宝宝的体重变化

出生第一周时宝宝体重大多数会暂时下降，这是因为宝宝这时吃奶少，加上胎便和尿液的排出以及皮肤出汗和呼吸，使一部分身体水分损失，宝宝在出生后2~4天会出现暂时性体重下降的现象，医学上称为"生理性体重下降"，一般下降不超过300克。随着吃奶量的增加，宝宝的体重从第四或第五天开始回升，一周内即可恢复到出生时的体重。

在家测试新生儿的反射运动

新生儿都有各种各样的反射运动，这些运动和大脑的作用没有关系，是新生儿对身体内外的刺激产生的无意识的运动，随着大脑的发育会逐渐地消失。

拥抱反射

这是衡量宝宝大脑发育是否正常的标准之一。在宝宝睡熟时，突然将盖在其身上的被子掀开，宝宝就会受惊而将双手猛地往上一举；或在宝宝睡熟时往其脸上吹口气，宝宝也会有同样的反应，这种反应就叫拥抱反射。

做这种反射时，如果宝宝只举左手而不举右手，或只举右手不举左手，则表明不举手的对侧的半个大脑的发育有可能不太正常。如果根本无反应，则为大脑发育异常或头颅内出血，这个时候要赶紧让宝宝接受医院的检查。

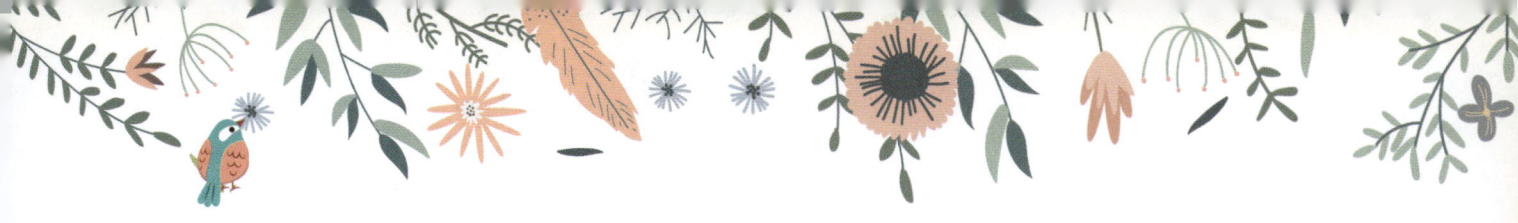

哺乳反射

用手指触动宝宝的嘴或腮部，宝宝的嘴就会跟着往手指触动的方向移动，并表现要吃奶的样子。

握持反射

宝宝只要手上碰到东西，不论是什么都想抓一把。另外，如果用手指触宝宝的脚心，宝宝的小脚丫会产生抽动或往里缩的反射等等。这些反射运动，在宝宝3～4个月，脖子能挺起时，即会自行地消失。

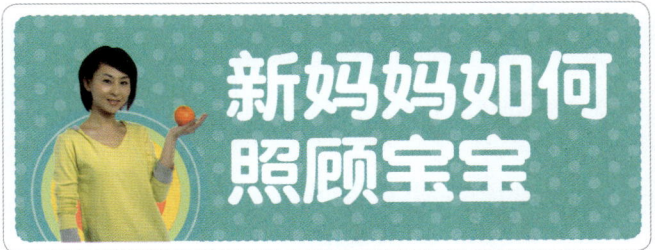

新妈妈如何照顾宝宝

新生儿的喂养

按需哺乳好还是按时哺乳好

目前提倡母婴同室，按需哺乳。出生后30分钟内让宝宝吸吮第一口奶，既可预防新生儿低血糖的发生，又可促进母乳分泌。按需哺乳有利于宝宝的生长发育，有利于宝宝的营养补给，又能通过较频繁的吸吮刺激脑下垂体分泌更多的催乳素，使奶量不断增多，同时也避免母亲不必要的紧张和焦虑。

至于每次喂奶的时间，第一天每次每侧喂奶2分钟，第二天4分钟，第三天6分钟，以后为8～10分钟，即一次喂两侧共15～20分钟。

吸奶时间过久，会咽入过多空气，易引起呕吐，而且也会养成日后吸吮乳头的坏习惯。

一般来说，新生儿采取按需哺乳比较好，随着新生儿月龄的增加，渐渐过渡到按时哺乳，3～4个月后每隔3～4个小时要哺乳一次，夜间可以间隔1次喂奶时间，使新生儿慢慢养成按时吃奶的好习惯。

有些妈妈以为她们没有足够的奶水，而事实上她们奶水的供应是正常的。她们不了解母乳喂养的新生儿的一些正常的差异，有时会为一点点特别的症状而烦恼。其实如果宝宝体重增加正常，换尿片也正常，那么便没有什么好烦恼的。

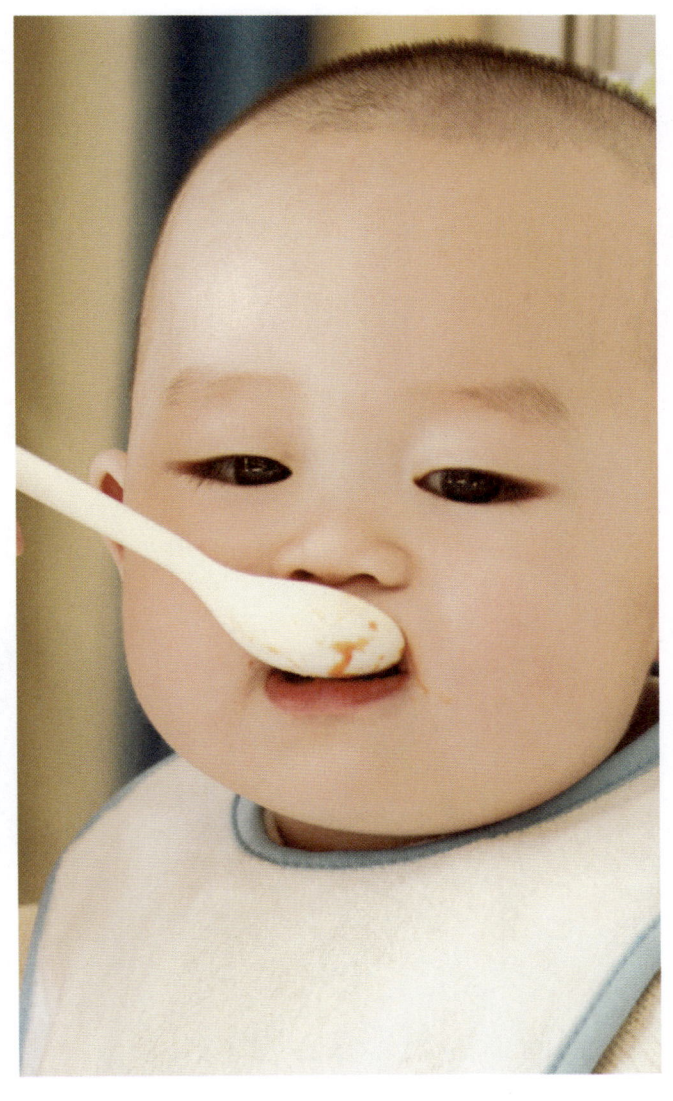

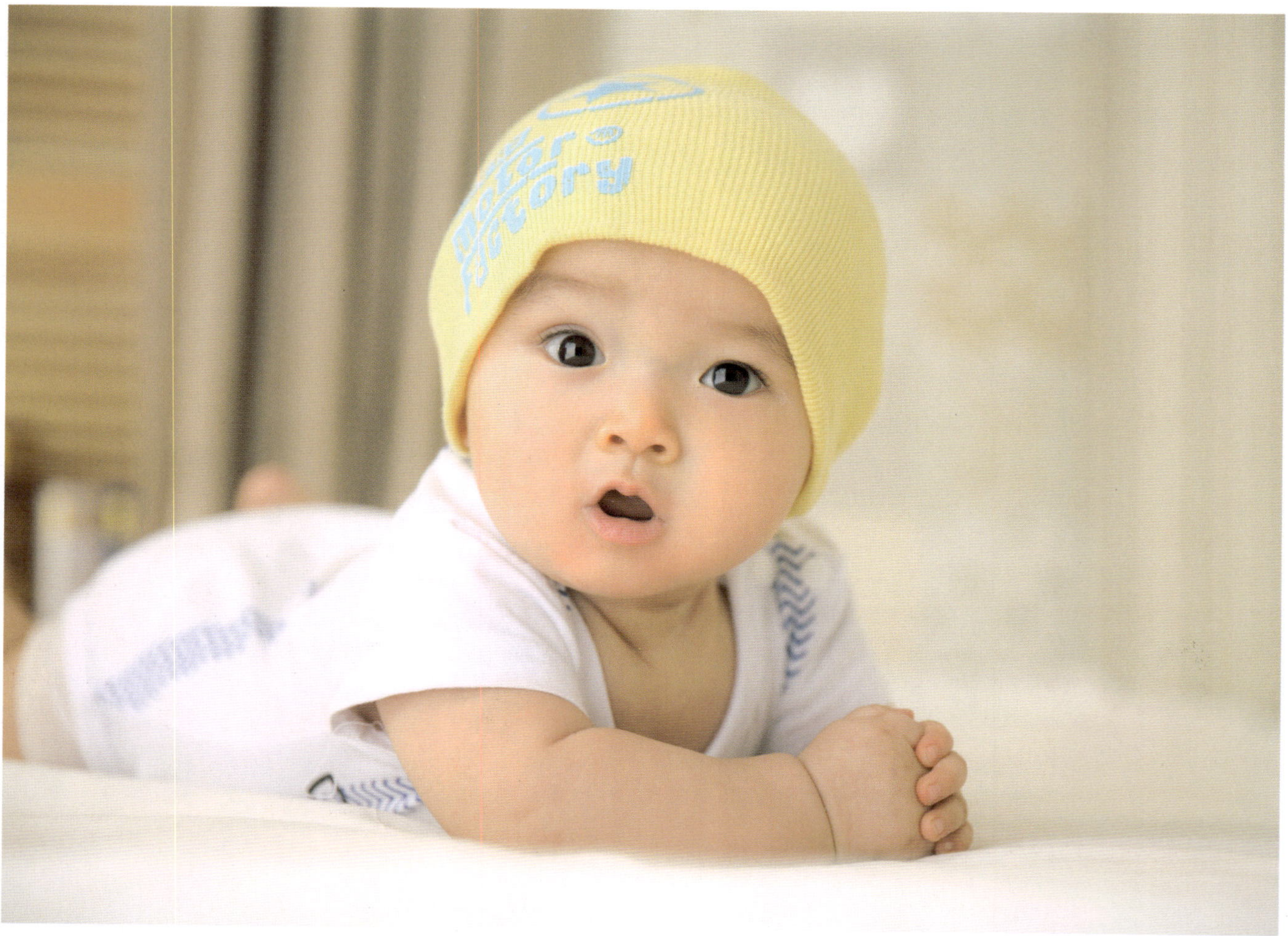

判断你的奶水是否真的不足

需要时常喂奶

这是许多新生儿需要时常吸吮或时常与妈妈在一起的需求，这并不代表缺乏奶水。

似乎老是饥饿

母乳较牛奶易于消化，也不像牛奶会给新生儿未成熟的胃肠增加负荷，所以吃母乳的新生儿更需要经常喂奶。

了解自己宝宝的吃奶习惯、体重及睡眠

不需与其他新生儿比较。因为每一个新生儿都是独立的个体，一般正常情况下有着个体差异。

如果新生儿时期睡眠多的宝宝突然醒得多而且需要更频繁地喂奶，往往说明他们在经历"猛长"期（通常差不多在3个星期、6个星期、3个月大时）。这时他们需要更加频繁地喂奶，也刺激你有更多的奶水来配合他们成长的需要。

吃奶时间缩短，了解他的烦躁

这时新生儿吃奶可能较有经验了，所以能吸得比较快。很多新生儿每天都有烦躁的时候，又常常在同一时间。有些新生儿大部分的时间都很烦躁，烦躁的原因不是饥饿，就算喂奶也没用，试试看用一条薄毯子包他，或者换个位置，走走路，摇摇他，总之，切记，不管新生儿烦躁的原因是什么，他就是需要你抱抱他。

你只有一点点或者完全没有漏奶

漏奶和奶水的多少并没有关系，通常在喂完奶后漏奶就会停止，这是因为妈妈与新生儿的供需平衡了。

你的乳房似乎突然变软了，这是因为你的奶水已经配合你的新生儿的需要而不再胀奶了。

你不再觉得乳房有喷奶或麻麻的感觉，或者似乎不再有像以前感觉那么强烈了。

这是因为已经慢慢习惯的缘故。有些妈妈甚至一点儿感觉都没有，但她能从新生儿的吸吮及吞咽中感觉到。

如果你用母乳喂养你的宝宝，这周你可能还没有真正下奶，这很正常，耐心坚持下去，很快乳汁就会多起来。

新生儿贪睡

这周的宝宝基本上仍是吃饱就睡，睡醒就吃，吃奶及大小便次数多且尚无规律。这时的宝宝需要尽可能多的拥抱和抚慰，多抱抱你的宝宝。

新生儿的保暖护理

新生儿体温调节中枢发育不完善，皮下脂肪比成人薄，保温能力差，新生儿的体表面积相对较大，按体重计算的话，是成人的3倍，因此，新生儿身体散热的速度也快，比成人快4倍。完全靠新生儿自己来保持正常体温非常困难，必须采取一些措施来协助。除了控制新生儿居室的温度外，还可以借用衣服、被褥的保暖作用。也可采取其他一些保暖措施。

在什么情况下需要保暖呢？可以摸一下宝宝的手脚冷暖来粗略估计，如果小手暖而不出汗，说明不需另外再采取保暖措施了。如果热而出汗，说明体温升高，在37.5℃以上。如果手脚发凉，体温可能低于36℃，就要采取保暖措施了。

新生儿体温过低，严重时可发生硬肿症，威胁新生儿的生命，必须予以处理。

给新生儿保暖的方法很多，最简单的是给他们准备好适宜的衣服。因为新生儿身体与衣服之间的间隙的温度在30℃~34℃之间最适宜，可防止身体散热，维持新生儿的体温。因此，新生儿的衣服过于宽松或太紧身，都不利于保持体温。有的家长喜欢给新生儿穿上几层衣服，如内衣、棉背心、几件毛线衣、棉袄，感觉是很暖和了，其实保暖效果不一定好。最好在内衣外面穿一件背心，再穿一件棉袄，保证身体与衣服之间有一定间隙，上面再盖上小棉被或毛毯就可以了。

如采取以上措施仍不能保持正常体温，可用热水袋、热水瓶进行保暖，热水袋中的水温不可太热，而且不可与新生儿的身体直接接触，以免烫伤，最好用布包好，放在距新生儿脚20~30厘米处，经常更换热水袋中的水，以保持一定的温度。电热毯对成人来说是很好的保温方法，但不适用于新生儿，因电热毯的温度难以控制，往往会过热，而使新生儿体温升高，发生"脱水热"。另外新生儿的小便也多，万一弄湿电热毯，也是非常危险的。因此，最好不用电热毯来取暖。

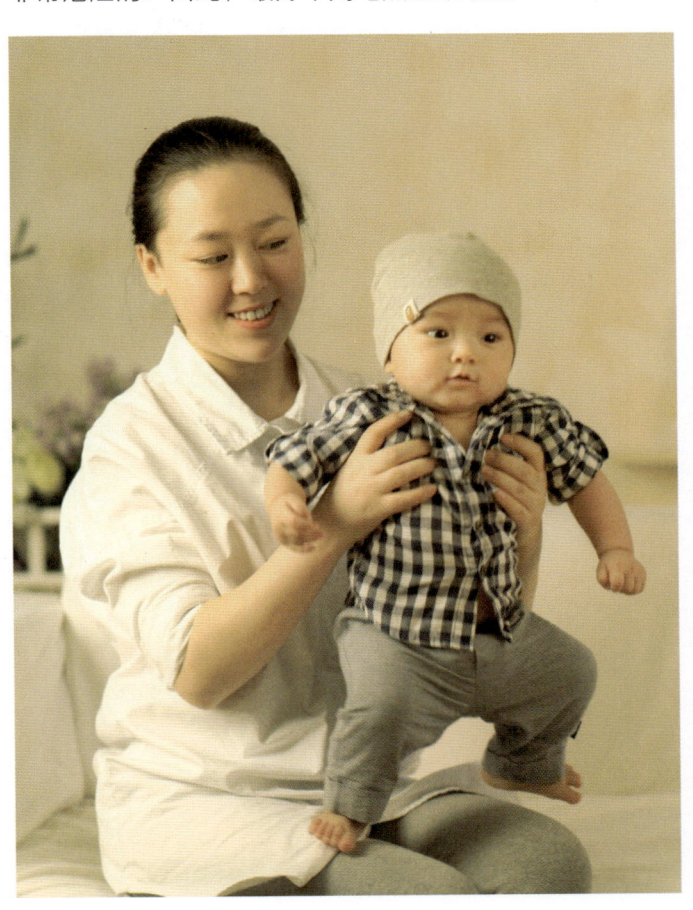

宝宝的皮肤护理

宝宝刚生下来时各个器官组织并没有发育成熟，如大脑、肝脏及胃肠等，这一点似乎每个妈妈都知道，然而，对于宝宝的皮肤发育妈妈却知之甚少，甚至以为和大人没有多大区别。其实宝宝的皮肤同其他器官组织一样，结构尚未发育完全，不具备成人皮肤的许多功能，至少还需3年的时间才可发育得和大人一样。因此妈妈在照料宝宝时一定要细心打理，有时稍有不慎，便会惹出不少麻烦，给妈妈和宝宝的生活带来很大的烦恼。那么，宝宝的皮肤与大人相比都有哪些特点，应该怎样去照料呢？

皮肤面积与体重之比要比成人大得多

新生儿皮肤的平均表面积是2 500平方厘米，平均体重5千克，二者之比为1∶500；成人皮肤的平均表面积是18 000平方厘米，平均体重65千克，二者之比为1∶270。因此，对于同样量的洗护品吸收得要比成人多，同时，对过敏物质或毒性物的反应也强烈得多。给宝宝清洗皮肤时，应选择安全性更高的洗护用品，即经过严格医学测试，证明品质纯正温和，其中的成分完全符合宝宝皮肤的特性，与成人的用品有着很大的区别，对宝宝的皮肤无任何刺激性，也不会引起过敏反应。

皮肤体温调节能力弱

宝宝皮肤的汗腺和血管还处于发育中，当环境温度升高时，容易产生热痱。不要给宝宝穿戴得太多，经常用柔软的小毛巾擦拭宝宝的全身，然后用新生儿爽身粉涂抹皮肤。

如果宝宝长了痱子，应在长痱子的皮肤上涂上新生儿热痱粉，帮助宝宝去痱止痒。

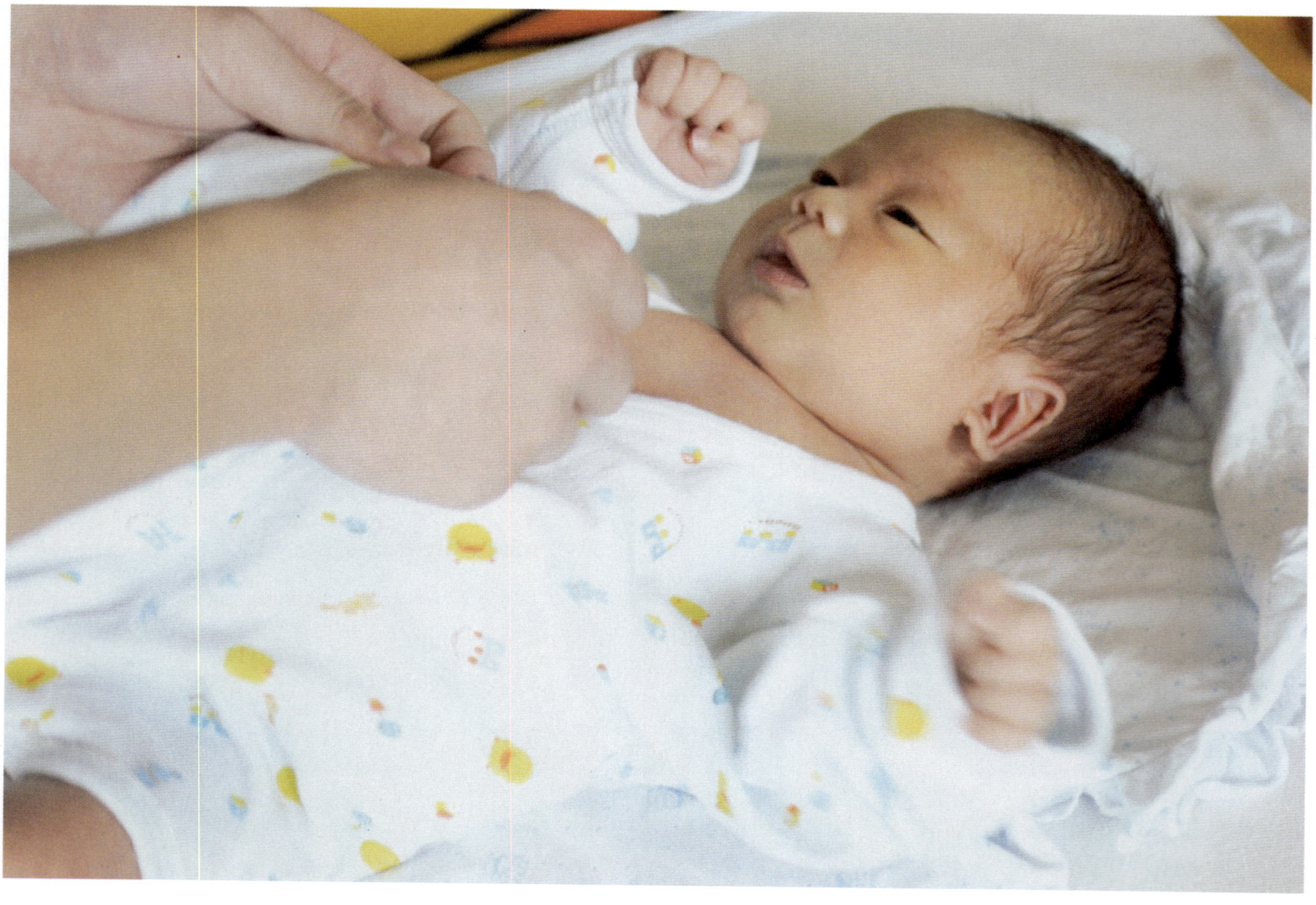

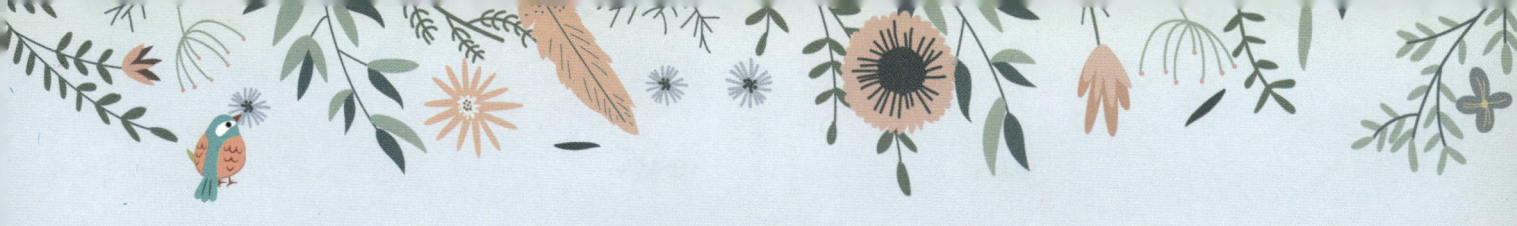

第十章

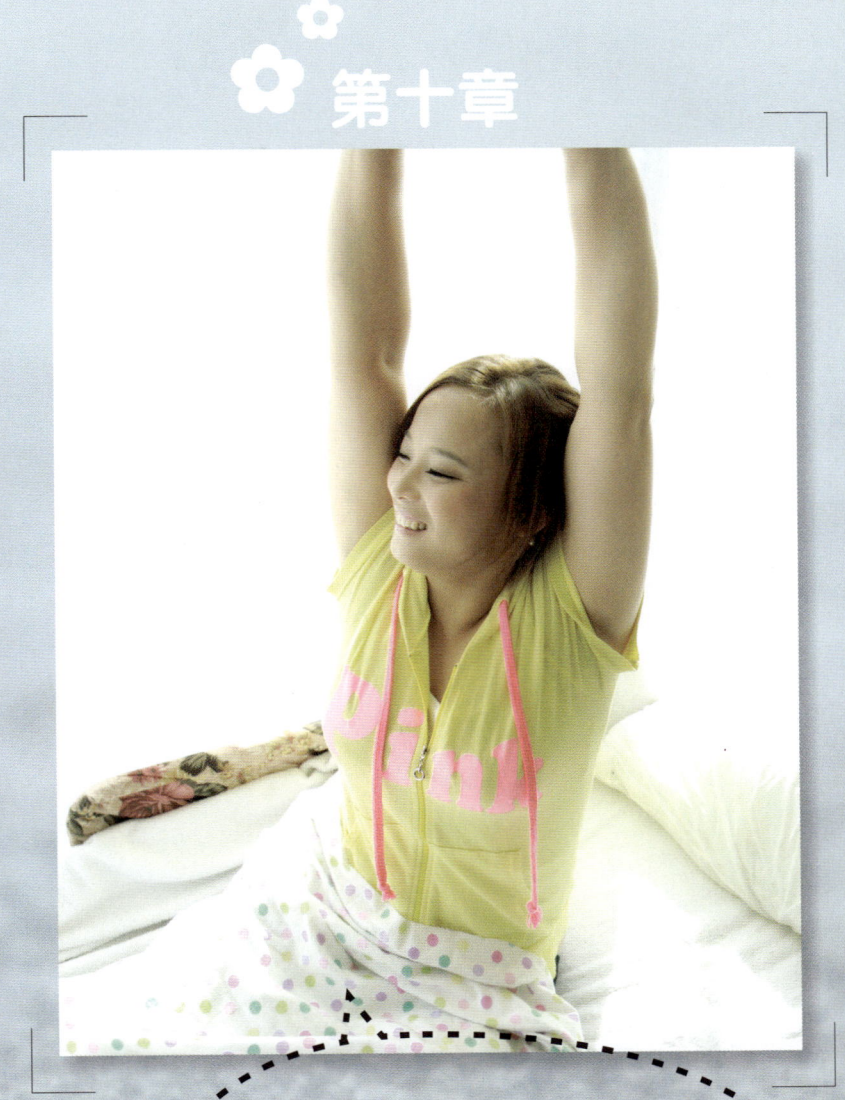

月子第三周

新妈妈的身体变化

产后伤口愈合

阴道内的伤口大体痊愈。阴道及会阴部的水肿、松弛基本好转。如果没有特殊情况，本周末可以下床。可以做日常家务、照料新生儿，但不要劳累。恶露消失，得到医生许可后方可盆浴。不要搬抬重物，不要出远门，多注意休息。

产后第三周可做些简单家务

产后第三周的新妈妈生活已经规律了许多，自己身体的变化也没有前两周那么多，身体在生孩子的时候留下的伤口已经慢慢愈合，基本上可以做一些简单的家务活了。但是请注意，不要过于勉强自己，还是要以休息为主。

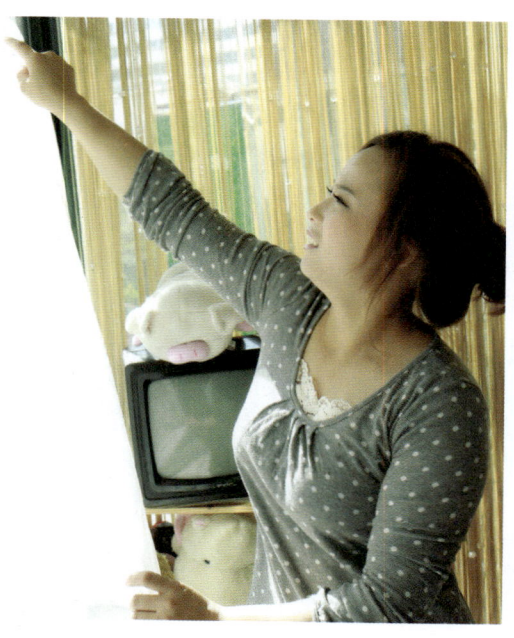

新妈妈如何照顾自己

提高新妈妈的睡眠质量

新妈妈必须注意自己的产后睡眠质量，如果睡眠不好会带来一系列预想不到的疾病，包括产后头疼、产后激素分泌不好造成体重增加、产后脱发、产后忧郁等等症状。

造成失眠的原因很多。精神紧张、兴奋、抑郁、恐惧、焦虑、烦闷等精神因素常可引起失眠；工作和学习压力过重、环境改变、噪声、光和空气污染等社会环境因素是另一重要原因；晚餐过饱、睡前饮茶喝咖啡这些不良生活习惯也会造成失眠。

改善失眠的方法

以清淡而富含蛋白质、维生素的饮食为宜。生活有规律，定时上床，晚餐不宜过饱，睡前不饮茶、咖啡等刺激性饮料。增加卵磷脂类保健食品，它有很好的调节神经功能方面的作用，有助于改善睡眠。

01 自疗失眠不能依赖药物，应该注意消除引起失眠的原因，力求心理平衡，结合体疗改善体质，效果将会更好

02 劳逸适度，改变不良生活习惯。戒烟、酒，忌辛辣刺激食品，如咖啡、浓茶等。晚餐不要吃得过饱

03 睡前半小时不再用脑，在安宁的环境中听听柔和优美的音乐。难以入睡者还可以进行一些外出散步之类的放松活动

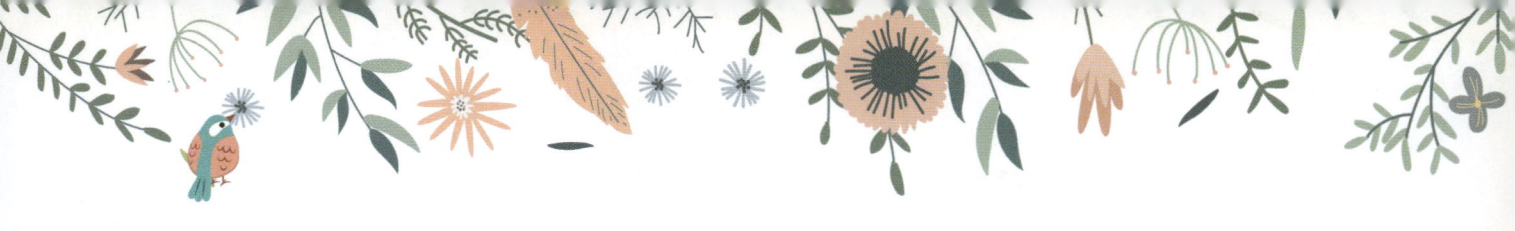

04	上床前以40℃～50℃温水洗脚，然后搓揉脚底片刻。冬天更应该将脚部搓至温热
05	忌用热性补药，如鹿茸、人参、附子等

改善失眠的饮食

01	食醋1汤匙，倒入1杯冷开水中调匀饮用，可以催眠并提高睡眠质量
02	经常失眠的新妈妈，用莲子、龙眼、百合配粟米熬粥，有助眠疗效
03	血虚失眠的新妈妈，可常服藕粉，或用小火煨藕加适量蜂蜜；也可用龙眼肉10克，红枣5个（去核），蒸鸡蛋1个，每日1次，对失眠有较好的疗效
04	心虚、多汗、失眠的新妈妈，用猪心1个切开，装入党参、当归各25克，同蒸熟，去药，吃猪心并喝汤，有良效
05	因高血压而导致失眠的新妈妈，用芭蕉根50克，猪瘦肉100克，同煮服用，能催眠入睡
06	神经衰弱的失眠患者，可取莴笋浆液1汤匙，溶于1杯水中。由于这种乳白汁液具有镇静安神功能，所以有一定的催眠疗效
07	临睡前吃一个苹果，或在床头柜上放上1个剥开皮或切开的柑橘，让失眠的新妈妈吸闻其芳香气味，可以镇静中枢神经，帮助入睡
08	洋葱适量捣烂，装入瓶内盖好，临睡前放在枕边嗅闻其气，一般在片刻之后便可入睡

营养与饮食

新妈妈分娩后的头几天，家人马上会开始给她们喝鸡汤、排骨汤，为了促进乳汁分泌，也为了使她们的身体尽快康复。但有专家认为，产后补充营养最好从第三周开始。

在产后的前两周里，新妈妈的内脏尚未回缩完全，疲劳感也未完全消失。此时，如果吃下太多养分高的食物，肠道是无法完全吸收的，反而会造成"虚不受补"的现象；原本吸收能力强、身体肥胖的新妈妈，立刻进补容易造成产后肥胖症；原本瘦弱的新妈妈会因无法吸收食物养分而发生腹泻，导致更瘦弱。另外，如果养分过多新妈妈无法吸收，又无力代谢，很可能会被体内的不正常的细胞吸收，产生异常现象，如子宫肌瘤、卵巢瘤、乳房纤维瘤或脑下垂体瘤等。

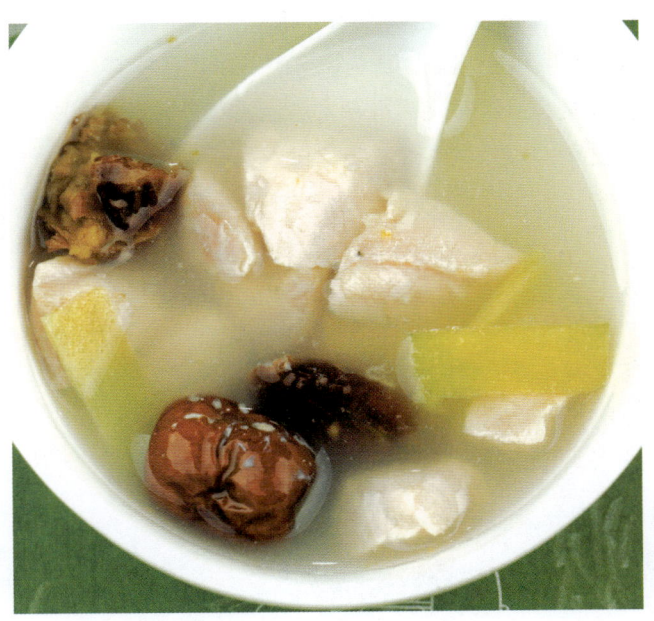

阶段性进补

月子期的饮食最重要的是阶段性进补。所谓阶段性进补，就是必须按照产后身体的恢复情况进补：第一周主要是代谢、排毒；第二周以收缩骨盆腔及子宫为主；第三周开始真正的滋养进补。产后两周内，身体疲劳和脏腑功能都没有恢复，这时摄入养分过多，身体无法吸收，易造成"虚不受补"的现象。

如果新妈妈原本身体的吸收力就很强，产后立刻进补容易造成产后肥胖症；而瘦弱的新妈妈因为无法吸收养分，容易拉肚子，身体会更加瘦弱；另外，过多的养分可能被新妈妈体内激素旺盛的不正常细胞吸收，产生子宫肌瘤、卵巢囊肿等问题。

饮食细则

产后需要热补，但注意是温和的热补，也即温补。温补最好选用小火烘焙的纯黑芝麻油。同时，月子期的女性最好别喝"一滴普通的水"，否则会造成身材无法恢复和内脏下垂。月嫂可以给月子期的女性做专门的"饮料"，将山楂和红糖加在一起熬好，平时当水喝即可。

坐月子进入第三周后，重点应放在补气补血，以及预防老化。此时恶露将尽，是进补的最佳时机，千万别在这时候松懈下来，仍要继续坚持下去，食物中不加盐或任何调味料，以免破坏体质更新的机会。第三、四周宜大补，以麻油鸡为主，目的是帮助体力调养，恢复元气。

坐月子期间，新妈妈每日的餐次应该比一般人多，以5～6次为宜。因为产后肠胃功能减弱，一次进食过多，反而会增加肠胃负担，不利于产后恢复。

月子期的女性大都喝鱼汤，其中以鲫鱼、黑鱼、鲶鱼、鲈鱼为好。处理鱼之前，可先在鱼身上抹一点儿盐，这样做出来的鱼没有腥味。

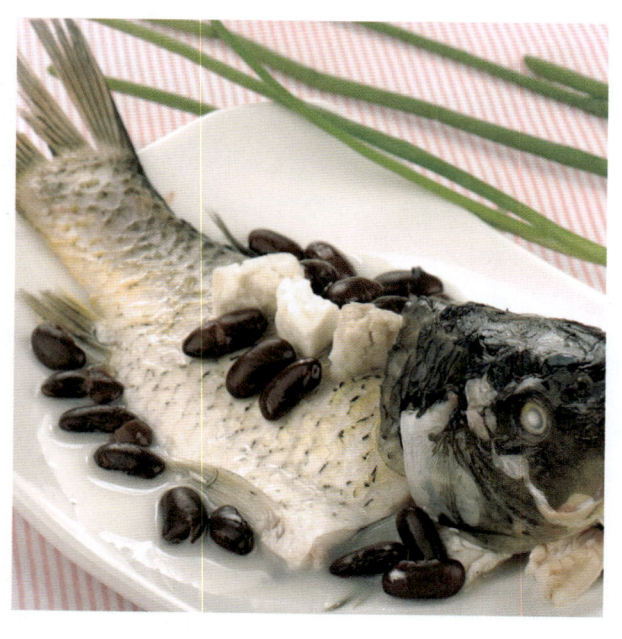

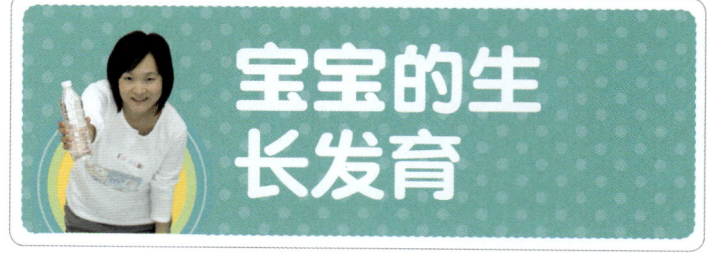

宝宝的生长发育

已经能够和你对视

这时候的宝宝已经会用眼睛看东西了，眼睛已经能和父母对视，在对视中，宝宝的眼神能流露出感情交流的喜悦。看到爸爸妈妈，脸上会洋溢着欢快的笑容。

总之，这时的宝宝会用眼睛在经意和不经意之间和爸爸妈妈对视了。

消化机能发育

刚出生的新生儿的粪便称为"胎便"，为墨绿色，没有臭味，十分黏稠，常常黏附在尿布上，不易洗净，它是由脱落的肠膜上皮细胞、咽下的羊水、胎毛和红细胞中血红蛋白所分解产物的胆绿素等构成的。在出生后2～3天排尽，转变为黄色的粪便。

母乳喂养的新生儿粪便通常为金黄色，软膏样，均匀一致，带有酸味。

牛乳喂养的新生儿粪便为淡黄色或土灰色，硬膏样，常混有灰白色的"奶瓣"，这是脂肪酸与钙、镁结合成的皂块，带有难闻的粪臭味。新生儿排便，一般每天1～2次，也可多至3～4次，甚至换下的每块尿布都沾有一点粪便，这是由于新生儿的神经系统发育尚未完善的缘故，不能看作消化功能不正常。

如果新生儿粪便量少，有深绿色的肠黏液，则为"饥饿粪"，是长期喂养不足的表现，应当给予足量的喂养，粪便即可转为正常。在宝宝出生的第三周，一般消化机能发育完成，出现新生儿特有的黄色粪便，这说明宝宝发育很正常。

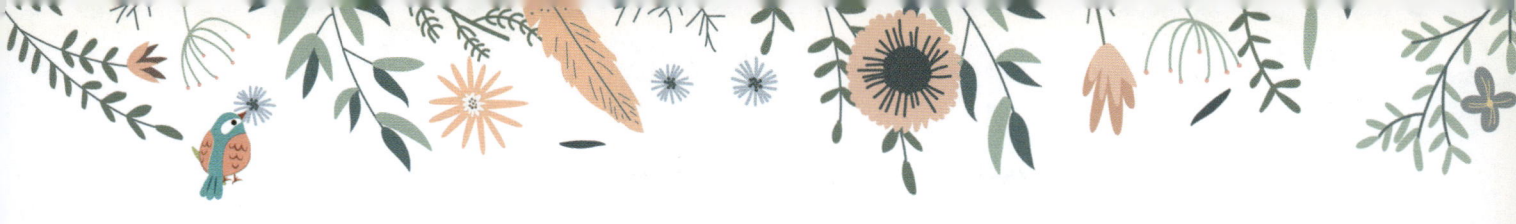

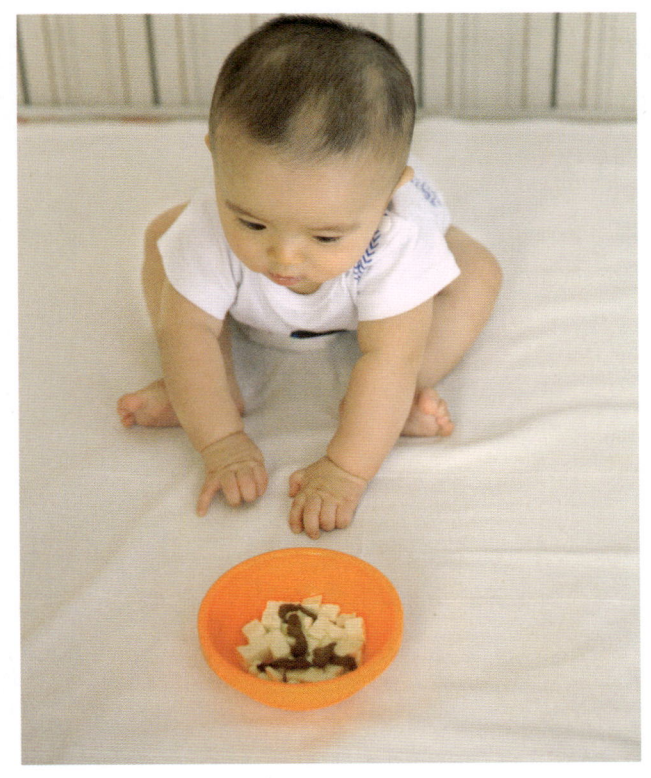

以家长不必担心，只要新生儿生长发育不受影响，偶尔吐一次奶也无关紧要。当然，如每次吃奶后必吐，那就要做进一步检查，以排除疾病而致的吐奶。

宝宝喜欢你给他做按摩

对于宝宝来说，轻柔的爱抚、细心的按摩，如同吃的食物和呼吸的氧气一样重要。通过按摩，宝宝从父母的微笑中感受到了体贴，从密切的身体接触中受到良性刺激，从而体会到安全、安宁和温暖，促进身体和心理的健康发育。

如何给宝宝做按摩

给新生儿按摩不仅是父母与宝宝情感沟通的桥梁，还有利于宝宝的健康，具有帮助宝宝加快新陈代谢、减轻肌肉紧张等功效。通过对宝宝皮肤的刺激，使身体产生更多的激素，促进对食物的消化、吸收和排泄，加快体重的增长。按摩活动了宝宝全身的肌肉，使肢体长得更健壮，身体更健康。按摩还能帮助宝宝睡眠，减少烦躁情绪。

为宝宝按摩的正确方法

为宝宝按摩，妈妈该如何准备？特别是为宝宝按摩的手法与成人按摩是有较大不同的。

首先，按摩力度一定要轻，以免伤害其幼嫩的血管和淋巴管，所以宝宝的按摩准确地说应该叫"抚摩"。

其次，给宝宝抚摩的方向也与成人迥异。为宝宝按摩时，按摩者的手要从宝宝的头抚摩到躯体，然后从躯体向外抚摩到四肢。这种按摩手法与一般的成人按摩正好相反。成人按摩是顺着体液回流的方向，有力地沿四肢向心脏移动。尽管宝宝的按摩是按照从上往下的方向进行的，但多数的按摩动作是抚摩或轻柔地捏。捏的时候要轻，以免伤害宝宝娇嫩的血管。捏一下，手指要滑动一下，然后再捏一下。

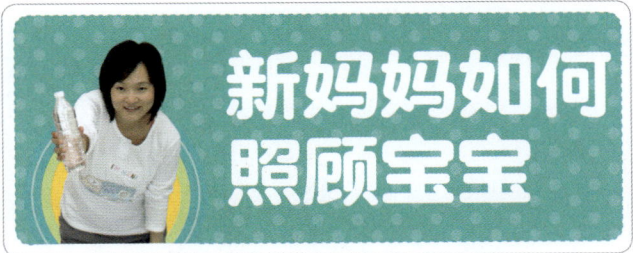

新生儿呕吐后如何喂奶

新生儿刚吃过奶后，不一会儿就似乎全吐出来了，这时有些家长可能怕新生儿挨饿，马上就再喂。遇到这样的情况应该怎么办？

遇到这种情况时要根据新生儿当时的状况而定：有些新生儿吐奶后一切正常，也很活泼，则可以试喂，如新生儿愿吃，那就让新生儿吃；而有些新生儿在吐奶后胃部不舒服，如马上再喂奶，新生儿可能不愿吃，这时最好不要勉强，应让新生儿胃部充分休息一下。一般情况下，吐出的奶远远少于吃进的奶，所

按摩时应把宝宝放在安全的地方。如果你觉得在地板上进行按摩不舒服，那么把宝宝放在床上或椅子上时一定要小心，不能让他滚下来。特别是当宝宝长到11～14周，自己会翻身时，妈妈更要当心。按摩之前应准备好一切用品，还要预先避免突发噪声，以保持宁静的氛围。

准备活动做好后，再为自己选择一个舒适的、能长时间保持的体位。跪姿，特别是跪坐在脚跟上，可能会损害膝盖韧带。如果开始是这个姿势，最好在帮宝宝翻身按摩背部时变换一下姿势。为使你的身体保持良好状态，记住按摩时身体弯曲要从臀部弯起，保持背部挺直。腰部弯曲、身体前倾很容易使人疲劳，还可能对背部造成损伤，特别是在腰弯向一侧，做捡毛巾等动作时。身体弯曲的同时扭腰很容易伤害背部。保持良好的姿势，对宝宝的按摩更加有利。

按摩时，把手的位置放好后，脊柱前倾，就可以轻松自如地控制按摩的手法了。这对宝宝和按摩者都有好处，因为采用这种姿势按摩，可以缓解按摩者局部肌肉的紧张。

为宝宝全身按摩的顺序

下面按次序进行的按摩，既适用几个月大的健康宝宝，也适用新生宝宝。需要牢记的是，为较小的宝宝做按摩时要更加精心。

01 小于6个星期的宝宝，一次按摩大概只需要10分钟

02 按摩时，用你的手轻轻抚摩宝宝的小脸、腹部和背，轻轻按摩宝宝臀部、大腿、小腿和胳膊的皮肤下面的肌肉

03 不要给新生的宝宝使用精油

04 每次按摩，都要先从宝宝的左侧开始。这一方面是遵循两极对立的原理，另一方面也顺应了东方的观念：身体一侧易于接收，而另一侧则强于排出

新生儿按摩好处多

促进生长

通过皮肤上的按摩刺激，可以增加迷走神经活动，使人体产生更多的激素及胰岛素，这有助于食物吸收，所以通过按摩可以促进宝宝生长。

解除烦躁

按摩可以增加抵抗力。当宝宝哭闹时，身体会产生压力激素，这时免疫力会下降。通过按摩可以让宝宝的压力激素降低，免疫力提升，放松情绪。

安抚情绪

按摩可以促进宝宝的EQ发展，所以妈妈可借抚触来稳定宝宝情绪。纽约一家医院实行每天拥抱及抚触新生儿的规定后，1岁以下新生儿的死亡率从30%降至10%。

如果宝宝出生3个月的时间内都没有被拥抱或抚摸，情绪会发展为容易暴躁。

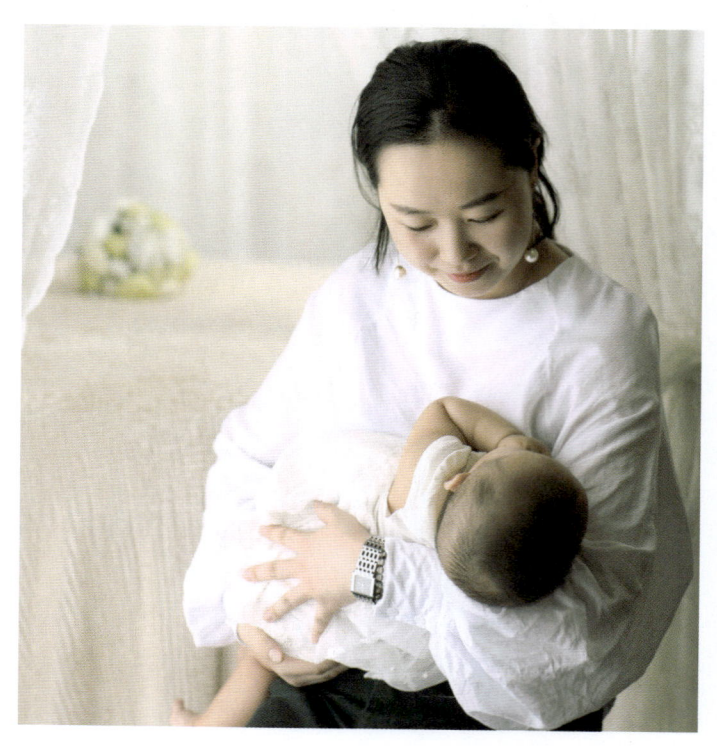

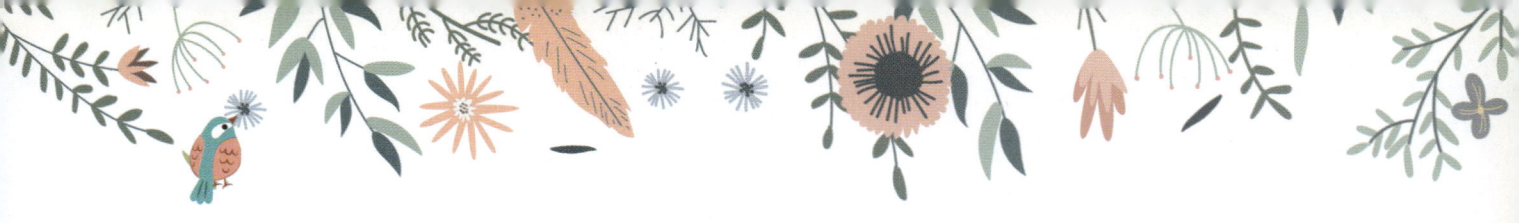

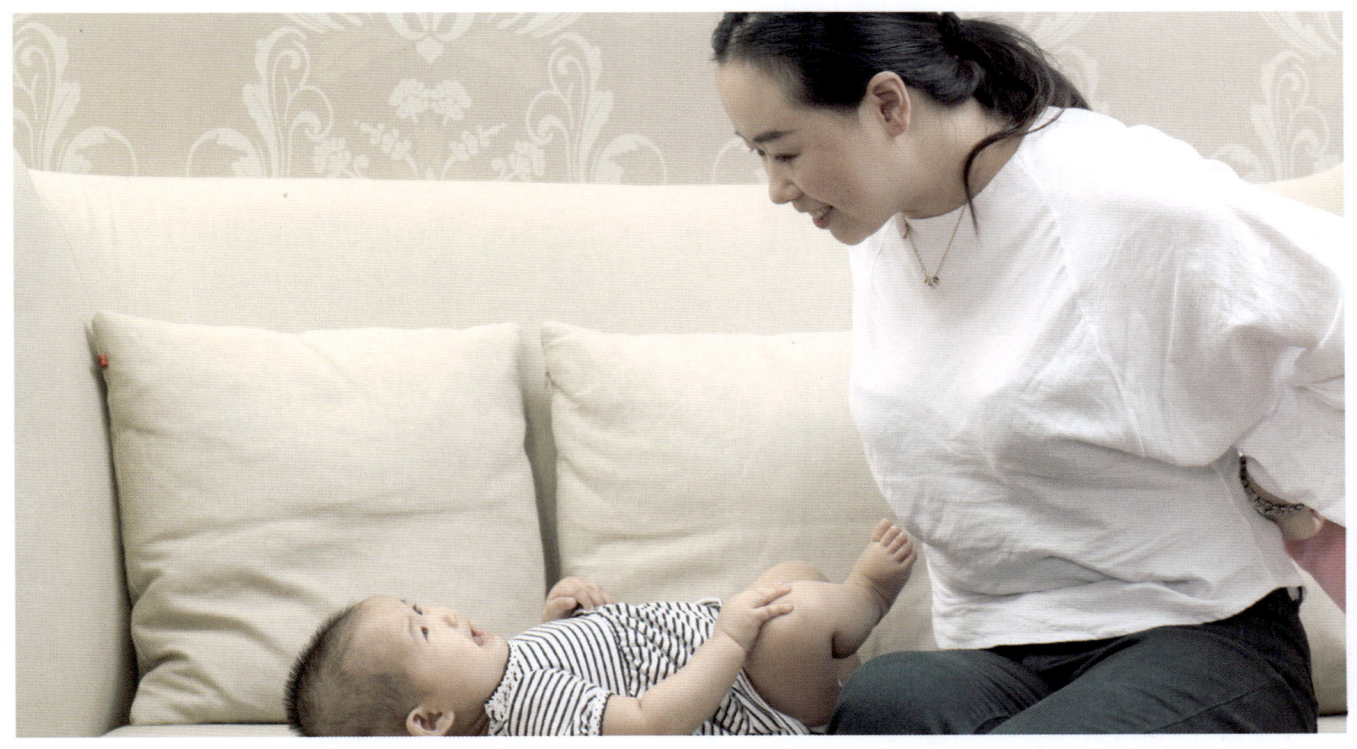

减轻疼痛

按摩可以让疼痛减轻，这从宝宝的反应就可观察出。一个哭闹不休、身体不舒服的宝宝，借着按摩可以让他安静下来。例如胸部按摩可以使呼吸顺畅，腹部按摩可以消除胀气。

安然入睡

调查显示，接受按摩的新生儿大部分能安然入睡，也比较少哭闹，不安情绪大幅降低。

增进亲子感情

按摩可以让宝宝感受到妈妈的爱心与耐心，在充满爱的呵护下，宝宝会觉得被重视，也能增加宝宝以后的自信心。

由于妈妈按摩时一定会注视着新生儿，宝宝会感受到妈妈眼光中的母爱，母亲也可借此观察宝宝视觉移动的反应是否正常。

可以观察宝宝的身体状况

按摩时宝宝身体多半是光溜溜的，所以建议妈妈在按摩时，可以顺便观察宝宝的身体状况。

看看宝宝的身体两边有无对称，移动宝宝时，他的反应如何，或者头部有无斜颈，双手是否一样在摆动，最好在按摩的同时和宝宝说话，不但能增加亲子间的互动，还能观察到宝宝的反应，及是否有听力问题。

让宝宝熟悉身体各部位的名称

妈妈在帮宝宝按摩时，可以边按摩边说出身体各部位的名称，例如：这是小手手、这是小脚脚等，让宝宝渐渐熟悉这些部位。

腹部按摩减轻吐奶

吐奶是新生儿常见的胃肠道症状，由于新生儿胃容量小，胃肠蠕动差，易发生胃食管反流。对于吐奶，最简便易行的治疗方法是腹部按摩。一般为每隔4～6小时1次，夜间可延长至

6小时以上。每次按摩均在喂奶后半小时进行，以肚脐为中心，手指并拢，顺时针运行，同时给予腹部一定压力，速度适中，每次按摩时间5~10分钟。吐奶减轻后，按摩次数减至每日2~3次，直至吐奶现象消失。

腹部按摩可通过刺激神经系统促进胃泌素分泌，增加胃肠蠕动；同时使胰岛素水平升高，促进糖脂等物质代谢，改善消化吸收功能。

抱宝宝时的注意事项

不要摇晃宝宝

宝宝哭闹、睡觉或醒来的时候，妈妈都会习惯性地抱着宝宝摇摇，以为这样是宝宝最想要的。但是，你很难掌握摇晃的力度，如果力度过大，很可能给宝宝头部、眼球等部位带来伤害，而且你也会感到手臂特别酸疼。

时常观察宝宝

抱宝宝时，要经常留意他的手、脚以及背部姿势是否自然、舒适，避免宝宝的手、脚被折到、压到，背部脊椎向后翻倒等，这会给宝宝造成伤害。

端正抱宝宝的态度

妈妈在抱宝宝时，最好能建立起"经常抱，抱不长"的态度。

也就是说，经常抱抱宝宝，每次抱3~5分钟即可，让宝宝感受到你对他的关爱，使他很有安全感。

千万不要一抱就抱很久，甚至睡着了还抱在身上，这样会养成宝宝不抱就哭的不良习惯，也会给你在今后的养育过程中增添不少困扰。

预防肠绞痛和鹅口疮

肠绞痛

新生儿夜间啼哭常令初为人父母者手足无措、心神不宁。由于新生儿不会讲话，对于身体的不适，只会以啼哭作为表达方式。

而宝宝夜啼，除了肚子饿、尿布湿、对气温冷热的不适应外，最常见的原因就是"肠绞痛"所引起。

虽然名为"肠绞痛"，实际上并没有什么特别的问题存在。严格来说，它并不是一个病名，而是一种"征候群"，它是由许多因素不协调所引起，常发生在三个月以内的新生儿，不过约有10%的小新生儿发病期会延长至4~5个月以上。新生儿长大之后，随着神经生理发育的逐渐成熟，肠绞痛的情形自然就会逐渐改善。

症　状

新生儿肠绞痛的特点为间歇性的哭闹，这种情形与肠套叠很类似。不同的是，肠绞痛的新生儿，不会呕吐也不会解出含有血丝的黏液便。

肠绞痛常见的症状是突发性尖叫，有时会呈现声嘶力竭的大哭，甚至哭到脸红脖子粗。有些新生儿还会有头部摇

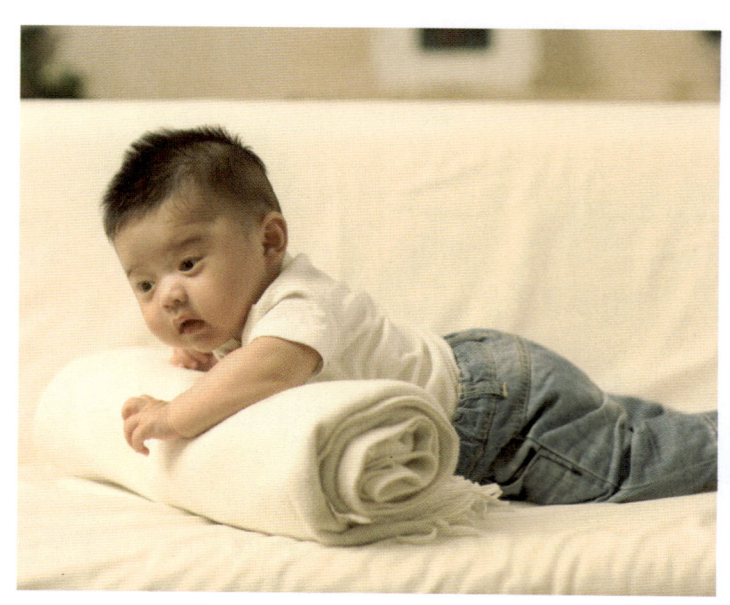

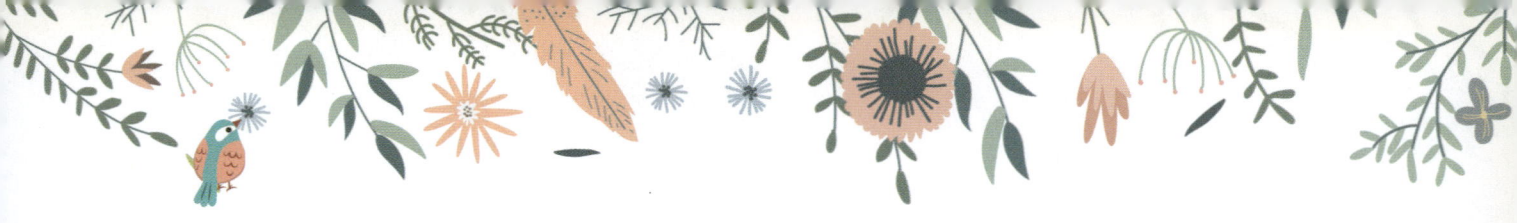

晃、全身拱直、呼吸略显急促的现象；同时腹部往往会有些鼓胀，两手掌会握拳，两脚则会伸直或弯曲，四肢末端则常会呈现冰冷。

上述这些表现可以持续数十分钟至数小时之久，无论如何摇、抱、哄，往往都不太有用，直到小孩筋疲力尽方才罢休。有时在排便或放屁后会稍有改善。此种病症在任何时间都可能发生，不过最常发生在黄昏或傍晚，每天几乎都发生在某一固定的时段。

此病的发生原因仍然不明，可能与便秘、胀气、腹泻或牛奶过敏等有关。新生儿肚子太饿或太饱，也常会引起新生儿哭闹，此时，因为吸入更多的空气，更容易造成腹胀。有些牛奶过敏的小孩，不一定会拉肚子，但却以肠绞痛来表现。另外，心理因素如焦虑、紧张或愤怒时也会引起新生儿腹痛或呕吐，因此情绪不稳的新生儿较容易得此症。此外，此症也和个人体质有关，一样是胀气或绞痛，有些小新生儿反应就比较激烈。

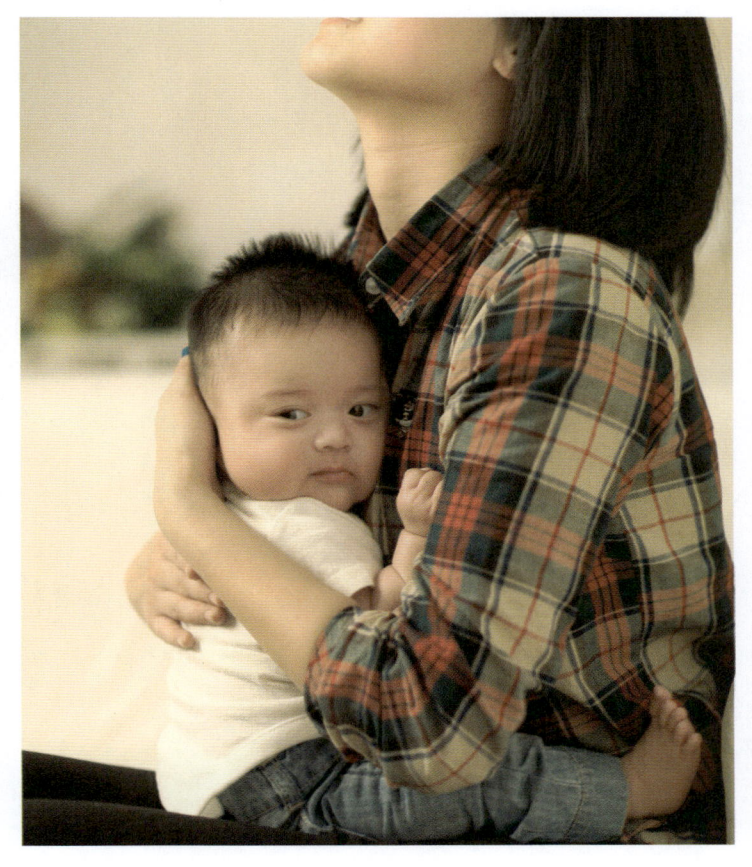

缓解方法

当新生儿因肠绞痛发作而哭闹不安时，可将新生儿抱直，或让其俯卧在热水袋上，以缓解疼痛的症状。在肚子上涂抹薄荷等挥发物可促进肠子排气，或给予通便灌肠，有时也会有效。若是仍无法改善，或连续几个晚上都会发作，就必须找医生做详细检查。预防方面，可以改善喂食技巧，每次喂奶后要注意轻拍排气，并给予新生儿稳定的情绪环境，这些都可以减少肠绞痛发作的频率。若尝试了各种方法均无效的话，可以改喂低过敏的新生儿奶粉，有时也可以得到良好的效果。

此外，在诊断新生儿肠绞痛前，必须先排除肠胃其他病态性的疾病，如胃食道逆流、幽门阻塞、先天性巨结肠症等。如果确定没有任何病理性因素存在，那么家长们就需耐心对待自己的宝宝，陪宝宝度过3个月的"阵痛期"。

鹅口疮

第三周时，很多新手父母们都会在心里暗暗舒口气：最手忙脚乱的时间过去了。不过要提醒大家的是，假如卫生工作不够到位，宝宝可能会患"鹅口疮"。

症　状

宝宝的口里出现白颜色的东西，看起来有点像奶块，开始是一小片一小片，慢慢地融合成一大片。一般的奶块很容易擦掉，但是鹅口疮则不易擦掉。有的父母会用手强制抠掉，被剥落的部位会出血，没有多久，你会发现在原来的部位又出现了新的白片。

一般情况下，宝宝出现鹅口疮，不痛、不影响吃奶，也不会出现其他症状；但是如果鹅口疮特别严重，整个口里都被覆盖住，这个时候宝宝可能会出现呕吐、吞咽困难、声音嘶哑或呼吸困难等症状。

预防黄疸

正常的生理性新生儿黄疸一般在出生后的3～5天出现，到10天左右就基本消退，最晚不会超过3周。大部分的新生儿黄疸都会在第二周消退。

假如在第二周，父母发现宝宝依然出现比较明显的黄疸，这个时候就需要多留心，及时区分生理性黄疸与病理性黄疸，对宝宝的后续治疗大有帮助。

生理性黄疸

症　状

黄疸色不深，妈妈会发现宝宝的食欲依然很好，精神也不错，没有过多的吵闹现象。在7～10天的时候就会自然消退。

缓解方法

生理性黄疸通常是由于新生儿的肝脏功能不成熟而造成的。随着新生儿肝脏处理胆红素的能力加强，黄疸会自然消退，所以生理性的黄疸，家长一般不需要额外的护理，在宝宝黄疸期间可以适量多喂温开水或葡萄糖水利尿。

病理性黄疸

症　状

宝宝出现黄疸时间过早，或者症状过重、延续时间长，这个时候就要怀疑是病理性的黄疸。

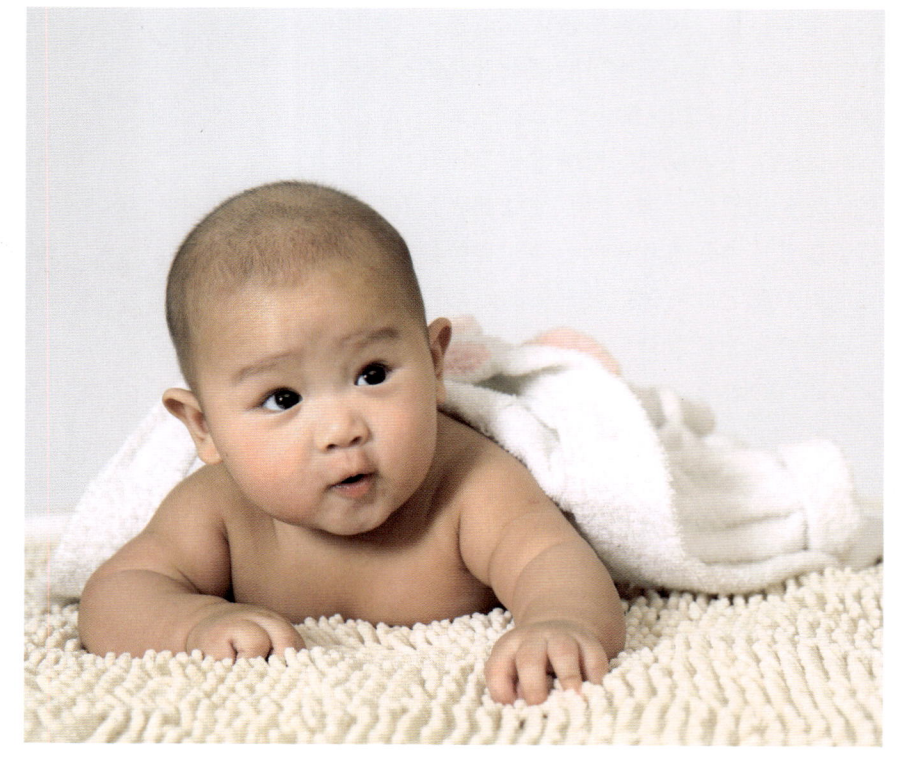

在新生儿出生后24小时内黄疸就非常明显。

黄疸遍及全身，为橘黄色，且在短时间内明显加深；黄疸减轻消退后又加重或重新出现。

黄疸出现后2～3周仍不减轻甚至更明显；宝宝的大便颜色淡或呈白色，尿呈深黄色。

黄疸同时伴随有发热、拒奶、精神不好、嗜睡、两眼呆滞等症状。

缓解方法

严重的病理性黄疸可并发脑核性黄疸，通常称"核黄疸"，造成神经系统损害，导致儿童智力低下等严重后遗症，甚至死亡。

父母需要仔细观察宝宝的黄疸变化，当出现特殊情况时，应及时送往医院，请求医生的帮助。

新生儿睡觉不需要枕头

一般情况下，小新生儿不需要用枕头，因为他们的脑后与背部基本在同一水平，用枕头反而使头处于后仰状态，感觉不舒服。宝宝6个月以后可以用很薄的枕头。如果宝宝冬天穿得很厚，也可以在6个月前用枕头，这没有一定之规。

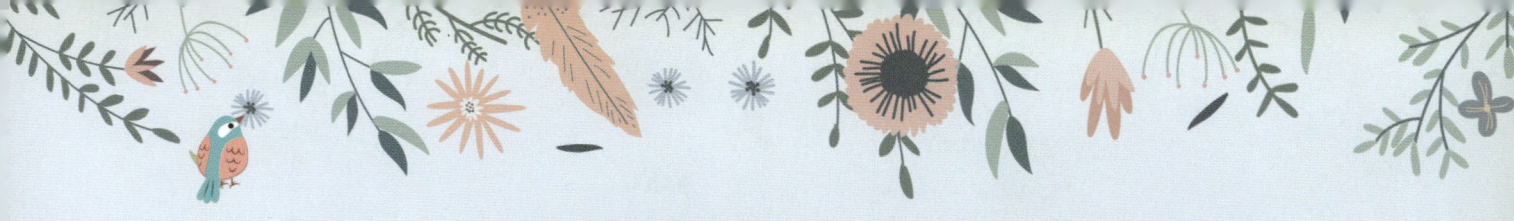

第十一章

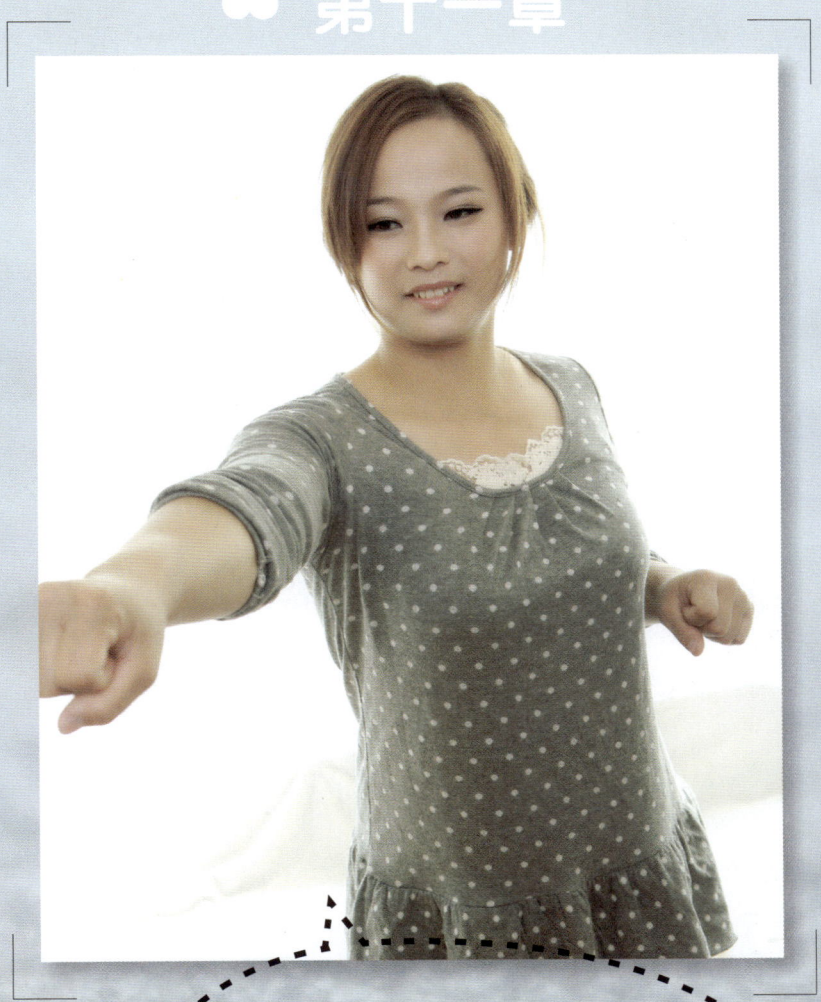

月子第四周

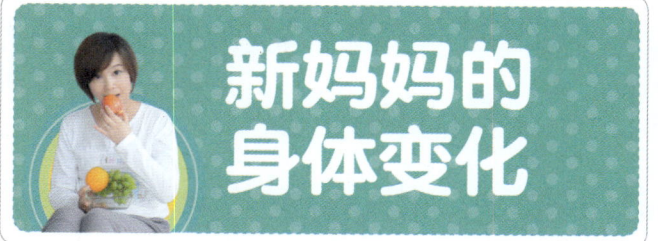

新妈妈的身体变化

母乳分泌的奥秘

乳汁分泌有什么奥妙吗？在分娩后，位于大脑颅底部的垂体前叶就开始分泌一种叫泌乳素的激素，这种激素能刺激乳腺合成脂肪、乳糖和蛋白质，使乳腺分泌乳汁。当新生儿吸吮乳头时，感觉冲动迅速将信息传导到垂体前叶，促其分泌泌乳素。泌乳素经血液到达乳房，使泌乳细胞分泌乳汁，这个过程称为"泌乳反射"。新生儿吸吮得越早，母亲泌乳就越早；新生儿多吸，母亲就多分泌；新生儿少吸，母亲就少分泌；新生儿停止吸吮，母亲就停止分泌乳汁。

乳汁的分泌仅仅靠新生儿的吸吮是不够的，还必须有"喷乳反射"的帮助。新生儿吸吮时对乳头的刺激，通过感觉神经传达到大脑，反射性地引起垂体后叶产生催产素。催产素随血液到达乳房，使腺细胞和腺管周围的肌细胞收缩，将腺泡内的乳汁压向乳导管，到达乳窦。当新生儿吸吮乳头，双唇压迫乳晕下面的乳窦时，很容易将乳汁吸出。此时如新生儿突然松口，乳汁就像喷泉一样从乳头喷射而出。这就是"喷乳反射"。

由此可知，乳汁的产生包括了"泌乳反射"和"喷乳反射"两个过程。若哺乳时仅有"泌乳反射"是不能获得足够的乳汁的，还必须有"喷乳反射"的帮助，一旦这个反射停止，乳汁排不出，新生儿吃奶就有困难，这时妈妈常常误认为自己的乳汁量不够。保证泌乳和喷乳反射成功的关键在于妈妈应掌握正确的喂养方法及姿势，新生儿必须将乳头和大部分乳晕同时含入口中，才能有效地挤压乳窦，刺激泌乳和喷乳。这样才能达到"事半功倍"的效果。

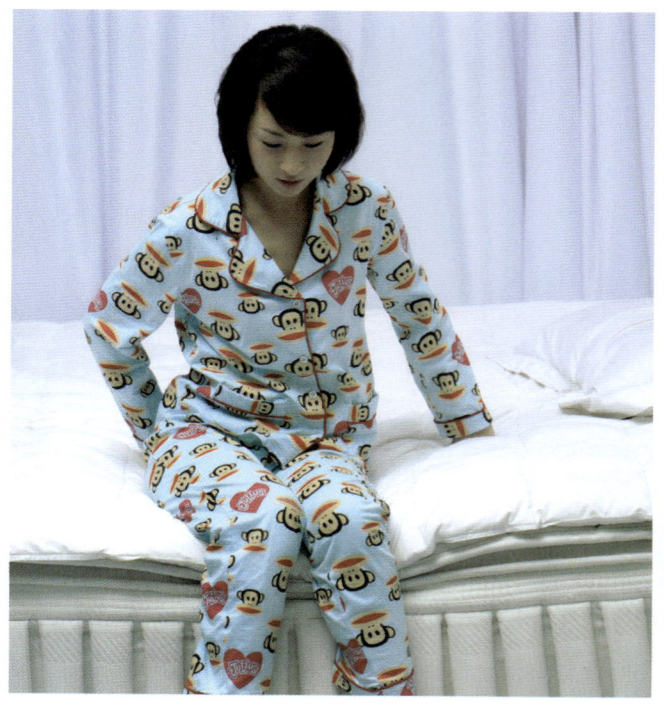

剖宫产的疤痕

起初疤痕会有轻微的鼓起、肿胀，颜色也比正常的肤色深，但是术后6周之内，疤痕会明显收缩。剖宫产的手术切口只有10.2～15.2厘米长，0.32厘米宽。随着切口部位逐渐愈合，疤痕的颜色会逐渐接近你的肤色，而且会缩窄至0.2厘米宽。

剖宫产疤痕通常在腹部下方较低的位置，这一部位的疤痕最终会被你的阴毛遮挡，多半在你的内裤或腰带的下方。愈合过程中，伤口可能会感到痒。

剖宫产产后恶露

如果产后恶露仍淋漓不净，属于恶露不净，肯定有病理因素存在。常见的原因有子宫腔感染，子宫腔内有妊娠产物，如胎盘、蜕膜、胎膜等组织遗留，子宫复旧不良，最严重的并发症是绒毛膜癌。这些都是不可忽视的病理现象。因而，如遇到产后恶露持续不净，应及时去医院检查治疗。

如果在1个月后，恶露不净，同时伴有臭秽气味或腐臭气味，或伴有腹痛、发热，也可能是子宫、附件（输卵管、卵巢）、阴道有感染。

如果排出恶露量逐日增多，颜色逐日变红变深，或出现淤块，或有子宫出血、阴道创伤，或有感染发生等情况，都属于异常现象，应及时引起注意，并到医院检查治疗。

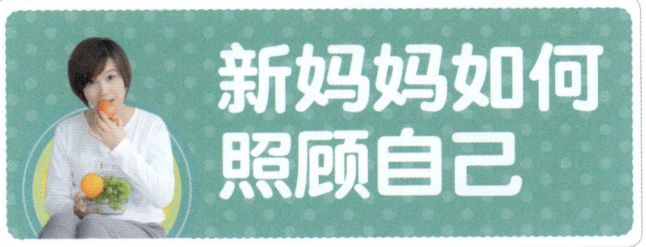

母乳的分泌

许多年轻妈妈在体验了初为人母的欣喜和辛劳的同时，也深知母乳喂养对宝宝身心发育的重要，非常渴望能成功地给自己的宝宝进行母乳喂养。但也常常感到奶水不多，很担心自己不能喂饱宝宝。

实际上，几乎每位妈妈都有能力哺喂自己的宝宝。至于乳汁分泌的多少，受许多因素影响，怎样判断你的乳汁是否充足呢？

首先，乳汁充足的妈妈会自我感觉乳房胀满、坚硬，甚至有些疼痛，而且常常会发生溢乳现象，即宝宝吃一侧乳房时，另一侧乳房就会同时有乳汁不断流出。

一般情况下，如果奶量充足的话，宝宝在喂奶的最初5分钟就能吃个半饱，吃饱后就安静地入睡或不哭不闹地玩。宝宝的日常行为良好，体重每月增长500～1000克，或至少每周增加125克。

我们还可以观察一下他的小便，在不添加辅食的情况下，每日小便应在6次以上，大便每日2～3次，色黄质软。

如果奶量不足，宝宝吃奶时费力，边吃边哭闹，或入睡后不久又哭闹起来。另外还可以发现他的大便次数及量减少，色绿，体重不增加。

如果确实奶量分泌不足，首先应该检查喂养的方式是否有问题，如宝宝吸吮乳头的姿势是否正确，一定要让宝宝的小嘴将大部分乳晕含入口中，才能有效地刺激妈妈的泌乳和喷乳反射。

另外，喂空一侧乳房再换另一侧乳房，让宝宝吃到妈妈的全部乳汁。

克服自己因奶少或其他原因引起的焦虑、紧张和不适等情感障碍，坚定母乳喂养的信心，不要轻易放弃母乳喂养，坚持多让宝宝吸吮。同时要注意营养和水分的补充，充分休息，不要疲劳过度。如奶量不足必须混合喂养，也应先喂母乳，不足部分再补充牛乳，尽量不使用普通的奶瓶和奶嘴，可用辅助喂奶器，这样在混合喂养中就避免了宝宝的乳头错觉，进一步保证了母乳喂养的成功。

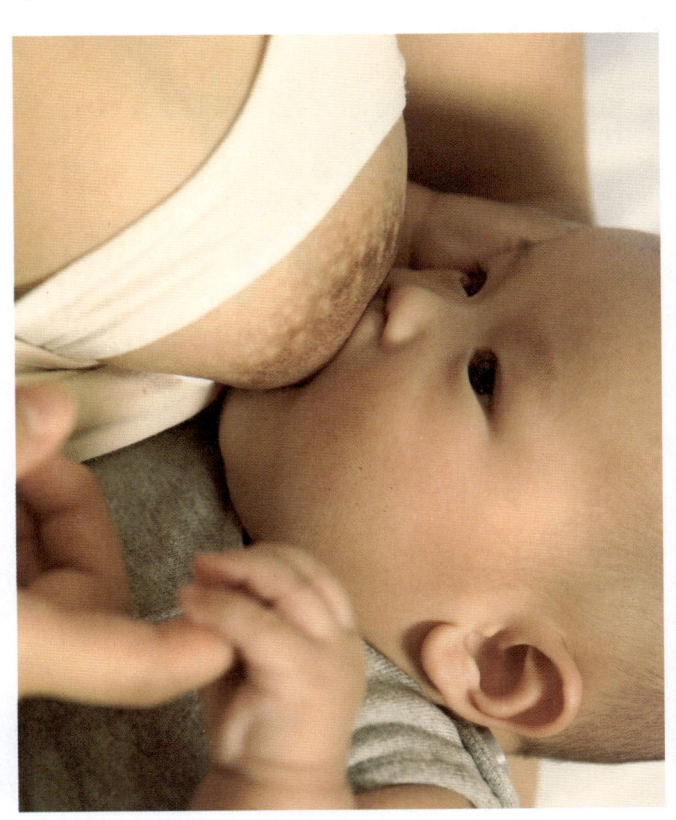

促进乳汁分泌

有不少母亲看了育儿书籍，通过孕妇班的培训和媒体的宣传知道母乳喂养好，也想自己哺喂宝宝，可就是奶不够吃，那么该怎么办？

01 要坚定不移地相信每个母亲都有足够的乳汁供给自己的宝宝，放松紧张的情绪，减少焦虑是你走向母乳喂养成功的重要一步

02 家庭其他成员要注意对乳母的支持，让她能获得足够的营养和良好的休息。乳母的每日膳食总热量至少要增加8 753～14 004千焦。应注意蛋白质的补充，一般应比平时增加25克。增加饮食也必须遵循平衡膳食的原则，谷类、蔬菜、水果类、肉蛋奶类、糖和脂肪类缺一不可，而且应遵循科学的比例关系。每日进食米、面450～600克，蛋50～100克，肉类100～150克，豆制品100克，牛奶225克，蔬菜400克（其中绿叶蔬菜200克），糖、油适量。乳母可适量多饮水，多喝汤。但汤太油时会导致新生儿腹泻，可将汤冷却去掉浮油后再食用

03 就技巧而言，母乳不充足时最重要的是增加小儿的吸吮次数、时间和强度。尤其要保证每次吸吮时，能将乳头和乳晕的大部分同时含入新生儿口中。这种正确的吸吮姿势能提高吸吮的有效性，还能使更多的感觉刺激到达乳母大脑，促进乳汁分泌和排出

营养饮食

母乳是新生儿最好的天然食品，母乳的数量和质量是由母亲提供的。当母亲哺乳的信心不足、情绪不佳、休息不好时都会影响乳汁的分泌；而另一个很重要的方面就是母亲自身的营养。

新妈妈的膳食要提供母婴二人的营养，因此新妈妈要比平时多摄取8 753～14 004千焦热能，这多出的部分是为新生儿提供的。许多有关营养的书籍都会教你如何提供平衡膳食。简单地说就是五谷杂粮、蔬菜水果、肉蛋奶、油、糖一样也不能少，而且在搭配数量上存在由多至少的比例。

当新妈妈体质较差，分娩时出血较多，导致贫血而母乳不多时，不妨多食富含营养的流质饮食，如：撇去浮油的鸡汤、鲜鱼汤、猪蹄汤等，还可以在汤中加些花生、桂圆。

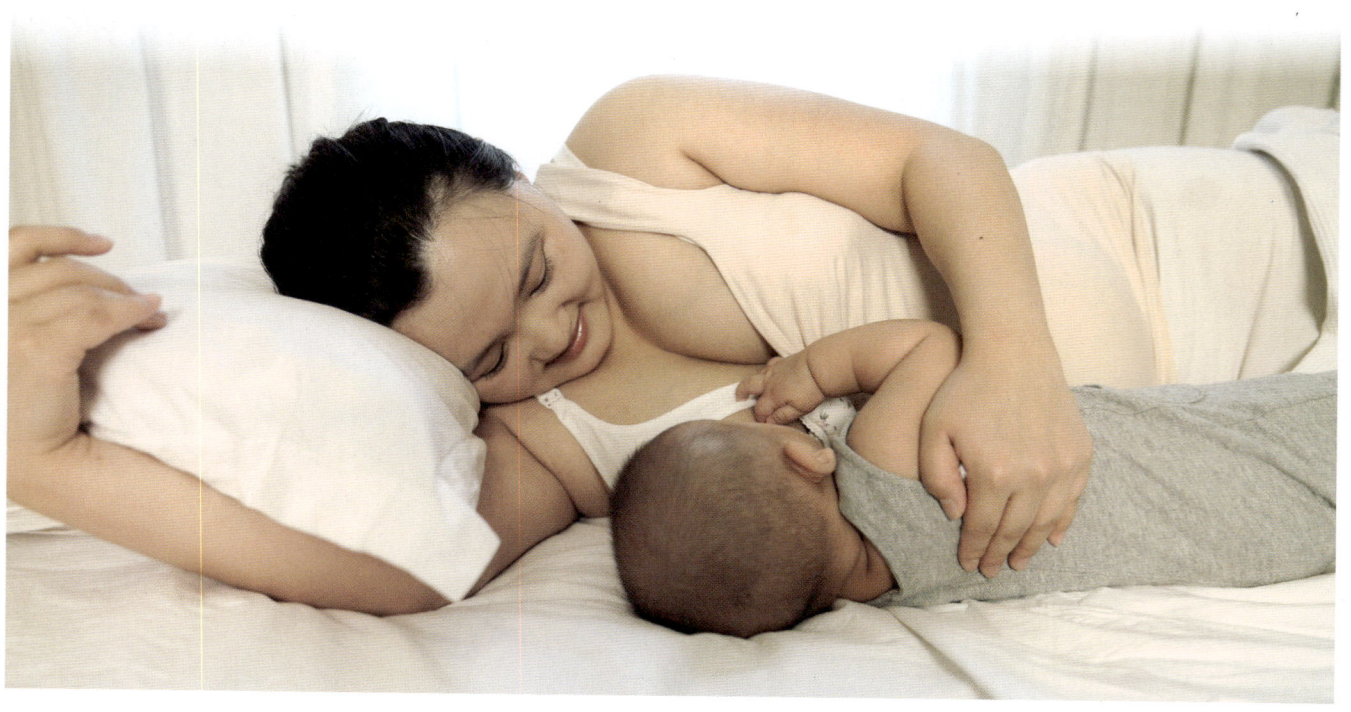

鸡汤应大火煮开后小火炖，最后煮好的汤清似白开水而不是混浊的白汤。这种汤用来蒸鸡蛋糕也格外嫩滑、鲜美。鲫鱼汤应选500克的活鲫鱼一条，洗净去鳞，煮半熟；加黄酒25克，煮熟后连汤带鱼一并服下。如果你不愿加黄酒亦可加通草10克，每日服一次，催奶效果亦佳。民间验方或食疗方很多，除了喝汤，在南方常用米酒煮鸡蛋来下奶，效果也很好。总之，只要注意休息、营养，注意调适心情，注意勤让宝宝吸吮和采用正确的姿势，不要轻易地添加其他代乳品，很快你就会有充足的乳汁哺喂自己的宝宝。

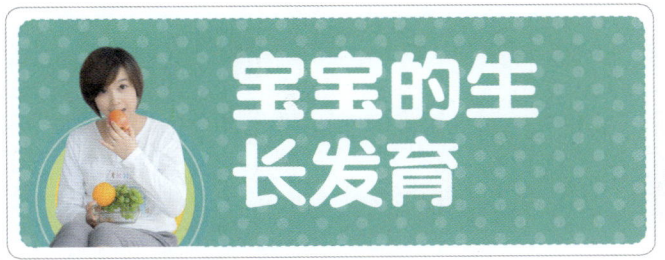

宝宝的生长发育

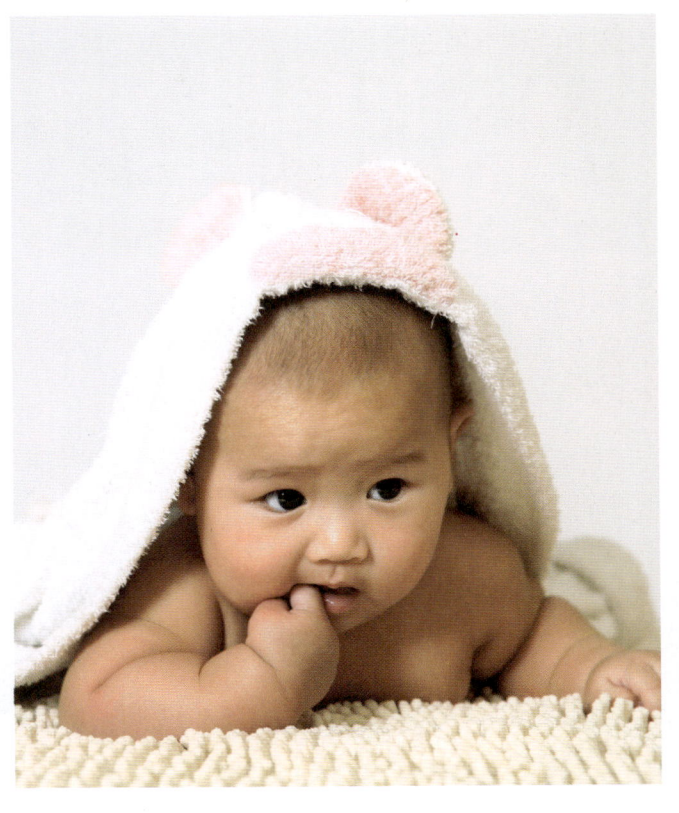

睡眠、吃奶有规律了

现在宝宝已初步形成了自己的睡眠、吃奶和排便规律及习惯，有的宝宝夜里已能睡4～6个小时的长觉，但宝宝之间的差异很大，有的宝宝夜里还需要妈妈喂2～3次奶。

特别是母乳喂养的宝宝，吃奶间隔时间短，因为母乳比较好消化，所以吃母乳的宝宝大便次数也比喝牛奶的宝宝多，需要妈妈更多的照料。

能辨别妈妈的声音和气味

这时的宝宝已能辨别妈妈的声音和气味，即使妈妈不在眼前，只要听到妈妈的声音，宝宝就会表现出兴奋的样子，如果宝宝正因寂寞无聊而啼哭，听到妈妈的声音，宝宝也会很快安静下来。

如果你给宝宝做过胎教，现在试试看给他（她）播放胎儿时期常听的音乐或故事，宝宝很可能会有明显反应呢。

身型有了明显的变化

与前几周相比，宝宝已经有了明显的进步，看起来更加招人喜爱了。满月宝宝的体重，男孩平均为4.9千克，女孩平均为4.6千克；满月宝宝的身长，男孩平均为56.6厘米，女孩平均为55.6厘米。

新陈代谢有规律了很多

大便1日3次，小便15次。

动作活动逐渐协调

现在宝宝的颈部力量已有所加强，可以趴在床上或大人的胸前，以腹部为支撑，把头稍稍抬起一会儿，而且还能左右转动他的小脑袋。如果你把宝宝抱起来，或靠坐在你的身上，宝宝的头已可以直立片刻，但时间不要长，以免宝宝疲劳。宝宝胳膊和腿的动作也协调了一些，说明他控制肌肉的能力有所加强。

新妈妈如何照顾宝宝

掌握好宝宝的食量

最重要的是不要使宝宝吃过量，以免加重各种器官的负担。

一般的标准，出生时体重为3~3.5千克的宝宝，在1~2个月期间，每天以吃600~800毫升的牛奶为宜，每天分7次吃，每次100~200毫升，如果吃6次，每次吃140毫升。

对于食量过大的宝宝，每次最好也不要超过150毫升，否则会加重肾脏、消化器官的负担。

如果宝宝吃完150毫升后好像还没有吃饱并啼哭，可让宝宝喝30毫升的白开水，可适量加一些白糖。用奶粉冲调牛奶时不要再加糖，否则会使宝宝过胖。牛奶喂养的宝宝如果每天大便3~4次，只要精神好，也不用担心。

宝宝1个月后，就要注意预防佝偻病的发生，除了常抱新生儿到室外晒太阳外，应每天给宝宝加适量维生素D，即浓缩鱼肝油滴剂。从每天1滴开始逐渐增加。

如何抱宝宝

其实很多人在喂养宝宝和逗宝宝玩的时候都没有掌握正确的抱宝宝的姿势。怎样抱宝宝才正确呢？

抱宝宝的时候一定要注意托住宝宝的颈部和腰

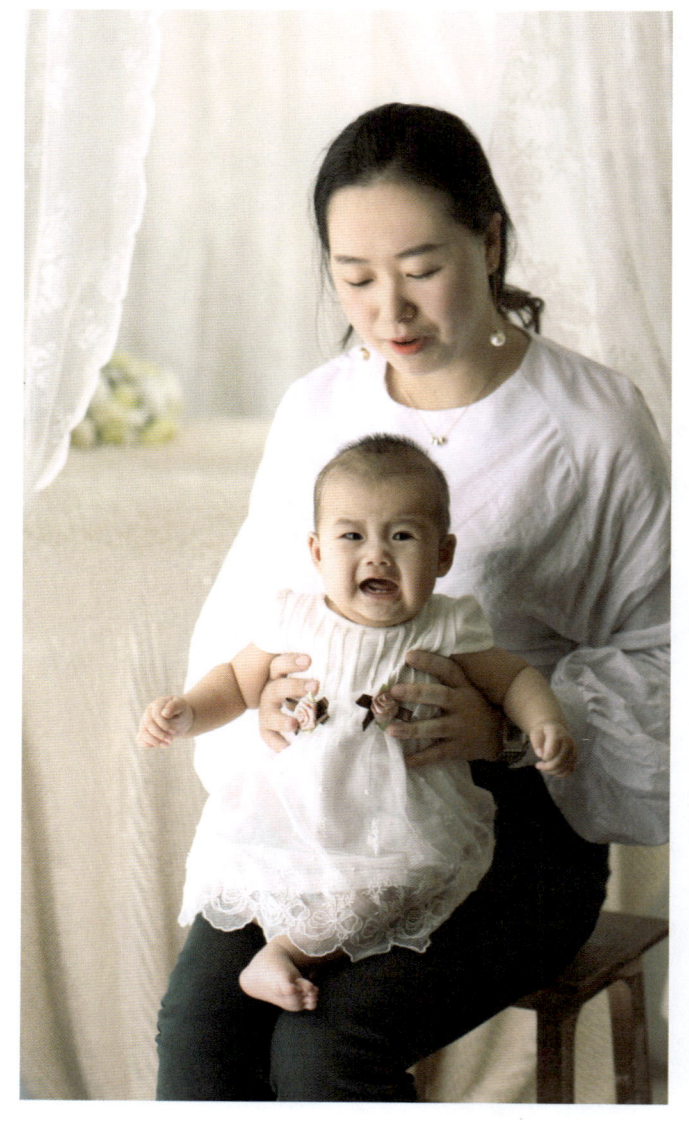

臀部，可以多走动，边走边轻轻摇晃。注意千万不能摇晃得太猛、太快、幅度太大，以免发生意外。

抱宝宝的姿势要遵循新生儿肌肉的发育规律。否则，不但宝宝、大人都不舒服，甚至还会发生意外。出生不久的宝宝，头大身子小，颈部肌肉发育不成熟，不足以支撑起头部的重量。如果竖着抱宝宝，他的脑袋就会摇摇晃晃；而且宝宝的臂膀很短小，无法扶在妈妈的肩上取得平衡。

每天给宝宝洗澡

每天给新生儿洗澡是有益的，季节不同每天洗澡的次数也不同。夏天可以洗2～3次，冬天可在中午最暖和时洗1次。新生儿有个干净的身体，夜间会睡得安稳。另外，在每次大便后，一定要给他洗洗小屁股。此时仍要注意保暖和预防感染。

如何陪宝宝游戏

日常生活中，让宝宝经常看到母亲的身影和听到母亲的声音。在小床边挂2～3个色彩艳丽、可动、会响的玩具，可促进新生儿的视觉、听觉发育。

在宝宝俯卧的时候，将一个彩色的玩具向上拉过他的视野，让他的眼睛和头部追随着运动。

不要给宝宝剃满月头

宝宝刚满月，妈妈就急着给他剃胎发、刮眉毛，因为听老人说，这样做可使宝宝将来的头发和眉毛长得又黑又密。一般情况下，新生儿在出生3～6个月后，眉毛会自行脱落更换。

由此看来，给那么小的宝宝剃胎毛，刮眉毛，就变成了自找麻烦。

中医认为"发为血之余"，只要身体健康，头发就能长得好，所以根本无须担心健康宝宝以后的头发长不好。

另外，刚满月的宝宝皮肤薄而嫩，表皮的角质层发育不完全，加上剃头和刮眉毛时新生儿不知配合，很容易损伤皮肤，使细菌乘虚而入，从而感染上皮肤病，甚至会引起毛囊炎，影响头发和眉毛和生长。

坚持太阳浴和空气浴

户外空气新鲜，含氧量多，能促进新陈代谢，日光中的紫外线直射皮肤可使人体自制维生素D，红外线可促进血液循环，这都对新生儿生长发育有利。冷空气刺激皮肤黏膜，能增强新生儿抗御寒冷的能力。所以从出生两周后即可在风和日丽的天气抱新生儿去户外活动片刻，渐增时间和次数，2～3个月时每日上、下午各在户外活动半小时～1小时。

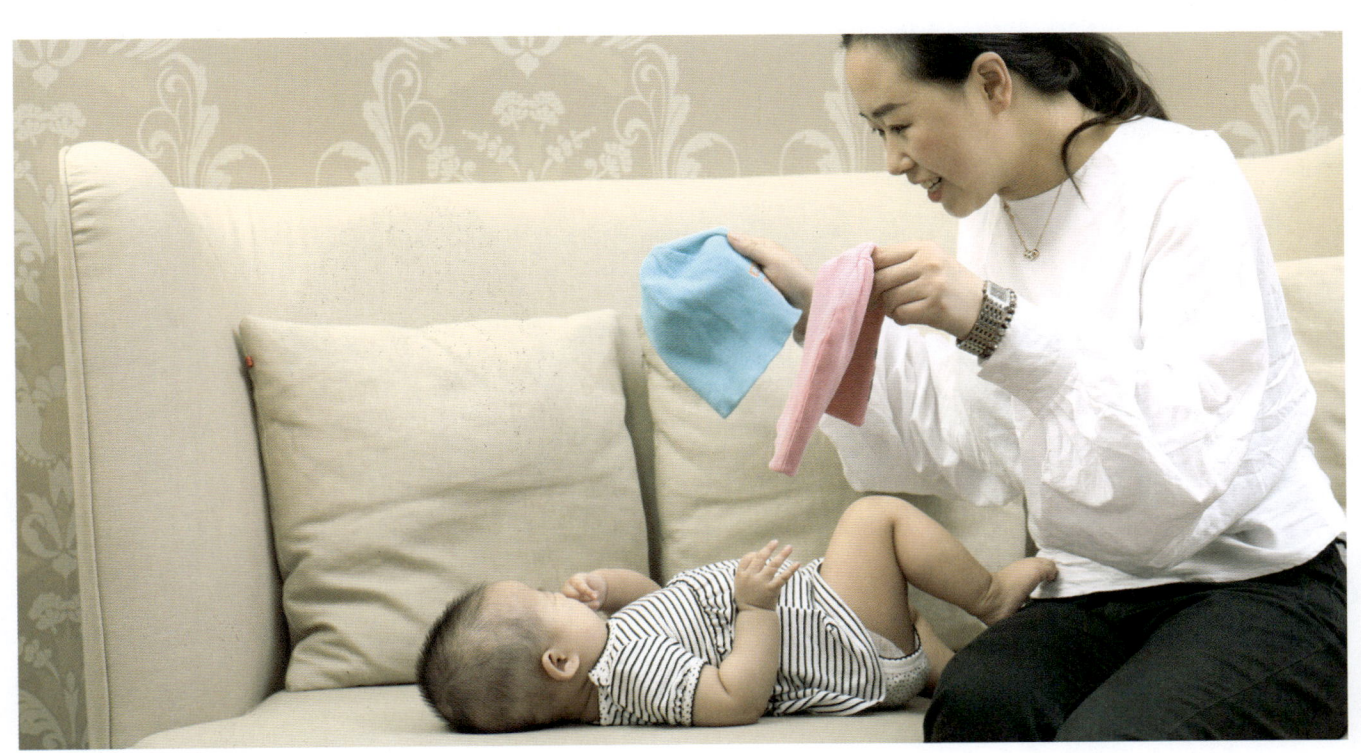

多给宝宝做按摩

01 全身：全身运动就是给宝宝热身。抚触者坐在地板上伸直双腿，为了安全铺上毛巾，让宝宝脸朝上躺在你的腿上，头朝你双脚的方向。在胸前打开再合拢他的胳膊，这能使宝宝放松背部，使肺部得到更好的呼吸。然后上下移动宝宝的双腿，模拟走路的样子，这个动作使大脑的两侧都能得到刺激

02 脸部：用你最柔软的两个手指，由中心向两侧抚摸宝宝的前额。然后顺着鼻梁向鼻尖滑行，从鼻尖滑向鼻子的两侧

03 胳膊和双手：用一只手轻握着宝宝的左手并将他的胳膊抬起，用另一只手按摩宝宝左胳膊，从肩膀到手腕，然后是每一个手指的按摩，轻轻摩擦宝宝的小手，将他的手掌和手指打开。换另一侧做同样的动作。这可以增加宝宝的灵活性

04 胸膛和躯干：两手分别从胸部的外下侧向对侧肩部轻轻按摩，然后由上而下反复轻抚宝宝的身体，如果他表现出不舒服的样子，换下一个姿势。这个动作会使宝宝呼吸循环更顺畅

05 腹部：用整个手掌从宝宝的肋骨到骨盆位置轻轻地按摩，用手指肚自右上腹滑向右下腹，左上腹滑向左下腹。腹部按摩可帮助宝宝排气、缓解便秘

06 腿部和脚部：用一只手扶着宝宝左脚踝，把左腿抬起，用另一只手按摩宝宝的左腿，从臀部到脚踝，然后用手掌抚摸宝宝的小脚丫，从脚后跟到脚趾自下而上地按摩。换另一侧做同样的动作。按摩腿脚能够增强宝宝的协调能力，使宝宝的肢体更灵活

07 背部：如果你的宝宝不介意后背朝上，可以试着让他俯卧在你腿上，用手掌从宝宝的脖子到臀部自上而下地按摩。也可以让宝宝平躺，用一只手托起宝宝的臀部，另一只手轻轻地从脖子慢慢向下揉搓宝宝的脊梁骨。背部按摩有助于增强免疫力

试着和宝宝沟通

新生儿醒着时，妈妈要常常和新生儿柔声谈话，并且注视新生儿的眼睛，唱儿歌给宝宝听，以高低声调、不同表情逗宝宝笑。

还可以给宝宝买些色彩鲜艳的图片，吸引他的注意力，或者是用磁带放歌曲，吸引宝宝，训练他的听觉，但是一定要注意把握分寸，毕竟宝宝还很稚嫩，视觉、听觉器官发育没有成年人那么成熟。

做到柔和就可以。注意观察宝宝的表情，以让他开心为主。

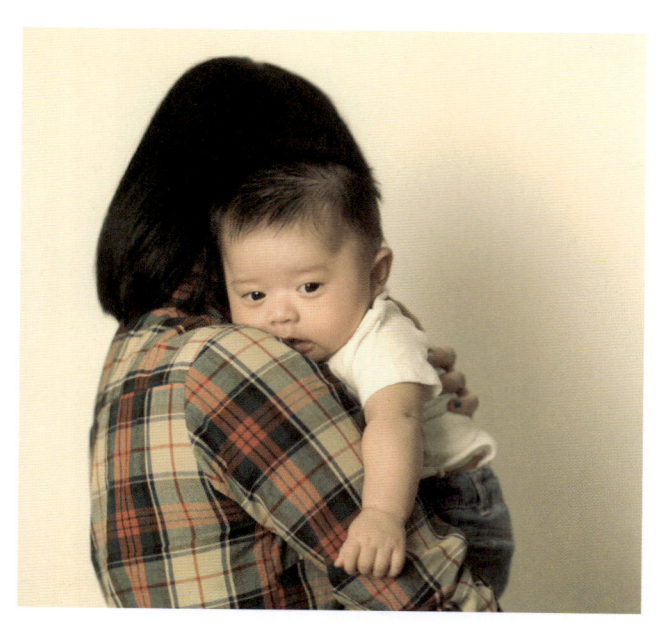

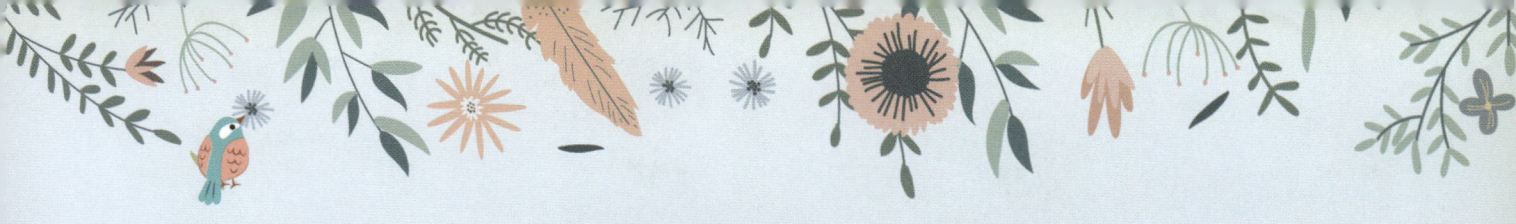

第十二章

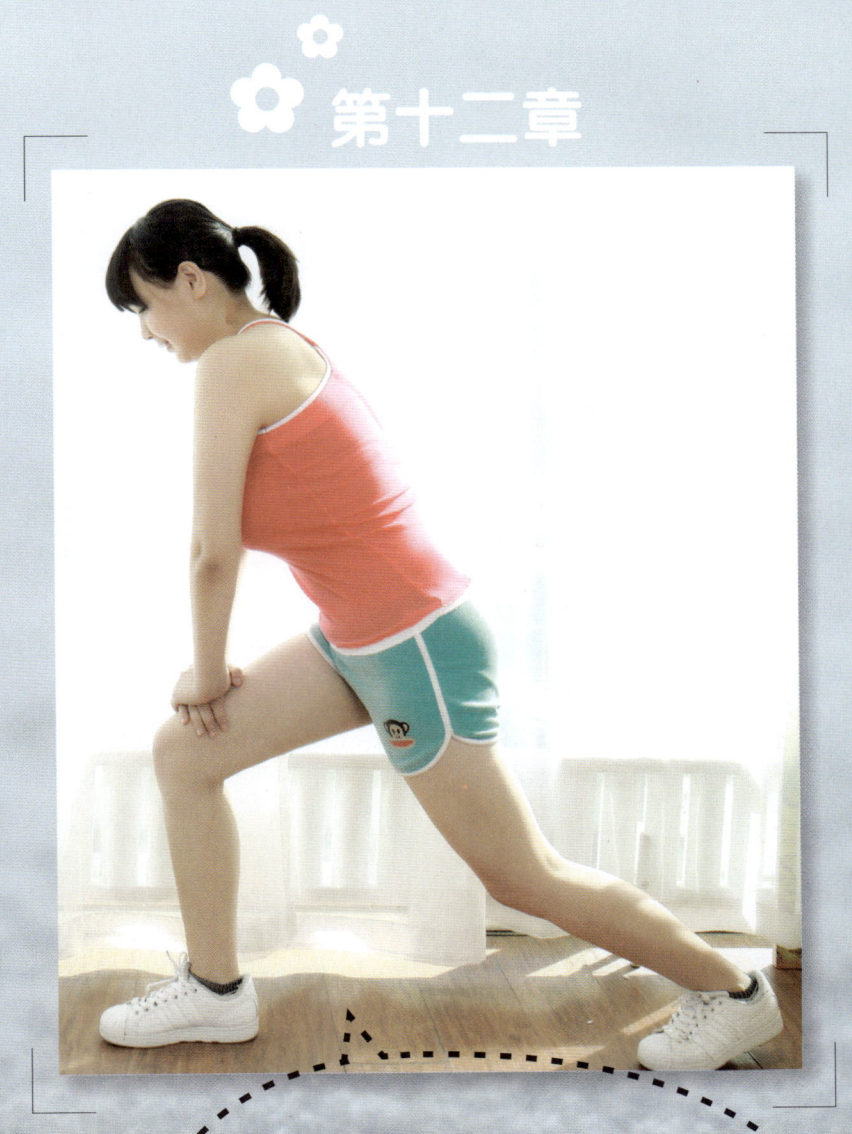

产后瘦身和美容

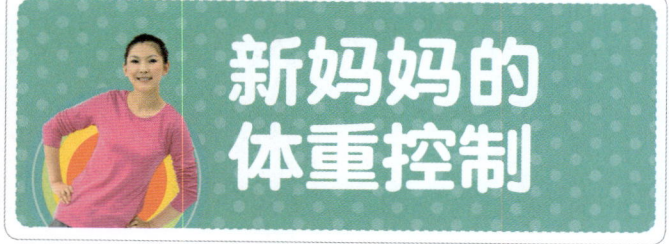

新妈妈的体重控制

新妈妈要控制热量的摄入与消耗

新妈妈在产后要想恢复体形，最重要的就是控制热量与增加运动。经研究证明，女性在产后的一年内所需营养最佳量是：每日需要热量55 965千焦，蛋白质90～100克。产后，为了促进子宫复原，避免"大肚子""水桶腰""大屁股"等现象的发生，进行产后保健操是非常必要的。

去掉产后"游泳圈"

游泳圈身材其实早已经不再是男人的专利了，女人也会有游泳圈的困扰。没有结婚的女人可能会因为久坐或者是缺乏运动造成小腹突出。而生过小孩的女人则会因为产后腰围变胖。应该怎么才能和游泳圈说拜拜呢？

产后新妈妈经常为腹部的"游泳圈"发愁，锻炼效果不明显，而且还经常弄得腰酸背痛。其实，这都是训练方法不得当，训练的针对性不强的结果。

腹部"游泳圈"的主要成因

01 脂肪的大量堆积。饮食结构不合理、缺乏运动以及生活不规律，都会引起脂肪在体内，特别是腰腹部的堆积

02 腹部肌肉，特别是腹横肌缺乏锻炼

03 随着年龄的增长，部分脏器会由胸腔逐渐移到腹腔。通过加强腹部肌肉锻炼可以减缓这种现象

你是游泳圈身材的危险族吗

01 爱吃精致淀粉类，例如面包、蛋糕等

02 爱吃油炸食物，如炸鸡、薯条等

03 习惯性弯腰驼背，腰杆永远挺不直

04 吃饱就坐下，屁股粘在椅子上

05 消化不良、便秘，宿便都堆积在体内

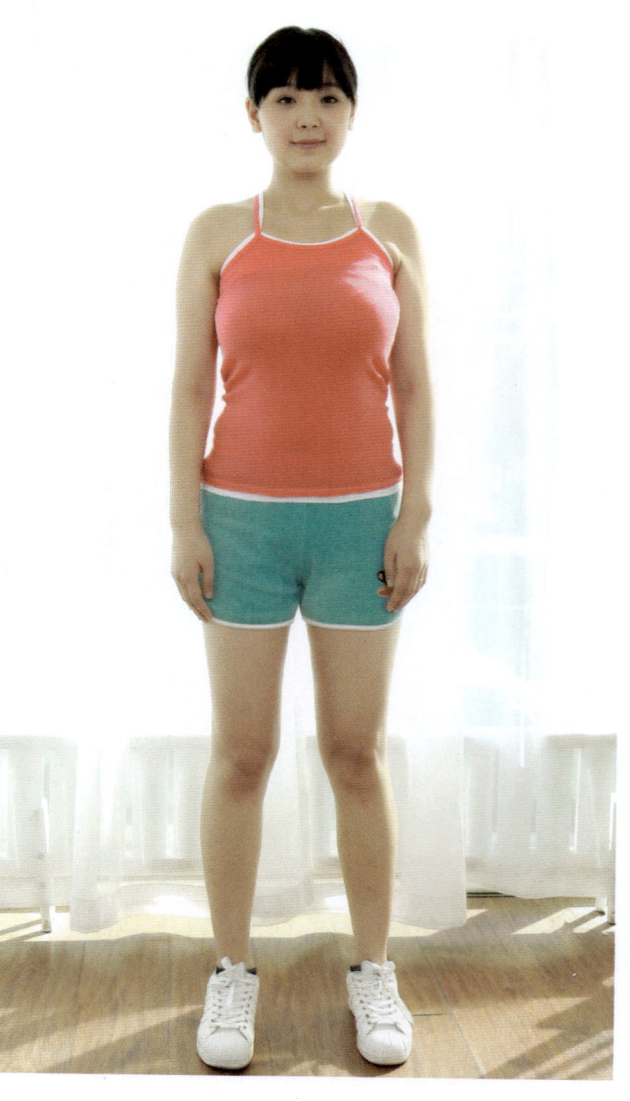

甩掉游泳圈的原则

● **不要经常躺在床上**

不要经常躺在床上，要经常活动。坚持做一些简单的产后体操，包括按摩腹部，可以帮助子宫收缩。建议产后新妈妈可以做以下运动：

呼吸运动	仰卧，两臂放在后脑，深呼吸，使腹壁下陷，而使内脏牵向上方，然后将气呼出来
举腿运动	仰卧，两臂伸直，平放在身边，左右腿轮流举高，与身体呈直角。这可加强腹直肌力量
缩肛运动	两膝分开，再用力合拢，同时用力收缩及放松肛门。这方法可锻炼骨盆底肌肉，预防肌肉松弛和尿失禁
胸膝运动	跪姿，两膝分开，胸与肩部放在床面，头侧向一边。可在产后10～14天开始做。目的是防止子宫后位

● **全身减脂和局部减脂相结合**

在运动中消耗脂肪是全身性的，如做仰卧起坐时，不只是腹部的脂肪，全身的脂肪都在消耗。多做类似跑步的综合性动作，再配合腹部的力量训练，可加速腹部脂肪的燃烧。

● **呼吸调整法**

找一张硬椅子，坐在前面三分之一的位置上，双手叉腰，双腿夹紧。肩膀先放松保持呼吸，吸气的时候手肘向后用力，刻意把肚子向前挺。吐气的时候骨盆往里收。重复以上动作。注意上半身是不能移动的。

等到肚子感到发热的时候，停止动作。将双手向上平行举起，骨盆慢慢地离开椅子，身体慢慢向前倾斜延伸，同时肚子、膝盖夹紧，保持一段时间后慢慢向上起身站直。

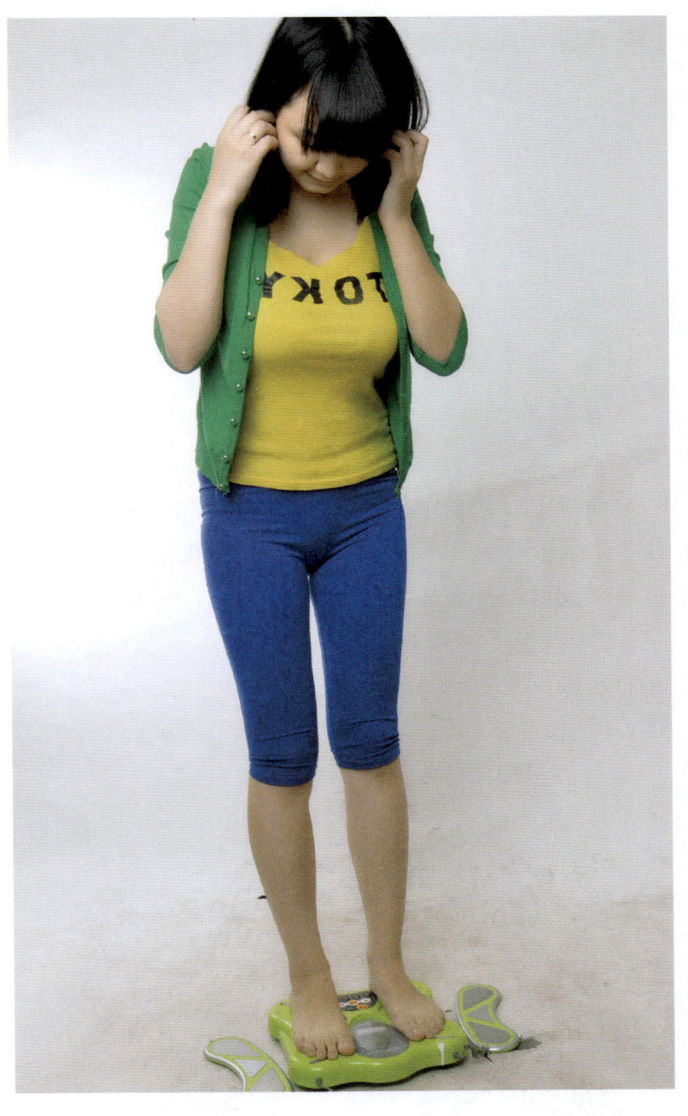

这个动作还可加强腹部锻炼，并活动肠子，达到治疗便秘的效果。做完活动不要马上进食，最好等一个小时以后再吃。

● **注意饮食的合理性**

尽量减少脂肪的摄入，多吃水果、蔬菜等富含植物纤维的食物。饮食要规律。

紧急应对产后的"萝卜腿"

"怎么办？小腿无形中变得这么粗，从前的修长苗条不见了！"产后的新妈妈，对着自己的一身"肥膘"，大喊救命。

萝卜腿形成原因

01 爱穿不合脚鞋子、经常与跟高厚底鞋为伍，或是经常穿5厘米以上高度的细跟鞋

02 长时间久站使血液循环不佳，造成静脉回流不顺、下半身毒素累积

03 不正确的运动方式，使得脂肪和肌肉联结而聚集成小腿肚上的肉团

在你怀胎十月期间，是最容易使身体水分潴留在身体某些特定部分的时段，比如小腿肚的部分，往往因此显得肿胀；加之活动减少，摄入脂肪量多，自然一天天就成了一根"小萝卜"了。有一双粗壮的萝卜腿怎么办？为了在穿裙子时秀出迷人风采，相信大多数的女性都会想方设法地瘦小腿。

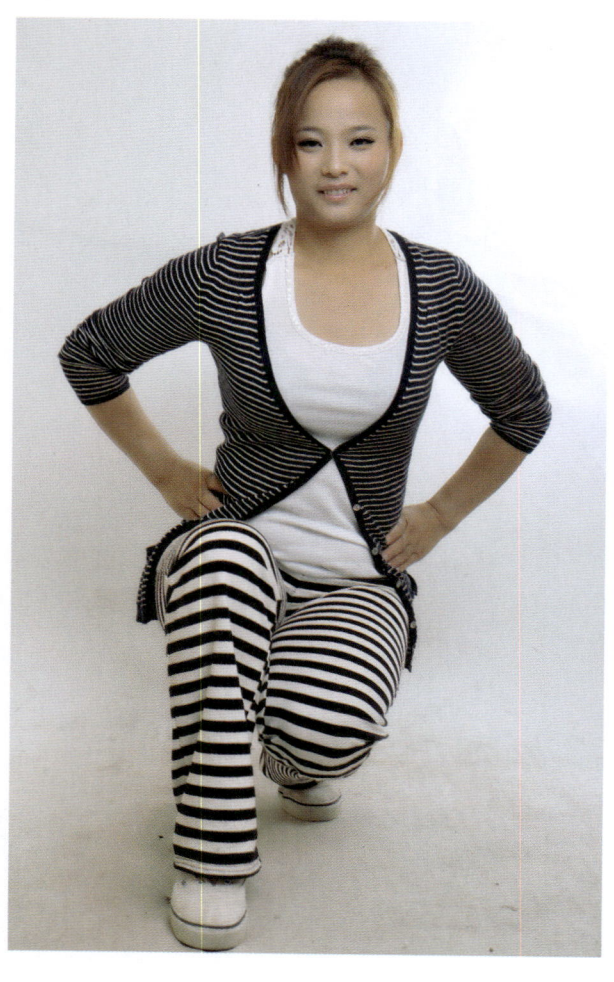

让小腿变细的方法

● **从饮食开刀**

首先，在饮食方面，建议产后新妈妈采取渐进的方式，控制自己饮食的量与质，让胃维持在八分饱即可；三餐以蛋白类的食物为主，例如豆类、肉类、蛋，等等，避免食用过多的高糖性及油炸食物，尤其是淀粉高的食物。

若是新妈妈在正餐间仍觉得嘴馋的话，可吃些低脂饼干和高纤饼干类的干粮，配上一杯清香的红茶，就是一道既能解决饥饿，又不至于发胖的茶点。

● **运动才是硬道理**

有人以为走路走太多，才会变成萝卜腿，所以应该减少腿部运动。

其实走路、慢跑以及骑脚踏车之类的有氧运动，都是美化小腿曲线的最佳运动，只要每次运动后以至少15分钟的肌肉伸展作为结束，以拉长、放松的方式恢复肌肉的柔软度，再辅助适度的按摩与生活习惯的改善，如减少穿高跟鞋的频率，告别萝卜腿也并非难事。

平时可以多爬楼梯，对消除滞留在小腿肚的水分，锻炼松弛的腿部肌肉很有效。

阶梯赶兔法：1.双脚站在阶梯或其他高20厘米以上物体的边缘，手扶墙壁，让后脚跟悬空。2.慢慢将脚尖踮起来，在最高点停留一下，然后再以同样的速度将脚跟放下，直到最低点。3.每次至少需不间断做6次以上，可稍作休息再继续，熟练后可按个人情形增加次数。

做一些柔软操，一次至少要持续30分钟，才会有效果。

需要注意的是，新妈妈若是自然分娩的话，则要1个月以后才能开始做运动；若是剖宫产的话，则要3个月以后才能开始做运动。最好咨询过专业医师后，再从事运动。

高强度短时间的局部重点训练，容易造成肌肉的硕壮，所以我们可选择低强度长时间的有氧运动，这样我们不但可达到减重的功效，更可达到修饰线条的效果。

此类运动项目可选择游泳、慢跑、骑脚踏车、快走、有氧舞蹈等。选对适合你的运动，才能让你动得更健康、曲线更窈窕。

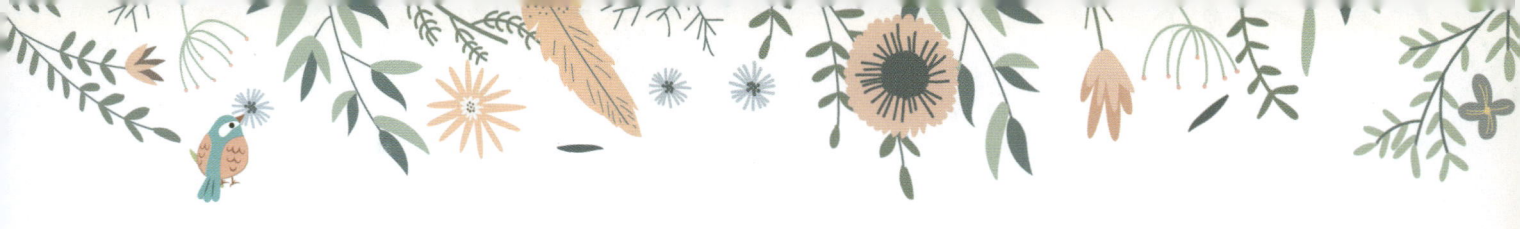

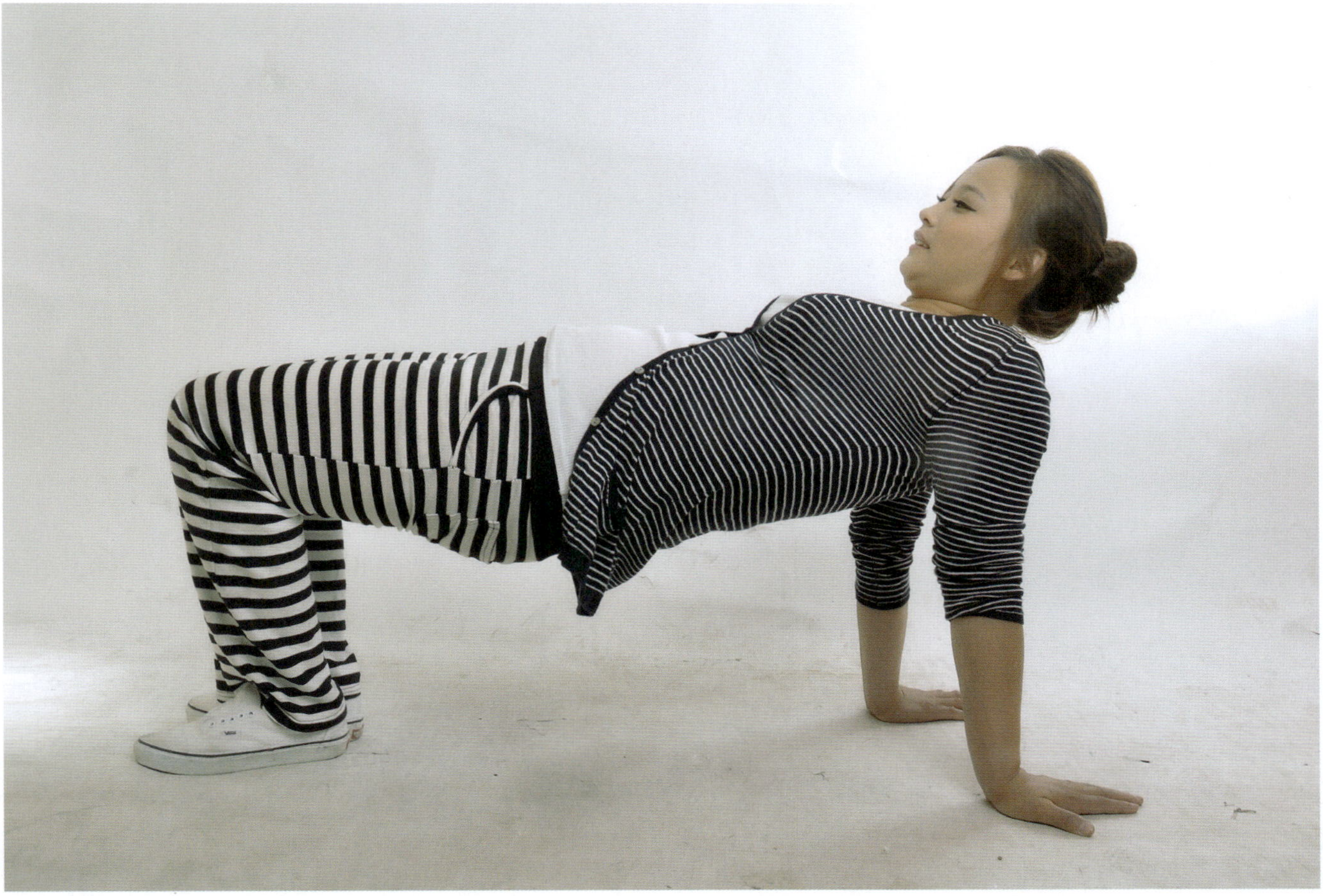

● 日常小动作

坐着时，尽量不要跷二郎腿；穿高跟鞋时间不宜过长，要让腿部得到适当的休息，或是换穿平底鞋，来舒解腿部的压力；如果忙碌了一天，觉得腿脚有肿胀感，可以泡泡热水，并稍稍按摩。这些日常的小动作如果能养成习惯的话，同样可以帮助小腿变瘦。

● 5分钟改变萝卜腿体操

第一节：这个动作主要是锻炼大腿以及臀部的肌肉。动作要领是下蹲的时候不要撅臀，动作不要太快，下蹲和立起的动作尽量靠腿部用力控制完成，一组15下，每次3组；

第二节：这个动作锻炼整个腿部的肌肉。动作比较简单，双腿依次向侧边抬起，脚尖绷直，脚背向正前方，腿在可以控制的范围内尽量抬高，动作不要太快。一组15下，每次3组。

第三节：这个动作还是锻炼大腿肌肉的。双腿前后分开，下蹲时中心在两腿之间，下蹲和立起的动作尽量靠腿部用力控制完成，一组15下，每次3组。

轻松恢复纤细玉臂

如果产后你的手臂变得粗壮起来，是不是一整年都穿着长袖衣服才会让你有安全感呢？现在只要每天多花一点时间，你就可以与肥肥的手臂赘肉说再见，何乐而不为呢？

修长的手臂会令你看上去比实际体重瘦1～1.5千克。如果你从不进行针对手臂的练习，手臂肌肉将以每年225克的速度消失，如此下去你的手臂将很快"衰老"。如你不考虑为胖手臂减肥，每一次投向它们的视线都会被横向扩张，看上去至少比实际体重"胖"2～4千克。

5分钟瘦臂操

01 双脚与肩同宽站立，上身前倾，呈135度角；双手自然下垂，呼气，把双手伸直向前提升，吸气，再把两臂拉后，重复15~20次

02 上身直立，左手持小哑铃（可在家中找一本厚页书籍代替），右手自然放松；左臂向外伸直，呼气，前臂抬高，伸直到与肩同一水平线，再向上屈曲，注意保持二头肌不动；左右臂各20次

03 仍然手持哑铃，把手臂抬高伸直，前臂向前屈曲，与上臂保持45度角；左右手重复20次

04 转变站姿，脚呈前后弓字步，上身前倾；然后手持哑铃，前臂重复向上提升放下，以拉动二头肌；左右手重复20次

05 后撤的腿向前上一步后，随之单臂屈肘向前打出，而另一条手臂弯曲，收于腰间，四节动作连续完成，然后再左右手臂交替练习

瘦身之计在于晨

随着宝宝的健康出生，新妈妈需要进行瘦身计划了，但要注意，清晨是瘦身的最佳时刻。

宝宝出生后，赶紧用如下方法测试一下你的腹部：用手指提起腹部皮肤，然而测量出双折皮肤的厚度（腹部皮下脂肪厚度不应超过20毫米），如果超过20毫米，甚至用手提捏已感到困难，那么你的腹部已经过于肥胖了！难道完美身材真的一去不复返了吗？你不妨试试为新妈妈们量身定做的清晨美腹计划：

清晨一杯水

水不但清爽宜人，更可堪称最自然的美容圣品，它的功劳甚至大于每天跑步或做操。因为人经过一夜的睡眠后，数小时没有摄入水分，细胞、组织均处于缺水状态，这样极易影响人体的正常新陈代谢，所以这一大杯凉开水可以让你的身体恢复正常工作。不过，喝水时不要一饮而尽，而应该一口一口地往下咽。

定时排便

对人体来说，排出体内垃圾非常重要，尤其在早上，可以减轻肠胃负担。

如果你有便秘的毛病，不妨在饮水中加一点点的盐，也可每天吃定量的蔬菜水果和粗纤维的食品。

使用收腹霜

所谓月子期间不能碰水的古训早已被证明是没有道理的，所以何不花上5分钟，用温水冲个凉。（如果你希望简单，那么，用热毛巾热敷3分钟代替温水浴）

然后拿出收腹霜（或冷冻紧肤凝霜）戴上专用按摩手套，取适量（3克左右）膏体，均匀涂抹在腹部（避开肚脐），用掌心按在腹部，分别以顺时针和逆时针打圈按摩，至完全吸收。

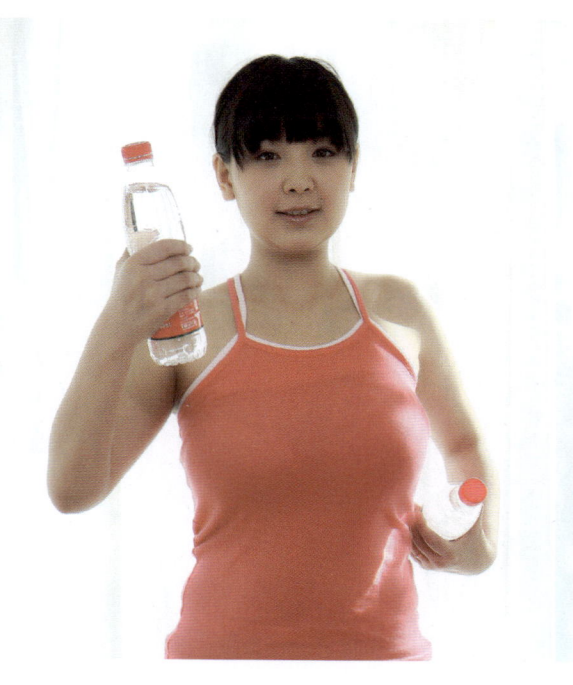

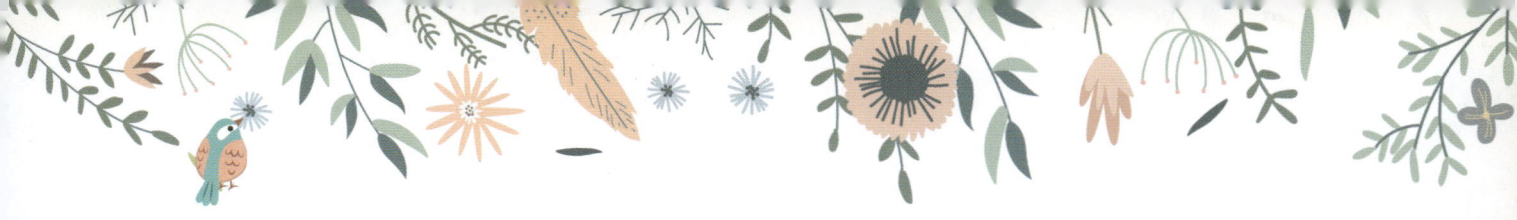

吃好早餐

不吃早餐的人，一上午要忍饥挨饿，一旦有机会吃东西，便会多吃，或在午饭前吃一些高糖、高油脂的零食。一天总量算下来，反而摄取了更多的热能，还不如把一天的热能摄取量平均分为3~4顿吃。血糖不至忽上忽下，也不会过分饥饿，比较容易控制食量。难怪人们常见体重过重的人常是不吃早餐的人。从头一天吃晚餐到第二天早餐相隔至少10个小时，所以吃早餐是铁定的事情，不仅要吃，而且吃饱为宜，在特殊时期（月子和哺乳期），早餐就尤显重要，应营养全面而且合理搭配，最好多吃一些豆制品、水果，早餐以一杯牛奶、一个鸡蛋和一个面包为宜，当然也可以将牛奶换成豆奶，可以把鸡蛋偶尔换成馒头、烧饼等主食。

早晨锻炼更有效

很多人都认为，人体新陈代谢的速度与消耗热量的多少有关，因此新陈代谢越快，人体消耗的热量就越多。在此基础上，产生了一种颇深入人心的观念，就是早晨进行锻炼比其他时间锻炼更能促进人体新陈代谢，因为早上起床后开始锻炼可以激活沉睡了一宿的身体，使新陈代谢恢复到较高的水平，这样一整天新陈代谢都以较高的速度运转，就更有助于减肥。

给宝宝喂奶也能减肥

即使是喂母乳的新妈妈，很多人也只是历数母乳喂养对宝宝的好处，却忽略了对新妈妈自身的益处。仔细地看看下面的内容，你会知道，喂母乳不仅是宝宝的需要，对新妈妈也大有好处。

现在越来越多的女性抱怨，生完宝宝后身材就像气儿吹的一样，很难再恢复到怀孕前的苗条身材。其实，产后最佳的瘦身秘方就是哺乳了，因为喂母乳有助于消耗母体的热量，其效果比起节食、运动，毫不逊色！

我们对于母乳喂养给宝宝带来的好处耳熟能详，但是有多少人能够说出母乳喂养带给新妈妈的巨大好处呢？有些新妈妈在度过母乳喂养最初的难关时，往

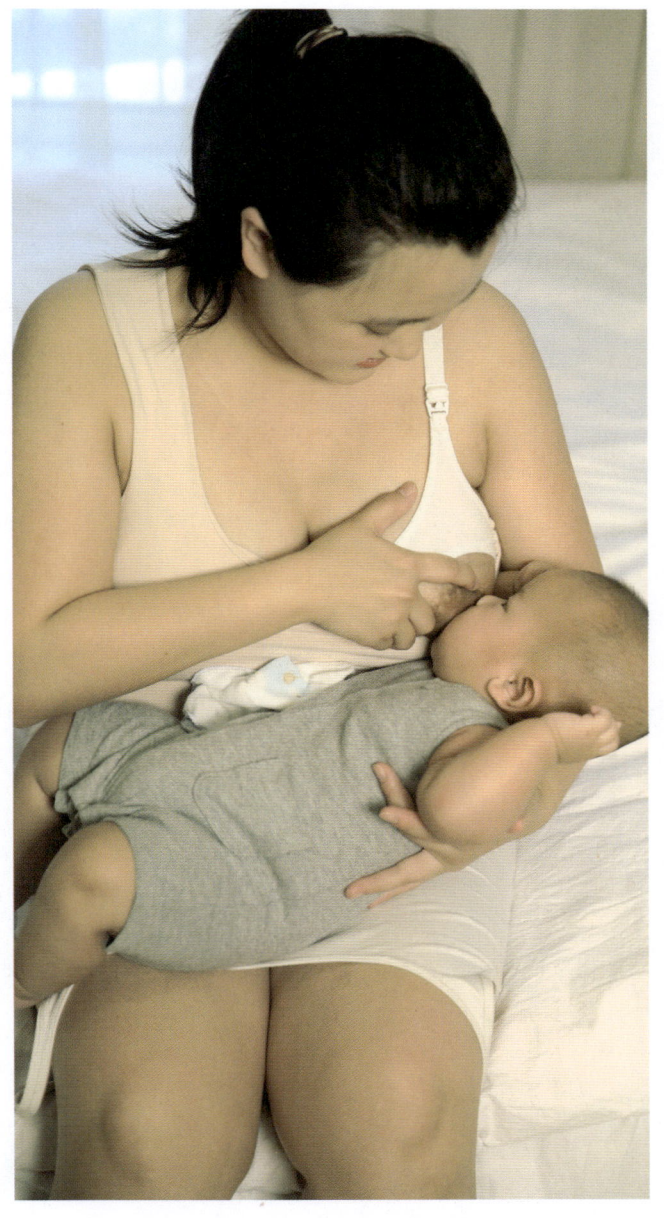

往会感到精疲力竭，好像乳汁和耐心都快被怀里的宝宝榨干了。个别新妈妈甚至会对母乳喂养产生厌烦情绪，感到喂母乳似乎就是要永无止境地付出；自己作为母亲，不仅一点点好处没有得到，反而还要承受诸多艰难，又听说以后还会造成乳房下垂等体形方面的改变，不禁要打退堂鼓。

爱美之心人皆有之，初为人母者也不例外。只是无论何方俊妇靓女，纵有魔鬼般的身材，从怀孕的那一天起，也不得不暂时与"窈窕"二字挥泪小别。好不容易待到怀胎十月，一朝分娩之后，还要耐心度过

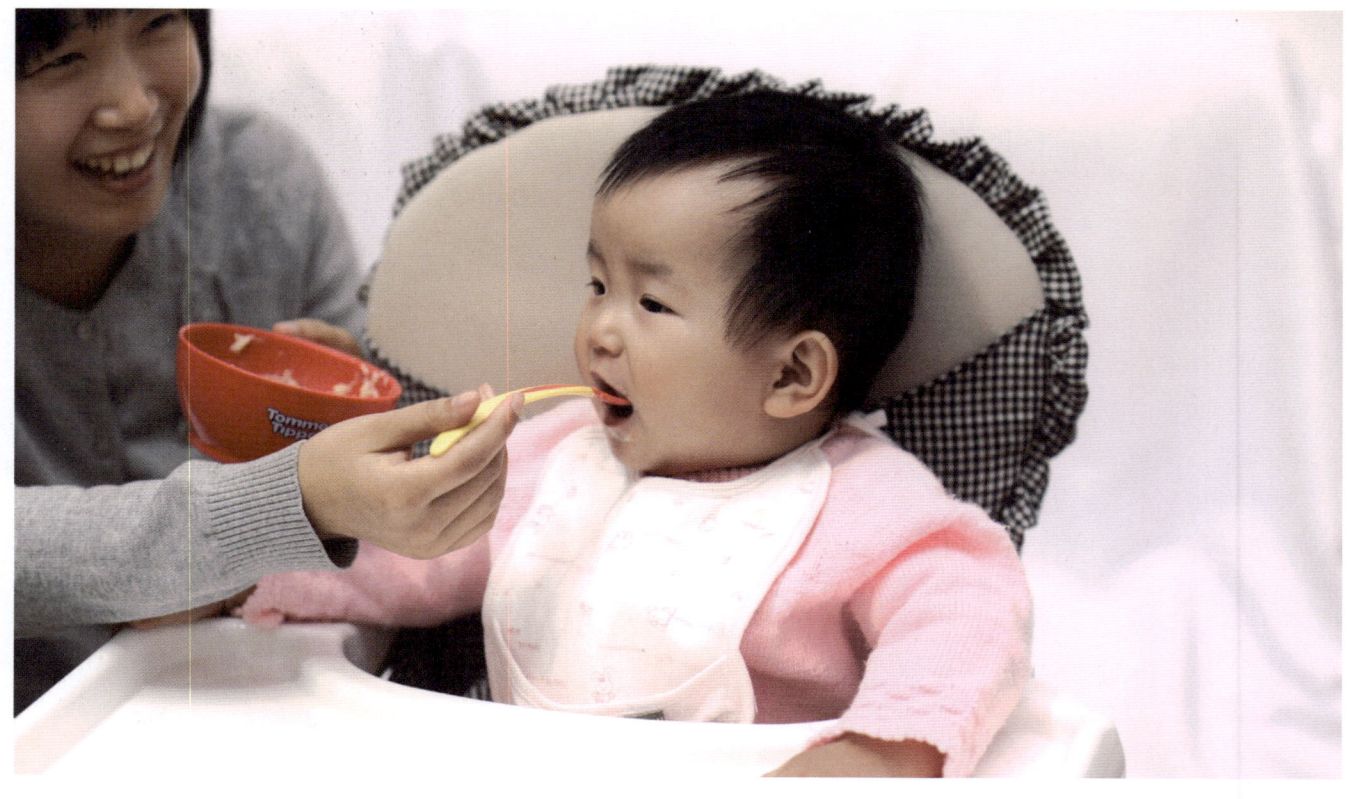

漫长的哺乳期,在此期间,为了下一代的健康成长,她们只能把对美的向往再度深埋心底。

因为她们深信,节食与运动会影响乳汁质量,从而给宝宝发育带来不良影响,而一旦俊妇与良母这两种角色发生冲突时,她们心中的天平宁愿偏向后者。

其实,哺乳有助于新妈妈的体形恢复:怀孕期间母亲身体积蓄的脂肪,就是大自然为产后哺乳而储存的"燃料"。哺乳消耗母亲体内额外的热量,哺乳母亲的新陈代谢会发生改变,不用节食就能达到减肥的目的。正如母乳让宝宝有一个健康正常的体形,宝宝也同时帮助新妈妈恢复体形。而且,哺乳并不会改变乳房的形状,那些改变是怀孕造成的。

更何况,即使不喂奶,到了一定的年龄,乳房依然要下垂的。

孕妇在分娩前体内会积存627.6千焦热量,以供哺乳时期使用,这些热量相当于一个中等身材女性20天的热量所需。所以孕妇产后若不哺乳,就得借助外援,通过运动来消耗掉热量,自然十分吃力。在哺乳期的前三个月,新妈妈体内储存的脂肪,可以借助哺乳,每天以1 749～2 627.6千焦的数量消耗掉;而一名正常活动的哺乳期女性,每天还需靠运动和做家务另外消耗8.37～9.62千焦的热量,这样才能保证乳汁分泌和本身所需。因此,分娩后一个月,哺乳的新妈妈将比不哺乳者多消耗314～347千焦热量。由于哺乳的新妈妈所消耗的热量较多,自然较容易恢复产前的身材;而未哺乳的新妈妈就只能靠额外的运动来消耗体内过剩的脂肪,并且必须每周至少3次有效的运动,每次30分钟以上,运动后心跳达130次以上,才有减重效果。此外,产后恢复身材除了靠哺乳、运动外,饮食控制也是关键。因为许多女性分娩完即一"发"不可收拾,这常常是怀孕期间和坐月子时进补过头所致。因此,对于大补的菜肴,因其本身和烹调方式都伴随大量脂肪和热量,所以还是浅尝辄止,以免摄取过多热量,积存到身上变成肥肉。

最最重要的一点:哺乳帮助母亲做一个好妈妈。虽然母乳是宝宝重要的食品,并且保护宝宝不受病菌的侵袭,母乳喂养却远远不只是一种喂养手段。母乳喂养是母亲理解和满足宝宝需求的最自然最有效的途径。一位有经验的母亲说过,"喂奶是学习当一个好妈妈的自学工具"。

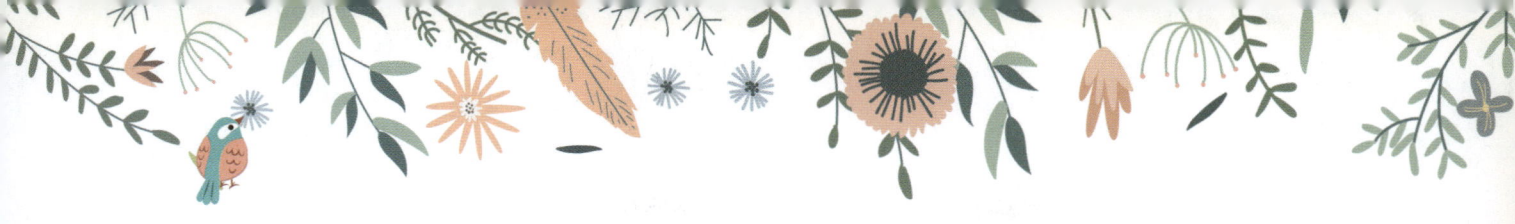

新妈妈的体重管理计划

不管是否顺利,能够生下宝宝,对新妈妈来说就是一件最令人高兴的事情了。除了开始忙于照顾宝宝,新妈妈最关心的莫过于自己的身材了。不过,要甩掉留在身上的几千克肉,且让被撑大的腹部与骨盆回复紧实状态,可不是一件容易的事情。方法对了,事半功倍,且效果持久,按照正确的方法瘦身,新妈妈可以比产前更匀称动人。

产后肥胖的烦恼

许多女性生了宝宝之后就莫名其妙地胖起来,不得已要告别苗条的体形和时髦的衣服。

多数女性在25～30岁怀孕生子。这个时期人体的新陈代谢率已经开始降低,生育后锻炼减少,工作的强度也降低,即使饮食数量不变,发胖的可能性也必然增大。特别是许多女性让老人或保姆帮助带宝宝,家务负担不重,怀孕期、月子里积累的脂肪无处消耗,积累起来,身体发福也就在所难免了。

事实上,很多新妈妈的体重增加主要是在月子期而非怀孕期。因为坐月子时吃的食物以高脂肪、高糖分及油腻的食物为主,且在坐月子期间许多女性只是不停地吃与睡,又不找时间做运动,这样一个月下来,原本在怀孕期就增加的脂肪量在此期间增加得更多了。

许多女性产后瘦不下来,与其孕前的体重有关,通常怀孕时增重10～15千克的女性,大约要1～2个月才能瘦回来,而产前增重超过20千克的女性,则需3～4个月的时间才能瘦回来。但如果新妈妈在半年左右身材没有恢复的话,以后想要恢复身材恐怕就难上加难了。

有关专家将肥胖者的体形划分为"苹果型"和"梨型"两类。"苹果型"肥胖者的脂肪主要分布在腰腹部和内脏,以男性为多;而"梨形"肥胖者的脂肪主要分布在臀部和下肢,女性占比例较大。

据研究,"梨型"的脂肪多为皮下脂肪,对健康的影响较小,而"苹果型"肥胖者的内脏脂肪过多,因而对健康危害更大。所以,大腹便便是高危炸弹。新妈妈减肥的第一步就应该是去掉令人讨厌的大肚腩。

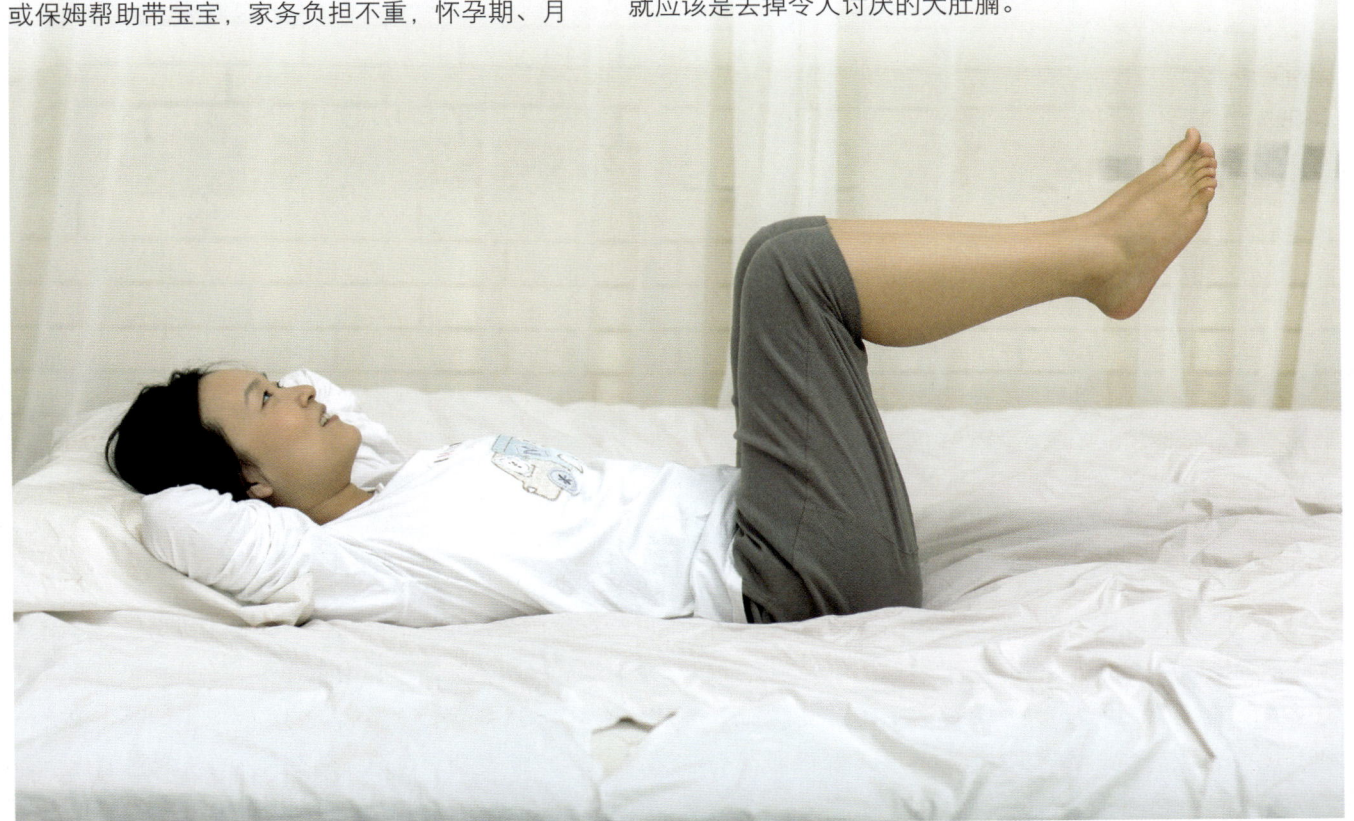

抓住减肥的黄金期

宝宝来到人世以后，新妈妈们面临着新的苦恼——身材走样，腰腹部脂肪堆积，骨盆撑大，妊娠时出现的头肩后倾，两脚外撇，在产后则表现为腰腹向前，不管是腹部的赘肉还是你变形的姿势，这种状况如果不及时加以纠正，很可能要跟随你一辈子。

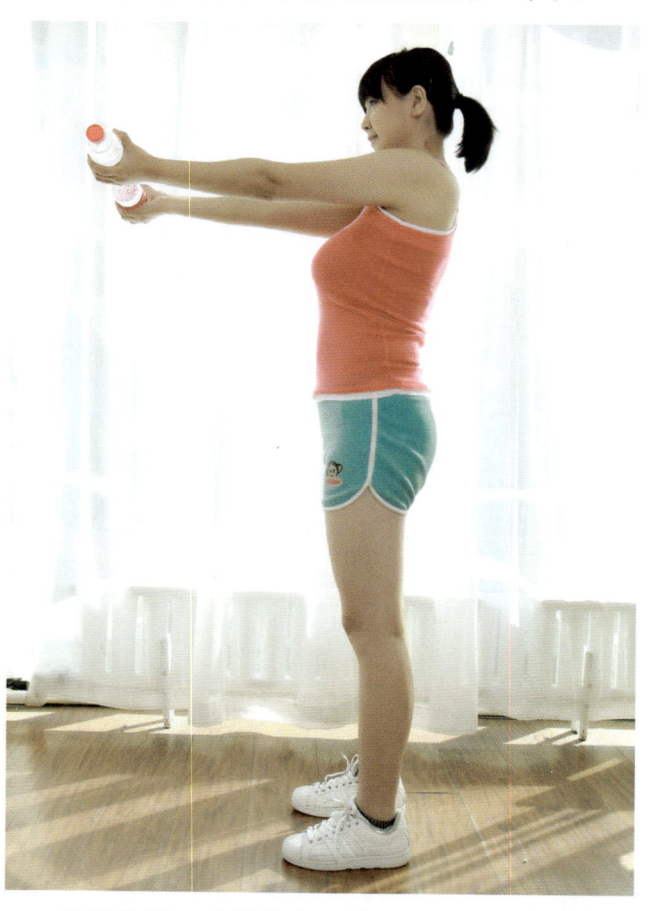

产后发胖，这是许多女性最最感到头疼的问题了。伴随着宝宝的成长，新妈妈对自己臃肿的体形越来越发愁。怎样才能既满足哺育中宝宝的营养需要，又能减去身上多余的脂肪，恢复美丽体形，是所有新妈妈关注的问题。首先，新妈妈不必过于焦虑，体重增加或是体形变化都是孕产期的正常现象，只要找对方法，产后恢复身材并非你所想象的那样难于上青天。分娩后的第一天或是第二天，新妈妈不必乖乖地躺在床上，这时就可以先下床走路，但是失血较多、血压低以及剖宫产的新妈妈，应在第二或第三天下床走动较佳。

走路可以帮助血液循环，若躺在床上过久，容易有腰酸背痛现象。等到坐完月子后，就可以进行更进一步的体能运动。

不要幻想着减肥能够立见成果，产后"马上"就能恢复体形。如前面所述，产后体重的增加很大程度是哺乳的需要，如果想给宝宝母乳喂养，那么在哺乳期就不宜节食，可以在产褥期结束后逐渐开始运动，注意在运动中不要过分用力。如果不哺乳，产褥期后控制饮食，也要进食足量的肉类、蛋类和牛奶，主食可以适当减少。不论是什么方法，都不要试图在短时间内达到目标。

新妈妈应该建立体重管理的概念，也就是在怀孕时适当地摄取营养，避免体重增加过多；分娩后，就要通过饮食调整和适量运动，健康地甩掉身上的赘肉，甚至进一步雕塑身材。是否有减肥黄金期？根据国外追踪十年的统计报告指出，产后的6个月是新妈妈减肥的黄金期，因为这段期间新妈妈的新陈代谢率仍较高，而生活习惯也尚未定型，因此减肥的效果会较好。

不过，未能在产后6个月瘦身完毕的新妈妈也不必担心，即便超过这个时间，只要掌握摄取营养的技巧，并适度运动，坚持下去，也能逐渐地恢复原有身材。

适度运动帮助身体恢复

怀孕分娩，恐怕是女人一生中难以回避的造成肥胖的大敌，面对产后居高不下的体重，有些人选择逃避，有些人则是到处找寻偏方。因此，怀孕和产后体重的控制的重要性，可能不亚于把宝宝健健康康地生下来。

产后积极运动可避免肥胖

从女性生理角度来讲，对于自然分娩的新妈妈，一般产后第一天，新妈妈很疲劳，应当在24小时内充分睡眠或休息，使精神和体力得以恢复，为此，周围环境应保持安静，家人应从各方面给予护理和照顾。正常新妈妈，如果没有手术助产、出血过多、阴道撕裂、恶露不尽、身痛、腹痛等特殊情况，24小时以后即可起床进行轻微活动，这有利于加速血液循环、组织代谢和体力的恢复，也可增强食欲，并促进肠道蠕动，使大小便通畅。

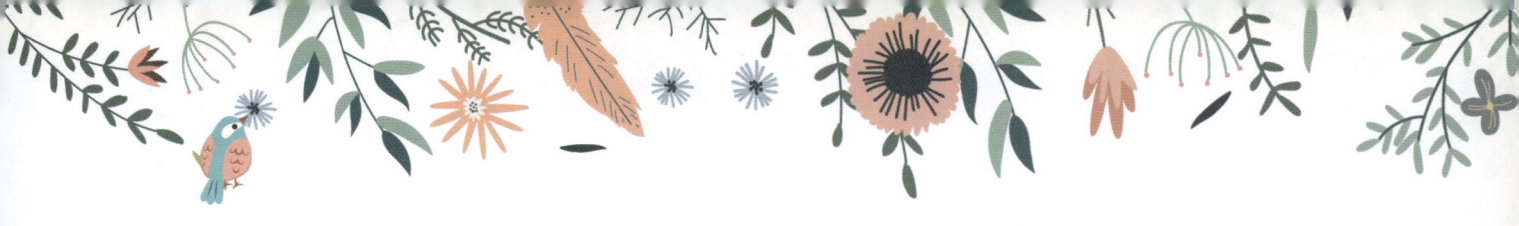
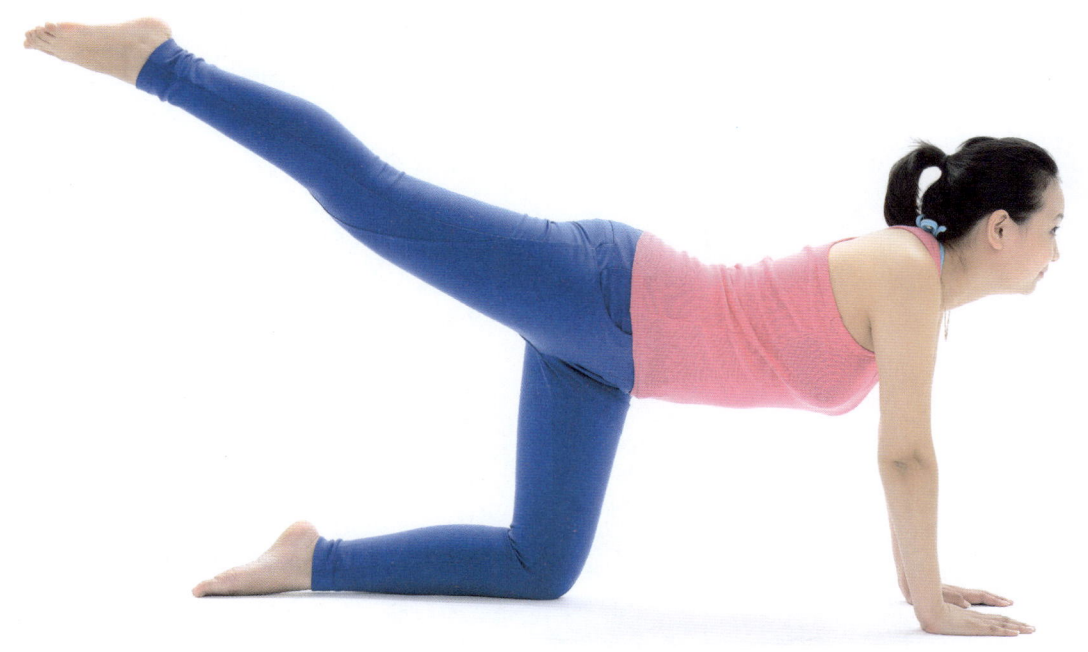

产后体操使肌肉恢复弹性

在产后,还应适当做一些体操,使肌肉、腹壁和体形尽快地恢复。第一天至第三天做抬头、伸臂、屈腿等活动,每天4~5次,每次5~6下;一周后可在床上做仰卧位的腹肌运动和俯卧的腰肌运动,将双腿伸直上举,进行仰卧起坐,头、肩、腿后抬等运动;半月后,可做些扫地、烧饭等家务和一般体操,以利肌肉收缩,减少腰部、腹部、臀部等处的脂肪蓄积,避免产后肥胖症,保持体态美。

但是对产后女性而言,她们的身体比较特殊,并不是所有活动、运动都适合的,运动不当还有可能对身体造成伤害,如:不当的跳跃动作,会给膝关节和脊柱带来损伤,过大的强度有可能会使身体线条更为粗壮,等等。所以,选择适当及适度的运动方式很重要。

有许多种类的健身操、形体操等针对产后的恢复,这些方法其实无所谓好坏,只要是对产后女性来说感觉舒适、不疲劳、运动量和动作幅度适中的健身方法都是可以尝试的。随着时间的推移,每次运动的时间和运动量还可以适当加大,总之,只要坚持锻炼必定有效。

产后,除了腹壁的肌肉松弛外,骨盆底和阴道的肌肉也随之变得松弛。所以产后健美训练的重点是腹肌和骨盆底的肌肉。

可以先在床上做仰卧位的腹肌活动和俯卧位的腰肌活动,仰卧时,双脚伸直,脚尖并拢,做屈伸足趾动作,然后以踝部为轴心,向内及向外活动两脚。然后可以做提肛运动,使肛门交替收紧、放松。

仰卧起坐是强健腹部肌肉的重要措施。练习时取仰卧位,双手抱头或平放于腰部,上半身坐起,然后躺平。仰卧起坐要根据自己的身体素质进行,开始时每天做一两次,每次完成几个动作即可,以后可以增加动作次数。腰背运动,可取仰卧位,髋和腿略放松,分开稍屈,脚平踏在床上,尽力抬臀部及后背,然后放下。也可以取跪姿,两膝分开,肩肘垂直,两臂平放在床面,腰部左右旋转。

月子过后,就可以经常参加一些户外运动了,其中最好的项目是散步,每周坚持走4次,每次半小时以上,行程不少于2000米。如果社区内有体育锻炼设备,也可以积极使用。

产后健美训练,重在"坚持"二字。"三天打鱼,两天晒网"是不会收到良好效果的。

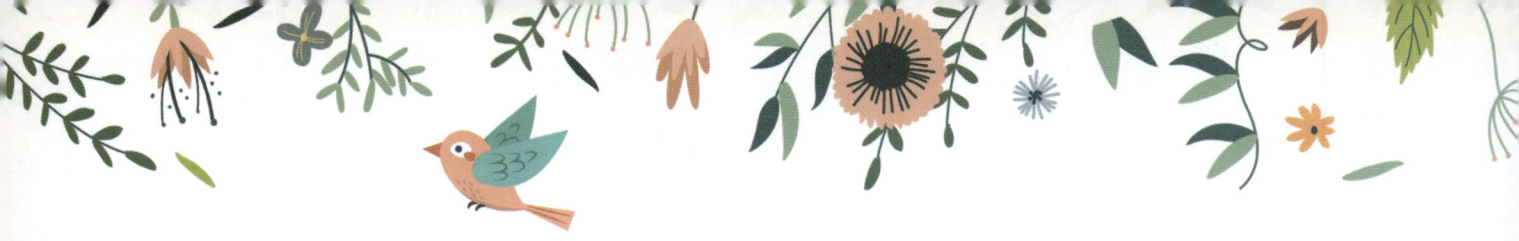

减肥是生活方式的调整

快速减肥成功后,很难维持减肥的效果,原因是快速减肥方法不属于自然生活习惯。

其实,肥胖者真正关心的应是自己的感觉,而不是一次能够减轻多少重量,盲目地、过度地减肥反而有害无益。减重以后患者能感觉到自己体形更健美、行动更敏捷,与超重有关的症状也减少了,这些都是判断减重计划和治疗方案是否有效果的最重要指标。我们不一定要去掉所有多余的体重,也无须为了改善症状而将体重降到某个范围。

减少糖和油脂

减少每日糖分(饭面)和油脂的摄入量,是减肥的必要方法;不喝炒菜汤,汤含油量高,非常容易让人长胖;休闲时间,少吃东西:闲时代谢率低,热量消耗少,食物热量应酌予减少;不吃消夜,睡前进食,热量最容易转变成脂肪,在腹部堆积;不吃剩菜剩饭,为了不浪费,每次都把碗里和盘里的剩饭剩菜,送进肚里,想不长胖都难。

吃饭时慢吃细嚼

这是满足食欲和减少食量的最佳方法。慢食能够减肥。

食物进入人体后,体内的血糖就会升高,当血糖升高到一定的水平时,大脑有关中枢就会发出停止进食的信号,如果进食过快,在大脑收到信号时,往往已经是吃了过多的食物。因此,放慢进食的速度,防止进食过多而营养过剩,就能达到减肥的目的。

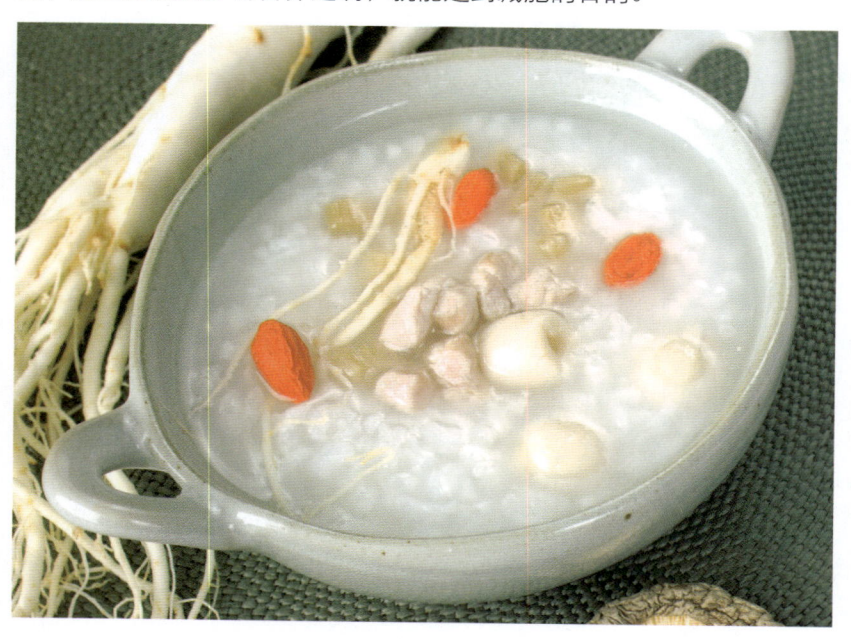

适当吃点流食

用这种方法减肥的人,一般在4个月以上的时间里不吃固体食物,每天只喝几杯调味的热量为7 000~14 004千焦的流质;医学上称为"低热量餐",在一个疗程内可成功地减肥2.5~5千克。

控制体重,是健康的生活方式。减肥成功而能维持的人,那才算是真正的成功。

这里需要注意的是,每种食物都有缺点,多吃不但无益,反而有害。体重越重,食量越大,各种食物的缺点表现的机会越大,身体受损害的机会越多。

新妈妈瘦身饮食计划

很多新妈妈都会产生以下的困惑:为什么我吃很少的东西还是会胖?事实上也许你只是吃错了顺序,所以才看不到减肥的效果。

吃吃喝喝也有顺序

在进餐时,先吃什么,后吃什么,面对这个问题,可能多数人的回答都是:先吃饭菜,再喝汤润喉,然后吃些甜点和水果。其实,这种吃法是不符合养生原则,不利于人体健康的。近年来,一些健康专家通过深入研究,发现吃喝也有顺序,现实生活中绝大多数人都"吃错了顺序"。

坏习惯

一开吃就爱吃主食，米饭、面包，肚子一饿非先填一填不可，肚子差不多吃饱了才沾一点蔬菜，或者干脆不吃蔬果。

好习惯

进食顺序只需稍微改变，同样的食物却能吃出不一样的身材，这便是现在非常流行的使摄取热量下降的减肥瘦身技巧。按照健康的进食顺序，会不容易感到饿，并减少吃零食的欲望。

具体的做法：用餐前先喝一杯水，接着吃蛋白质类食物（肉、鱼、蛋、豆类）适量，接着吃脂肪类食物，再来吃蔬菜、水果，最后才吃淀粉主食（米、面、马铃薯）。

为什么蛋白质类要先吃呢？

因为蛋白质对减肥者之营养很重要，如果蛋白质摄取不足，则人体的瘦肉组织会逐渐分解消失，对健康不利，故蛋白质的量要足够。

接着是脂肪，脂肪让人有饱胀感，可以缓和饥饿的感觉，且脂肪不会刺激胰岛素分泌，而胰岛素是一种增胖激素。至于最后才吃主食类，是为了防止主食类吃过量，导致胰岛素浓度上升，妨碍减肥。

吃好三餐，想胖都难

推荐食谱

- **减肥食谱1**

  早餐：南瓜枸杞粳米粥，煎鸡蛋，什锦泡菜。
  中餐：红烧牛肉，凉拌菠菜，素炒芥蓝，半个馒头。
  晚餐：冬瓜排骨汤，胡萝卜青椒土豆丝，凉拌茄泥。

- **减肥食谱2**

  早餐：一个蒸糯玉米，一个荷包蛋，一杯牛奶。
  中餐：西红柿牛肉面（面只吃一半），凉拌海带胡萝卜丝。
  晚餐：豆苗鱼丸汤，素炒丝瓜，烤甘薯1块。

- **减肥食谱3**

  早餐：牛奶一杯，鸡蛋煎饼（不要中间的薄脆）1块。
  中餐：豆皮炒青椒，黄瓜拌鸡丝，香菇炒油菜。
  晚餐：蒜泥拌酱牛肉，辣椒炒苦瓜，青菜肉丝粉丝汤。

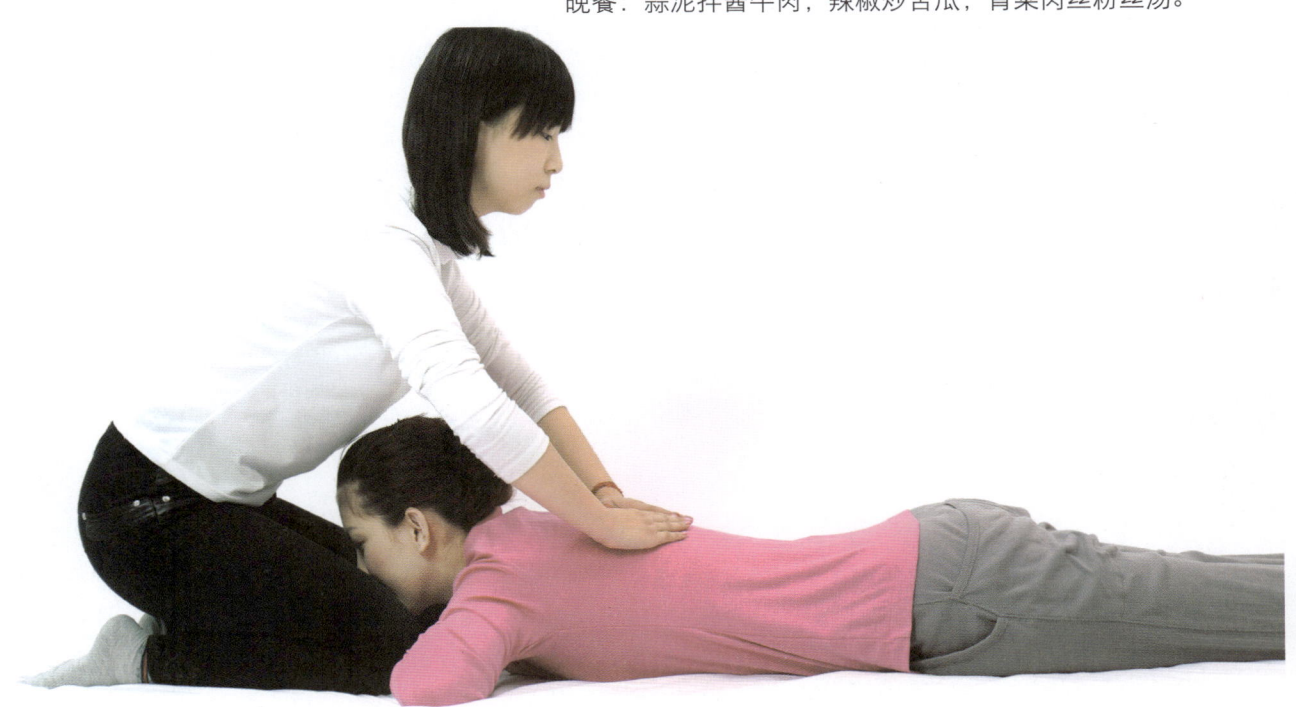

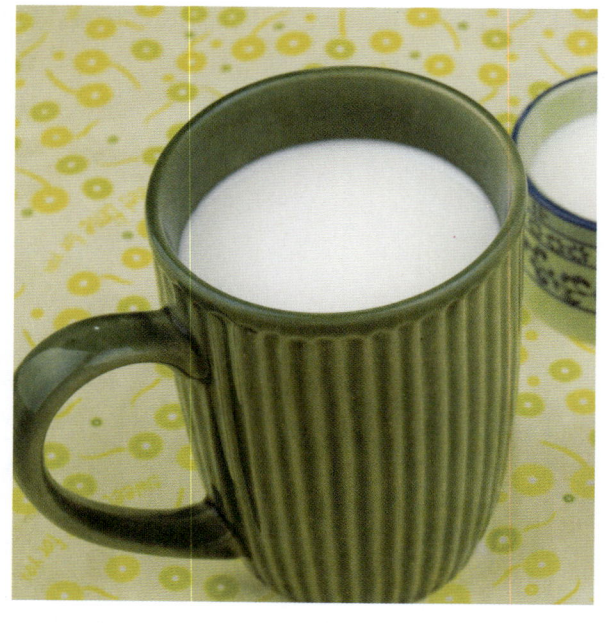

各种营养素，一个不能少

减肥的人也要注意自己的营养均衡，但是，该如何同时拥有健康与减肥的效果呢？其实，减肥的人每日的营养有一定的比例，只要你达到了营养比例的数字，你也可以享有减肥的好处。

减肥者常用的办法是节食，可减肥见效者却不是很多。为什么呢？最新的研究证实，节食减肥，如不注意饮食平衡，就会功亏一篑。这里最需要平衡的有五大类食物：谷物、蔬果、肉类、奶类及脂肪。

谷物类是饮食的基础，热量的主要来源。这类食物含丰富碳水化合物、蛋白质、维生素、纤维素和矿物质。减肥者每日午餐必须保证150克左右的谷物类食物摄入。

蔬果提供纤维、维生素及矿物质，令身体机能运行通畅。减肥者蔬果可多食，但要注意的是每日蔬果摄入量最好为1∶1。

肉类（或豆制品）提供优质蛋白质，减肥者一定不要禁肉，而应在每日中餐时，食入占餐1/3的肉类或豆制品。

乳类食品有丰富蛋白质、维生素及钙质等矿物质。每日摄入量应至少保证250毫升，最好是脱脂乳品。

减肥最忌瘦下来后皮肤暗淡无光，为了避免这种情况的发生，每日摄取少量动物脂肪是必需的。摄入量大约为1汤匙左右。

减肥的必要营养素

类别	所需的量
油脂	所需的量：2～3汤匙。如果身体完全不吸收油脂，也会皮肤发炎
蔬菜	所需的量：最少要吃3份。多吃深色蔬菜，深色蔬菜所含的维生素及矿物质很多，蔬菜中的膳食纤维可以帮助身体控制体重
水果	所需的量：2份。每天一定要吃水果，水果可以帮助肠胃的消化，避免便秘的产生，而且水果中含有的天然抗氧化成分，可帮助你对抗很多疾病
蛋鱼肉豆	所需的量：3～4份。少吃鸡、牛、猪的肉，可以改成吃鱼肉，因鱼肉比其他肉类的价值高，而且烹煮方式也可以采取较清淡的手法来制作
奶	所需的量：1或2份。鲜奶的营养价值很高，选择的时候可以选低脂鲜奶
主食	所需的量：半碗饭。这里所提的半碗饭是每天每餐至少要半碗饭。若是你不想吃白饭，可以改成糙米饭

利用烹饪的方法减少食物热量

要煮出低油、低糖、低盐、高纤、高钙的健康饮食，可运用一些烹调小技巧：将肉丸子的肉类减少，并用全瘦肉，另加入较多的蔬菜，可增加纤维质的量，减少油脂的量；新鲜的蔬果富含纤维质和维生素C，以生吃的方式更能保存原有的营养素；以优质酱代替一般沙拉酱，可减少油脂的摄取量；利用天然食物番茄和菠萝的酸、甜味制成的酱汁，取代一般的番茄酱和糖醋汁，可达到减盐、减糖之目的；在煮甜汤或饮料时，可使用代糖取代一般蔗糖来降低热量的摄取；选择多种小杂粮（例：红豆、绿豆、薏仁、小米、小麦、燕麦、莲子等）代替白米可增加纤维质、各类维生素、矿物质的摄取量。

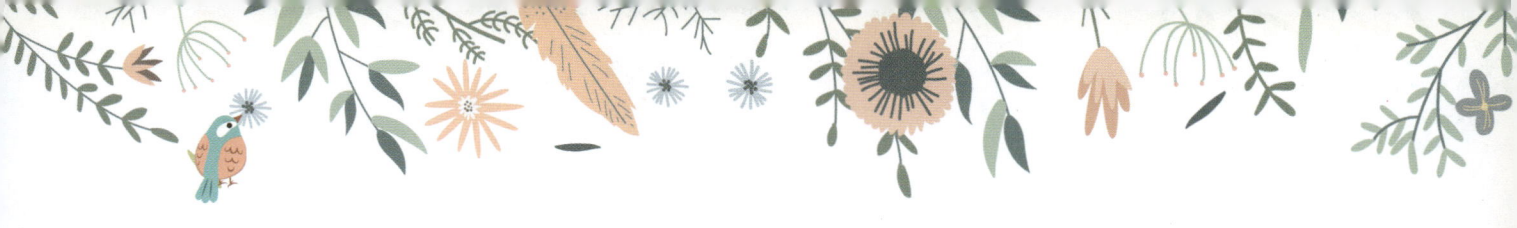

新妈妈瘦身运动计划

每一位新妈妈，除了宝宝的健康以外，最希望的恐怕就是自己能够在产后快速恢复以往的曼妙身材，姣好的身材可是每个女人的愿望。可这个愿望有时并不那么容易实现。应该怎样做呢？

量身定制运动方案

产后新妈妈对减肥的热情十分高涨，但健身一定要有科学的减肥方法。体形特征不同的人应该采取与之相应的运动方式，才能更利于自身的健美。

了解自己的肥胖类型，是制订运动减肥计划、达到最佳减肥效果的先决条件。因为，按照脂肪在身体不同部位的分布，肥胖可以分为苹果型肥胖、梨型肥胖和V字型三种。苹果型肥胖的人脂肪主要堆积在腹部，其突出表现就是"大肚子"。而梨型肥胖则主要表现为臀部和大腿的肥胖，尤其是分娩后的女性容易产生。

苹果型身材

肥胖原因主要是营养过剩，缺乏运动。苹果型身材的女性手臂和腿很细，而腹部、腰部和上臀部较粗。针对这种身材，首要的是加强运动锻炼。长时间持续的有氧运动，如慢走、慢跑、爬山、骑自行车等，都比较适合。着重四肢力量的练习，不要把时间浪费在练腹肌上。每次运动时间不低于1小时，要注意保证运动没有间断，这样才能有效地消耗堆积在腹部的脂肪。同时，运动方式及运动强度也很有讲究，应以有氧代谢为主，在运动中稍有急促喘气、心跳加快、微微出汗，运动过后感觉全身轻松、精力充沛，就是最适合的运动。

梨型身材

除了生理上的原因，还有病理上的原因。因此，要先去医院检查肥胖是否由病理引起的，只有排除了病理的原因，才能自己进行运动减肥。生理原因造成的梨型肥胖者运动量和运动强度要小一些。梨型身材的女性，其脂肪主要堆积在臀部和大腿，可选择低强度、低撞击练习和耐力练习，如跳绳、跳低撞击舞、在平台跑步机上走等，可消减这些部位的脂肪。要避免大阻力运动，如上坡、爬高、跳踏板操和高撞击舞、骑高阻力单车等，这些都会令下肢变得更粗壮。

V字型身材

往往上身较胖，腰部有点臃肿而臀部较瘦小。可进行爬高、踏板有氧操和跑步等锻炼，避免做诸如俯卧撑、举重等使上身强壮的运动，可用下蹲或跨步来强壮下肢的力量，使身体上下部分的比例变得协调。总之，不论采用什么方式和手段进行锻炼，都要遵守一个原则，这就是"因人而异"和循序渐进。

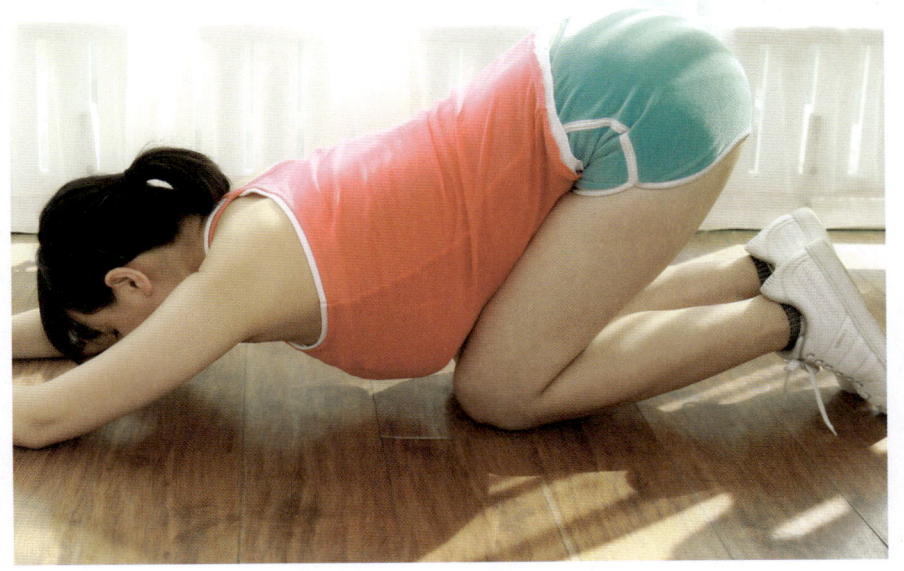

产后瘦身操

女性在分娩后由于内分泌和代谢等方面的一系列改变，产褥期营养摄入量的增加而活动减少等诸多原因，体重均会有不同程度的增加。

大多数新妈妈，在最初的日子腹部看起来像5个月妊娠般大，这是因为子宫依然胀大，没有完全恢复的缘故。经过3~18个月的时间，子宫会渐渐复原。

但由于胎儿在子宫内生长发育时，腹壁肌肉被过度拉长和伸展，肌肉弹性会有实质性的降低，腹部肌肉松弛非常严重，如果不经过锻炼，腹壁肌肉的弹性就不能复原。为了使形体恢复得更好，其中最简单、最经济、效果最好、无任何副作用的体形恢复策略，就是在产后尽快做有利于锻炼腹部肌肉的美腹操。

01 仰卧床上，两膝关节屈曲，两脚掌平放在床上，两手放在腹部，进行深呼吸运动，肚子一鼓一收

02 仰卧床上，两手抱住后脑勺，胸腹稍抬起，两腿伸直上下交替运动，由幅度小到幅度大，由慢到快，连做50次左右

03 躺在地板上，肘部衬一块护垫，双手微撑，用双手的力量，将腿部高举，可防止臀部下坠

04 仰卧床上，两手握住床栏，两腿一齐向上跷，膝关节不要弯曲，脚尖要绷直，两腿和身体的角度最好达到90度，跷上去后停一会儿再落下来，如此反复进行，直到腹部发酸为止

05 两手放在身体的两侧，用手支撑住床，两膝关节屈曲，两脚掌蹬住床，臀部尽量向上抬，抬起后停止，4秒钟落下，休息一会儿再抬

06 手放在身体两侧，两腿尽量向上跷，跷起来像蹬自行车一样两脚轮流蹬，直到两腿酸沉为止

07 立在床边，两手扶住床，两脚向后撤，身体呈一条直线，两前臂屈曲，身体向下压，停两三秒钟后，两前臂伸直，身体向上起，如此反复进行5~15次

08 双手掐腰，规律性地将腿部向上举，反复20次后再举另一条腿，这样动作刚做时会觉得力不从心，但慢慢地会助你消除腿部的水肿，使之匀称、健美

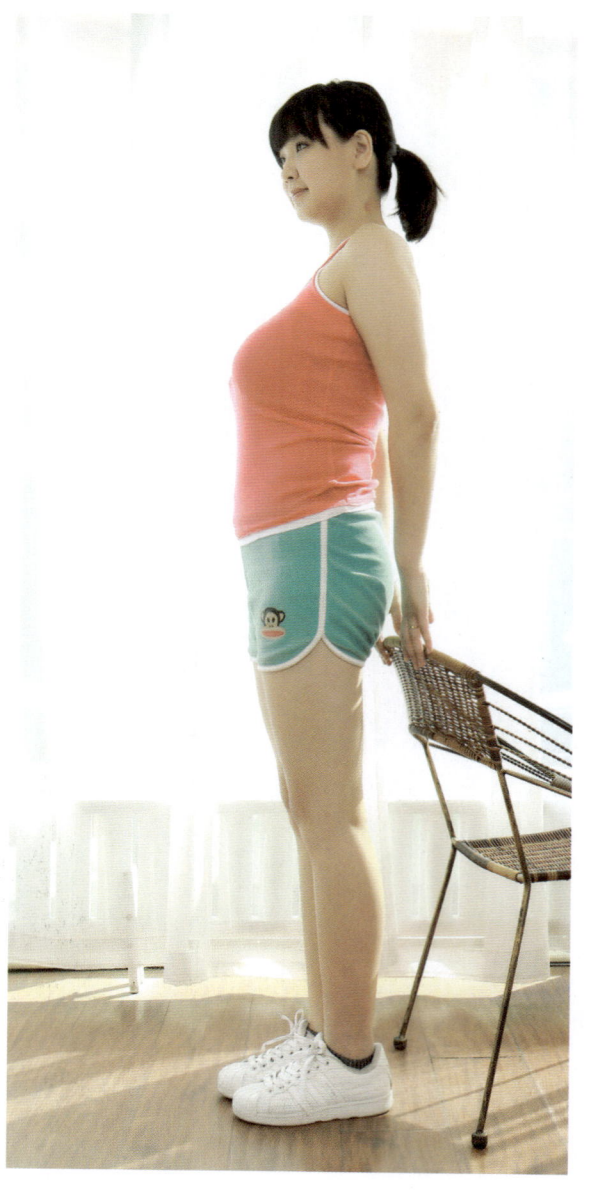

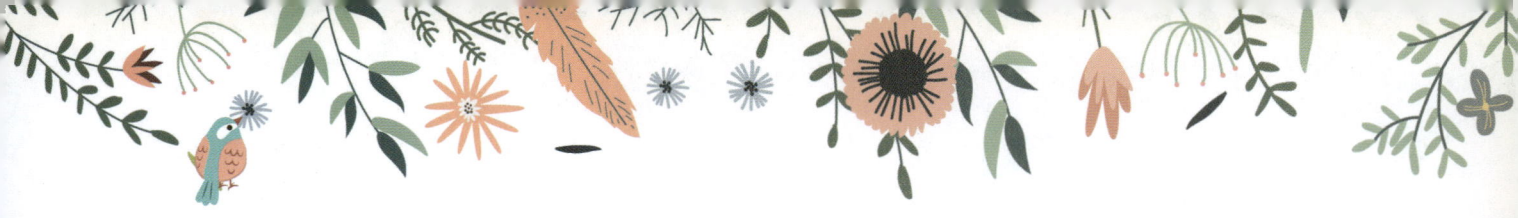

新妈妈的有氧运动

"健康是人生的第一大财富",对于正式成为新妈妈、忙碌于宝宝与生活之中的女性而言,这一点显得尤为重要。

在繁忙疲倦之中,仍然拥有令人快乐的健康;在疼爱照顾宝宝之时,还能唤回曾经优雅曼妙的身姿。其中最大的秘密,就是爱上有氧运动——最健康、最具活力的运动!

有氧运动,全称为有氧代谢运动,指以有氧代谢提供能量的运动,特点是强度低,有节奏,不中断,持续时间长。这种运动过程可增加人体对氧气的吸入、输送和使用,提高机体的耗氧量,改善呼吸和心血管系统功能。

防治肥胖症的最佳疗法莫过于运动。首先,减肥运动是通过燃烧热量,将人体内的脂肪烧掉。可怎么烧?烧多少?又如何通过节食防止脂肪的再产生?却是一项需要定量控制的科研工作。其次,据计算,人要减肥1千克,大约要消耗121.3千焦的热量。

如果只是散散步、做做操或从事家务劳动等无氧运动,消耗的不过是刚吃进肚子里的热量而已。

而要削减堆积在体内的脂肪,最有效的减肥运动就是参加有氧运动,尤其是消耗能量较多的运动,例如慢跑、爬山、快步走、球类运动、游泳等,每次运动最好一次持续做完,中间不要停止,且每次运动消耗热量须达5 251千焦,通常这种运动量会造成心跳加快,或流汗的程度。

产后新妈妈完全可以根据自己的喜好和时间,选择几种有氧运动,互相搭配进行,多样化运动营造的趣味,会是你坚持下去的原动力!

新妈妈可进行有规律的运动

健康快车

有氧运动使人体肌肉获得比平常高出10倍的氧气,从而促进人体新陈代谢,减少机体的致癌因子和致病因子,增加活力,舒缓压力,放松身心。最适合做了妈妈的忙碌女人。

使你的血液变得很"富有"。可增加血液中红细胞、白细胞和血红蛋白,使身体的营养水平、代谢能力得到提高。与锻炼前相比,它能给每个细胞带走更多的二氧化碳和其他废物。

燃烧脂肪

方便易行、容易坚持的有氧运动,可以帮助身体处于"有氧"状态,从而真正地燃烧体内较多的脂肪。

如果在合理安排饮食的同时,结合有氧运动,不仅减肥能成功,而且减肥后的体重也不会恼人地反弹!可保持形体上的长处,弥补形体上的不足。提高肌肉的弹性、伸展性和协调性。

有效地改善心率

坚持适当的有氧运动,如健身操锻炼,可使心率适度降低,这样心脏就会得到更多的休息。

由于心脏的工作能力和储备能力提高,人就能承受更大的负担。

改善不良情绪

由于有氧运动能提高中枢神经系统的机能水平,从而提高机体对外部环境的适应能力,故减少了患神经衰弱症的可能性,还可以减缓和消除紧张、激动、易怒、神经质等坏情绪。

保持关节健康

简单的步行、下蹲、爬楼梯、踢球对于活动膝关节都是很有效的。

步行、骑脚踏车对于膝关节痛的人来说也是很好的选择,这样他们可以在不承受体重的情况下进行运动。

新妈妈的运动原则

好多疲惫不堪的新妈妈都会忍不住抱怨：什么？我一天忙到晚，锻炼得还不够吗？我需要睡眠！好吧，如果你只有1小时空闲，那就试着睡觉吧。不过情况并不是很乐观，翻来覆去好不容易睡着了，又被宝宝的哭闹吵醒。头还昏，腿还软，效果并不好。

精疲力竭的运动，危险

有氧运动既要有强度，也要讲适度。一方面是必须具有一定的强度，才能达到目的，另一方面强度又不能过大，以免筋疲力尽，甚至出现不必要的危险。

为了快速瘦身，许多新妈妈采取激烈的运动计划，这很容易造成疲劳，不仅如此，还会损害健康。

如果产后立即进行剧烈运动减肥，很可能影响子宫的康复并引起出血，严重时还会使分娩时的手术创面或外阴切口再次遭受损伤。进行运动之前，事前的热身运动与事后的缓和运动可不能少，否则容易造成运动伤害。

因此，有氧运动一定要掌握好"度"。衡量的标准嘛，就是运动时的有效心率，美国心脏协会建议，初练者运动心率，以最大心率的50%为宜，几周后，强度逐渐增加到最大心率的75%就可以了。

何为最大心率呢？不妨通过以下公式计算一般人的最高心率：最大心率＝220－年龄值。那么，用最大心率乘以70%，就是你运动时的有效心率！很简单的算术题吧！运动时看着表，数着脉搏，自己就可以掌握了。

另外，还有一个"说笑试验"的简单测试法：进行有氧运动时，能与身边的同伴进行交谈，说明你锻炼的强度刚刚好；锻炼的同时还能唱歌，则说明你的运动强度太低了；而如果你运动得快喘不上来气了，马上减弱你的运动强度吧。

如果你的运动过了度，很可能导致的就是运动伤。运动伤是指因为健身活动不当而导致骨骼、关节、肌肉韧带受损伤。运动伤患者逐年增多的原因首先是人们保健意识增强，锻炼者越来越多；其次，对体育锻炼"期望"过高，片面认为"多多

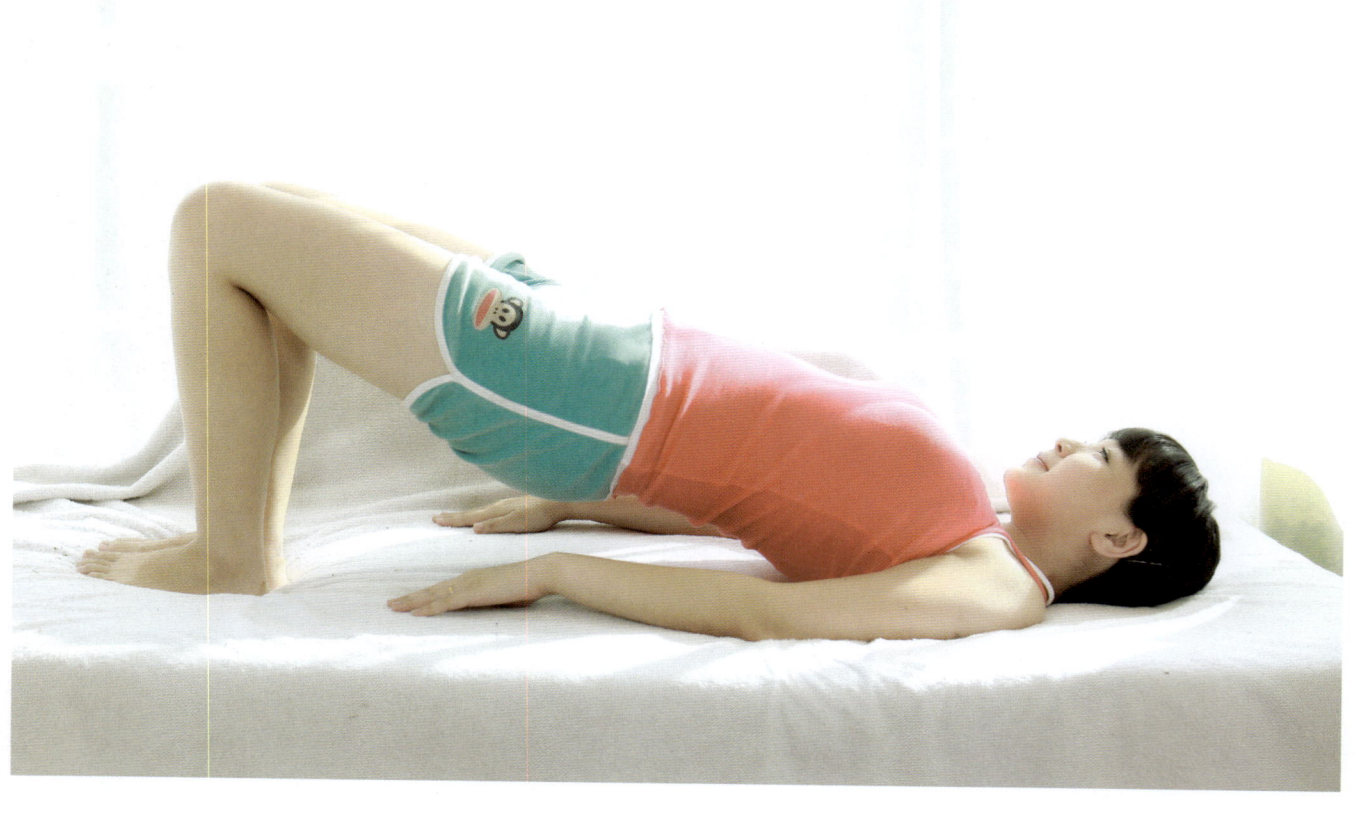

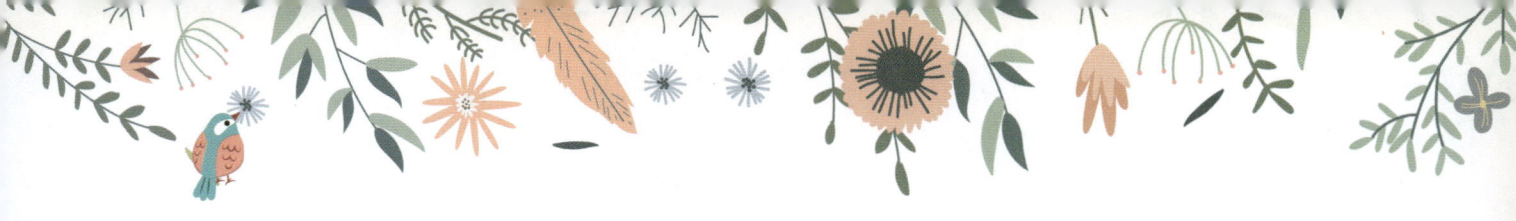

益善"，超负荷超限度运动而使身体受到伤害；第三，很多人想通过运动达到减肥目的，对这些人来说，当减肥效果不明显时，便加大运动量或不根据自己本身体质特点做不适合自己的体育运动而伤身。

通过锻炼既强身健体而又不受伤，应多参加低强度、长时间的运动，如慢跑、游泳、体操、太极拳等；要注意避免某个肢体或关节过久地做一个动作，以免伤害骨骼和关节；要掌握运动的量和度，运动量太大反而会降低人的抗病能力。

另外一个方面，别以为只要运动量大，就能减肥。有关研究发现，想控制体重、想减肥，得适度运动，可别运动过了头。运动医学专家的最新研究发现，适度运动可以促进肥胖基因的出现，使体内瘦身蛋白的浓度增加，有助于控制体重；如果以为运动量越大减的越多，那你的想法可就错了，运动强度太大，反而会抑制肥胖基因，让人食欲大开，想瘦下来就太难了。

对于新妈妈来说，适宜选择轻、中等强度的有氧运动，并做到持之以恒，这样有利于减重，并能有效防止减重后体重出现反弹。有氧运动有极佳的燃脂效果，有氧运动指的是使用到全身肌肉的运动，包括慢跑、快走、游泳、登山、骑脚踏车、有氧舞蹈等，且进行的时间至少要持续12～15分钟以上，若要有效燃烧脂肪应持续进行30分钟以上，或是一天之内累积到30分钟以上才有效果。

一点一点增加运动量

循序渐进是指学习动作要由易到难，由简单到复杂，在运动量的安排上要由小到大，逐渐增加。在锻炼身体的过程中，如果遵循这一原则，可以更好提高体质并且防止过度疲劳和运动创伤的发生。

产后尽早适当活动及做产后健身操，有助于体力恢复、排尿及排便，避免或减少静脉栓塞的发生率，且能使骨盆底及腹肌张力恢复，避免腹壁皮肤过度松弛。

产后健身操应包括能增强腹肌张力的抬腿、仰卧起坐动作和能锻炼骨盆底肌及筋膜的缩肛动作。产后两周时开始加做胸膝卧位，以预防或纠正子宫后倾。上述动作每日做3次，每次15分钟，运动量逐渐加大。

人体各器官系统的机能对所进行的运动，必须具备必要的适应能力，使负荷不断增加而逐步得到加强。运动量不可能经过短时间的锻炼而增加很多，当人体还不具备参加大运动量训练的条件时，就去参加激烈的运动和比赛，那么机体肯定是承担不了的。

因为运动量不同，在人体内发生的变化也不同，例如在中等强度活动时，脉搏频率为每分钟120～140次，如激烈运动时可达180次甚至200次。此时对于运动器官和内脏器官的影响是极为深刻的，可使血压升高，呼吸加快加深，血液重新分配，代谢作用增强。要达到这些要求，都需要一定时间的适应过程。运动量的逐渐加大，可以使机体的适应过程逐渐提高，使运动器官和内脏器官的活动很好地协调起来。

如果你日日与电脑、公文打交道，偶尔参加一场球赛可能会令你一连几天动弹不得，甚至更可怕的是受到比运动员还"专业"的损伤。即使你一直坚持锻炼，但如果某一天的运动量大大超出了平时的习惯，伤痛很可能随之而来。特别是一些运动高手，在停止运动一段时间后重返"赛场"，技痒难耐，不自觉地来点儿"高难度"动作，最容易发生意外之伤。

新妈妈要预防运动伤害，最佳的办法是循序渐进。在尝试一种新的运动时，不要连续进行超过15分钟，隔天增加一些，逐渐达到理想的运动量。运动时应由慢到快，达到有氧运动量时，持续30分钟左右，然后再放慢运动速度。建议生育后体能不是很好的新妈妈，在刚开始有氧训练时，采用间歇式锻炼法，以高心率（强度）持续一段时间，直到你开始感到疲劳后，慢慢转为一些放松或慢速运动，直到体力恢复，再转为高心率（高强度）。当然间隔式训练是一种过渡训练法，最终目标还是使你能轻松完成30分钟，或更长时间的高强度有氧运动而真正健身！

新妈妈的产后运动应注意循序渐进，如能坚持在分娩后进行5个月左右必要的身体锻炼，不仅对体质以及形体的恢复有益，还可将全身的肌肉练得结实一些，消除腹

部、臀部、大腿等处多余的脂肪，恢复怀孕前的健美身姿。

但在锻炼中，如果违反了循序渐进的原则，不仅有碍健康，易发生运动创伤，出现过度疲劳，而且也达不到锻炼身体、增强体质的目的。

运动不能三天打鱼，两天晒网

运动是公认的减肥的有效手段，但这点在不少肥胖新妈妈身上并不见效，或效果不满意。有人因此责怪运动对减肥"没用"。其实，运动减肥效果不佳的原因并不那么简单。

新妈妈有一种特殊的柔美，丰满滚圆的身材和眉眼中流露出来的母爱与温情增添了她的风韵。但是有些新妈妈却陷入自卑之中，不分昼夜地忙碌使她蓬头垢面、衣衫不整。浑身肌肉似乎都受地心吸引力的作用下垂着，身材显得臃肿不堪。减肥是找回自信的最好办法。

但无论从哪方面讲，运动都是减肥最科学的方法。但这是一种持续性的、长期性的脂肪消耗活动。所以有颗恒心，贵在坚持是必要条件。

减肥失败的常见原因包括：往往是由于没有坚持减肥运动：有的人在减肥开始时，感到比较劳累和不习惯，没练多久，就想休息几天。他们不曾了解，这样做根本达不到消耗能量的效果。因为，运动会使胃肠运动增强，食欲增加，消化吸收增加。很多人运动后胃口大开，只不过因为坚持锻炼，使热量不至于积累而已。

如果突然停止锻炼，胃口并没有缩小，可热量消耗却减低，这样不但体重难以下降，甚至可能回升。所以，减肥运动贵在坚持，并在坚持的过程中培养兴趣，发挥潜能。

任何时候只要你能抽出时间，不妨做简单的运动。如果你还是能够找到理由不去锻炼，比如宝宝没人看、工作太忙、身体不舒服等，反复告诉你自己这不是真问题，如果事实确是如此，需要改变的是你的生活而不是锻炼的计划。如果你对自己的恒心不能保证，可以报一个健美班。既然你已经花了钱，你会有更大的动力去锻炼的。欲速则不达，不要指望狠狠运动一天就可以一星期不运动。我们提倡慢速、长久的锻炼，过度的剧烈运动并不适合绝大多数新妈妈。

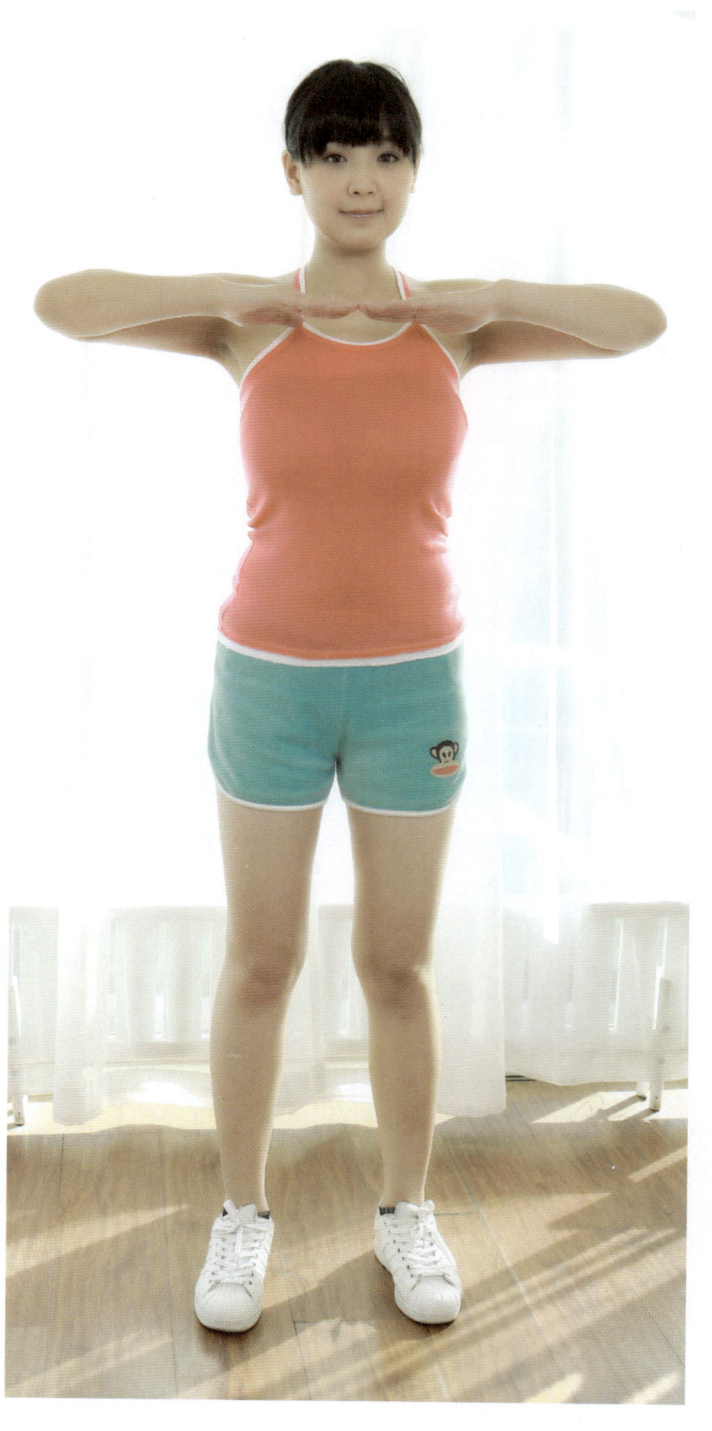

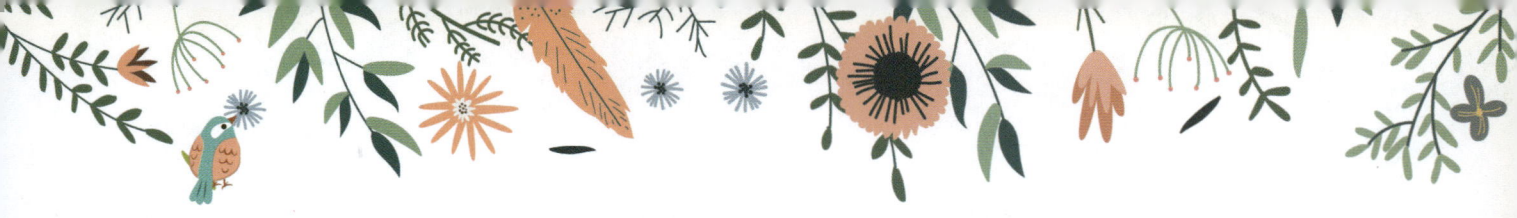

运动科学研究发现，即使减肥成功，其节食和运动仍应成为个人生活习惯的一部分，以保持一生的好身材，任何时候中止，都容易再度长胖。对肥胖者而言，减肥运动是一项只有开始没有结束的持久战。最好是每天固定持续运动一段时间，再加上营养均衡的低热量食物。

因此，不管你是自愿或被迫，都要做好思想准备，即一旦参加减肥运动，就意味着改变原有的生活方式，必须持之以恒，将减肥运动进行到底！

坚持需要两个条件保证：一是选择合适的运动项目，二是每日的运动量要合适。运动项目选择不当，或运动过度，会使身体过早疲倦，甚至可能损伤关节、韧带或骨骼，运动往往因此被迫停止，又何谈"坚持"二字？除了锻炼问题之外，我们再看看运动的同时是否配合了饮食治疗？对减肥而言，运动和饮食控制作为密不可分的有效手段，缺一不可。

减肥期间，因代谢旺盛，胃肠运动增强，往往食欲大增，给节食带来一定困难。

但控制饮食是减肥的必由之路，若不控制饮食，减肥效果往往不理想，甚至出现体重上升。

所以，再回过头来检查一下自己节食计划的执行情况，找一找漏洞，实属必要。

锻炼贵在坚持，虽然你还没有减轻很多体重，但你会精神焕发。你萌发了装扮自己和宝宝的愿望。生活由于锻炼变得美好起来。

运动前先热个身

热身运动决不可忽视。可能你的体育课没有强化你这种观念，但从现在开始，你一定要记住，热身是极为重要，必不可少的，任何运动之前都应该要做热身。

热身运动是指在运动以前，用短时间低强度的动作，让待会儿运动时将要使用的肌肉群先行收缩活动一番，以增加局部和全身的温度以及血液循环，并且使体内的各种系统——包括心脏血管系统、呼吸系统、神经肌肉系统及骨骼关节系统等——能逐渐适应即将面临的较激烈的运动，来预防运动伤害的发生。正如同汽车发动后如果不暖机就全速行驶，容易造成引擎的损坏一样，缺乏足够的热身运动，的确是引起各种运动伤害的最主要的原因之一。运动前不重视做准备活动，或准备活动做得不充分、不正确、不科学，是引起运动损伤的重要原因；准备活动不充分，肌肉、内脏、神经系统机能不兴奋，肌肉供血量不足，在这样的身体状态下进行活动，动作僵硬、不协调，极易造成损伤。所以在进行有氧运动前，请做5分钟的热身活动，而不是立即就做剧烈的运动，让心脏瞬间增加许多负担。专业的健身教练建议，最好原地做伸展和柔韧性的练习，或以慢步走、慢跑、柔软体操、踩脚踏车、原地踏步或走滑步机等方式热身，每次热身运动，最好能视个人体能不同，持续3～10分钟。这样可使关节、肌群增加弹性和活动范围，使体温和心率逐渐提高，以适应即将开始的运动，减少运动中可能发生的运动伤害，也可以让运动的新妈妈更出色。

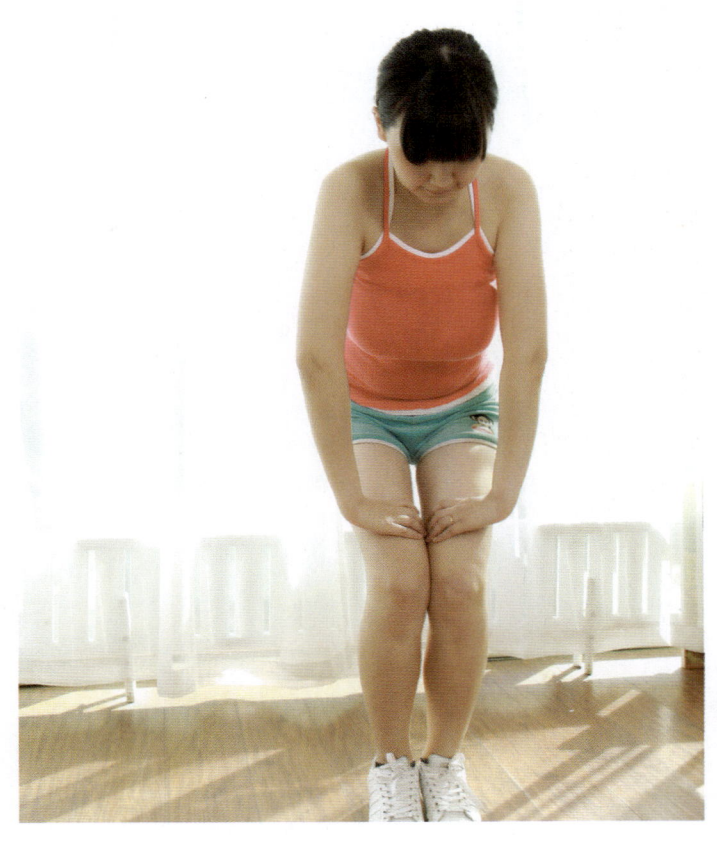

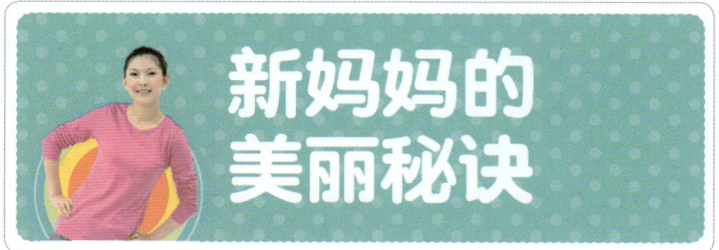

新妈妈的美丽秘诀

新妈妈的烦恼

宝宝的来临虽然给家庭带来了许多的欢乐，让新妈妈感到由衷的骄傲，但由于分娩后，许多新妈妈体内的激素变化，给爱美妈妈带来种种麻烦。

比如：痘痘、斑点、妊娠纹、脱发等，她们都可能破坏产后新妈妈的美丽容颜。

事关面子问题的痘痘

生过宝宝以后，痘痘会选择在嘴旁"安家落户"，而且有肿痛的感觉。这令产后新妈妈大为烦恼。

中医认为，产后长痘痘除了内分泌变化这个原因外，还有可能是情绪压力以及睡眠受到影响造成的。另外，也不能排除坐月子时恶补过头的因素。

特别是本身身体就比较燥热的新妈妈，如果补不当，也会令身体内"火"气冲天，这样不仅会令自己有"面子"问题，甚至会通过奶水影响到宝宝！

痘痘产生的几大元凶

原因1：遗传

天生的肤质是没有办法改变的。若父母同为油性皮肤，子女也为油性皮肤且易长痘痘的概率很高，若父母也属于易长痘痘的肤质，子女就更容易长痘了。

这一方面受先天体质影响，另一方面受后天父母习惯的影响。油性皮肤出油量本来就多，毛孔也比别人粗大，角质

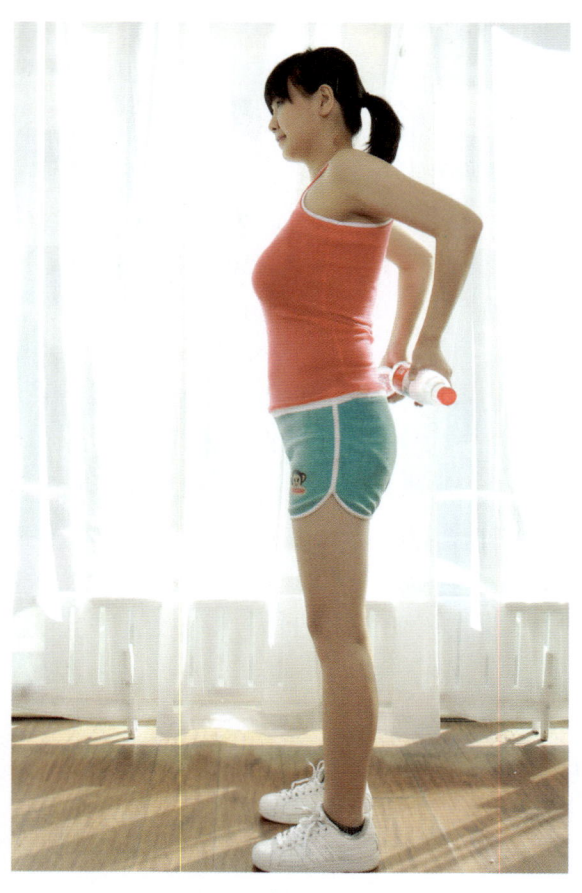

那么如何做热身呢？照猫画虎地做一组弯腰活动，过程中再煞有其事地计时？或是扶着球场边的坐凳做个拉伸运动？事情恐怕没那么简单。在开始运动前，首先应进行身体全面的、一般性的准备活动，如身体自上而下各个关节的活动，包括绕环、拉韧带以及慢跑。

然后要进行一些专项准备活动，如挥拍活动、起动步法及前后左右四个方向的步法跑动练习。准备活动的量与时间要控制好，不能不动，也不能太猛，应以身体觉得发热、出汗为最佳。热身运动最好提前25～30分钟进行，在5～10分钟的静态拉伸练习后，进行10～20分钟动态热身练习，此时比赛的效果理论上是最好的；当然必要时也可以缩短热身时间，但静态拉伸练习应该放在动态热身练习之前，所花时间比例大约为1：2。

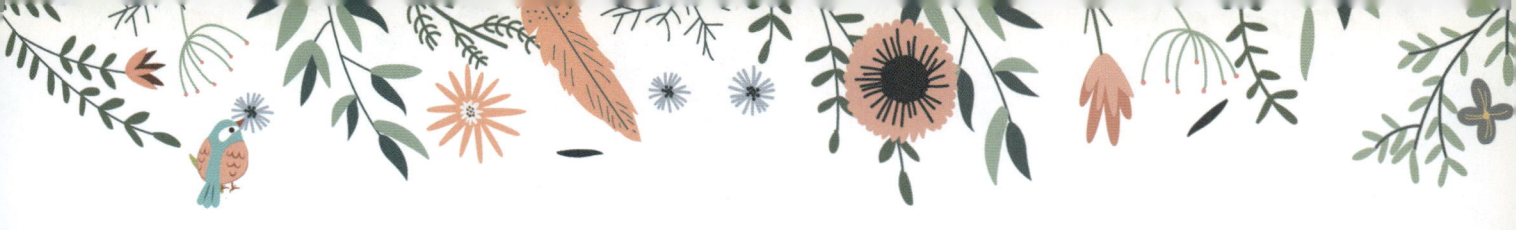

也更厚重。在冬天，油性皮肤能保持良好的状态，但只要一到夏天，脸上就会不断地泛油光，甚至阻塞得一塌糊涂，长出一大堆痘痘！

原因2：内分泌

有些女性虽然美容工作做得挺勤快，脸出油也不多，可总是会出一些成片的细小痘痘，那就需要去看看自己的内分泌是否正常了，痘痘问题可能就是内分泌失调引起的。

原因3：生理期

有些女性在生理期前一星期，在下巴部位特别容易长痘痘，这是因为这期间内分泌的改变引起。

原因4：饮食不当

不知你有没有在一夜间长了很多痘痘？如果痘痘是在很短时间大量冒出来的，则有可能是饮食的关系。

例如，吃了炸鸡、炸臭豆腐等油炸物，隔日早上皮肤必定很油。

如在油脂分泌过程中，遭受阻塞或受到细菌感染，就会有痘痘出现。

此外，咖啡、巧克力、花生、高糖与辛辣物、油脂、酒等食物，也会影响皮肤外观，刺激青春痘生成。

原因5：便秘

便秘问题通常都会导致唇部四周出现痘痘，那是因为体内的毒素积聚，通过皮肤排出而引起痘痘。

原因6：紧张压力

长期处于压力之下，容易冒出痘痘，比如考试之前，或者常常处于紧张状态容易失眠的人，特别容易出现这种痘痘。

原因7：清洁习惯不良

用碱性较大的肥皂以及富含油分的洗面奶洗脸，常常造成皮肤的过敏与不适，堵塞毛孔，诱发痘痘。而一些含有酒精、甘油成分的洗面奶易引起皮肤发红、干燥、脱皮等现象，所以慎用为妙。

原因8：睡眠质量不好

每个人对睡眠的需求程度不一，有些人一定要睡足8小时以上，有些只需短短数小时。其实睡得久不久并不是重点，睡得好不好才是关键所在。

睡眠的环境、通风、采光、宁静度及寝具等，无一不左右我们的睡眠质量。睡得不好，皮肤当然也没有获得充分的休息。除了讲究睡眠质量外，还是尽量别熬夜，以免影响了生理的正常作息而产生所谓的"睡眠痘"。

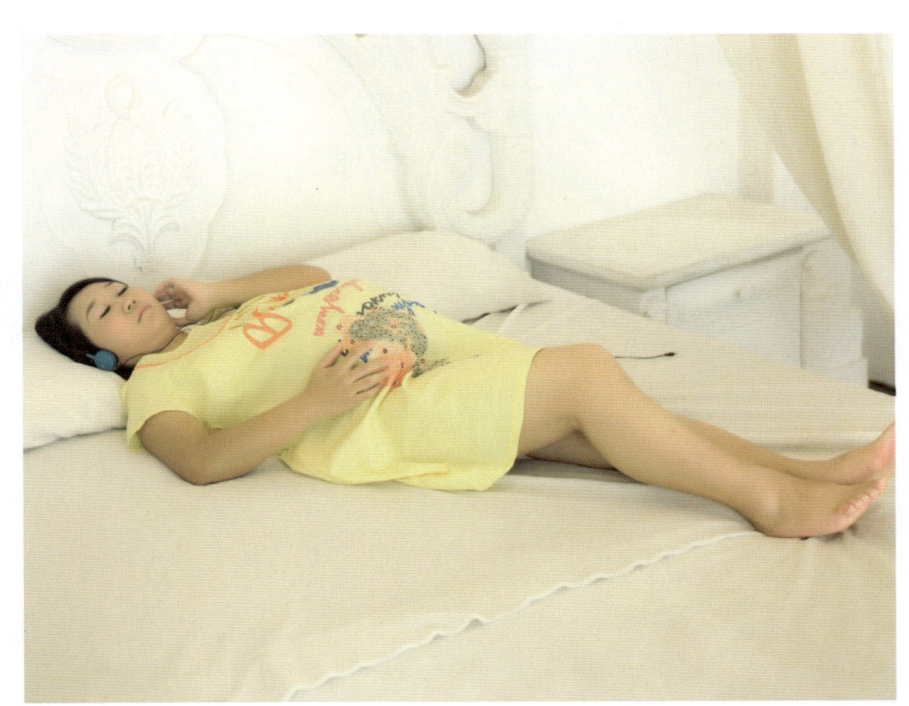

新妈妈重获如玉肌肤的策略

怀孕分娩对许多女性来说既甜蜜，同时也是沉重的负担，爱美的女性不得不抛下对外貌"美"的追求。不过，分娩后就到了该好好整顿肌肤的时候啦！妈妈一起来针对青春痘、妊娠纹、产后掉发、色斑等产后皮肤问题，做修复的工作吧！

新妈妈对付痘痘的招数

引起黑色素增加的原因很多，大致可分为内在和外在两方面。外在包括紫外线或化妆品，内在则与激素变化或精神方面有关。

01 产后要勤洗脸，每天都要用卸妆液（不管有没有化妆），并用去油能力强的中性洗面乳、洗面皂清洁，一天最少两次。洗完脸可用收敛性化妆水或清爽性的柔软水擦拭，每周使用一次去角质清洁面膜来清洁毛孔

02 一款补水又不含油分的面霜千万不可少。如果脸上已有青春痘，就要避免使用粉底、化妆品，有的人想以粉底来掩饰，这样反而会造成痘痘越长越多

03 多喝开水，多吃含有维生素C的水果、蔬菜。但要注意容易长痘痘的人尽量少吃感光蔬菜，芹菜、香菜、白萝卜之类的感光蔬菜会使色素沉着更深。而含维生素C丰富的西红柿、猕猴桃、卷心菜等蔬菜水果，都有利于抑制黑色素。注意肠胃是否排泄正常

04 没事不要用手去碰脸，因为手上不但容易携带细菌，还会因为触碰而刺激产生不必要的青春痘

05 连续的熬夜导致肌肤的新陈代谢受到扰乱，痘痘在这个时候就很容易冒出来，这种痘痘最多出现在额头部位，再配上一张睡眠不足的蜡黄的脸，当真难看得可以！所以睡眠一定要充足，放松心情，避免肝火上升，造成激素失调

06 养成每日排便的习惯，多运动，作息正常，或是多喝优酪乳来改善肠道

07 我们现在的生活条件很好了，日常的积累也比过去好得多，所以分娩以后也不需要那样恶补了。勿食辛辣口味食物，不酗酒不抽烟，不要任意吃补品，因为很多中药如：黄芪、肉桂、枸杞或是女性常用来调经的四物汤，也是容易诱发青春痘的

08 防晒是大事，特别是对于留有痘痕的皮肤。紫外线会加重加深色素沉着，如果你不想痘印颜色越来越加深，最好出门前擦上防晒露抵挡阳光。你坚持一段时间就会发现，经过以上的努力，痘痘越来越轻，痘印越来越淡。如果你坚持得好的话，很可能使色素消减得看不出来

可恶的花纹——妊娠纹

产生妊娠纹的原因

许多新妈妈都有这样的感受：随着一个小生命的降生，兴奋之余又多了担忧，因为自己的身形、相貌都在发生改变，尤其是妊娠纹的出现，让她们难以接受，想尽方法要除掉。

随着胎儿的成长、羊水的增加，孕妈妈的子宫也会逐渐地膨大。当腹部在快速膨胀的情形下，超过肚皮肌肤的伸张度，就会导致皮下组织所富含的纤维组织及胶原蛋白纤维，因经不起扩张而断裂，产生妊娠纹。其他原因如：怀孕期间激素改变，或是体重增加速度太快，也会导致孕妇出现妊娠纹。

因为腹围在妊娠期间，膨胀的比率最大，因此，妊娠纹的形成部位，以腹部最多，其他较常见的地方，则有乳房周围、大腿内侧及臀

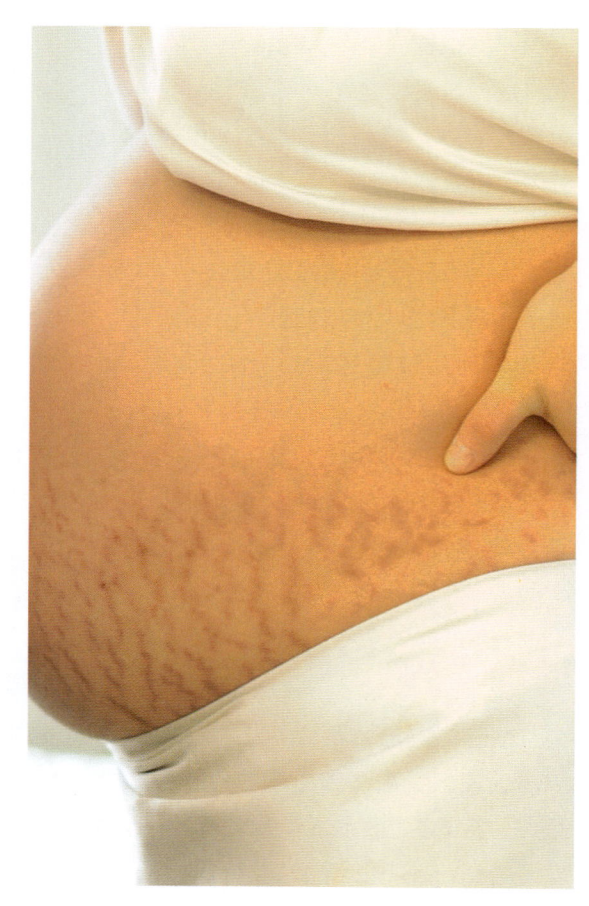

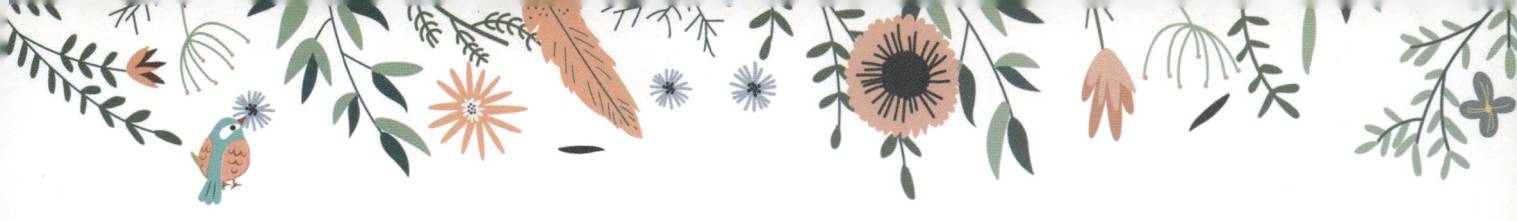

部。这些地方因为组织扩张程度较大,而造成妊娠纹。它的分布往往由身体的中央向外放射,呈平行状或放射状。

并不是每一位孕妇都会有妊娠纹,而纹路的深浅或分布范围,也会因个人的体质、遗传性、体重增加的程度等,而有所不同。

头一次出现的妊娠纹,是紫红色或葡萄色的纹路,到分娩后的2～3个月,就会逐渐淡化成银白色。一旦妊娠纹形成,它的痕迹是不会消失的。不过,孕妈妈千万别因此而觉得气馁,主动积极地预防,是完全可以预防妊娠纹产生的。

新妈妈出现妊娠纹的位置大多在下腹部、肚皮处、胸部,有些较严重者会在臀部、大腿、膝盖后方出现。一般来说,初期红色的纹路,在产后两个月便开始变淡,但仍会留着比肌肤颜色淡一些的痕迹。

如何预防妊娠纹

难看的妊娠纹让新妈妈很是烦恼,望着自己肚子上的花纹,恐怕你再也没有心情穿露脐装了,不过不用太担心,自然有办法战胜可怕的妊娠纹。

从怀孕初期到产后1个月,每天早晚取适量抗妊娠纹乳液涂于腹部、髋部、大腿根部和乳房部位,并用手做圆形按摩,使乳液完全被皮肤吸收,可减少皮肤的张力,增加皮肤表层和真皮层的弹性,让容易产生妊娠纹的皮肤较为舒展,减少妊娠纹的出现。

许多孕妇涂抹了各式除纹霜,却感觉根本没有用。究其原因,与涂抹时机、使用方法不当有关。孕妇容易出现妊娠纹的五大部位,腹部、臀部、大腿、胸部及背部,各有不同的按摩秘诀。

产后脱发勿担忧

产后脱发的原因

多半产后脱发会在分娩后2～3个月中发生,但到3～6个月以后就会恢复正常了。

另外如果你是自然分娩,那么分娩的艰苦历程会让你气血大伤,也会造成头发过多脱落。

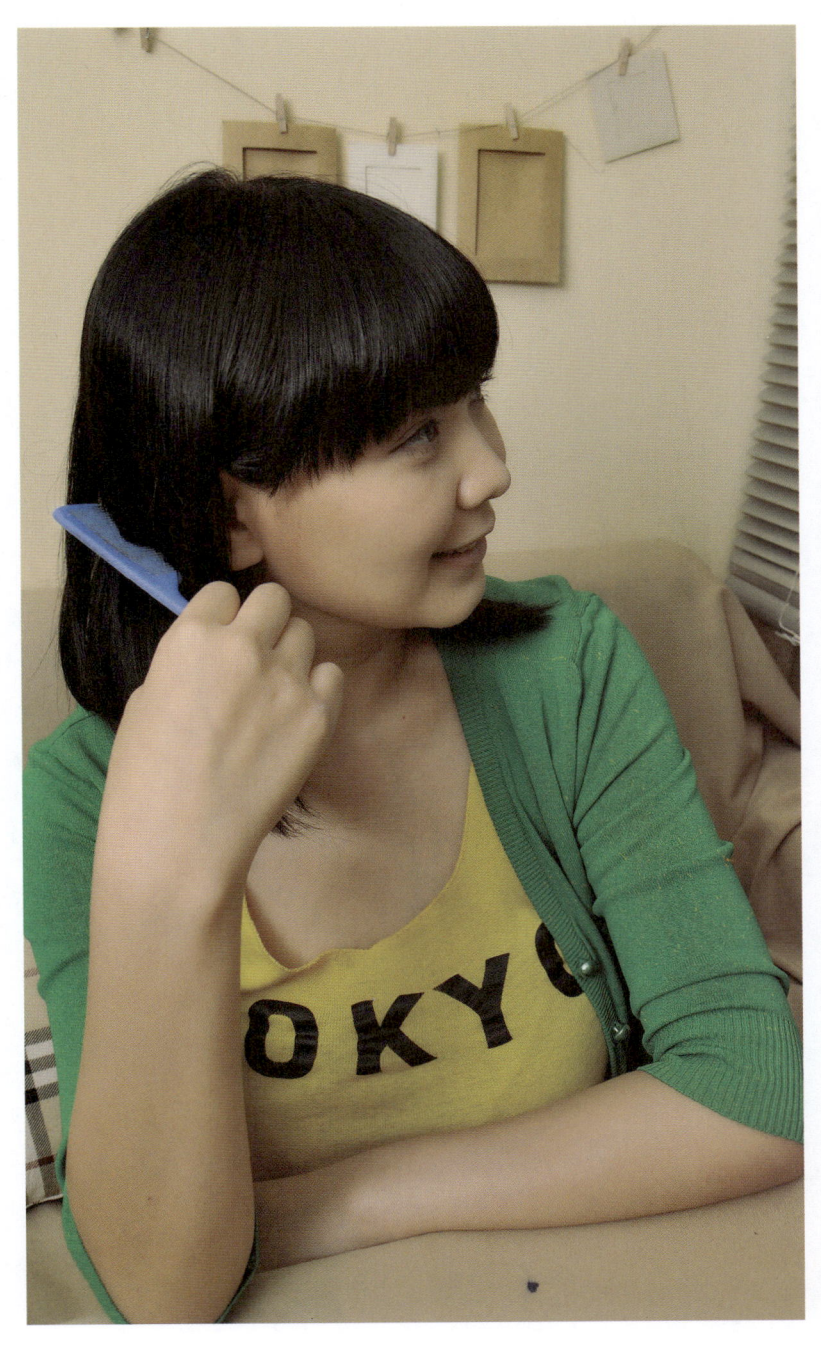

产后脱发是一种暂时现象，也是一种正常现象，发生率为35%～45%。从太阳穴和囟门附近开始。脱落的特征是发际线处脱发，使发际线后退和界线不清，太阳穴处的头发后退，整个头上的头发变稀。那么，为什么产后有近半数的新妈妈会发生脱发呢？

人的头发每隔5年就要全部更换一次，只因平时头发的更新是分期分批地进行的，人们不易觉察。女性头发更新的速度与女性体内的雌激素水平有关：雌激素水平高时，头发更新速度会变慢；雌激素水平低时，头发的更新速度会加快。妊娠期间，孕妇分泌的雌激素也较平时增加，这样一来，头发的寿命就延长了，脱发的速度也就变慢了，大量的头发"超期服役"。分娩之后，体内雌激素水平恢复正常，那些"超期服役"的头发便会纷纷"退役"，于是就出现了产后脱发。此外产后脱发还与精神因素相关。有的新妈妈因受到了其他不良的精神刺激，大脑皮层功能失调，自主神经功能紊乱，控制头发血管的神经亦失调，使头皮供血少，以致毛发营养不良而脱落。有些女性在怀孕期间饮食单调，不能满足母体和胎儿的营养需求。产后哺乳期又挑食、偏食，造成营养不良，头发也容易折断、脱落。

若分娩时精神恐惧、情绪波动以及产后劳累等，亦会使脱发加重。产后脱发一般不会形成弥漫性脱发，脱发的部位大多在头部前1/3处。随着分娩后机体内分泌水平的逐渐恢复，脱发现象会自行停止，一般在6个月左右即可恢复。因此，产后脱发是正常的生理现象，新妈妈不必为此而过度担忧或恐惧。

有些女性在产后特别是在坐月子期间，不敢洗头、梳头，使头皮的皮脂分泌物和灰尘积了厚厚的一层，容易合并感染，引起毛囊炎症而造成头发脱落。此外，产后休息不好、睡眠不足、精神欠佳，都会影响头部的正常血液循环，造成脱发现象，这种现象在医学上被称为产后脱发症。

饮食调治产后脱发

防治脱发首先要注意精神调养，新妈妈产后应保持心情舒畅，精神愉快，气血自然会旺盛，可促使头发尽快生长。

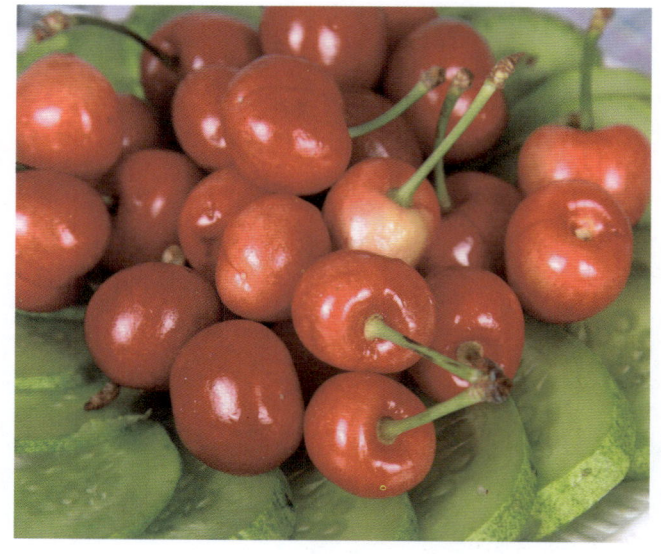

在饮食上，注意平衡膳食，多食新鲜蔬菜、水果、海产品、豆类、蛋类等，以满足身体和头发对营养的需要。应多补充蛋白质。

头发最主要的养分来源即是蛋白质，所以，妈妈们产后的饮食除应注意营养均衡外，可多补充一些富含蛋白质的食物，如牛奶、鸡蛋、鱼、肉等。

食疗对于防治产后脱发，效果颇佳。

清洗头发宜适度

需注意的是，洗发次数较多的人，或头发为中性、干性者，应使用温和的洗发精，以防头发的油质保护层被破坏，使头发变得枯干。洗发次数少者，或头发为油性的人，应使用去污效果好的洗发精。

洗发后需加润湿。洗发后最好使用适量的护发乳，防止头发分叉、干涩，以保持头发的光滑柔顺。提醒新妈妈，在用护发乳时，最好涂在头发的发干或发尾处，这样效果才佳。在洗发时不可用力抓挠，应用指腹轻轻地按摩头皮，来促进头发的生长与脑部的血液循环。

经常用木梳梳头，或者用手指有节奏地按摩、刺激头皮，可以促进头皮的血液循环，有利于头发的新陈代谢。正确的梳发方式应由发尾开始梳，先将发尾的头发梳顺，再由发根向发尾梳理，这样可防头发分叉和断裂。按以上方法做，过不了多久，你的头发就会秀美如初。

无尽烦恼：斑斑点点

孕斑的产生原因除了个人体质以外，女性激素分泌的急剧变化也是主要原因。一般来说，孕斑产生的直接原因是黑色素细胞受激素不平衡影响，变得对于外界激素过于敏感。

脸上长了一点一点的黑斑，常让女性觉得皮肤不够白皙、有碍颜面。通常女性在经期，因激素的变化会使黑斑较平时明显；而怀孕时因激素的改变更大，所以往往会使黑斑更加显著。怀孕时期的黑斑又称为孕斑，黑斑常常产生在眼睛的下面、鼻子的外侧地方，也有的人会在额头的地方产生，这种情形会维持好几个月，甚至于分娩过后，它才会慢慢地减退，但往往不能完全褪尽。

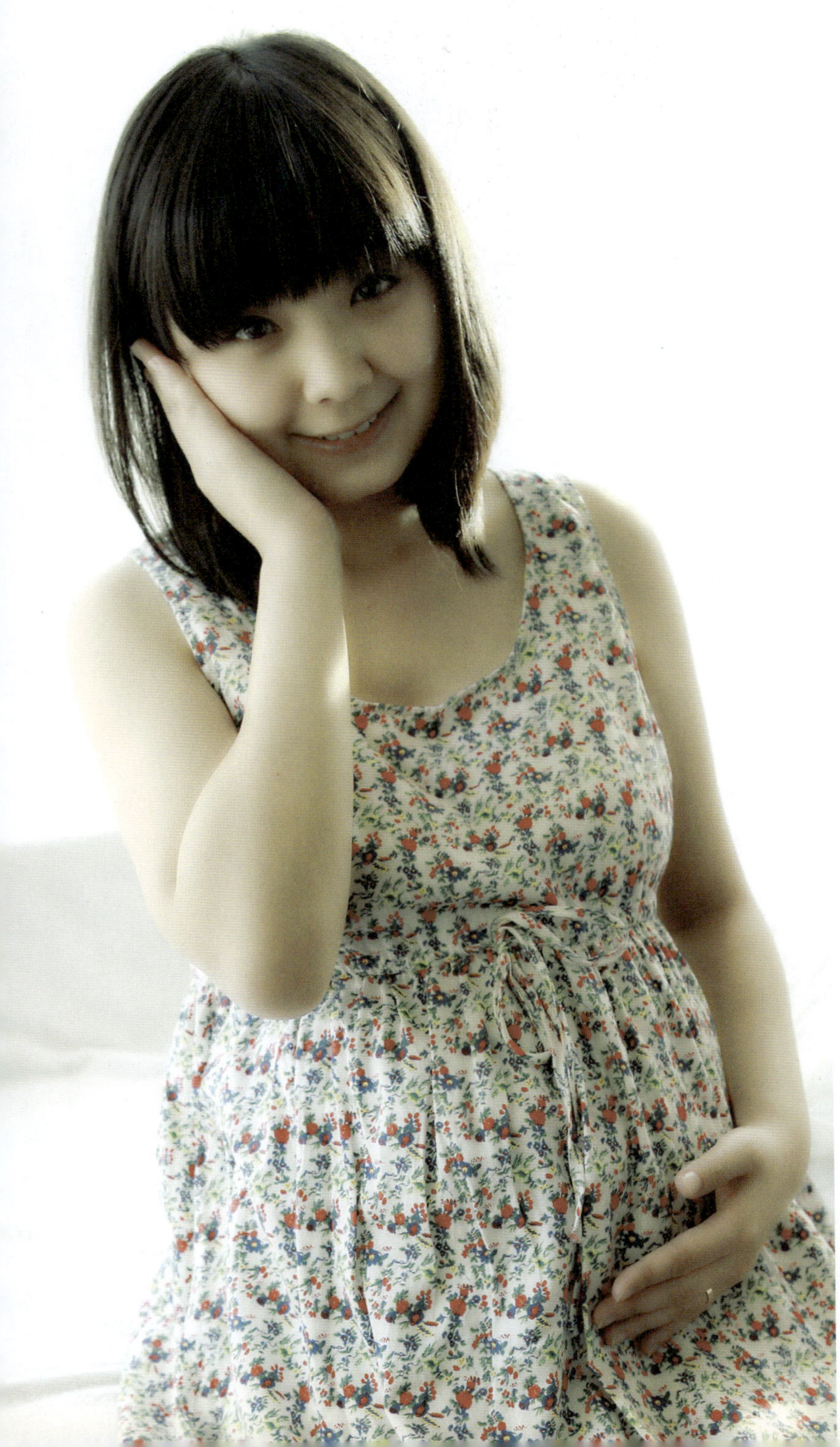

造成孕斑的主要因素是体内激素不平衡而导致的色素沉淀。以中医的角度来说，黑斑的成因多半为情绪问题，像是恶露没有排除、忧郁、肝气不舒、体内气血运行不佳等，都会造成色素沉淀，形成黑斑。

黑斑形成的原因

引起黑色素增加的原因很多，大致可分为内在和外在两方面。外在包括紫外线或化妆品，内在则与激素变化或精神方面有关。

- **紫外线**

  皮肤受阳光照射时，麦拉宁色素会浮于表皮以抵抗紫外线的强烈破坏，维护内部组织。过后这些色素会慢慢还原而消失。但若曝晒过度，黑色素组织遭受破坏，无法还原而停留于表皮上部，便形成晒斑。

- **激素失调**

  人体内有几十种激素，控制着身体的内在平衡。所以若有任何一种激素分泌不足、抑制或是过量，就会使身体状况恶化。

  黑斑常被认为发生在女性身上的概率较男性大，理由是因为女性激素会刺激黑色素细胞，增加黑色素沉积。而男性激素则不会使黑色素沉积增加。

  更年期和妊娠期间常常会产生黑斑，原因是激素失调的关系。大部分妊娠女性在分娩后黑斑就会消失。避孕药也常会导致黑斑形成，但多半会在停止服用后消失。

- **使用不当的化妆品与保养品**

长期使用劣质、含汞、含铅保养品、化妆品所产生的危害极大，近来许多不法厂商为图利润，在化妆品、保养品中渗入汞毒素，宣称能治黑斑、面疱、粉刺、漂白。水银虽能杀菌、漂白，却是暂时性的，它会破坏皮肤红细胞，产生黑皮症，更严重的水银药霜会由皮肤进入体内，损坏肝脏、肾脏功能。

- **精神紧张或不安**

当精神紧张时会促使脑下垂体制造黑色素细胞激素，当此激素分泌异常时刺激黑色素生成。黑色素细胞对刺激相当敏感，因此一旦精神紧张、焦躁或忧虑时就会反映在皮肤上。

告别斑斑点点

爱美是人的天性，任何人都不喜欢黑斑长在脸上，若有了黑斑都想立即除掉。

若不幸在脸上发现了黑斑的踪迹，也不要太过恐慌，应该了解黑斑发生的原因，寻求适当的方法来治疗，若是在这期间没有好好治疗，会使黑斑更加恶化，甚至发生皮肤炎、红肿、过敏现象，会使患部更难复原。

- **避免吃刺激性食物**

刺激性食物亦使皮肤老化，尤其是咖啡、可乐、浓茶、香烟、酒等，吃得越多催化会越快，引致黑色素浮在皮肤表层，使黑斑扩大及变黑。

- **注意营养摄取**

营养的摄取量不足，会引发营养缺乏，导致肝脏功能不佳，使黑斑更加明显、严重。

维生素族褪除色素的养颜养肤效果也令人刮目相看。比如维持面部皮肤的晶莹柔润，维生素A、维生素E、维生素C功不可没。

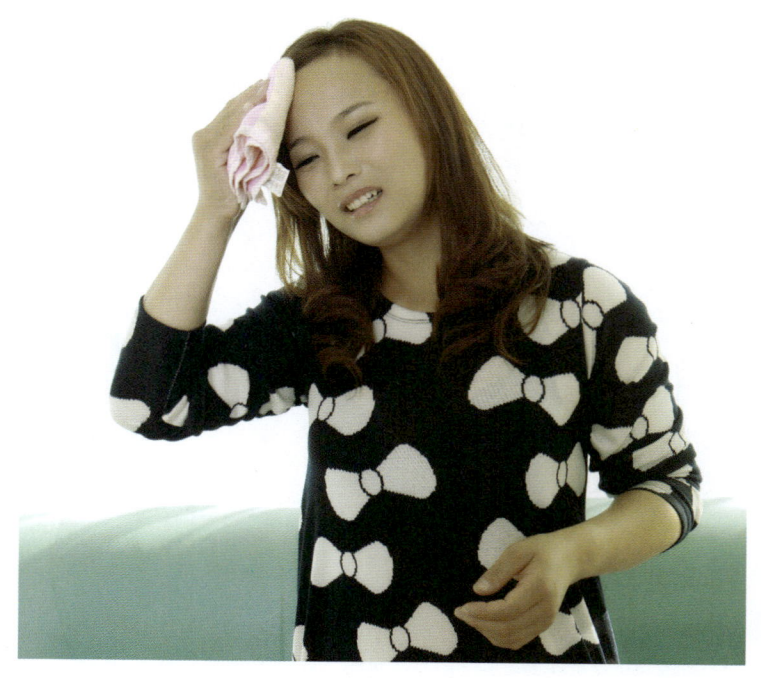

维生素A、维生素E能抗神经细胞老化、破坏自由基活性、促进血液循环、调节激素分泌，进而抑制皮肤衰老进程，使皮肤白净、光滑；维生素C是一种抗氧化剂，它可以抑制氧化，防止色素沉积。

因此，根据季节的变化，经常不断地食用富含维生素A、维生素E、维生素C的食物，对去除脸上的"星星点点"会很有益处的。

- **做好防晒**

尽可能避免黑色素细胞因为受到紫外线刺激而被活化。首先尽量减少晒太阳，若要出门时可撑上阳伞，穿长袖的衣物，避免紫外线的直接曝晒。

- **避免热刺激**

热也是刺激黑色素生成的重要原因，所以应尽量避免接近热源，平日用蒸脸法美容的时间不要太长，次数也不能太多。经常下厨房的家庭主妇，在做完菜后最好洗一下脸，不要让油烟停留在脸上，因为油烟中的脂肪酸经过阳光照射后，极易长出黑斑。事实上，在产后半年到一年，大部分的孕斑都会自动消失，大可不必在怀孕期间过量使用美白产品，尤其要从胎儿的安全角度考虑，尽量避免为宜。

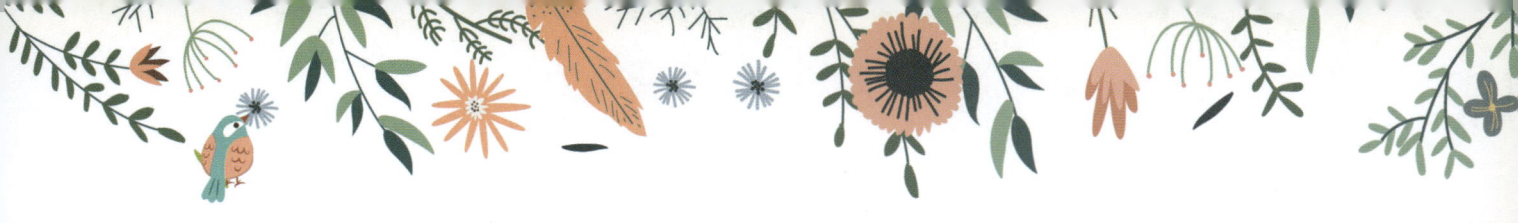

产后护发三大妙方

随着孕期激素的改变，有些准妈妈的头发会变得较为乌黑、茂密。然而，分娩之后，激素的又一次巨变，使得新妈妈的头发忽然变得稀疏而没有光泽。

这些都是激素惹的祸，到底怎样才能留住一头乌黑、亮丽的长发呢？我们教你一些护发妙方。

头发最喜欢的养分：蛋白质

不难理解，健康的头发有赖于全身的健康，而健康的身体离不开营养。

很少有人知道，均衡的营养才是美发的根本之道。头发的外观虽然是没有生命的角质化的蛋白质，但它之所以会不断地生长，是因为头发上的毛乳头吸收血液中的营养，供给发根之故。饮食一旦出了问题（如偏食、营养不良、节食等），头发将难以呈现健康的色泽。想要拥有一头乌黑、亮丽、有弹性的头发，日常均衡的饮食相当重要！

头发的正常生长有赖于毛乳头内有供应头发营养的血管；毛乳头周围的毛母角化细胞使头发生长茂盛；毛母色素细胞分泌黑色素，合成色素颗粒，并充盈毛发，使头发乌黑。

显然，如果头发得不到各种必需的营养，就会枯焦、稀疏、过早脱落。据分析，头发成分中含97%的蛋白质，头发的生长需要一定量的含硫氨基酸，而这种氨基酸人体并不能合成，必须由摄入的蛋白质来提供。假如人们每天蛋白质的摄入量少于50克，就会造成人体蛋白质的严重缺乏，这势必影响头发的生长。

在非洲黄金海岸地区，土著民族儿童中有一种恶性营养不良病，得这种病的儿童，其头发明显减少，而且干、脆、无光泽、易拔脱，从正常的黑色变为淡红色或白色。

当患儿的营养状况改善时，头发则很快变黑。但营养再度缺乏时，头发又很快变白。于是同一根头发上就会出现"斑马线"一样的黑白相间颜色。

每天摄取的蛋白质，是头发的助长剂。优良的蛋白质包括新鲜的鱼类、肉类、蛋类、豆制品、牛奶等，这些富含蛋白质的食物，经胃肠的消化吸收，可形成各种氨基酸，进入血液后，由头发根部的毛乳头吸收，并合成角蛋白，再经角质化后，就是我们的头发。

这个过程充分说明，蛋白质是秀发的基础。从营养的角度来看，新妈妈除了注意营养的平衡外，应适当多摄入些诸如牛奶、蛋等富含蛋白质的食物。

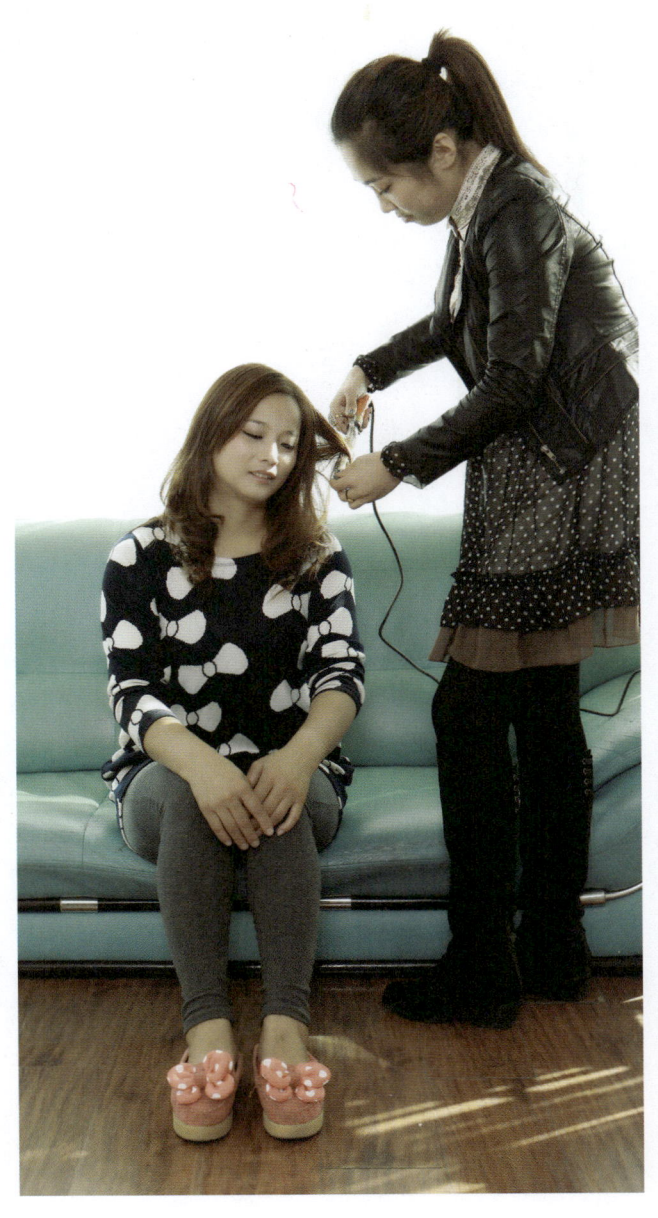

最呵护秀发的洗头方式

我们每天多少都会受到来自外部环境的污染和侵害，头发与皮肤一样不能幸免。如果头发不能及时得到清洗，不仅会使头发产生异味，还会堵塞毛囊，产生真菌、头屑、断裂的现象，并且使头发极易受到紫外线的辐射。

洗头虽然是我们经常做的事，可是你会洗头吗？你知道怎么洗头最能够呵护你的秀发吗？

水温要适宜

很多人都偏好用较热的水洗头，以为水温越高，洗净效果越好。尤其是头皮较痒的时候，用热水洗起来非常舒服。其实洗头时所使用的洗发精足以洗净头皮及发丝间污垢。如果水温太烫，反倒会致使头发干涩，而且也会把头皮分泌的滋润脂质一并洗掉，如此一来发丝失去了光泽，头皮也容易紧绷、发痒。

洗头的正确步骤

将一头的灰尘洗去，闭上眼睛任凭发丝随风舞动，享受发间的隐约清香，真的是一件很惬意的事情。正确的洗头步骤应分为：预备洗、正式洗、护发及干燥四个步骤。

洗发前先用大齿梳子将头发梳通，先梳发梢，然后逐渐向上，最后从发根梳通至发梢。注意，千万不要不耐烦地拉扯头发。

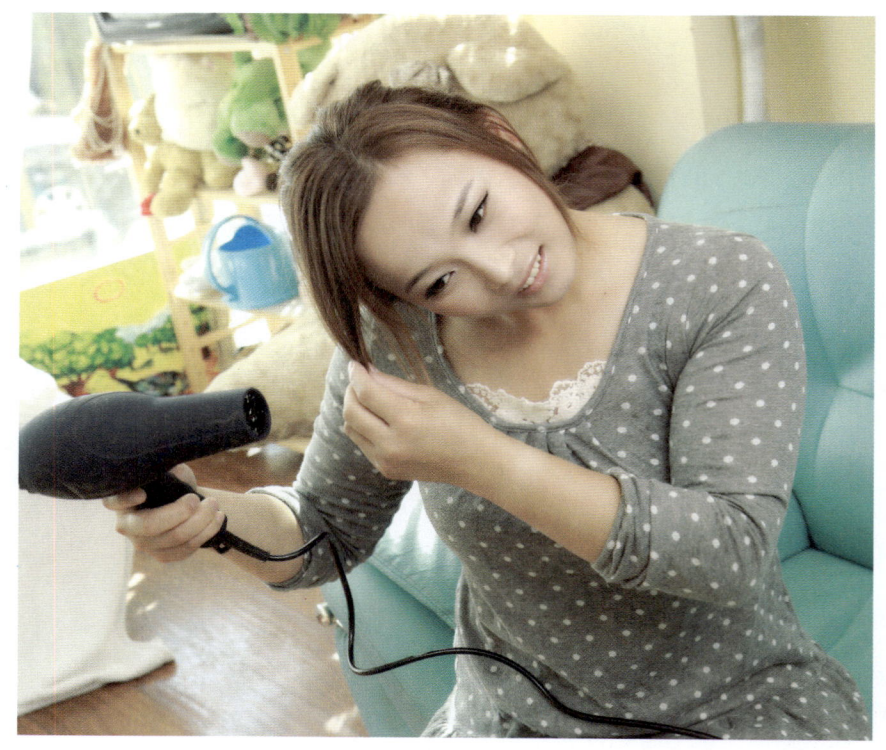

洗发就如同护肤一般，必须从基本的清洁工作做起，在手心把洗发露揉起泡沫，再抹头发上，从头皮部位抹起，由发根至发梢，将洗发露均匀地抹在头发上，并用指腹轻轻按摩。千万不要用指甲抓挠头皮和头发，这样会严重损伤头皮，甚至会引起头皮屑的产生。

清洗时，让水淌过头发，并自上而下抚摸头发。重要的是此时一定不要过分用力摩擦头发或用梳子粗暴地拉扯头发，因为湿发很脆弱，摩擦容易引起损伤。

洗发时不可用指甲搔抓，以免损伤头发，头发完全冲洗干净后，先用毛巾稍稍吸干，按摩头部皮肤几分钟。刚洗完的头发是处在最容易受损的状态，所以我们要尽快地吹干头发。首先要用毛巾吸掉多余的水分，方法是将毛巾包住头发，轻轻地拍，千万不要用力揉或者让头发互相摩擦。接着再用吹风机吹干头发，吹风机的温度应该设定得低一点，风力设定得弱一点。

尽量远离头部，并且要小幅度晃动，避免固定同一个地方吹，同时用另一手去翻动，这样风才能吹到头发深处，能充分干燥头皮。

外出前不要洗头

早晨出门前洗头是不可取的，尤其是在寒冷的冬季，因为头发没有擦干，头部的毛孔开放着，很容易遭受风寒，轻者会患上感冒头痛。若经常如此，还可能导致大小关节的疼痛，甚至肌肉的麻痹。

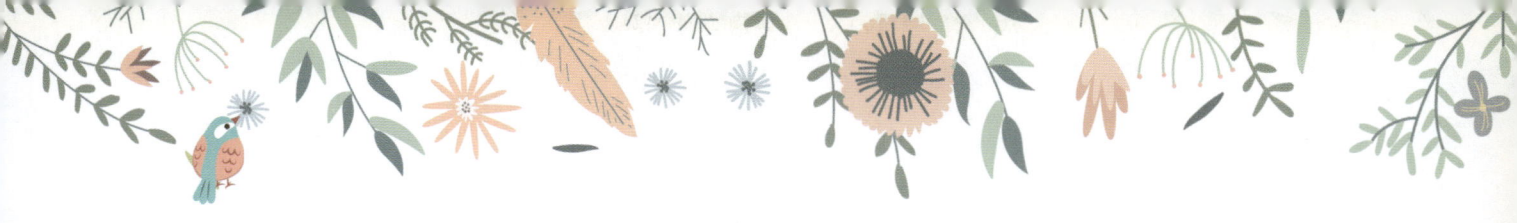

传统的灵丹妙药：按摩

人的头发并没有什么特殊的生物学功能，但在美容上却占有相当重要的地位。头皮按摩就是一种方便、有效、利于头发保健和美容的方法。按摩头皮是一种传统的头发保健法，在民间广为流传。通过反复揉擦、按摩头皮，可以促进头皮的血液循环，改善毛囊营养，有利于头发的生长，使头发亮泽、质地柔韧，并可防止头发变白、脱落，推迟衰老。

另外，头皮上分布着许多经络、穴位和神经末梢，像百会、脑户、玉枕等穴位，针灸这些穴位，能够防治许多疾病。按摩这些穴位，虽不像针灸那样强烈，但是按摩面积较大，动作较轻柔，同样能够通经活络，起到防止神经衰弱、头痛、失眠、健忘的作用。

按摩最好在洗发后进行。洗发后，用毛巾擦好，把头发分成几绺，涂上生发水或头皮用按摩膏之后便可按摩。头皮按摩方法简便易行，立位、坐位均可，将左右手五指分开，用指肚在头皮上轻轻按摩，先从前发际到后发际，轻推30次。再从双耳尖到巅顶轻推30次，最后用十指肚轻叩头皮各部位5分钟，每日早晚各一次，持之以恒，收效甚佳。

按摩头皮的几种常用方法

将右手或左手的五指叉开，先前后再左右按摩头皮，然后绕周围按摩，持续5分钟，直至头皮发热为止。每日早晚各一次，也可随时进行；两手的手指按在头皮上，压按转动，每一处按摩3次。移动时，手指先将头皮推动后再移位置，并非手指在头发上滑动，否则会失去按摩作用；双手的拇指压住太阳穴，其他手指张开，在头皮上旋转按摩3次；然后用中指压住太阳穴按摩3次；手放在前额正上方，轻轻揉擦头发，然后沿发际线、太阳穴、鬓角，逐渐向后移动，移至头中心，按摩4分钟。

按摩头皮应注意哪些事项

坚持每天按摩，尤其是你感到有精神压力、精神紧张或头皮紧绷时，更需要按摩。

按摩时只能让手指触及头皮，而不要使用整个手掌，否则会使头发缠结或被拔出。

按摩的部位应该是头皮，而不是头发。按摩实际是揉动，要像揉面团那样按摩头皮。

在按摩头皮前可以选择适当的发乳涂于发根处，干燥型头发宜用含蛋白质的发乳，多油型的头发则应该用柠檬发乳。

按摩头皮可以自己进行，也可以让其他人帮助进行。

按摩头皮时切勿搔伤或抓破头皮；头皮有破裂或炎症时，不可做头皮按摩。

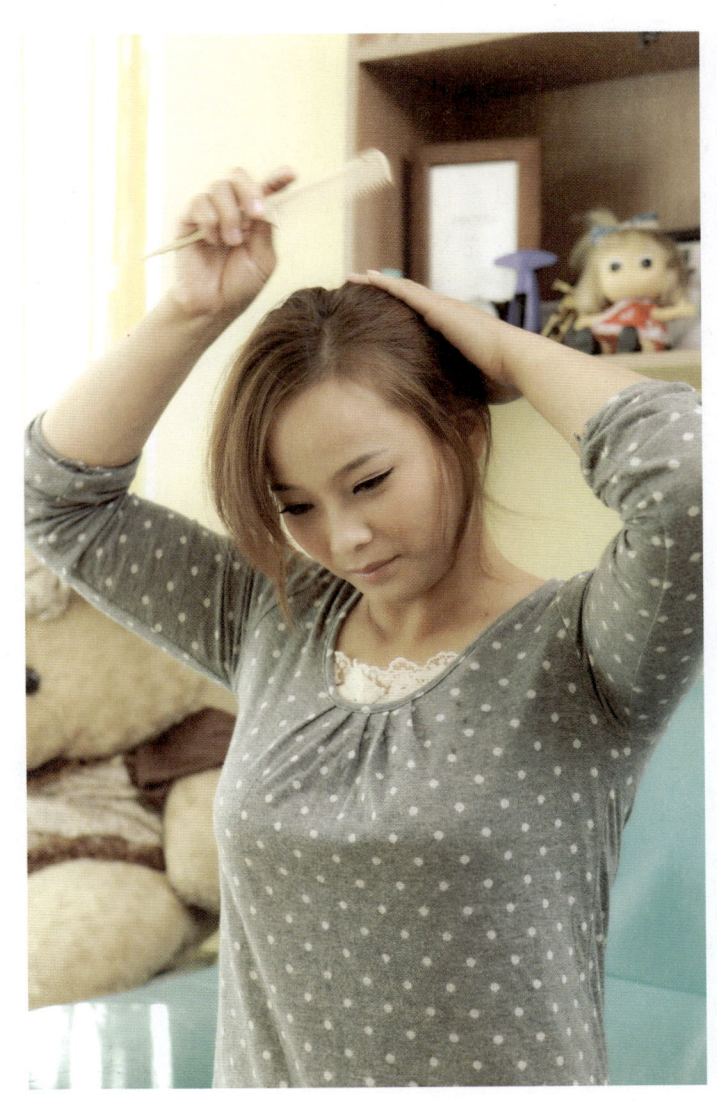

产后乳房全救护

产后新妈妈的乳房一直会有大大小小的麻烦，比如：双乳微胀、产后哺乳时乳头疼痛、产后乳房下垂，这给美好的产褥期带来了一点儿不如意。产后是女性胸部保健的绝佳时机，新妈妈只要护胸、健胸方法得当，不仅可以维持乳房原貌，而且还可以使乳房变得更加丰满、结实。让我们一起来做好产后的乳房救护工作吧！

产后妈妈爱乳房

不少女性分娩过后，身体逐渐发胖，有些人乳房也随之下垂，体态变得臃肿，失去了孕前健美的风姿。造成这种现象的原因，主要是产后生活调理不当。如果新妈妈能从分娩后就开始主动地采取多种有效的方法爱护乳房，是可以使原来的体形得以恢复的。

坚持健胸运动

健胸运动不是一日之功，需要长期坚持才能使乳房看上去更坚挺、结实和丰满。妈妈可以在产后坚持每天做简单的扩胸运动，帮助锻炼胸部肌肉，如果能做一些专门的产后恢复操则更好。产褥期的后阶段，新妈妈无论在坐或站立时，都要有意识地收腹，不要使腹肌放松。哺乳期的锻炼也要坚持下去，平常可做双腿上举运动，每天至少做仰卧起坐20～30次，并做俯卧撑和举哑铃等，以减少腹部、腰部、臀部的脂肪堆积，并能防止乳房下垂，使体形逐渐健美。

游泳对乳房的健美大有益处

因为水中运动和水对乳房的按摩，都会使胸肌均匀发达，使乳房健美而富有弹性。但参加任何运动都要避免外力碰撞乳房。

生活细节帮助美胸

选择正确的胸罩

由于乳房的尺寸及重量的增加，因此应穿着合身舒适的棉质胸罩。每天应更换干净的内衣；如果你使用胸垫来防止乳汁渗出沾湿衣服的话，应避免选购有塑胶边或支撑的胸垫。每次喂奶后或湿透时即应更换胸垫。记住在你穿上胸罩之前最好先让乳房风干一下。

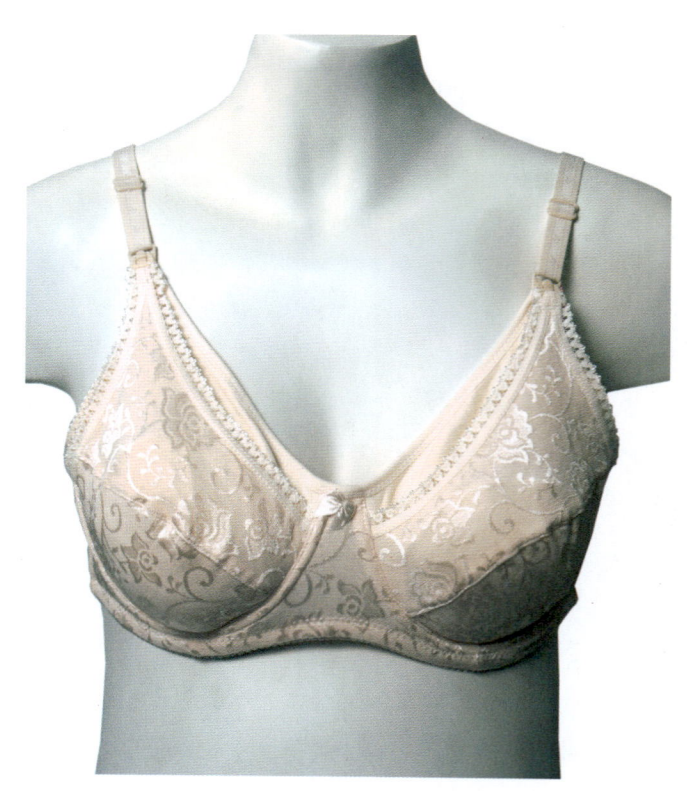

哺乳期正确喂奶

在哺乳期内，妈妈要采取正确的喂奶方法，两个乳房要交替喂奶，当宝宝吃空一只乳房时，妈妈要将另外一侧的乳房用吸奶器吸空，保持两侧乳房大小对称。同时在喂奶时不要让宝宝牵拉乳头。在哺乳期同时要避免乳腺炎的发生。

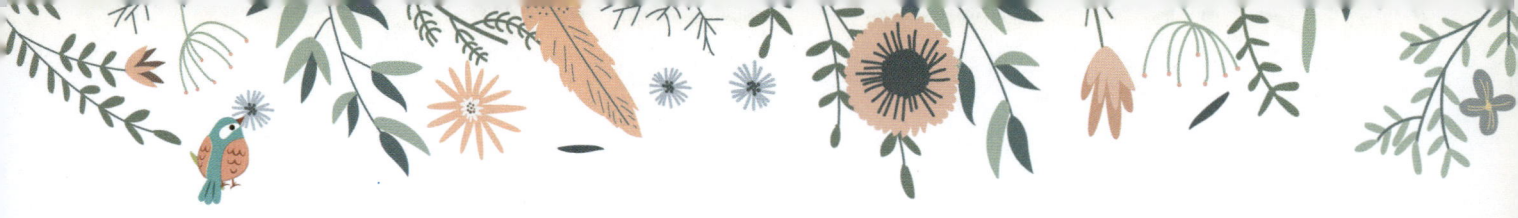

经常按摩乳房

可在每晚临睡前或是起床前按摩乳房。将一只手的食指、中指、无名指并拢，放在对侧乳房上，以乳头为中心，顺时针由乳房外缘向内侧划圈，两侧乳房各做10次。此法可促进局部的血液循环，增加乳房的营养供给，并有利于雌激素的分泌。

乳头平坦或凹陷者，可每日两次进行伸展和牵拉练习。伸展法：将两拇指放在乳头根部向两侧伸展，上下左右转动，每次3～5分钟。牵拉法：用拇指和食指牵拉乳头，每次20～30下。

不要节食减肥

有些妈妈面对自己发胖的身体，急于进行节食减肥，节食的后果是使乳房组织也随之受累。乳房随之缩小是必然的。对于产后体重的恢复，需要一年左右的时间，因此不要急于节食减肥，应当采用其他方法。

食物让你更丰满

雌激素分泌增加时，可使乳房更加美丽。B族维生素是体内合成雌激素的必需成分，维生素E则是调节雌激素分泌的重要物质。

所以富含这类营养的食物应该多吃。如瘦肉、蛋、奶、豆类、胡萝卜、莲藕、花生、麦芽、葡萄、芝麻等。

保持乳房的清洁

在沐浴时，使用莲蓬头冲乳房，最好进行冷热交替喷洒，冷热的交替刺激有助于提高胸部皮肤张力，促进乳房血液循环。在正常哺乳结束后，要用温清水将乳房和乳头擦拭干净。切忌使用香皂和酒精之类的化学用品擦洗乳头，那样会因乳房局部防御能力下降、乳头干裂而导致细菌感染。

尝试乳头套

可用乳头套保护疼痛的乳头。哺乳时将乳头套套在乳头上，让宝宝透过套子吸奶。将你的手置于乳房与肋骨间，轻轻地向上挤，以便将乳头置于乳头套间，这个方法可以让宝宝的口中完全吸入乳头，并避免疼痛的乳头受伤。宝宝很快便会适应乳头套的感觉和味道。

喂奶，使乳房再发育

不少妈妈都认为，哺乳是导致乳房下垂、松弛的主要原因。但事实上，母乳喂养不会影响乳房原貌，而且如果按照医生的指导哺乳，母亲的乳房在哺乳期后还会变得更加丰满、结实。

正常的乳房外面是一层柔软的皮肤，其下为浅筋膜和深筋膜，在深筋膜的下面才是真正的乳房组织。乳房组织包括脂肪、弹性纤维、平滑肌纤

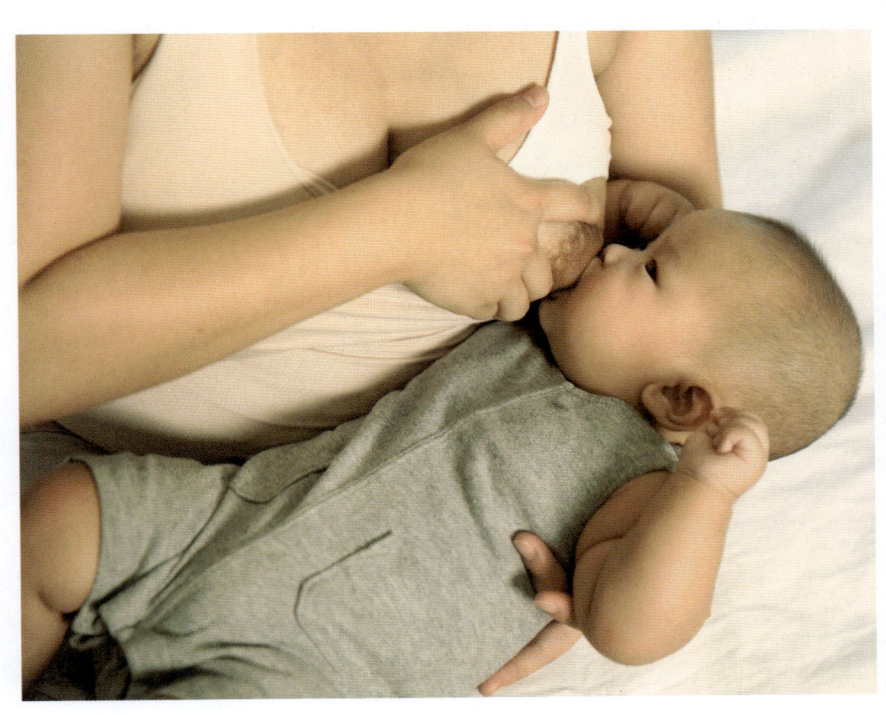

维，这些组织与血管神经一起伸入乳腺的实质部分。从乳房的发育过程来看，决定乳房大小的是乳腺，而乳房是否丰满和有弹性是由脂肪的多少来决定的。因此，乳房萎缩和下垂并不是哺乳的必然结果。妊娠期女性乳房会逐渐增大，乳腺管迅速发育，但脂肪细胞的数量并不增多。在哺乳后，增大的乳房是可以复原的。而且哺乳可以促进乳腺的充分发育，使乳房变得丰满。此外，适时的断奶对乳房的复原也很重要。相反，如果产后因各种原因而突然停止喂乳，由于乳腺内张力急剧升高，致使腺体发生萎缩，乳房也就会变得萎缩。

哺乳过程中，宝宝吸吮乳头的动作会不断刺激母亲乳房内分泌乳汁的乳腺组织，乳腺组织接受外界刺激越多就越发达，这与肌肉运动越多便越结实的道理一样。因此，坚持母乳喂养的母亲在哺乳期后，乳房会变得更大、更坚挺，而并非松弛、下垂。

至于哺乳后的乳房下垂，也不是哺乳的直接结果。因为位于前胸第二、三至第六肋骨之间的乳房的紧张性及支撑与固定乳房的悬韧带和胸肌群有关。如果是一个经常参加体育锻炼的女性，胸肌群发达健壮，即使在哺乳后也不会出现乳房下垂；反之，若平时很少参加体育锻炼，由于哺乳期增大的乳房缺乏肌肉群和韧带的有效支持，就容易发生乳房下垂。

此外，如果正在哺乳时进行健胸计划，应尽量在锻炼前哺乳，避免过度剧烈的手臂运动，还应大量喝水，防止脱水。

每次给宝宝喂完奶后，如果宝宝未能将全部乳汁吸尽，新妈妈可用手轻轻揉挤，将剩下的乳汁排净，防止乳汁淤积而导致导管堵塞出现乳腺炎。不哺乳时，应戴上合适的胸罩，将乳房向上托起，防止乳房下垂阻塞导管，以保证乳房血液循环的通畅。

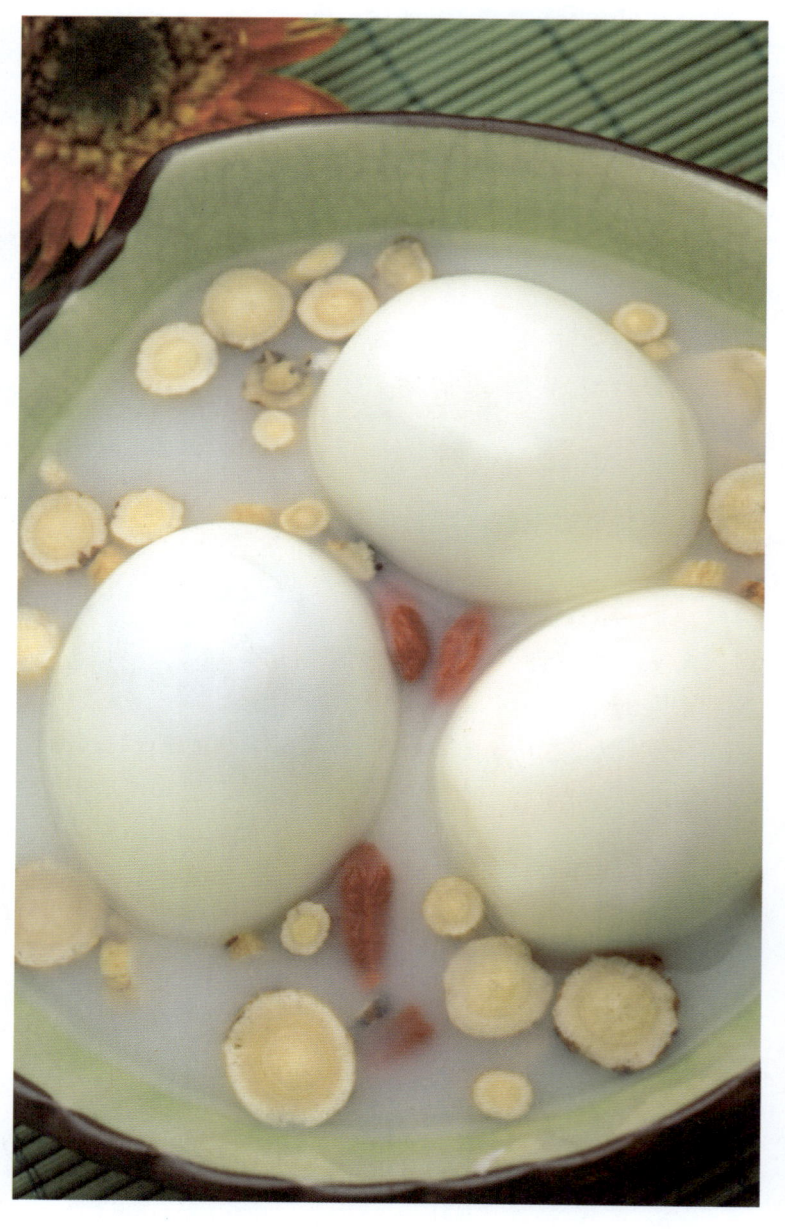

食补原则

吃一些富含维生素E的食物。因为，维生素E可促使卵巢发育和完善，从而使成熟的卵细胞增加，黄体细胞增大。而卵细胞是分泌激素的重要场所，当雌激素分泌量增加时，则会刺激乳房发育。因此，应多吃一些富含维生素E的食物，如卷心菜、菜花、葵花籽油、芝麻油、菜籽油等；要注意摄入富含B族维生素的食物，B族维生素是体内合成雌激素不可缺少的成分，富含维生素B_2的食物有动物肝、肾、心脏、蛋类、奶类及其制品。富含维生素B_6的食物有谷类、豆类、瘦肉、酵母等。

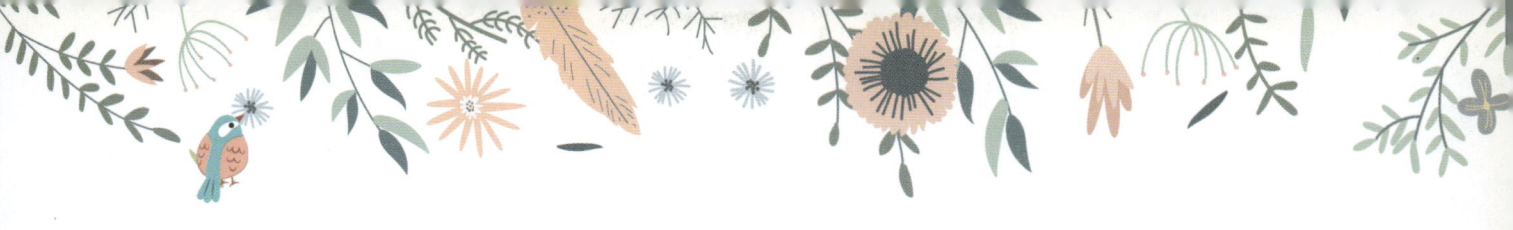

推荐食疗方

猪尾凤爪香菇汤

原料：猪尾2只、凤爪3只、香菇3朵、水6碗、盐少许。

制作：香菇泡软、切半，凤爪对切，备用。猪尾切块并汆烫。将以上材料一起放入水中，并用大火煮滚再转小火，约熬1小时，再加入少许盐即可。

功效：猪尾和凤爪皆含丰富的胶质，对丰胸很有助益，如果只喝汤，也很不错。

牛奶麦片

原料：牛奶、麦片各适量。

制作：将两种材料以小火拌煮约10分钟，待麦片膨胀即可熄火。

功效：富含钙质和高蛋白的牛奶和麦片，不但可以丰胸，做法也很简单。

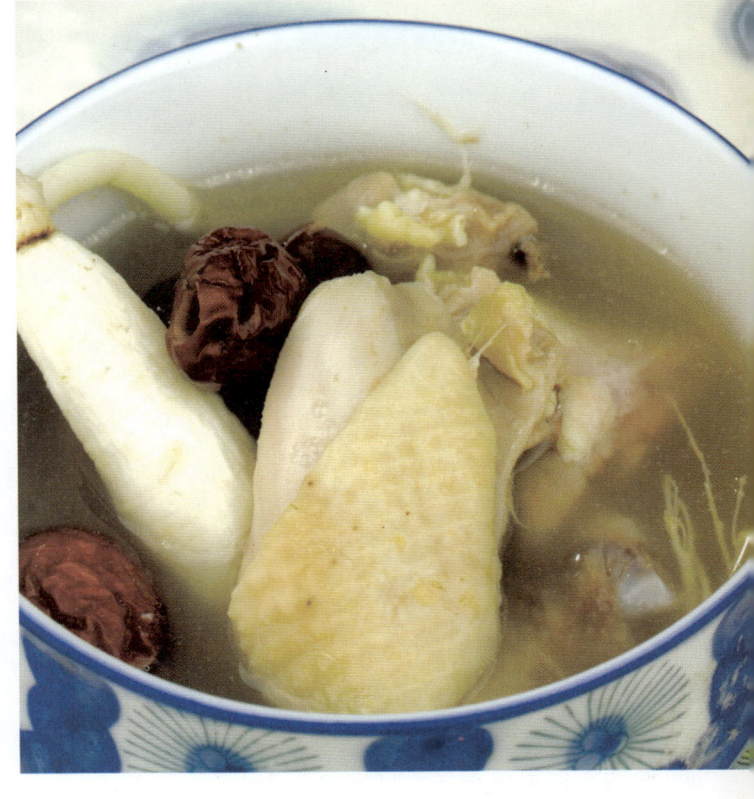

清蒸人参鸡

原料：生晒参20克、母鸡1只（约1500克），火腿10克，水发玉兰片10克、香菇15克。

制作：将母鸡宰杀去毛及内脏，放入开水锅里烫一下，用凉水洗净，人参用开水泡开，上蒸笼蒸20分钟取出，将母鸡放入盆内，加入配料及葱、生姜、盐、料酒、味精，添入鸡汤在大火上蒸至鸡肉熟烂即可食用。

功效：此方有补元气、固脱生津、安神之功效，适用于劳伤虚损、形体消瘦、食欲缺乏、气血津液不足等症，常食丰乳健美效果较佳。

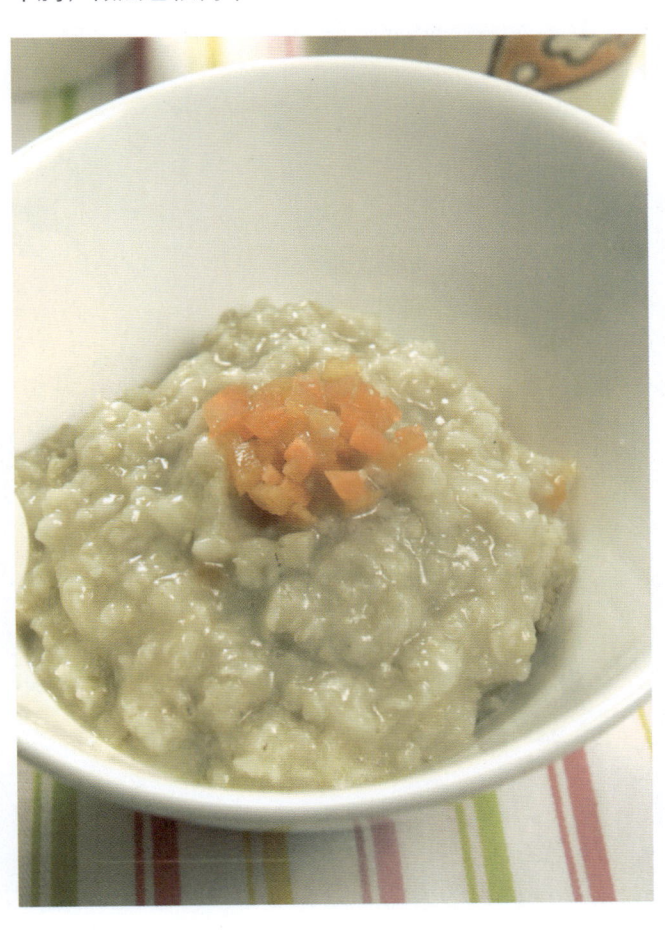

生活习惯帮你成为"挺"好的妈妈

很多产后的新妈妈都会出现各式各样的乳房问题，如松弛、下垂、缩水，所以，我们特别推荐美味又简单的"丰胸料理"，用食补帮助你做个"挺"好妈妈。

高耸而富有弹性的乳房是女性健美的重要标志。乳房大小及丰满程度，与遗传、保养等因素有关，其中以营养素的摄入、雌激素的刺激关系更为密切。

忌受强力挤压

切忌佩戴不合适的胸罩，或干脆不配戴胸罩。选择合适的胸罩是保护双乳的必要措施，切不可掉以轻心。型号适中的胸罩，应满足以下几点：

佩戴胸罩不可有压抑感，即胸罩不可太小，应该选择能覆盖住乳房所有外沿的型号为宜。

胸罩的肩带不宜太松或太紧，其材料应是有少许弹性的松紧带。每天要有一定的调节时间，夜间就寝时应把胸罩取下，使乳房和胸、背部肌肉放松，有利于局部血液循环。

胸罩凸出部分间距适中，不可距离过远或过近。胸罩的面料不要太硬，要柔软、有承托力和一定的透气性能，以薄棉布为好。最重要的一点是胸罩要干净卫生。

忌过冷、过热水洗浴

忌用过冷或过热的浴水刺激乳房。洗澡时要避免用过热的水刺激乳房，更不能在过热的浴缸中长时间浸泡，这会使乳房的软组织松弛。理想的洗澡水温为27℃左右。出浴之前，可用稍冷一些的水冲洗乳房，有刺激和锻炼乳房及胸部皮肤，增加乳房之弹性并促进局部血液循环之作用。如果讲究一些，浴后用有关的乳房保养产品从乳头开始呈圆形逐渐向外涂擦，直至颈部则更理想。

忌不做锻炼

适当做些丰乳操，轻度按摩可使乳房丰满。做丰乳操是实施乳房锻炼的措施之一，这对于乳房组织已基本健全的女性是十分重要的。实际上锻炼的本身并不能使乳房增大，因为乳房内并无肌肉。锻炼的目的是使乳房下胸肌增长，胸肌的增大会使乳房突出，看起来乳房就大了。

忌乳头、乳晕部位不清洁

产后乳房的清洁十分重要，长时期不洁净会引起麻烦，如出现炎症或造成皮肤病。因此，必须经常清洁乳房。哺乳期是乳腺功能的旺盛时期。这个时期最常见的乳房疾病是感染和发炎，要注意乳房的清洁卫生。每次喂奶以前，要把奶头洗干净。每天淋浴时应给乳房特别的关照，医生建议女性应该用专门的浴刷清洗乳头乳晕，这对先天性乳头凹陷的女性来讲尤为重要。然后以乳头为中心，用体刷对乳房做旋转式按摩，这不仅能刺激血液流通，还可轻微蜕掉上层的死皮。另外，还可以用冷热水交替冲洗乳房，以增强乳房的血液循环，这对保持乳房的弹性和挺拔很有帮助。

忌过度节食

饮食可控制身体脂肪的增减，营养丰富并含有足量动物脂肪和蛋白质的食品，可使身体各部分储存的脂肪丰满。乳房内部组织大部分是脂肪，乳房内脂肪的含量增加了，乳房才能得到正常发育。有些女性，一味地追求苗条，不顾一切地节食，甚至天天都以素菜为主，结果使得乳房发育不健全，干瘪无形，那么其他养护措施也就于事无补了。

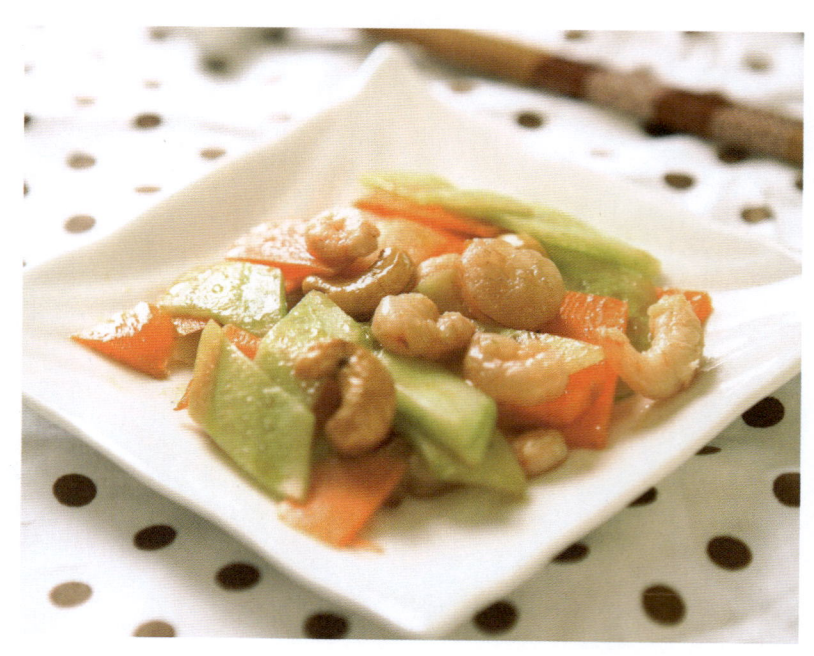

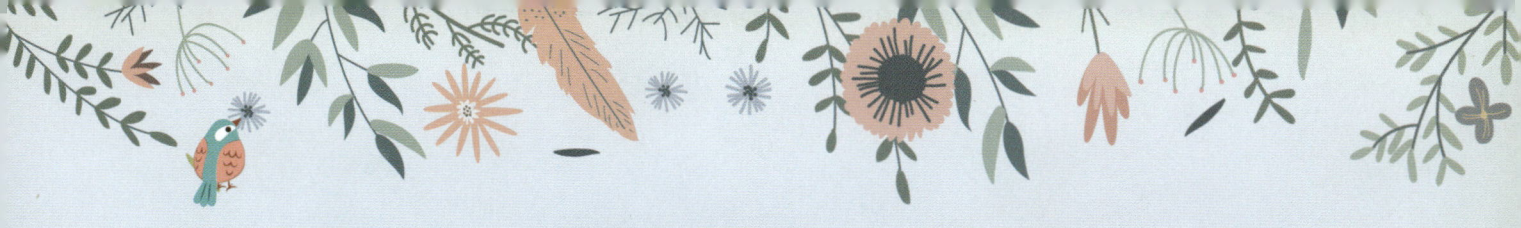

第十三章

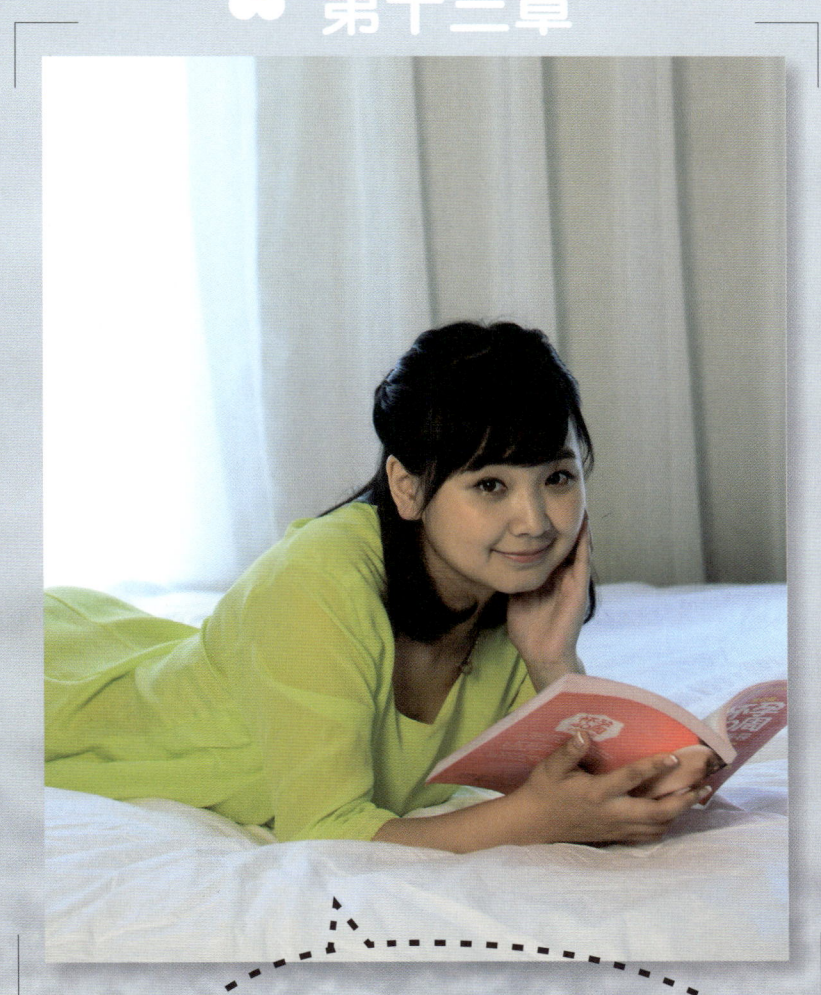

新妈妈的
性生活小贴士

产后的第一次亲密接触

性生活何时能恢复

新妈妈在分娩过程中，生殖器官大多都有或轻或重的损伤，加之产后要排恶露，因而更需较长的时间恢复。一般来说，产后4～6周内应该禁止性交。

但有的妈妈以为，生完孩子后，只要恶露干净了，就可以开始性生活。殊不知，提早进行性生活，会对身体的康复非常不利。

经过漫长的十月怀胎，孕妈妈把大部分的爱和注意力都放在宝宝身上，一旁的准爸爸可是会闷闷不乐而吃醋！而分娩完后，两人可能又会忽略彼此的需求，在许久没有亲密接触后，不仅觉得有点儿尴尬，而且也不知道什么时候才是性爱的最佳时刻。

怀有一个爱的结晶对大多数的夫妻来说是使人兴奋的，但它同时也常带来困扰，特别是使爱的结晶得以产生的性生活更是大受影响，据统计，绝大部分的夫妇在妊娠期间多半会把性行为的次数减少甚至于禁欲，虽然这样的行为模式不一定必要且未必正确，但却是可以理解的，而真正使人难以忍受的是，经过辛辛苦苦的等待，好不容易挨过妊娠期，却又到了产褥期，比起上一段期间是可以，但是却要忍耐，那可就更难熬了。

需要等待一段时间的理由是：

女性生殖器官需要8周左右才能恢复正常，分娩时撑大的阴道黏膜变得很薄，容易受损伤，需要一段时间才能恢复。在此之前，性生活是绝对要禁止的。此时，子宫内膜上还留有胎盘剥离后形成的创面，子宫颈口是开着的，会阴和阴道的伤口尚未愈合，性生活可能会将细菌带入产道，细菌就会通过子宫口侵入子宫，再经没有修复好的胎盘附着面侵入母体，容易引起生殖道炎症，如子宫内膜炎、子宫肌炎、急性盆腔结缔组织炎、急性输卵管炎及败血症等。

如不能及时治疗，还会危及生命或因治疗不彻底形成慢性炎症，出现下腹、盆腔疼痛不适，久治不愈。所以，只有在产后6～8周以后，经过产后健康检查，医生确定女性生殖系统完全恢复正常后，才能恢复夫妻性生活。

剖宫产的新妈妈则需要更长的时间恢复。一般需在产后3个月再开始房事。

当然，在生殖系统及伤口完全恢复后，是否马上恢复性生活，也需要根据自己的体力情况而定。如果新妈妈因阴道干燥而疼痛，或因有过伤口缝合而不舒服，可以使用阴道润滑剂提供帮助。

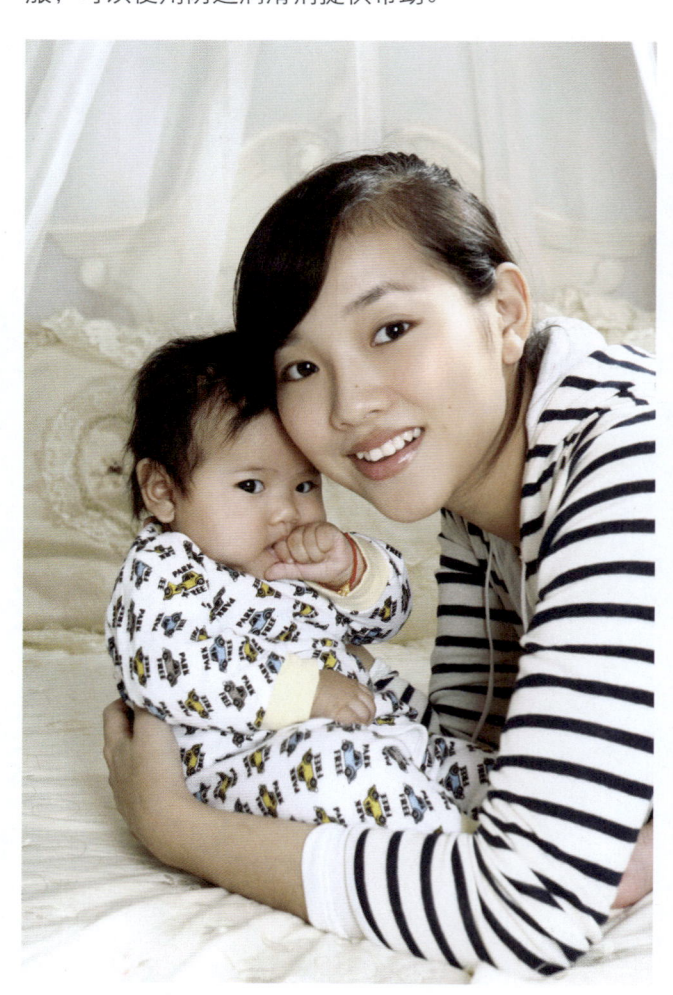

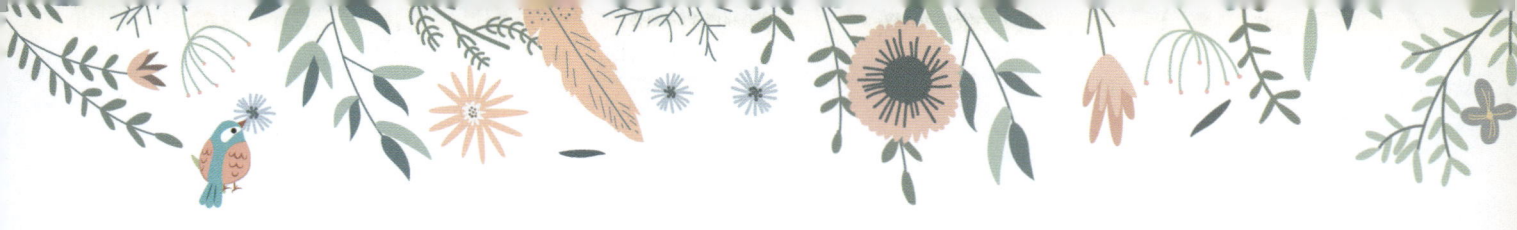

目前各大医院都会安排新妈妈在产后6周后回医院复诊。医师们通常会检视伤口是否愈合、缝线有没有完全吸收、子宫是否恢复到常态，以及排卵周期是否已经开始。如果医师告诉你复原很好，新妈妈应该可以拾回信心；有些新妈妈在产后6周以后，会阴部仍然觉得硬硬胀胀的，可在洗澡时以温热水冲洗、按摩会阴部，以促进伤口愈合及伤口结疤的软化，行房时也不会引起疼痛。

此外，还要注意新妈妈的精神状况是否良好，对性生活有无排斥心理。因为女性经历了分娩、育儿的压力，更要忍受分娩过后会阴疼痛、情绪低落及极度的困倦，喂哺母乳造成的睡眠不足等情况，加上生活环境上的变化，至少需要一两个月，心理上才能慢慢调整好。

产后性生活仍需小心翼翼

和谐的性生活可以使夫妻之间彼此恩爱、信任，让人愉快，是夫妻关系的润滑剂。产后女性做爱还能使血液中的催产素含量增高，有助于子宫收缩和乳汁的分泌。因此，正常的性生活能促进新妈妈的身心健康。

不少新妈妈在产后经过一段时间的调养，会阴伤口早已愈合，但在首次性生活时，还可能会出现伤口裂开、出血。

本来好端端的片刻欢愉，一下子变成了无言的痛楚。这是为什么呢？

会阴切口的伤口一般需7天才能愈合，并将缝线拆除。此时，虽然会阴表面组织已愈合，但是深部肌层、筋膜需6～8周才能得以修复。如果过早恢复性生活，可导致伤口裂开、出血。

当新妈妈患有贫血、营养不良或阴道会阴部炎症时，均可影响会阴伤口的愈合。

除了会阴部表皮层用丝线缝合外，内层肌

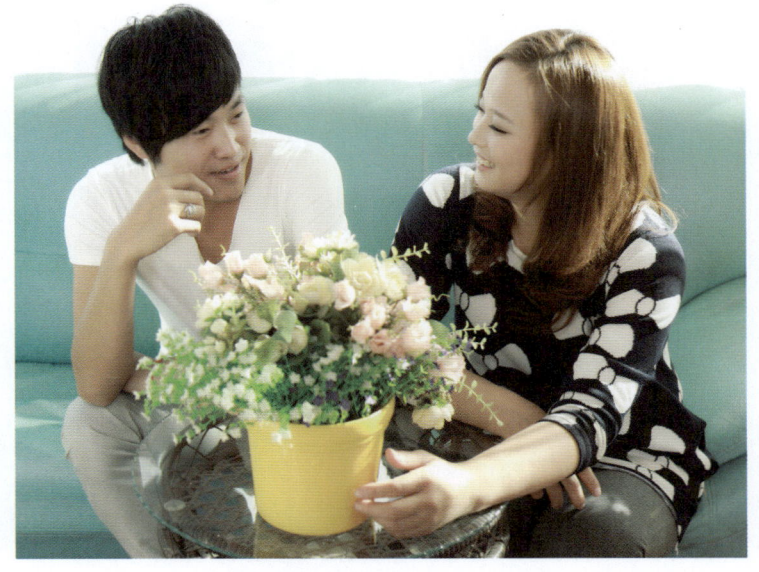

肉、皮下脂肪层均用羊肠线缝合。由于人体组织对羊肠线的吸收有明显的个体差异，再加上羊肠线的质量不一、会阴部是否严格消毒等因素，也会影响人体组织的吸收。

当然，由于男方在妻子处于妊娠晚期、产褥期时禁欲时间较长，一旦恢复夫妻生活，往往动作激烈，这样也很容易引起会阴组织损伤、出血、裂开。

产后，子宫颈及阴道口分泌的润滑液比较少。因此，产后第一次"亲密接触"时，行事前丈夫最好先多一些浪漫温柔的"事前戏"，如耳语、亲吻及爱抚等。当妻子由于体态变化而感到心里不舒服或难堪时，丈夫更要多加安慰、鼓励，使新妈妈恢复自信，解除心理障碍。

行房时，一定要动作轻柔，不要急躁，须等润滑液分泌多一些才行。

性生活过程中，阴茎提插的幅度不能太大，频率不宜过快，动作不应过剧，尤其是首次性生活，更应有所克制。倘若提插幅度大，阴茎插入过深，频率过快，就可能引起阴道裂伤。其中，阴道后穹隆的月牙状横向裂伤尤为多见。产后性生活引起的阴道裂伤，主要表现为性生活后阴道活动性出血，血色较鲜红，有的女性可出现疼痛。

一旦发生性生活后活动性出血，应及时就诊，以免引起出血过多。确诊后，将裂口缝合后一般都能愈合。不可因难为情草草止血了事，延误治疗。

新妈妈性生活问题大解析

产后缘何性冷淡

性冷淡也叫性淡漠,是指性欲缺乏,通俗地讲即对性生活无兴趣,也有说是性欲减退。性冷淡出现在性生活开始的叫原发性性冷淡,而出现在经过一段性生活时期之后的叫后发性性冷淡。有些新妈妈在生育后出现性冷淡,表现为性欲降低、性感不足。医学上称之为产后性冷淡。引起产后性冷淡的原因有哪些呢?

过早开始性生活

女性生育后,因怀孕、分娩所引起的全身及生殖系统的变化,对性欲会产生一定的抑制作用,一般到产后两个月,各器官才能恢复正常,性欲才逐步地恢复到孕前状态。如果夫妻不了解这一点,产后过早地开始性生活,特别是有些丈夫在妻子不情愿的情况下,"我行我素",这样不仅影响了妻子的身体康复,而且还会引起妻子对性生活的反感、厌恶,进而发展成性冷淡。

缺少性幻想

许多夫妻在生活之中,渐渐失去了性趣,其中部分原因在于他们缺乏性幻想。很多成年人都发生过性幻想,他们在性幻想中出现的情景和性对象,一般能反映幻想者内心的真实性需求,并且性幻想往往千奇百怪。由于它不受时间、空间限制和不为外人知晓,它的内容极其丰富,适当的性幻想能增加幻想者的性兴奋感,帮助性冷淡的人培养做爱的兴趣,促进性生活质量的提升。

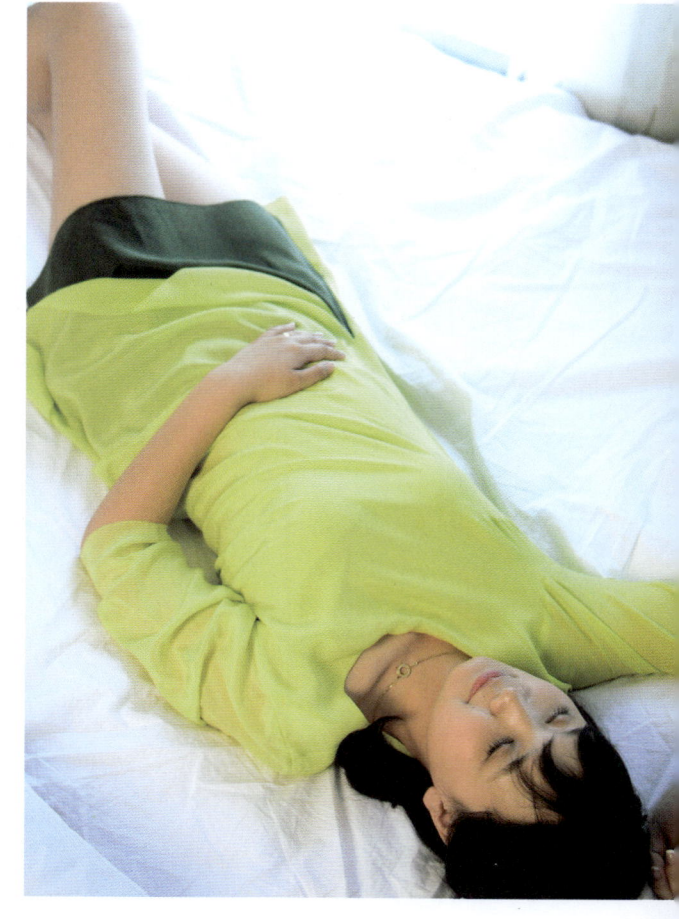

避孕措施不当

有些女性产后未采取有效的避孕措施。过性生活时,因害怕怀孕总是提心吊胆;另外,有的夫妻采取中断性交的方法避孕,每次都在"性"趣正浓、妻子接近性高潮时中断性交,久而久之就有可能导致妻子性冷淡。

生活过于程式化

现实中,夫妻的爱情生活并非电影里的花前月下,尤其是婚后多年的夫妻,他们由于繁忙的工作等诸多因素,生活已渐渐形成一种程序化。同时,对于性生活也只是"例行公务"而已。

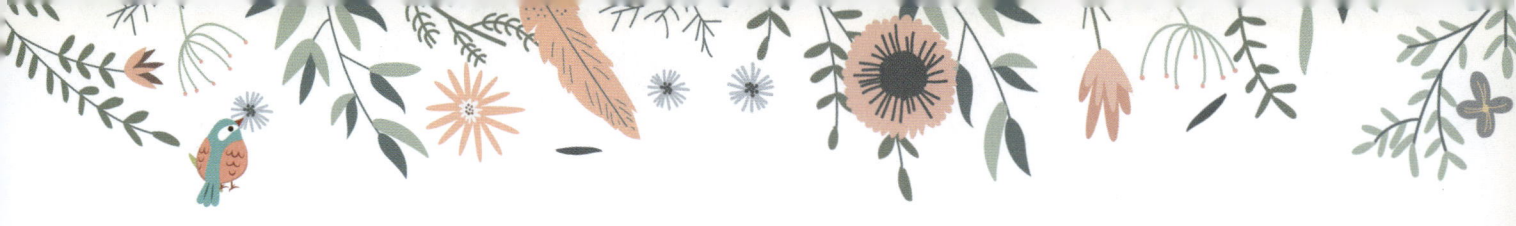

过度劳累

和谐美满的性生活，需要建立在身体健康、精力充沛的基础上。女性生育后，常把精力倾注在宝宝身上，而对性本身兴趣不高。如果此时丈夫对宝宝和家务事袖手旁观，不体谅、不关心、不帮忙，任妻子一个人忙忙碌碌，而自己只有上床后才精神抖擞，这样做当然就无法使妻子积极地投入到性生活中来。

生殖系统疾病

有的女性因分娩时外阴、阴道撕裂留下疤痕，使外阴部的性敏感性降低或阴道狭小，在性生活时引起疼痛；有的因产后并发了子宫内膜异位症或慢性盆腔炎，出现性生活不适；也有的女性因患有滴虫性、真菌性阴道炎，出现白带增多、外阴瘙痒、烧灼疼痛等，都会不同程度地使得性欲受到压抑。

身体疾病

身体虚弱、过度劳累、慢性疾病以及内分泌功能变化，尤其是睾丸分泌睾酮不足，都会引起性欲降低。此外，肝硬化、充血性心衰、垂体机体减退、甲状腺机能减退、更年期、慢性肾衰竭等，以及某些药物如：抗组织胺药、氯贝丁酯、可乐定、普萘洛尔、利血平等，都会导致性冷淡。

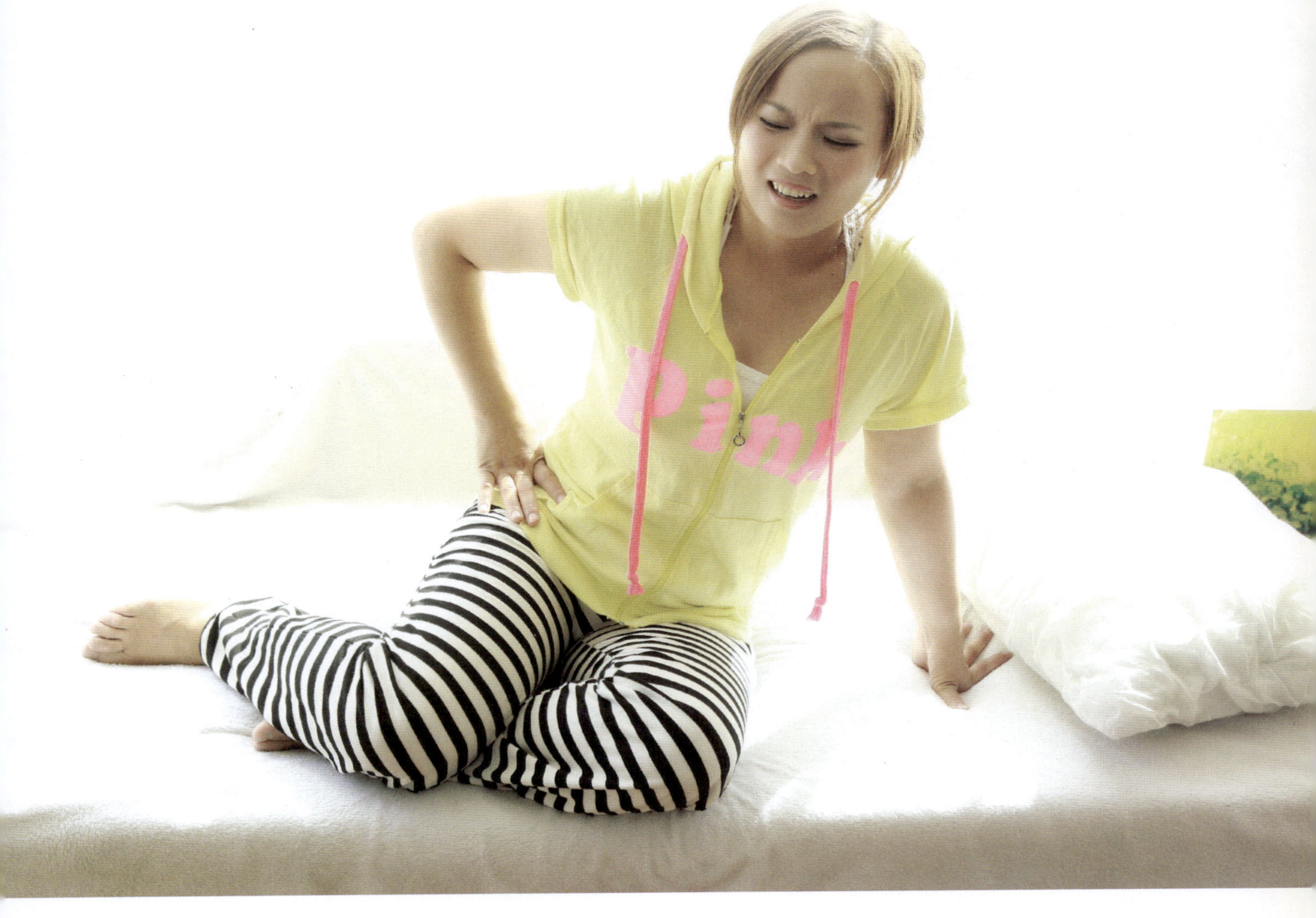

产后性爱难题：对自己缺乏信心

产后的第一次性生活，那感觉就像是新婚，原先彼此已经熟悉的身体一下子又变得陌生了。因为分娩，我们的身体完全改变了，连自己都感觉有一些不可思议。会不会很痛？宝宝会不会突然吵闹？他看见我的身体会不会觉得可怕？

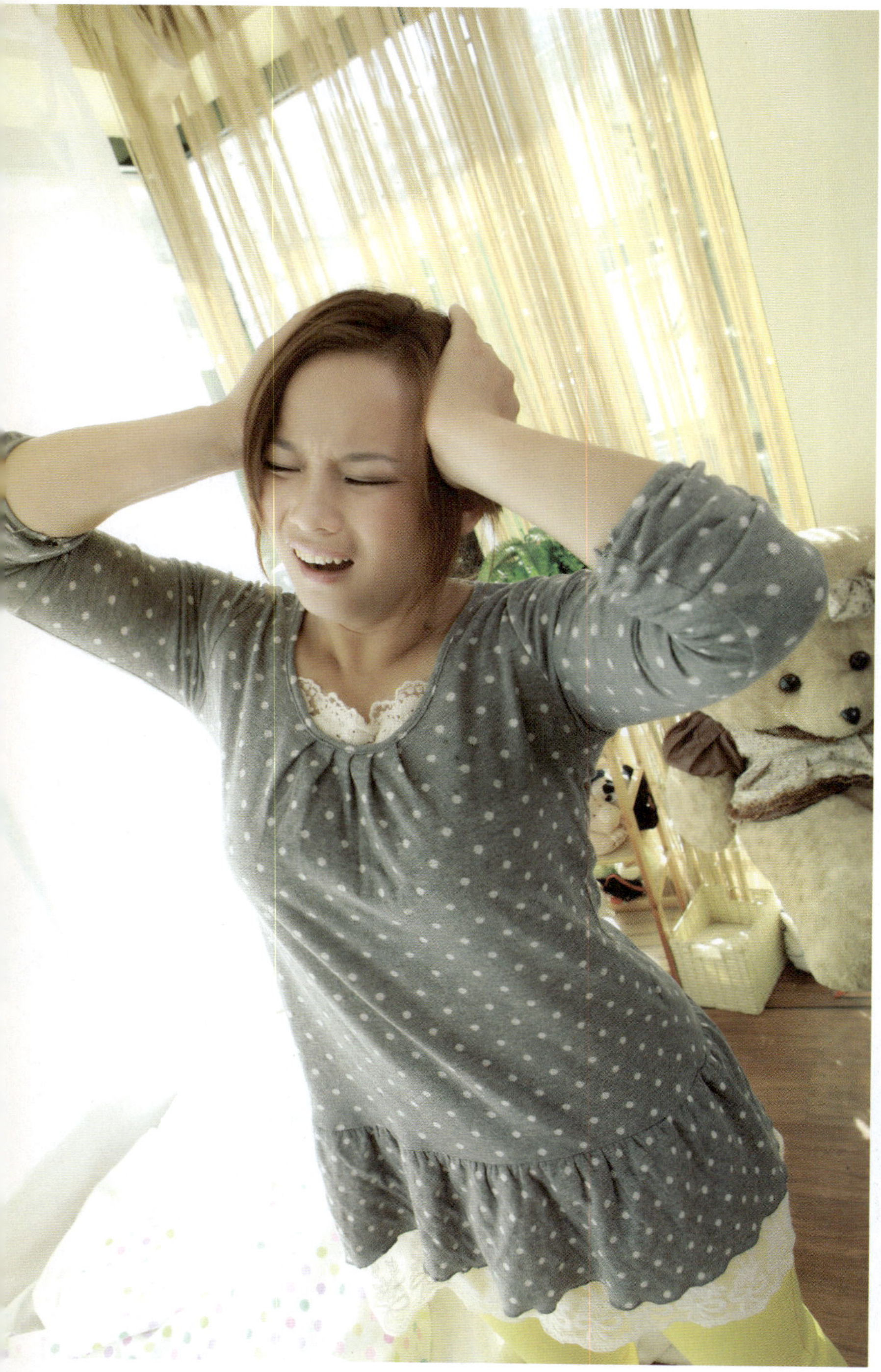

对自己的形象没有信心，是产后女性拒绝性生活的重要因素之一。有时候不是她没有这个要求，而是她顾忌自己的身材体态，不想让丈夫看见自己变形的身材。

很多妈妈会为产后肥胖的身材、下垂的胸部而苦恼，她们觉得这样的自己与"曼妙""玲珑"再也无缘，自然也与"性感"不相干，难以激发丈夫的"性"趣。

其实大可不必产生这种顾虑。可以在产后一周内、身体状况许可的情况下，开始做产后体操，同时，坚持母乳喂养也能消耗掉妊娠期积聚在体内的脂肪，这些都有助于体形的恢复。

产后妈妈的体形往往会比未孕时更丰满，更性感。妊娠纹随着色素的减少也会逐渐淡化。要知道，人的体态不可能一辈子不变，重要的是让自己保持良好的心态，多与丈夫进行感情的沟通和交流，这是保持夫妻感情的重要途径。许多女性还发现，生完第一个宝宝之后，她们的性欲更加强烈，步入了一个全新的、更懂得享受性生活的阶段。

产后性爱难题：疼痛让我退却

我们都知道第一次性爱时的疼痛，那种痛让人在绝望中又兴奋不已。但产后的第一次所承受的疼痛大大超过了那一次，只不过因为经历过了产痛，我们对疼痛的忍耐值提高了。

会阴的伤口一般会在产后两个星期内愈合。有人担心性生活会使伤口撕裂，从而对性生活感到恐惧。这种担心实际上是不必要的。因为性生活不会使正常愈合的伤口再次裂开。如果因为害怕会阴伤口

裂开而情绪紧张，这反而会导致阴道口肌肉收缩。做个深呼吸，让全身放松，没什么可以害怕的。产后女性做爱能使血液中的催产素含量增高，有助于子宫收缩和乳汁的分泌。正常的性生活能促进新妈妈的身心恢复。

但是初为人父的爸爸却说："我一碰老婆，就被踢下床。"其实，丈夫也应体谅妻子，分娩时会阴水肿、会阴撕裂并缝合，在未痊愈前是非常疼的，可是，究竟产后多久才能"和好如初"呢？

有些新妈妈未生孩子前，与丈夫的性生活非常和谐、顺畅，这更增进了夫妻之间的感情。可自从生孩子时做了会阴侧切后，每次性生活后都使她觉得阴道口有些疼痛，以致害怕与丈夫过性生活。她不知道为什么会这样。

阴道分娩的过程相当"痛苦"，一个足月的胎儿头围约有35厘米，新妈妈的阴道至少经历2个小时的挤压、硬撑才能将孩子生出来，因此新妈妈的阴部必然出现水肿、瘀血；再加上胎头娩出时的阴部撕裂伤、会阴切开伤及缝合，最少需要1个月的时间恢复。

如果侧切伤口范围不是很大，也不是很深，又未发生感染，通常都能愈合得很好。缝合阴道壁的肠线一般在产后10天左右脱落，形成的疤痕表面柔软，不会有明显不适感，也不会对性生活造成影响。但是，如果侧切伤口发生了感染，或新妈妈本身属于疤痕体质，就会使伤口愈合的时间延长或愈合不良。

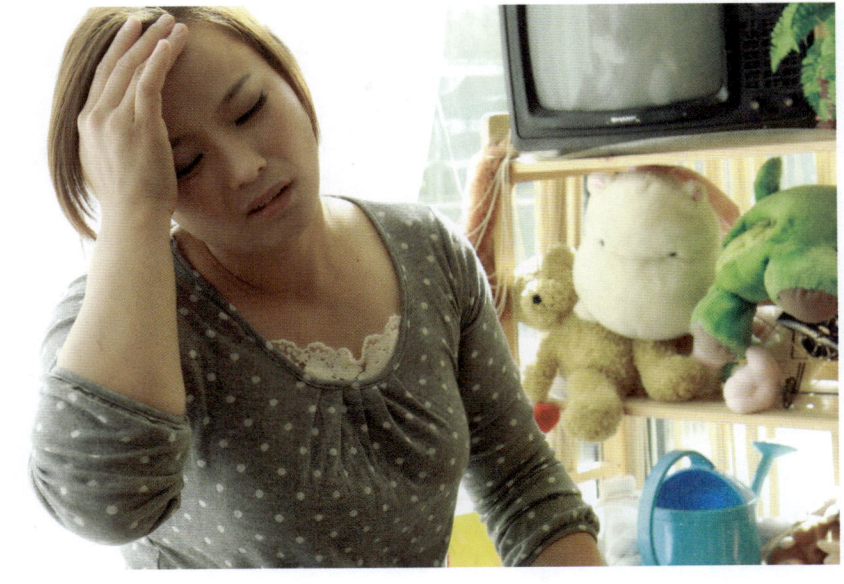

这种情况下，就会使女性在性生活时产生不适或疼痛感。

产后的第一次，丈夫一定要注意前戏，使妻子的恐惧心理慢慢放松。丈夫的动作应该轻柔、温和，不要太粗暴。如果她的确有不适感，千万不要心急，多适应几次她就不会害怕了。如果在性交过程中她的阴道过于干涩，你还可以推荐她使用水性阴道滑润剂，消除她的恐惧心理。如果产后妈妈还是觉得疼痛，丈夫可以忍耐一阵子，或找妇产科医师检查一下。伤口愈合是最重要的，待阴部恢复正常，就可以重新体会性爱的欢乐了。

产后性爱难题：阴道松弛

产后阴道松弛现象在新妈妈中并不少见。轻者会因为阴道宽松而失去对阴茎的"紧握"能力，使夫妇双方的性快感下降；重者由于阴道壁的支持组织失去了对膀胱、尿道甚至直肠的支撑作用，而导致它们向阴道前、后壁膨出，因此还会出现尿失禁或排便困难。

阴道在生殖过程中扮演重要角色。在性生活过程中是储存精液的场所，阴道的后侧部所形成的精液池正好对着子宫颈口，精子可以在最近的距离迅速进入子宫颈管内，经子宫腔、输卵管，去寻找当月所排的卵子。

如果是女性的排卵期，又没有其他生殖障碍的话就会受精，孕育新的生命。新生命经40个星期的孕育后，胎儿由此分娩。

一些女性，尤其是生育过的女性，性生活时容易出现快感下降甚至消失，其中当然有许多原因，但阴道松弛是重要的原因之一。

阴道松弛是指盆腔肌肉群的张力下降造成阴道周围肌肉松弛、阴道变宽，严重者可有阴道壁膨出。

其最常见原因是自然分娩后，盆腔肌肉群恢复欠佳，甚至是受到损伤，造成阴道松弛。

产后女性普遍会存在阴道松弛，其原因是分娩时阴道撕裂或人为侧切。在过性生活时，有时空气会进入阴道，像拉风箱一样发出很大的响声，让人十分紧张。

阴道松弛时，由于阴道宽松，使得性生活时原有的阴道对阴茎的"紧握"能力下降，性器官的接触也就难以达到充分、满意。

我们已经讨论过，女性要充分满足其接触的欲望后才有可能达到性高潮的体验。所以，当女性出现阴道松弛时，性生活快感下降甚至消失，这不但会使人产生心理压力，而且性快感也不如从前，严重时还可能导致夫妻感情淡漠，甚至家庭破裂，因此需认真对待。

那么，怎样才能防止产后阴道松弛呢？首先，要保证必要的营养支持，积极进行产后骨盆肌肉的恢复性锻炼。有很多新妈妈害怕产后肥胖，过分节制饮食，殊不知，肌肉缺乏必要的营养就会变得很薄，起不到应有的支持作用。

产后要尽早进行适当的运动，经阴道自然分娩的新妈妈，应于产后6～12小时内起床稍事活动，包括坐在床边、扶床行走，从产后第二天开始，就可以在室内随意走动，并可做产后保健操。

施行会阴侧切术或施行剖宫产手术的新妈妈可推迟至产后3日，再起床稍事活动，待拆线后伤口不再疼痛时，也应做产后保健操。

阴道本身有一定的修复功能，产后出现的扩张现象在产后3个月即可恢复。但毕竟是经过挤压撕裂，阴道中的肌肉受到损伤，所以阴道弹性的恢复需要更长的时间。妈妈产后可以通过一些锻炼来加强弹性的恢复，促进阴道紧实。

凯格尔练习

凯格尔练习是一种练习耻骨尾骨肌收缩能力的方法。通过训练可以提高肌肉收缩能力，提高性快感。凯格尔练习的具体步骤是，首先找到耻骨尾骨肌。耻骨尾骨肌在双腿之间，收缩直肠与阴道时就可以感受到这两块肌肉的存在。仰卧于床上，将一个手指轻轻插入阴道，此时尽量将身体放松，然后再主动收缩肌肉夹紧手指，在收缩肌肉时吸气，你能够感到肌肉对手指的包裹力量。当放松肌肉时，呼气，并反复重复几次。每次肌肉持续收缩3秒钟，然后放松3秒钟。拿出手指，继续练习放松收缩肌肉，集中精力感受肌肉的收缩与放松。

每次做10个3秒钟的收缩和放松，每天至少要做几次，并逐渐增多肌肉收缩次数，增加收缩强度，比如紧缩肌肉逐渐从5秒钟到收缩10秒钟，大约要用几周时间才能达到这个目的。凯格尔练习至少要持续6周，练习时如果能够收缩与放松自如，可以进行从收缩到放松的快速转变练习，达到1秒钟内可以收缩放松各1次。

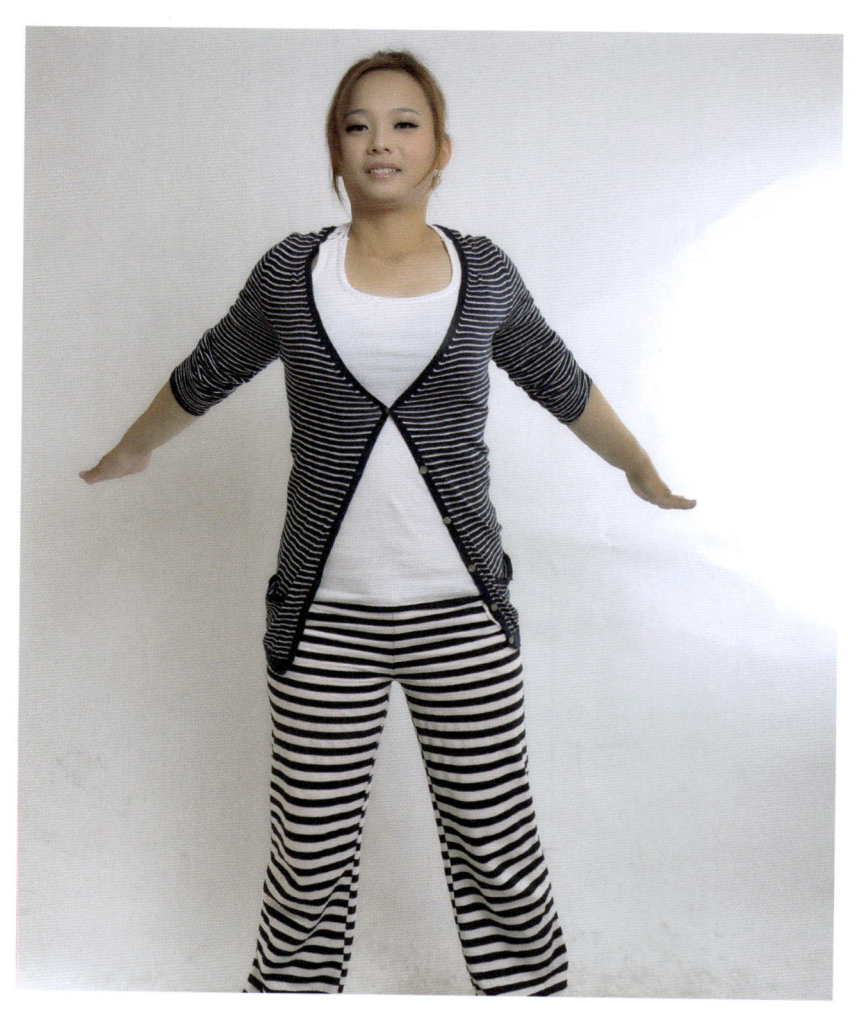

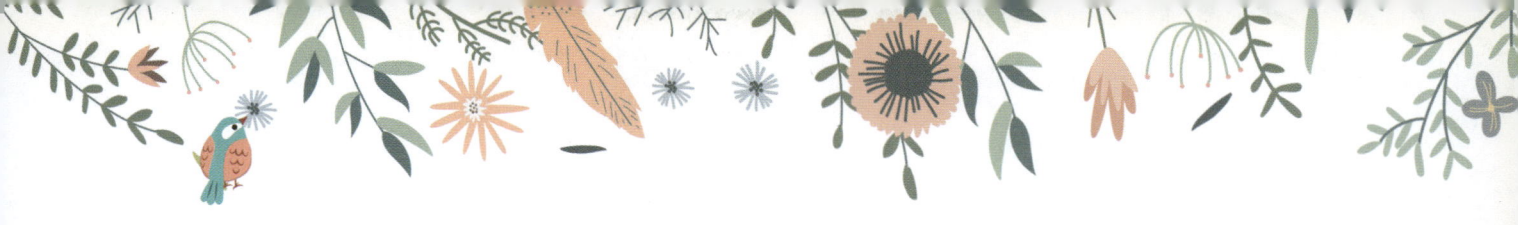

屏住小便

在小便的过程中，有意识地屏住小便几秒钟，中断排尿，稍停后再继续排尿。如此反复，经过一段时间的锻炼后，可以提高阴道周围肌肉的张力。

提肛运动

在有便意的时候，屏住大便，并做提肛运动。经常反复，可以很好地锻炼盆腔肌肉。

收缩运动

仰卧，放松身体，将一个手指轻轻插入阴道，后收缩阴道，夹紧阴道，持续3秒钟，然后放松，反复重复几次。时间可以逐渐加长。

卧式锻炼

靠床沿仰卧，臀部放在床沿，双腿挺直伸出悬空，不要着地。双手把住床沿，以防滑下。

双腿合拢，慢慢向上举起，向上身靠拢，双膝伸直。当双腿举至身躯的上方时，双手扶住双腿，使之靠向腹部，双膝保持伸直。然后，慢慢地放下，双腿恢复原来姿势。如此反复6次，每天做一次，可常年不辍。

配合腰腿锻炼法

新妈妈取仰卧位，以头部与双脚为支点，抬高臀部，同时收缩耻尾肌，放下臀部时放松耻尾肌，使臀肌和阴部肌肉同时都能得到锻炼。

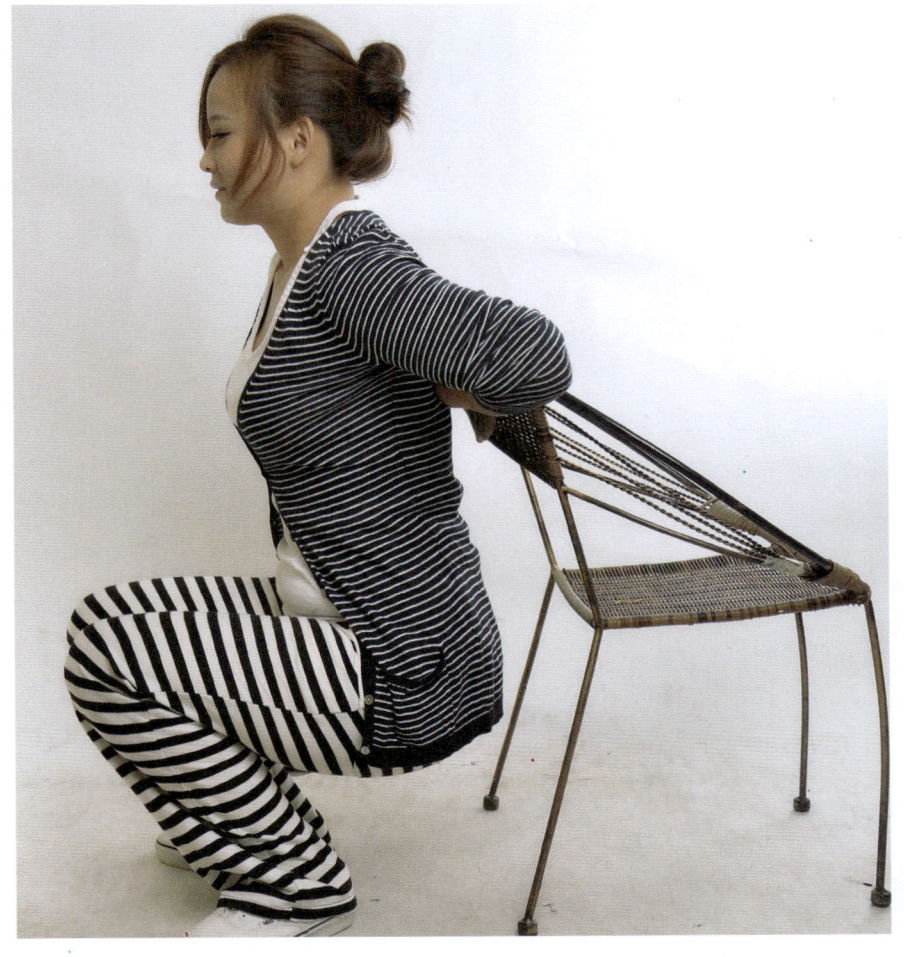

波浪式锻炼法

新妈妈坐在椅子上，由后向前缓慢地将耻尾肌收缩。在收缩状态下，头脑放松，默默数数字。脑子里想象大海波涛起伏的情景，反复练习，反复体验。慢动作易使人不耐烦，中间可夹杂一些快动作，先迅速有力地收缩，然后快速放松外鼓，不仅使肌肉放松，而且有意识地使肌肉略微朝外鼓起。这样连续有力地收缩、外鼓、收缩、外鼓，快慢动作交替进行。耻尾肌严重松弛者，每天可坚持收缩100次左右，熟练后也可站着或躺着练习。

其他运动

走路时，有意识地要绷紧大腿内侧及会阴部肌肉，然后放松，重复练习。经过这些日常的锻炼，可以大大改善盆腔肌肉的张力和阴道周围肌肉，帮助恢复阴道弹性，对性生活有所帮助。除了恢复性的锻炼，产后妈妈还应该保证摄入必需的营养，保证肌肉的恢复。

产后如何享受性爱大餐

新妈妈做个"性"趣女人

总算挨至产事完毕,"性事"又重开盘,谁想,竟显出一条高开低走的下跌轨迹!本该美好的性生活,被产后的种种变化意外搅了局!怎么办?难道还要让蛰伏数月的"性致"继续雪藏?还要让美好的夜晚流失在冰冷的形式化拥抱中吗?

一个新生命的诞生在激起一阵令人喜悦的浪花后,同时也扩散出一圈圈使人手忙脚乱的涟漪,怎么样攻克难关调适生活,使它恢复秩序,实在是新爸妈面临的一大挑战,同时也是对坚贞感情的一大考验,通过这考验,夫妇间将更为相知相惜,同时情感也会更加稳固,加油吧!

经过十月怀胎、一朝分娩之苦的女性,做妈妈以后,感情上、生理上、心理上都有很大的耗损。性事好像远离了自己,找不到曾有的默契。为了改善这种状况,新妈妈就必须努力将自己和宝宝分开。可以让爸爸或其他家人和宝宝待一会儿,自己抽点儿时间喝杯饮料,读读报纸。要使自己从围着宝宝转中剥离出来,恢复自我,在这种情况下,才能点燃性爱之火。以下种种技巧,都会使你的爱火燃得更旺。

不妨有些性幻想

它是给性生活充电的一个好方法。每个人都有做白日梦的时候,这时不妨幻想一下丈夫健美的身体,想象他轻柔的抚摸和你曾经有过的美妙感受,让它们在你的头脑中停留长一点时间。白天的这种性幻想能大大加快晚上你们的性反应速度。

建立外部联系

多参加一些能让你的大脑离开宝宝的活动,例如:参加学习班、俱乐部或和老朋友联系。宝宝可以和其他母亲交换、合作照顾,这样不仅给了你时间,还能增加和他人的联络。要知道,孤独和抑郁往往是性欲的杀手。

创造氛围和环境

回想一下,你们过去什么活动能激起浪漫和热情,是否能重复这些交流,即使程度小一点儿。可以给丈夫写张卡片;你们的卧室还可以有音乐、鲜花、烛光。没有宝宝时,这些浪漫可以自发产生,有宝宝后就需要刻意设计、培养。

想想过去你们在一起时,有哪些活动点燃起你的热情,使你和他都觉得浪漫有趣,可对这些进行探讨。音乐、鲜花、烛光这些浪漫一定不能少。没有宝宝时,这些浪漫可以自发产生,但在有宝宝后需要刻意设计、培养以带动你和他进入浪漫之乡,还会让人充满幻想,激起无限性欲。

穿性感的内衣

在丈夫面前穿上最喜爱的睡衣、内衣,既能提高你的自我形象,还能增加你对性生活的向往。

提高做爱的优先权

没有宝宝以前,做爱对夫妻双方来说都很自然。但有宝宝后,时间、精力经常受宝宝的影响而不容易控制。做爱有时需要事先的计划和安排。夫妇双方可能都很忙,但要想婚姻幸福,就必须都牺牲一些自己的安排,把做爱的优先级提高。比如在宝宝睡得早的晚上,父母也早点儿上床,使双方都有充足的精力。

消除自卑

产后体形的变样是许多女性不能接受的事实，她们对此非常不满意，企图通过多种途径来补救或掩饰。女性认为丈夫可能不会像原来那样喜欢她的身体了，自我感觉不好，性欲会大大降低。其实大多数男人通常并没有想象中那么挑剔，只要你在性生活中充满自信，就会是最美。

不要忽视丈夫

做了母亲的女性容易过于关注宝宝，经常忽略丈夫的存在。其实不能到晚上才注意到配偶的存在，他像宝宝一样同样需要关心、照顾。

不要忽略装扮

许多女性忙于照顾宝宝，而忽视了对自己的装扮，使自己显得比较邋遢，不光是自己没有性趣，恐怕你的他也会兴致顿失。

产后性爱如何调试

女性分娩后，整个世界被尿布、宝宝占据，感情渐渐转移到育儿方面，对性的兴趣减弱。

分娩后随着体内性激素水平下降，性欲也会减弱。再加上产后身体较弱，性爱肌衰退。

那应该怎样解决这个问题呢？用什么方式调试呢？

首先分娩对子宫内膜和阴道壁所造成的损伤，需6～8周时间来恢复，那时开始性生活才是安全的。因为心理因素占很大比例，应排除精神压力，分娩后对性生活产生的恐惧是一种正常反射。

人在面对可能对自己造成伤害的事情时，本能地会感到害怕且藏在潜意识中，应让女性知道没有理由害怕，与爱人过性生活是幸福美好的，绝不是受到侵害。丈夫要多与妻子交流，增加彼此的亲密感，打破心理顾虑。制造舒适环境，给点轻松浪漫的音乐或柔和的灯光等，给妻子以安慰、体贴、温柔，妻子的恐惧感就会渐渐消除。

放弃"全套思想"

在有了宝宝后，想享有大把做爱的时间，已是不可能的了。这时就要放弃"全套思想"，只与对方拥抱，亲吻或用其他爱抚的方式，也可增加夫妻情趣。

在产后这段时间，夫妻应互相理解、体谅与合作，等待身体完全恢复后再开始性生活。值得注意的是，妻子不要因为有了宝宝而冷落了丈夫，在保证健康的情况下，适当地安排好性生活。

01	改变做爱姿势，采用让产后女性感觉比较舒适的姿势
02	用润滑剂，以减少阴道干燥所造成的不适
03	尽量避免在精疲力竭时亲热。应该先养精蓄锐，蓄势待发。你可以尝试在不同时间做爱，晚上上床睡觉前如已经觉得劳累，就不要勉强，才不会造成彼此的压力，导致无法充分享受性爱之乐
04	产后，如果妻子在性爱时仍感到不适，可以采用其他方式来满足丈夫。如共同看A片，用手、口等，都可以使丈夫获得满足
05	老是让丈夫占主动肯定会影响他的兴趣。既然这种两性之战是两个人的事，妻子就没有必要老让丈夫充当发起战争的"元凶"，妻子也可以瞅准时机，对丈夫主动出击

加强耻尾肌的锻炼

小腹的耻骨部位向后到达肛门上方的尾骨为耻尾肌，它的弹性对保证性生活时增强性反应等功能至关重要。国外在研究女性尿失禁过程中，发现加强耻尾肌的锻炼，可以治疗性冷淡。专家还发现，男子锻炼也能延长性生活时勃起时间，这无疑是调试夫妻性生活简洁方便而有效的方法。

235

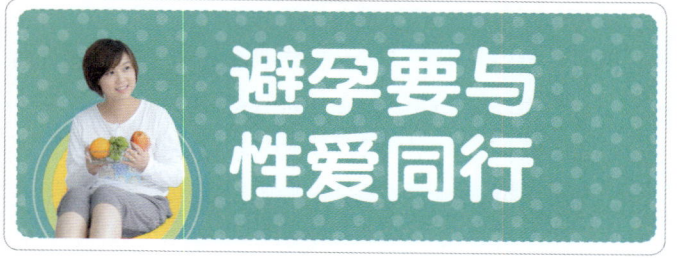

避孕要与性爱同行

产后避孕当及时

每个人产后月经的恢复都不同,有早也有晚,难以预测,虽然母乳喂养的新妈妈月经的复潮较晚,但并非可以高枕无忧地享受性爱而不用避孕,而且即使母乳喂养期间,亦有可能怀孕。

产后避孕确已成为不可忽视的问题,其原因是显而易见的。越来越多的新妈妈尚处于产后恢复阶段,如果再次受到人工流产的打击,这无异于雪上加霜。

怀孕指的是男方的精子和女方的卵子相结合后,受孕卵种植在子宫内膜内发育成长的过程。

怀孕需要4个条件:良好的种子、肥沃的土地、疏通的管道和适合的环境。

避孕的原理,简单地说就是用科学的方法影响上述受孕的必需条件中一项或几项,以达到避免精子和卵子结合受孕的目的。

能否怀孕,在女方来说取决于有无排卵。排卵的恢复不一定是与月经的恢复同步的,特别是在月经刚恢复的几个周期,常常是无排卵的月经周期,但也有不少人在月经恢复之前就已开始排卵,尤其是不哺乳的女性,排卵往往恢复较早。

因此,新妈妈在哺乳期间性交,随时都可能因已恢复排卵而受孕。据统计,在哺乳期受孕的女性中,有一半是月经复潮以前受孕的。所以,产后只要开始有性生活,就应当采取避孕措施。

一些人简单地认为:不来月经就根本不会怀孕,那自然也用不着避孕了。

由于排卵是发生于月经前的14天,如果在月经前的排卵期有性生活而又没有避孕,此时即有可能受孕,使月经不能来潮,但此种情况往往会使新妈妈误认为月经还未恢复,直至有了症状,如恶心、呕吐明显,甚至发现腹中已有胎动,才去看医生。

新妈妈产后身体的各器官功能尚未恢复至孕前水平,子宫内膜尚待恢复,有的新妈妈产后焦虑不安,刚刚担起哺育宝宝的重担,尤其是剖宫产术后的新妈妈,手术的损伤,子宫的创伤都需要相当长的一段时间才能康复。

有时,因为妊娠的月份已大,只能做中期引产,刚刚生产后的子宫如果做人工流产或中期引产,都会有一定的危险性,例如穿孔、出血等,对新妈妈的健康十分不利。

产后避孕方法

避孕是指用科学的方法使女性暂不受孕。避孕的原理:抑制精子、卵子产生;阻止精子与卵子相结合;改变宫内环境,使其不利于精子生存,以及不适宜受精卵的着床和成长。避孕已经不是什么神秘的话题,但有一些新妈妈并不知道该如何正确避孕,造成了一些不应该有的遗憾。由于避孕失败,意外妊娠是育龄女性的"心腹大患",其结果往往是"紧急刹车"终止妊娠,对身体的杀伤力可想而知。

选择适合自己的避孕方法

孕妈妈可以进行有规律的运动或体操

从怀孕的13～28周,孕妈妈进入孕中期。在此期间早孕反应逐渐减轻,食欲增加,孕妈妈进行体育锻炼,不仅有利于自身的身体健康,而且有利于胎儿的生长发育。

适度的运动能解除孕妈妈的疲劳、改善睡眠、缓解紧张的情绪、减轻下肢水肿、静脉曲张、便秘等症状,有效地调节神经系统的平衡,保持精神饱满、心情舒畅。

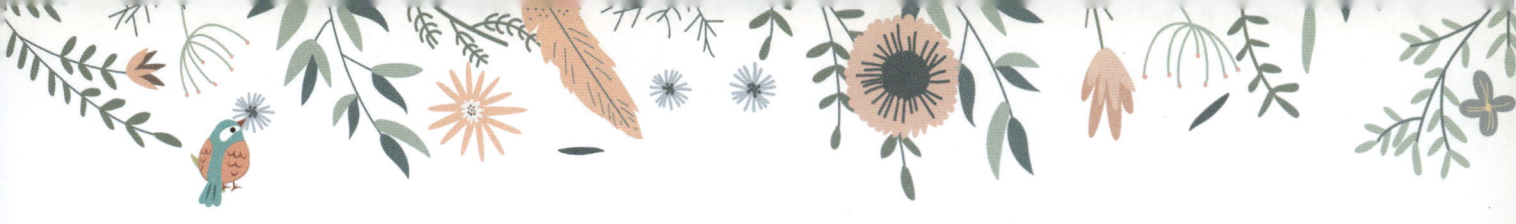

胎儿的正常发育也需要适当的运动刺激。适当的运动能够促进孕妈妈的血液循环，增加氧的吸入量，提高血氧含量，加速羊水的循环，从而有助于胎儿大脑、感觉器官以及循环和呼吸系统的发育，增强胎儿的免疫功能，使胎儿处于最佳的状态。

工具避孕

产后由于妈妈生殖器的损伤还没有完全恢复，为了防止妈妈的产褥期感染，最好用工具避孕，即男用和女用避孕套。用避孕套避孕在产后性生活中被列为首选，但长期使用亦可加重妈妈阴道的炎症。避孕套系由优质乳胶制成，有大、中、小（直径35毫米、33毫米、31毫米）三个号码，作用是使射精时精液排在套内，阻止其进入阴道，从而达到避孕目的。使用前后应充气或灌水检查其有无破损。用时先将避孕套前端小囊捏扁，以备贮放精液，然后套在阴茎上。此具使用由男方掌握，需要每次性生活时运用，否则易致避孕失败。使用时，于套内、外涂上避孕膏以润滑。射精后，在阴茎未软缩之前，按住套口，连同阴茎一起抽出。使用这类工具，有防止性传播疾病传染的作用。

产后放置宫内节育器

宫内节育器一般是采用防腐塑料或金属制成，有的加上一些药物（如可释放出苯甲雌二醇或吲哚美辛等）。子宫环有圆形、宫腔形、T字形等多种形状，医生可根据每个人的子宫情况选择适当的子宫环。把子宫环放入子宫腔后，可改变宫腔内环境而不利于受精卵着床，影响精子的活动力和卵子在输卵管的移动速度而达到避孕的目的。用子宫环避孕的有效率为94%～99%。

但对于刚分娩完的妈妈来说，由于产后的子宫正处在恢复阶段，子宫较大，宫腔较深，过早放置节育器非常容易脱落，而且易造成感染，留下后遗症。一般放置的时间是自然分娩3个月后、剖宫产6个月后为好。在此前的避孕可考虑用避孕套。

宫内节育器的主要不良反应为经期延长、周期缩短、不规则出血及月经血量过多且伴有贫血症状（面色苍白、乏力、心慌）。其他不良反应还有腰、腹痛和白带增多，一般并不严重，而且随着放置时间延长而减轻。

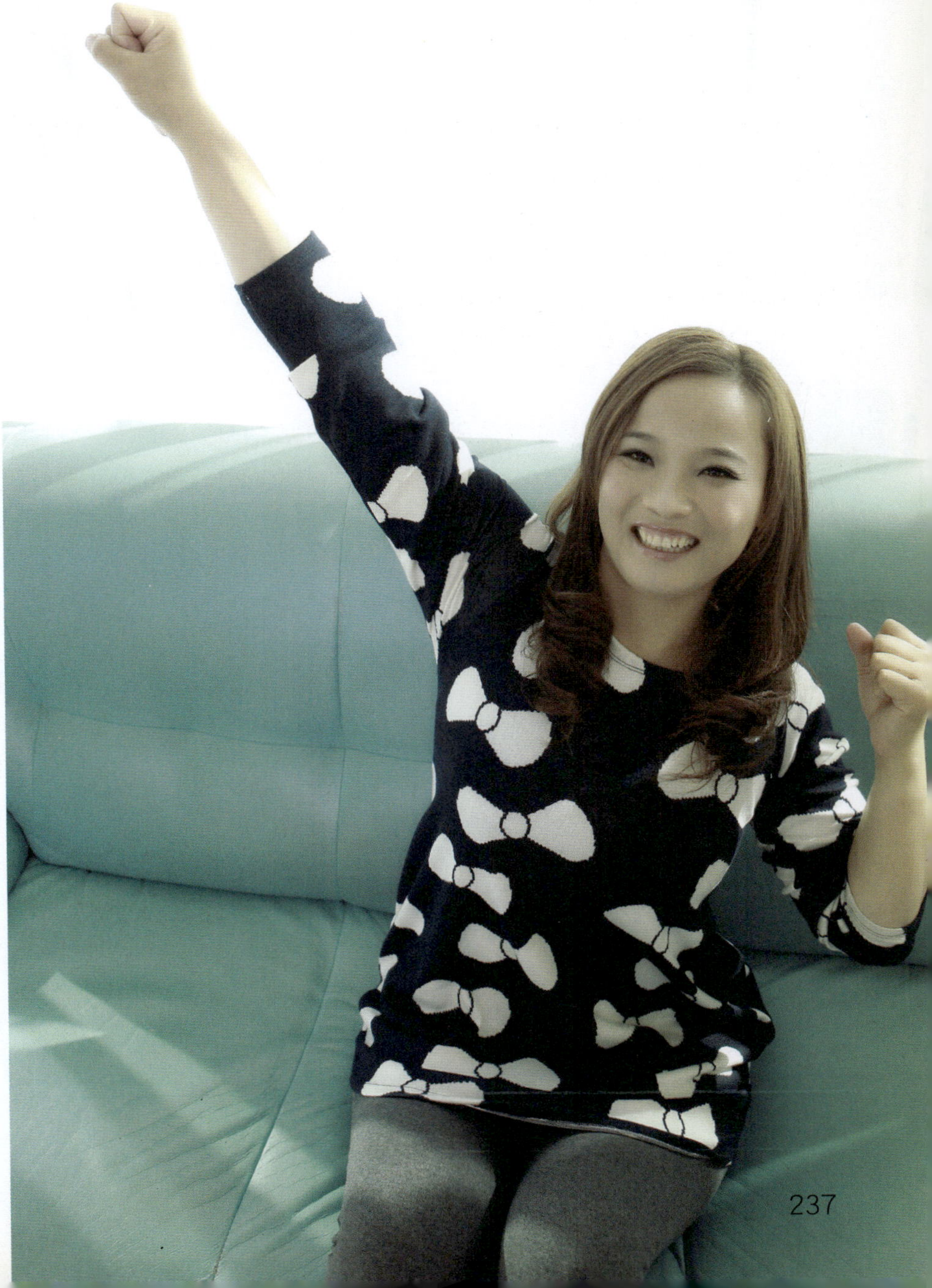

外用避孕药

外用避孕药是通过溶化后杀死精子或是形成油膜、泡沫，使精子失去活动能力，而起到避孕的作用。它的优点是使用方便，不影响内分泌和月经，如使用正确，效果也很好。它的缺点是避孕效果维持时间短，一般是一到数个小时，另外，要求在性生活前将药物放入阴道的深处，待三五分钟药物溶化后才能性交，如果掌握不当则影响避孕效果。还有一些女性在使用后会出现白带增多，阴道瘙痒，轻微的烧灼或疼感。对于那些患有子宫脱垂、阴道松弛、会阴撕裂、阴道炎及严重宫颈糜烂的人，则不能使用外用避孕药。

而且阴道避孕药膜属水溶性薄膜，哺乳期阴道较干燥，膜不易溶化完全，药效释放不充分，容易造成避孕失败。

产后绝育

包括女性输卵管结扎术和男性输精管结扎绝育术。如果坚决不再想要孩子了，绝育是安全、永久的避孕方法，但应注意的是一定要坚持自愿的原则。

新妈妈在非紧急情况下应充分知情，认真考虑后再决定，以免将来后悔或由此引起产后心理障碍。但一旦施行了手术，则难以恢复。

对不适合再次妊娠的妈妈，如患有妊娠合并心脏病、慢性肾炎、高血压、糖尿病、结核等疾病，最好在产后2～3天做绝育术。此时子宫底较高，手术比较容易进行。

靠不住的避孕方法

体外排精

所谓体外排精，是指在性高潮达到之前，还未射精但马上就要射出时，迅速将阴茎抽出阴道，在阴道外排射精液，从而不让精子与卵子相遇、结合，达到避孕的目的。

这一方法简单方便，但也存在不少弊端。首先，它的避孕失败率高。在性交的时候，人们判断射精的时间并不准确，有的男性射精时本人毫无知觉，而有的没有射精却总觉得自己已经射了。在这种情况下，往往在阴茎抽出阴道之前，已经有精液进入阴道，即使排射在体外，精液沾留在阴道口，精子凭着活力也可以沿着阴道长驱直入而到达子宫腔内，从而使女性怀孕。其次，体外射精使性交中断，使即将进入高潮的性兴奋戛然而止，从而影响性生活的自然性和规律性，使男女双方在生理上都得不到满足，在心理上也留下了不同程度的创伤；有的甚至会因此出现性冷漠或阳痿，对性生活失去兴趣，而导致性功能障碍。

清洗阴道

清洗阴道，即在性交后，女性立即用清水或其他液体洗涤阴道，以把体内的精液冲走，从而避免怀孕。这种方法并不可靠，因为洗涤的范围只限定在阴道，但在冲洗前，很多精子可能已到达了子宫颈和子宫内。此外，若使用消毒药水，如滴露等来洗涤阴道，则很危险，若浓度调配不佳，可能会导致灼伤或发炎。

安全期法

一些女性月经周期较准，认为通过计算安全期即可达到避孕的目的。大多数女性的月经周期时间为24～32天，排卵发生在第12～18

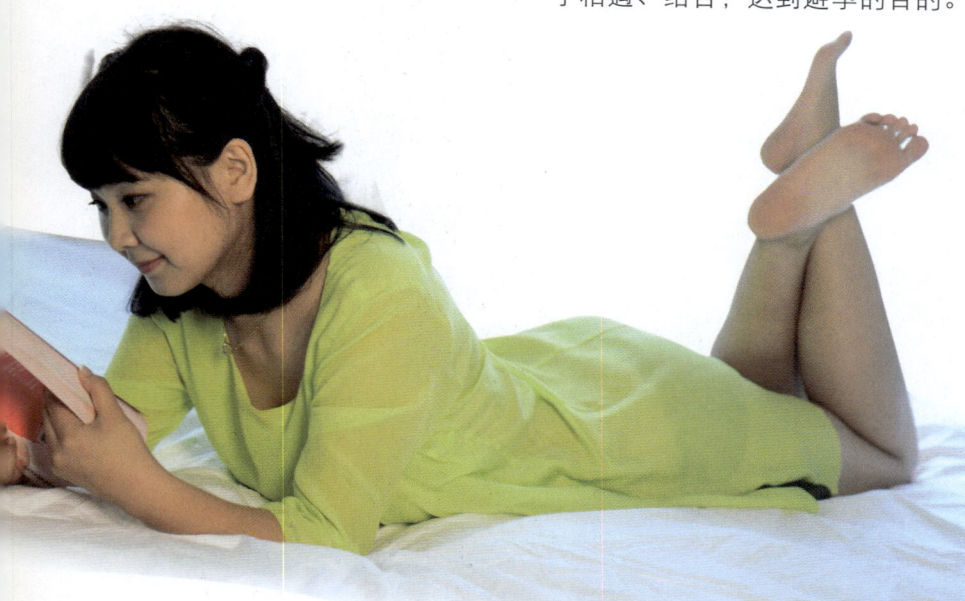

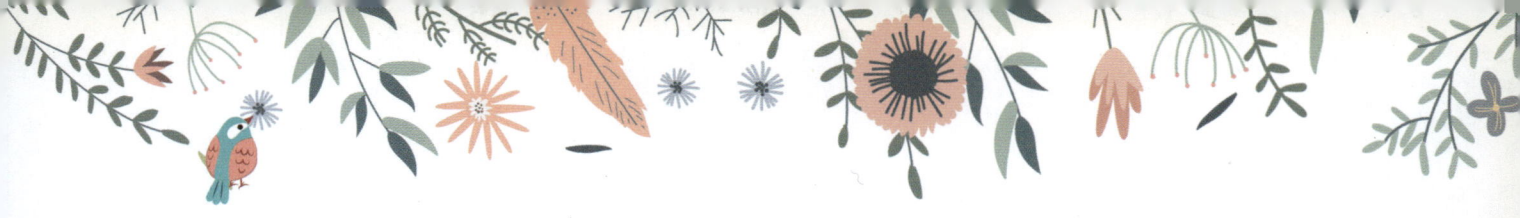

天。排卵后24小时如果卵子未能受精,卵细胞会自行死亡。精子在排出后,一般来说在3天以内能使卵子受精,但也有报道说,性生活一星期后精子仍保留受精能力。所谓的"安全期"时间非常短,对于月经周期为28天的女性而言,这段"安全"的时间仅为1周左右。而且由于气候、饮食、情绪、环境等的变化,排卵时间也会发生波动,甚至发生额外排卵,因此安全期避孕的方法一点都不可靠。一般来说,卵子排出后可存活1~2天,精子在女性生殖道里可存活2~3天,因此,在排卵前2~3天,和排卵后1~2天性交,都有可能受孕,这个时期叫易孕期。而卵巢排卵一般在月经前14天的前后2天内,所以安全期大约为月经后10天内,和月经后第20天之后到下次月经来潮,距离行经期越近,避孕的可能性就越大。

由于产后女性在身体和心理上都有特殊性,所以避孕方式的选择也有特异性,没有一种避孕方式是绝对保险的。但是,妈妈们要清楚的是:避孕措施中的副作用一般经过医生的帮助都是可以解决的,而怀孕后人工流产给身体造成的痛苦和损害很大,有时甚至可能是终身的。因此,产后的妈妈们应听从医生的建议,及早选择适合自己身体情况的避孕方法,避免带来不必要的伤害。

哺乳期别用避孕药

避孕药的种类已相当多,可分女用和男用两大类,但常用的几乎全部为女用避孕药。根据作用原理及作用环节不同,女用避孕药可分为:

01 主要抑制排卵的药物:通过抑制下丘脑——垂体系统分泌的促性腺激素,而抑制排卵。所用药物多为雌激素和孕激素组成的复方制剂

02 主要阻碍受精的药物:通过杀灭精子和改变子宫黏液理化性质,使精子不易穿过宫腔而避孕。如低剂量孕激素,外用杀精子剂及用于堵塞输卵管的输卵管粘堵剂

03 主要为抗受精卵着床的药物:通过干扰子宫内膜正常发育转化,而使受精卵不易着床。如较大剂量孕激素及其他事后避孕药

04 主要影响子宫和胎盘功能的药物:通过收缩子宫或使胎盘组织变性、坏死,使其流产而达到避孕目的

口服避孕药是怎样起到避孕作用的?以抑制排卵的2号口服避孕药"复方甲地孕酮片"为例,这是一种由雌激素和孕激素配制而成的避孕药片,它反馈作用于人体下丘脑——垂体轴,导致垂体前叶分泌的促性腺激素减少,从而抑制卵泡成熟,并使卵巢排卵功能发生障碍,达到避孕效果。

哺乳期的女性服用此类避孕药,有减少乳汁的副反应,严重的时候乳汁会停止分泌。

不少的乳母原先奶水富足,口服避孕药后日见减少,有时还会有恶心、呕吐、厌食等症状,甚至担心自己是不是"怀孕"了。

哺乳期女性应考虑到雌激素对乳汁分泌的影响,只宜使用仅含孕激素的紧急避孕专用药(如毓婷),而不宜使用其他任何含有雌激素的避孕类药品。

避孕药中含有睾酮、黄体酮以及雌激素类衍生物等,这些物质进入母体后,一方面会抑制泌乳素的生成,使得乳汁的分泌减少,激素类避孕药还会降低乳汁的营养成分,使蛋白质、脂肪和矿物质的含量下降,长此以往,会使宝宝营养发育不良,损害健康。

另一方面,避孕药物中的有效成分会随着乳汁进入婴儿体内,易引起宝宝激素过高,对婴儿的生长发育不利。长期服用口服避孕药还会对乳母肝、肾功能造成一定损害。

尤其是体质较差、贫血的女性,由于肝、肾功能下降,代谢解毒能力减弱,必然又会通过乳汁影响到婴儿的健康。